P. P. Nawroth (Hrsg.)

Kompendium Diabetologie

Springer-Verlag Berlin Heidelberg GmbH

P. P. Nawroth (Hrsg.)

Kompendium Diabetologie

Mit 325 Abbildungen

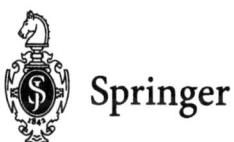 Springer

Prof. Dr. P. P. Nawroth
Sektion Vaskuläre Medizin
Abt. Innere Medizin IV
Universität Tübingen
Otfried-Müller-Str. 10
D-72076 Tübingen

ISBN 978-3-540-64899-4

Die Deutsche Bibliothek – CIP-Einheitsaufnahme

Kompendium Diabetologie / Hrsg.: P.P. Nawroth – Berlin ; Heidelberg ; New York ; Barcelona ;
Hongkong ; London ; Mailand ; Paris ; Singapur ; Tokio : Springer, 1999
ISBN 978-3-540-64899-4   ISBN 978-3-642-58588-3 (eBook)
DOI 10.1007/978-3-642-58588-3

Umschlaggestaltung: de'blik, Berlin
Satz/Datenkonvertierung: MEDIO, Berlin
SPIN: 10683892   23/3020 - 5 4 3 2 1 0 – Gedruckt auf säurefreiem Papier

Vorwort

Der Diabetes mellitus ist eine Stoffwechselstörung von herausragender gesundheitspolitischer Bedeutung und für den betroffenen Patienten immer ein tiefer Einschnitt in seine Lebensführung. Wie Studien im Sinne der „Evidence Based Medicine" zeigen, ist die Diagnose „Diabetes mellitus" aber keineswegs gleichbedeutend einer Lebenskatastrophe. Heute bietet das gemeinsame Bemühen des Patienten mit dem Diabetes-Team multiple Möglichkeiten der verbesserten Lebensqualität. Dies ist möglich durch patientenorientierte Behandlung der Grundkrankheit Diabetes, Patientenschulung und die adäquate Einstellung der weiteren vaskulären Risikofaktoren, wie z. B. Hyperlipidämie und Hypertonie.

Die Basis für das korrekte therapeutische Handeln und für eine überzeugende Motivation des Patienten ist ein aktuelles Wissen um die Grundlagen und klinischen Studien der schnell sich wandelnden Diabetologie. Ein Beispiel ist die neue Definition des Diabetes mellitus Typ 2, in der der Blutzucker zwar als Marker benutzt wird, die Höhe des Glukosewertes, die als Grenze gilt, allerdings aus Studien zur Assoziation der Glukose mit vaskulären diabetischen Komplikationen definiert wurde. Im Sinne der „Vaskulären Medizin" steht deswegen nicht mehr nur die Glukosekontrolle im Blickpunkt der Diabetestherapie, sondern auch die Behandlung anderer, mit dem metabolischen System oder Spätfolgen des Diabetes assoziierter vaskulärer Risikofaktoren.

Für den behandelnden Arzt ist es aber angesichts der in den letzten Jahren sprunghaft zunehmenden Fülle der Studien der Grundlagenforschung und der klinischen Forschung immer schwerer geworden, sich einen aktuellen Überblick über die „Primärliteratur" zu verschaffen. Ziel dieses Buches ist es, diesen Überblick zu geben, dabei vor allem durch viele Abbildungen das Datenmaterial der Origi nalquellen dem Leser anzubieten, damit dieser sich seine eigene Meinung bilden kann.

Basierend auf dem Wissen um aktuelle Theorien der molekularen Mechanismen und der aktuellen klinischen Studien soll eine Basis geschafffen werden, die es ermöglicht, zukünftige Entwicklungen der Diabetologie vorausschauend zu verstehen und gegenwärtige Entwicklungen im Sinne der „Evidence Based Medicine" in das tägliche Handeln und Begründen, sich selbst und den Betroffenen gegenüber, zu übernehmen.

Tübingen, 1999   P. P. Nawroth

Inhaltsverzeichnis

I   Molekulare Mechanismen

1   Physiologische Glukoseregulation.   3
         P. Rösen
1.1   Adaptation des Glukosestoffwechsels an den
         Energieverbrauch und die Substratbereitstellung . .   4
1.1.1   Glykogen als Speicherform von Glukose   4
1.1.2   Aufrechterhaltung der Normoglykämie bei
         Kohlenhydratmangel   6
1.2   Insulin: Struktur und Synthese   8
1.2.1   Das Insulingen.   9
1.2.2   Insulinopathien   12
1.3   Die B-Zelle   12
1.4   Insulinrezeptorsignalkaskade   17
1.4.1   Glukosetransport   20
1.4.2   Glykogensynthese   21
1.4.3   Proteinsynthese   22
1.5   Glukagon als Gegenspieler des Insulin   22
1.5.1   Die Signalkette von Glukagon   26
1.5.2   Physiologische Wirkungen von Glukagon   26
1.5.3   Ketogenese   28
         Literatur   29

2   Pathophysiologie diabetischer Spätschäden   33
         A. Bierhaus, P. P. Nawroth
2.1   Oxidativer Streß   34
2.1.1   Synthese und Regulation   34
2.1.2   Einfluß auf die Zielzelle.   39
2.1.3   Klinische Relevanz.   48
2.2   „Advanced Glycation Endproducts" (AGEs)   49

2.2.1   Synthese und Regulation   49
2.2.2   Einfluß auf die Zielzelle   56
2.2.3   Klinische Relevanz   61
2.3   Aktivierung des Polyolstoffwechselweges   65
2.3.1   Synthese und Regulation   65
2.3.2   Einfluß auf die Zielzelle   66
2.3.3   Klinische Relevanz   70
2.4   Aktivierung der Proteinkinase C   70
2.4.1   Synthese und Regulation   70
2.4.2   Einfluß auf die Zielzelle   73
2.4.3   Klinische Relevanz   76
2.5   Insulinresistenz   77
2.5.1   Synthese und Regulation   77
2.5.2   Einfluß auf die Zielzelle   77
2.5.3   Klinische Relevanz   79
2.6   Tumor-Nekrose-Faktor α (TNFα)   79
2.6.1   Synthese und Regulation   79
2.6.2   Einfluß auf die Zielzelle   80
2.6.3   Klinische Relevanz   80
          Literatur   81

II   Klinik
3   Typ-1-Diabetes   85
          A. Clemens, P. Wahl, G. Klöppel, P. P. Nawroth
3.1   Fallpräsentation   86
3.1.1   Diagnose/Untersuchungsbefunde   86
3.1.2   Befunde   86
3.1.3   Therapie und Verlauf   87
3.2   Definition   87
3.3   Klinik   88
3.3.1   Epidemiologie   88
3.3.2   Entstehung   90
3.3.3   Prädisponierende Faktoren   91
3.3.4   Symptome und Beschwerden   111
3.4   Diagnose   117
3.4.1   Indikation zur Diagnostik   117
3.4.2   Anamnese   118
3.4.3   Körperliche Untersuchung   120
3.4.4   Technische Verfahren   121

3.4.5   Differentialdiagnose.   125
3.5   Therapie   129
3.5.1   Insulintherapie.   130
3.5.2   Schulung   145
3.5.3   Diabetesgerechte Ernährung.   148
3.5.4   Therapiekontrollen   149
3.5.5   Nebenwirkungen   152
3.5.6   Ausblick: zukünftige Möglichkeiten.   152
3.6   Notfall.   156
        Literatur   161

4   Typ-2-Diabetes mellitus und genetische Defekte
        der β-Zell-Funktion.   169
        K. Dugi, T. Kassessinoff, P. P. Nawroth
4.1   Fallpräsentation   170
4.1.1   Blickdiagnose   170
4.1.2   Befunde.   171
4.1.3   Therapie und Verlauf   171
4.2   Klinik.   172
4.2.1   Epidemiologie   172
4.2.2   Entstehung   172
4.2.3   Symptome und Beschwerden   216
4.3   Diagnose   217
4.3.1   Indikation zur Diagnostik   217
4.3.2   Anamnese   219
4.3.3   Körperliche Untersuchung   220
4.3.4   Technische Verfahren   221
4.3.5   Differentialdiagnose.   225
4.4   Therapie   227
4.4.1   Primärprävention   227
4.4.2   Therapieziele und Sekundärprävention.   229
4.4.3   Patientenschulung.   230
4.4.4   Ernährungstherapie.   231
4.4.5   Medikamentöse Therapie.   231
4.4.6   Therapiekontrolle   251
4.4.7   Ausblick: zukünftige Therapie-Möglichkeiten. . . .   253
4.4.8   Zusammenfassung.   262
4.4.9   Notfall.   262
        Literatur   265

5   Diabetes und Schwangerschaft.   269
           M. S. Klevesath, S. Schikofer, P. P. Nawroth
5.1   Fallpräsentation   270
5.1.1   Blickdiagnose   270
5.1.2   Befunde.   270
5.1.3   Therapie und Verlauf   273
5.2   Klinik   273
5.2.1   Epidemiologie   273
5.2.2   Entstehung   274
5.2.3   Symptome und Beschwerden   275
5.3   Diagnose   278
5.3.1   Anamnese   278
5.3.2   Körperliche Untersuchung   279
5.3.3   Technische Verfahren   279
5.4   Therapie   281
5.4.1   Studien   281
5.4.2   Therapiekontrolle   282
5.4.3   Nebenwirkungen   289
5.4.4   Ausblick: zukünftige Möglichkeiten.   289
5.5   Notfall.   289
           Literatur   290

6   Gestationsdiabetes.   293
           M. S. Klevesath, S. Schiekofer, P. P. Nawroth
6.1   Fallpräsentation   294
6.1.1   Blickdiagnose   294
6.1.2   Befunde.   294
6.1.3   Therapie und Verlauf   294
6.2   Klinik   295
6.2.1   Entstehung   295
6.2.2   Epidemiologie   296
6.2.3   Symptome und Beschwerden   296
6.3   Diagnose   298
6.3.1   Indikation zur Diagnostik   298
6.3.2   Anamnese   298
6.3.3   Technische Verfahren   299
6.4   Therapie   301
6.4.1   Therapieziele.   301
6.4.2   Therapie   301

6.4.3   Therapiekontrollen   301
6.4.4   Nebenwirkungen und Komplikationen   302
         Literatur   302

7   Iatrogene Hypoglykämien   305
         B. Isermann, M.S. Klevesath, P. P. Nawroth
7.1   Fallpräsentation   306
7.1.1   Anamnese   306
7.1.2   Untersuchungsbefund.   306
7.1.3   Laborbefunde   306
7.1.4   Therapie und Verlauf   307
7.2   Klinik   307
7.2.1   Epidemiologie   307
7.2.2   Entstehung   308
7.2.2.1 Insulin.   311
7.2.2.2 Glukagon   312
7.2.2.3 Adrenalin.   312
7.2.2.4 Andere Hormone der Gegenregulation   313
7.2.2.5 Störung der Gegenregulation beim Diabetiker . . .   313
7.2.2.6 Zerebrale Glukopenie   315
7.2.2.7 Ursache der Hypoglykämie bei Diabetikern   319
7.2.2.8 Psychosoziale Aspekte.   325
7.2.3   Symptome und Beschwerden   326
7.3   Diagnose   328
7.3.1   Anamnese   328
7.3.2   Technische Verfahren   329
7.3.3   Differentialdiagnose.   330
7.4   Therapie   334
7.4.1   Patientenschulung.   334
7.4.2   Insulinanaloga   334
7.4.3   Insulinpumpe   335
7.4.4   Diabetische Gastroparese.   336
7.5   Notfall.   338
         Literatur   340

III   **Diabetische Spätschäden**
8   Diabetes und koronare Herzkrankheit   345
         B. Isermann, S. Schiekofer, M. Haass, P. P. Nawroth
8.1   Fallpräsentation   346

8.1.1   Anamnese   346
8.1.2   Untersuchungsbefunde   347
8.1.3   Laborbefunde   347
8.1.4   Technische Verfahren   347
8.1.5   Verlauf   348
8.2   Klinik   349
8.2.1   Epidemiologie   349
8.2.2   Entstehung   357
8.2.2.1   Hyperglykämie.   357
8.2.2.2   Hypertonie   362
8.2.2.3   Hyperlipidämie   362
8.2.2.4   Rauchen.   366
8.2.2.5   Hyperkoagulabilität   366
8.2.2.6   Thrombozytendysfunktion.   368
8.2.2.7   Endotheldysfunktion   370
8.2.2.8   Zytokine   371
8.2.2.9   Diabetische Nephropathie   372
8.2.2.10 Insulin.   374
8.2.2.11 Hyperhomocyst(e)inämie   375
8.2.2.12 Diabetische autonome Polyneuropathie   376
8.2.2.13 Diabetische Kardiomyopathie   379
8.2.3   Symptome und Beschwerden   380
8.2.3.1   Bedeutung der diabetischen autonomen
          Polyneuropathie   381
8.2.3.2   Bedeutung der diabetischen Kardiomyopathie . . .   382
8.2.3.3   Krankheitsverlauf   383
8.3   Diagnose   386
8.3.1   Indikation zur Diagnostik   386
8.3.2   Anamnese   387
8.3.3   Körperliche Untersuchung   387
8.3.4   Nichtinvasive Untersuchungsmethoden   387
8.3.5   Invasive Untersuchungsmethoden.   392
8.3.6   Differentialdiagnose.   395
8.4   Therapie   396
8.4.1   Konservative Therapie   396
8.4.2   Interventionelle Therapie.   405
8.4.3   Therapiekontrolle   408
8.5   Notfall.   409
          Literatur   412

9   Periphere arterielle Verschlußkrankheit
         bei Diabetes mellitus   419
         S. Schiekofer, T. Weiss, M. S. Klevesath, P. P. Nawroth
9.1   Fallpräsentation   420
9.1.1   Anamnese   420
9.1.2   Befunde   421
9.1.3   Therapie   421
9.1.4   Verlauf   422
9.2   Klinik   422
9.2.1   Epidemiologie   422
9.2.2   Entstehung   425
9.2.3   Symptome und Beschwerden   428
9.3   Diagnose   429
9.3.1   Indikation zur Diagnostik   429
9.3.2   Anamnese   429
9.3.3   Körperliche Untersuchung   429
9.3.3.1 Inspektion   429
9.3.3.2 Palpation   430
9.3.3.3 Auskultation   431
9.3.3.4 Neurologische Untersuchung   432
9.3.3.5 Funktionsproben   432
9.3.4   Apparative Verfahren   433
9.3.4.1 Bestimmung der Dopplerdrucke   433
9.3.4.2 Oszillographie   436
9.3.4.3 Farbkodierte Duplexsonographie   437
9.3.4.4 Angiographie/Arteriographie   438
9.3.4.5 Digitale Substraktionsangiographie   438
9.3.5   Differentialdiagnose   438
9.4   Therapie   440
9.4.1   Primärprävention   440
9.4.2   Konservative Therapie   442
9.4.3   Interventionell-radiologische Therapie   452
9.4.4   Operative Therapie   454
         Literatur   457

10   Diabetische Retinopathie   459
         H.-P. Hammes
10.1   Fallpräsentation   460
10.1.1   Klinische Symptome   460

10.1.2	Blickdiagnose	460
10.1.3	Weitere Befunde	461
10.1.4	Therapie und Verlauf	461
10.2	Klinik	461
10.2.1	Epidemiologie	461
10.2.2	Entstehung	463
10.2.3	Symptome und Beschwerden	470
10.3	Diagnose	471
10.3.1	Diagnostik	471
10.3.2	Anamnese	475
10.3.3	Technische Verfahren	476
10.3.4	Differentialdiagnose	477
10.4	Therapie	478
10.4.1	Internistische Therapie	478
10.4.2	Ophthalmologische Therapie	479
10.4.3	Therapiekontrolle	481
10.4.4	Ausblick: zukünftige Möglichkeiten	482
	Literatur	482
11	Diabetische Nephropathie	485
	M. Morcos, P. P. Nawroth	
11.1	Fallpräsentation	486
11.1.1	Befunde	486
11.1.2	Diagnose	486
11.1.3	Therapie und Verlauf	486
11.2	Definition	487
11.3	Klinik	487
11.3.1	Epidemiologie	487
11.3.2	Entstehung	494
11.3.3	Symptome und Verlauf	508
11.4	Diagnose	512
11.4.1	Indikation zur Diagnostik	512
11.4.2	Technische Verfahren	512
11.4.3	Differentialdiagnose	520
11.5	Therapie	521
11.5.1	Studien	521
11.5.2	Therapiekontrolle	537
11.5.3	Ausblick: zukünftige Möglichkeiten	538
11.6	Notfall	539

Literatur 539

12   Diabetische Neuropathie 547
            M. Hofmann, P. P. Nawroth
12.1   Fallpräsentation 548
12.1.1   Befunde 548
12.1.2   Therapie 548
12.1.3   Verlauf 549
12.2   Klinik 549
12.2.1   Epidemiologie 549
12.2.2   Entstehung 551
12.2.3   Symptome 556
12.3   Diagnose 563
12.3.1   Indikationen zur Diagnostik 563
12.3.2   Anamnese 563
12.3.3   Untersuchung 565
12.3.4   Differentialdiagnose 571
12.4   Therapie 572
12.4.1   Medikamentöse Therapie 572
            Literatur 576

13   Diabetisches Fußsyndrom 579
            M. Hofmann, P. P. Nawroth
13.1   Fallpräsentation 580
13.1.1   Diagnose 580
13.1.2   Befunde 580
13.1.3   Therapie 580
13.1.4   Verlauf 581
13.2   Klinik 581
13.2.1   Epidemiologie 581
13.2.2   Entstehung 583
13.2.3   Symptome und Beschwerden 589
13.3   Diagnose 590
13.3.1   Anamnese 592
13.3.2   Körperliche Untersuchung 592
13.3.3   Technische Verfahren 593
13.3.4   Differentialdiagnose des Fußulkus 596
13.4   Therapie 597
13.4.1   Ulkusbehandlung 597

13.4.2   Sekundärprophylaxe 602
13.4.3   Notfall. 603
          Literatur 603

14   „Hypoglycaemia unawareness" 605
          M. S. Klevesath, B. Isermann, P. P. Nawroth
14.1   Fallpräsentation 606
14.1.1   Anamnese 606
14.1.2   Untersuchungsbefund. 606
14.1.3   Laborbefunde 606
14.1.4   Therapie und Verlauf 607
14.2   Klinik. 607
14.2.1   Epidemiologie 607
14.2.2   Entstehung 610
14.2.3   Symptome und Beschwerden 615
14.3   Diagnose 616
14.3.1   Anamnese 616
14.3.2   Körperliche Untersuchung 617
14.3.3   Technische Verfahren 617
14.4   Therapie 618
14.4.1   Vermeidung von Hypoglykämien 618
14.4.2   Höhere Blutglukoseeinstellung. 619
14.4.3   Schulung des Patienten 620
          Literatur 622

15   Erektile Dysfunktionen bei Diabetikern 625
          S. Schiekofer, R. Riedasch, B. Isermann, P. P. Nawroth
15.1   Fallpräsentation 625
15.2   Klinik. 627
15.2.1   Epidemiologie 627
15.2.2   Entstehung der erektilen Dysfunktion bei
          Diabetikern. 630
15.2.3   Symptome und Beschwerden 639
15.3   Diagnose 639
15.3.1   Indikation zur Diagnostik 639
15.3.2   Anamnese 640
15.3.3   Körperliche Untersuchung 640
15.3.4   Technische Verfahren 640
15.3.5   Differentialdiagnose. 643

15.4   Therapie 645
15.4.1   Internistische Therapie 645
15.4.2   Operative Verfahren 654
            Literatur 567

Sachverzeichnis 659

Autorenverzeichnis

Bierhaus, A., Dr.
Sektion Vaskuläre Medizin, Abteilung Innere Medizin IV, Universität Tübingen, Otfried-Müller-Straße 10, D-72076 Tübingen

Clemens, A., Dr.
Medizinische Klinik und Poliklinik, Abteilung Innere Medizin I
Endokrinologie und Stoffwechsel, Ruprecht-Karls-Universität Heidelberg, Bergheimerstraße 58, D-69115 Heidelberg

Dugi, K., Dr.
Medizinische Klinik und Poliklinik, Abteilung Innere Medizin I
Endokrinologie und Stoffwechsel, Ruprecht-Karls-Universität Heidelberg, Bergheimerstraße 58, D-69115 Heidelberg

Haass, M., PD, Dr.
Medizinische Klinik und Poliklinik, Abteilung Innere Medizin III, Kardiologie, Angiologie, Pulmonologie, Ruprecht-Karls-Universität Heidelberg, Bergheimerstraße 58, D-69115 Heidelberg

Hammes, H.-P., PD, Dr.
III. Medizinische Klinik, Universität Gießen, Rodthohl 6, D-35392 Gießen

Hofmann, M., Dr.
Medizinische Klinik und Poliklinik, Abteilung Innere Medizin I
Endokrinologie und Stoffwechsel, Ruprecht-Karls-Universität Heidelberg, Bergheimerstraße 58, D-69115 Heidelberg

Isermann, B., Dr.
Medizinische Klinik und Poliklinik, Abteilung Innere Medizin I
Endokrinologie und Stoffwechsel, Ruprecht-Karls-Universität Heidelberg, Bergheimerstraße 58, D-69115 Heidelberg

Kassessinoff, T., Dr.
Medizinische Klinik und Poliklinik, Abteilung Innere Medizin I
Endokrinologie und Stoffwechsel, Ruprecht-Karls-Universität Heidelberg, Bergheimerstraße 58, D-69115 Heidelberg

Klevesath, M. S., Dr.
Medizinische Klinik und Poliklinik, Abteilung Innere Medizin I
Endokrinologie und Stoffwechsel, Ruprecht-Karls-Universität
Heidelberg, Bergheimerstraße 58, D-69115 Heidelberg
Klöppel, G., Prof. Dr.
Institut für Pathologie, Michaelisstraße II, D-24105 Kiel
Morcos, M., Dr.
Medizinische Klinik und Poliklinik, Abteilung Innere Medizin I
Endokrinologie und Stoffwechsel, Ruprecht-Karls-Universität
Heidelberg, Bergheimerstraße 58, D-69115 Heidelberg
Nawroth, P. P., Prof. Dr.
Sektion Vaskuläre Medizin, Abteilung Innere Medizin IV, Universität Tübingen, Otfried-Müller-Str. 10, D-72076 Tübingen
Riedasch R., Prof. Dr.
Abteilung für Urologie, Universität Heidelberg, Im Neuenheimer
Feld 110, D-69120 Heidelberg
Rösen, P., Prof. Dr.
Diabetes Forschungsinstitut, Auf'm Hennekamp 65, D-40225
Düsseldorf
Schiekofer, S., Dr.
Sektion Vaskuläre Medizin, Abteilung Innere Medizin IV, Universität Tübingen, Otfried-Müller-Straße 10, D-72076 Tübingen
Wahl, P., Prof. Dr.
Medizinische Klinik und Poliklinik, Abteilung Innere Medizin I
Endokrinologie und Stoffwechsel, Ruprecht-Karls-Universität
Heidelberg, Bergheimerstraße 58, D-69115 Heidelberg
Weiss, T., Dr.
Medizinische Klinik und Poliklinik, Abteilung Innere Medizin III,
Kardiologie, Angiologie, Pulmonologie, Bergheimerstraße 58, D-
69115 Heidelberg

I Molekulare Mechanismen

KAPITEL 1

Physiologische Glukoseregulation

P. Rösen

1.1   Adaptation des Glukosestoffwechsels an den
        Energieverbrauch und die Substratbereitstellung   4

1.1.1   Glykogen als Speicherform von Glukose.   4
1.1.2   Aufrechterhaltung der Normoglykämie bei
        Kohlenhydratmangel   6

1.2   Insulin: Struktur und Synthese.   8

1.2.1   Das Insulingen   9
1.2.2   Insulinopathien.   12

1.3   Die B-Zelle   12

1.4   Insulinrezeptorsignalkaskade   17

1.4.1   Glukosetransport.   20
1.4.2   Glykogensynthese   21
1.4.3   Proteinsynthese.   22

1.5   Glukagon als Gegenspieler des Insulin   22

1.5.1   Die Signalkette von Glukagon.   26
1.5.2   Physiologische Wirkungen von Glukagon.   26
1.5.3   Ketogenese   28

Literatur   29

1.1
Adaptation des Glukosestoffwechsels an den Energieverbrauch und die Substratbereitstellung

Die Regulation des Energiestoffwechsels ist ein komplexes Wechselspiel zwischen Hormonen, exogenen Nährstoffen und dem Austausch von Substraten mit dem Ziel, eine konstante und ausreichende Versorgung aller Organe des Körpers sicherzustellen. Insulin steuert sowohl in der Resorptions- wie der Postresorptionsphase als Schlüsselhormon den Austausch und die Verteilung von Substraten. Glukagon, Kortisol, Katecholamine und das Wachstumshormon spielen eine wesentliche Rolle für den Energiestoffwechsel in Zeiten eines akuten Glukosebedarfs, wie er bei Arbeitsbelastung, im Streß oder als Reaktion auf eine Hypoglykämie vorkommt. Wichtigste Organe für die Aufrechterhaltung der Energiehomöostase sind die Leber und die Niere auf Grund ihrer besonderen Fähigkeit, Glukose zu produzieren; das Gehirn, da es von Glukose als seinem wesentlichen Energiesubstrat abhängig ist; die Muskulatur und das Fettgewebe auf Grund ihrer Fähigkeit, auf Insulin zu reagieren und Glukose in Form von Glykogen und Fett zu speichern (s. Shulmann et al. 1997; Jungermann u. Möhler 1980).

1.1.1
Glykogen als Speicherform von Glukose

Glykogen stellt die wichtigste Speicherform für Kohlenhydrate dar. Es ist ein Makromolekül, dessen Äste über $\alpha-1,4$- oder $\alpha-1,6$-Bindungen miteinander verknüpft sind und das ein Molekulargewicht von 10^9 bis 10^{11} aufweist. Glykogen ist sehr hydrophil und speichert 1–2 g Wasser pro Gramm Glykogen. Daher ist die Energiespeicherung in Form von Glykogen relativ ineffizient und ergibt lediglich 1–2 Kalorien pro Gramm hydratisiertes Glykogen und nicht den theoretischen Wert von 4 cal/g.

Die höchste Priorität im Energiestoffwechsel nimmt die Sicherung der Substratzufuhr für die Funktionen des zentralen Nervensystems ein. Da das Gehirn nur geringe Vorräte an Glykogen und Triglyzeriden aufweist, ist es wesentlich von einer ausreichenden Substratbereitstellung durch die Leber (unter Umständen auch die Niere) abhängig. Postprandial und nach kurzer Nahrungskarenz bezieht das Gehirn fast seine gesamte Energie aus der Oxidation von Glukose. Da eine kontinuierliche Bereitstellung von Glukose für den Energiebedarf des Gehirns erforderlich ist, haben sich komplexe, teilweise redundante Mechanismen entwickelt, um den Blutzucker in einem engen Bereich zwischen 55 und 140 mg/dl zu halten. Niedrigere Glukosekonzentrationen beeinträchtigen die Funktionen des zentralen Nervensystems, höhere Konzentrationen sind mit einem Verlust des wertvollen Brennstoffes Glukose und mit der Entwicklung von diabetischen Spätkomplikationen in Form von Vaskulopathien verbunden.

Drei Mechanismen tragen entscheidend zur Aufrechterhaltung der Normoglykämie nach Kohlenhydrataufnahme bei (DeFronzo 1988):

– Die Regulation der hepatischen Glukoseproduktion (Glukoneogenese),

– die Regulation der hepatischen Glukoseaufnahme (Glykogensynthese),

– die Regulation der Glukoseaufnahme durch periphere Gewebe, insbesondere den Skelettmuskel und das Fettgewebe.

Insulin ist das primäre Signal, das die Speicherung und den Stoffwechsel von Glukose steuert und damit zur Senkung der Glukosekonzentration im Blut führt. Obwohl Glukose den dominanten Mediator für die Insulinsekretion darstellt, ist diese Ausdruck einer komplexen Koordination vielfältiger Effektoren. Dies wird deutlich, wenn die Insulinantworten auf identischen Mengen an Glukose nach intravenöser und oraler Applikation verglichen werden (Tillil et al. 1988). Oral verabreichte Glukose verursacht eine wesentlich höhere Insulinfreisetzung als bei einer vergleichbaren Glykämie nach intravenöser Applikation. Die Ursache hierfür sind die Freisetzung von gastrointestinalen Mediatoren (Inkretinen) und Signale des zentralen Nervensystems (parasympathische Innervation der B-Zelle), die die Insulinsekretion modulieren (Rasmussen et al. 1990). Der Anstieg des Insulins und der Glukosekonzentration in der Pfortader hemmen zusammen mit einer Verminderung des Glukagonspiegels die hepatische Glukoseproduktion, so daß Glukose netto durch die Leber aufgenommen wird. Nach Resorption einer Mahlzeit und Abfall der Plasmaglukose auf Basalwerte nimmt die Leber die Glukoseproduktion wieder auf, um die Normoglykämie sicherzustellen. Da somit durch Insulin nicht nur die hepatische Glukoseproduktion supprimiert wird, sondern die Leber Glukose auch aufnehmen kann, ist der Beitrag der Leber zur postprandialen Glukosehomoöstase ganz wesentlich und von ähnlicher Größenordnung wie der des Skelettmuskels.

Neben der Leber trägt die Aufnahme von Glukose durch die Muskulatur und das Fettgewebe wesentlich zur Glukosehomoöstase bei. Diese ist von der Insulinkonzentration im Plasma abhängig und weniger vom Ausmaß der Hyperglykämie selbst. Insulin stimuliert die Translokation von Glukosetransportern (Glut4 und möglicherweise auch Glut1) in die Plasmamembran und steigert dadurch die Aufnahme von Glukose durch Muskel und Fettgewebe. Zusätzlich beeinflußt Insulin den Glukosestoffwechsel durch die Aktivierung der Glykogensynthase, so daß mehr Glukose als Glykogen gespeichert wird, und durch die Stimulation der Pyruvatdehydrogenase, so daß die Oxidation von Glukose um ein Mehrfaches ansteigt. Je mehr Glukose resorbiert wird, um so größer ist die Aufnahme von Glukose durch Leber, Muskel und Fettgewebe, während das Gehirn Glukose mit nahezu konstanter Geschwindigkeit aufnimmt und umsetzt.

1.1.2
Aufrechterhaltung der Normoglykämie bei Kohlenhydratmangel

Der Abfall des Plasmainsulins führt zu einer deutlichen Verminderung der Glukoseaufnahme durch die peripheren insulinsensitiven Gewebe (Muskulatur und Fettgewebe) und zu einem erhöhten Anteil an Fettsäuren am gesamten Energiestoffwechsel. Trotzdem verbraucht ein Erwachsener im Durchschnitt weiterhin Glukose mit einer nahezu konstanten Umsatzgeschwindigkeit von 7–10 g/h. Die Speicher aus freier Glukose, die sich hauptsächlich im Extrazellulärraum befinden, sind sehr begrenzt (15–20 g) und decken den Bedarf an Glukose für längstens 2–3 h. Das bedeutet, daß für die Aufrechterhaltung der Glukosekonzentration im Blut Glukose in ausreichender Menge produziert werden muß. 4–5 h nach Nahrungsaufnahme beginnt die Leber, die Glykogenspeicher zu mobilisieren und Glukose an die Strombahn abzugeben. Diese Umstellung wird wesentlich von den reduzierten Plasmainsulinspiegeln im Pfortaderkreislauf getragen und durch einen Anstieg an Glukagon weiter verstärkt. Nur die Leber und die Niere enthalten signifikante Aktivitäten an Gluko-

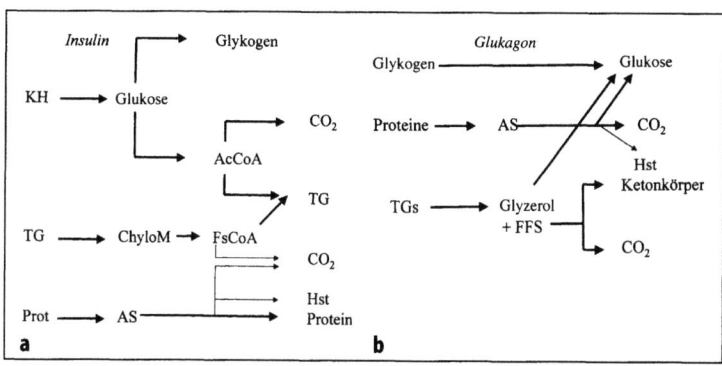

Abb. 1.1. a Allgemeiner Substratfluß in der Resorptionsphase **b** Postresorptionsphase. *Prot* Proteine, *TG* Triglyceride, *KH* Kohlenhydrate, *Hst* Harnstoff, *AS* Aminosäure, *ChyloM* Chylomikronen. (Mod. nach Jungermann u. Möhler 1980)

se-6-Phosphatase und sind somit in der Lage, Glukose, die aus der Mobilisierung von Glykogen und aus der Glukoneogenese stammt, in die Zirkulation abzugeben. Die Muskulatur, die 25–30% der gesamten Körpermasse ausmacht und bis zu 300 g Glykogen speichern kann, besitzt dieses Enzym nicht und kann somit nicht auf direktem Wege zur Aufrechterhaltung der Glukosehomoöstase beitragen. Auf Grund des nahezu konstanten Glukoseumsatzes sind die hepatischen Glykogenreserven aber innerhalb weniger Stunden erschöpft, so daß die Glukoneogenese die gesamte Glukoseproduktion übernehmen muß. Dies wird möglich durch eine Beschleunigung des proteolytischen Abbaus von Proteinen und die vermehrte Umsetzung von glukoplastischen Aminosäuren (Abb. 1.1a).

Bei ausdauerndem Fasten tritt ein weiterer Wechsel im Stoffwechsel ein: es werden in vermehrtem Ausmaß Fette für die Ketogenese genützt und das Gehirn stellt seinen Energiestoffwechsel mehr und mehr auf die Verwendung von Ketonkörpern (β-Hydroxybutyrat und Acetoacetat) an Stelle von Glukose ein. Die Bildung von Glukose über die Glukoneogenese aus Aminosäuren und Protein tritt demgegenüber in den Hintergrund (Abb. 1.1 b).

1.2
Insulin: Struktur und Synthese

Die Entdeckung des Insulins im Jahre 1921 (Bliss 1982) eröffnete eine
neue Ära in der Diabetestherapie, aber auch im Verständnis der Physiologie und Pathophysiologie der Glukosehomöostase. Insulin ist
ein kleines globuläres Protein (Molekulargewicht 5.800 d), das aus
zwei Peptidketten, der A- und B-Kette, besteht, die durch zwei Disulfidbrücken miteinander verknüpft sind (Abb. 1.2). Es wird durch die
B-Zellen der Langerhans-Inseln sezerniert und wirkt über die Bindung an spezifische Rezeptoren auf der Plasmamembran der Zielzellen (Docherty u. Steiner 1997).

Insulin entsteht aus einem einsträngigen Präkursormolekül, dem
Präproinsulin, dessen n-terminales Ende aus einer Kette von 24 hydrophoben Aminosäuren besteht und die Signalsequenz für den
Transfer des Proteins vom Ort der Biosynthese im Zytosol in die sekretorischen Granula darstellt (Abb. 1.3). Aus dem Präproinsulin ensteht posttranslational durch Abspaltung des Signalpeptids das Proinsulin, das sich rasch faltet und unter Beteiligung von Proteinthiol-
reduktasen die die Sekundär- und Tertiärstruktur stabilisierenden
Disulfidbindungen ausbildet. Zur weiteren Prozessierung wird das
Proinsulin in der Folge in die cis-Region des Golgi-Apparates trans-
portiert. Während der Reifung in den sekretorischen Granula entsteht aus dem Proinsulin durch Abspaltung des „Connecting peptide", des C-Peptids, durch die Proinsulin-Konvertasen (PC2, PC3/
PC1) das native Insulin, das in Gegenwart von Zink in Form von he-

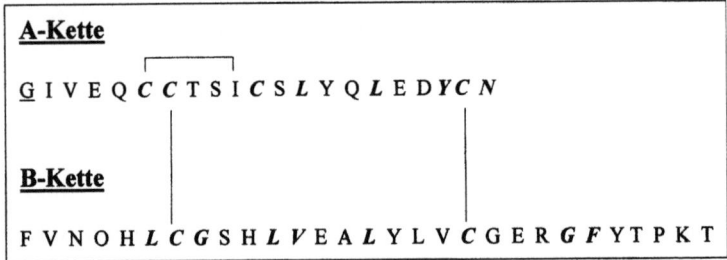

Abb. 1.2. Aminosäure-Sequenz des humanen Insulins. *Markiert* sind in Vertebraten invariante Aminosäuren. Die durchgezogenen Linien stellen Disulfidbrücken dar

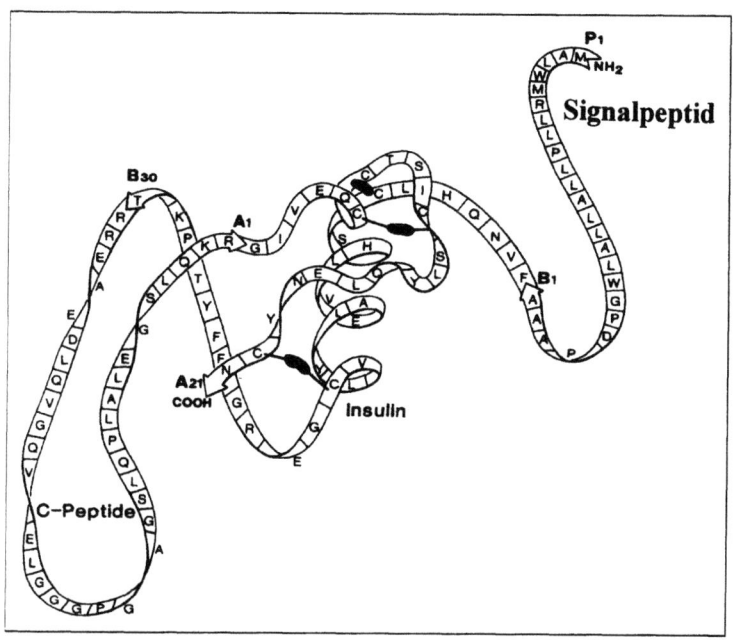

Abb. 1.3. Schematische Darstellung des humanen Präproinsulin. Durch die Abspaltung der ersten 24 Aminosäuren (Signalpeptid) entsteht aus dem Präproinsulin das Proinsulin, das durch Spaltung hinter B30 und vor A1 in das native Insulin und das C-Peptid konvertiert wird

xameren Kristallen zusammen mit dem C-Peptid und geringen Mengen an Proinsulin und anderen intermediären Spaltprodukten in den reifen sekretorischen Granula gespeichert wird (Docherty u. Steiner 1997; Chan et al. 1976; Lomedico et al. 1977).

In Abb. 1.4 sind die wichtigsten Schritte der Biosynthese des Insulins schematisch vereinfacht zusammengefaßt.

1.2.1
Das Insulingen

Das Insulingen gehört zu den ersten Genen, die überhaupt isoliert und deren Sequenz aufgeklärt wurde (Abb. 1.5). Die Struktur des In-

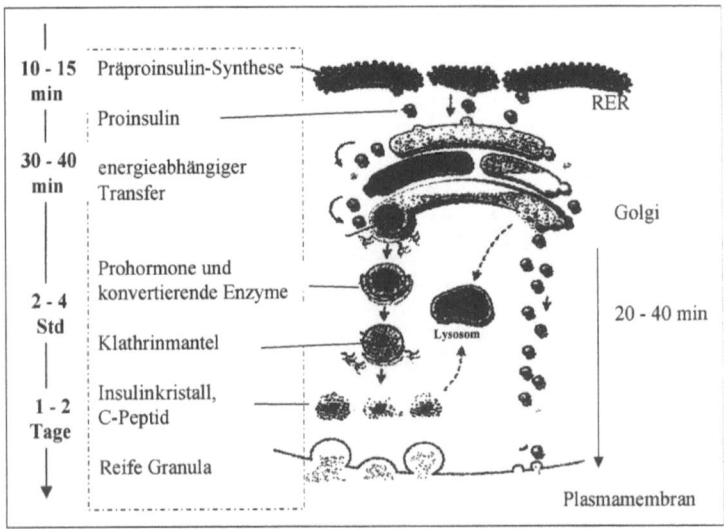

Abb. 1.4. Synthese von Insulin durch B-Zelle. Präproinsulin wird im rauhen endoplasmatischen Retikulum synthetisiert. Nach Abspaltung des Signalpeptids wird das entstandene Proinsulin in die Kavernen des endoplasmatischen Retikulum transloziert, wo es sich faltet und die nativen Disulfidbindungen ausbildet. Nach Transport in den Golgi-Apparat in einem energieabhängigen Schritt wird das Proinsulin in die klathrinhaltigen Granula des Golgi-Apparates (trans) überführt, wo es zum reifen Insulin prozessiert wird. Die reifen Granula enthalten fast ausschließlich Insulin, häufig als kristalline Zink-Komplexe. Die Exozytose des Insulins wird durch Glukose und andere vielfältige Reize gesteuert. C-Peptid und Insulin werden in äquimolaren Konzentrationen in die Blutbahn freigesetzt. (Mod. nach Docherty u. Steiner 1997)

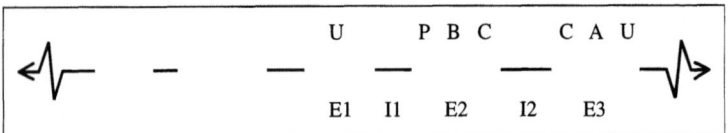

Abb. 1.5. Vereinfachte Darstellung der Struktur des Insulin-Gens in Vertebraten. Exons (E) des reifen Präproinsulin sind durch die Boxen dargestellt, die Größe des Introns variiert in Vertebraten: beim Menschen ist I1 179 bp und I2 786 bp. *U* untranslatierte Sequenz, *P* Präpeptid, *B* B-Kette, *A*= A-Kette und *C* C-peptidkodierende Region. Stromaufwärts der Signalfrequenz (30bp) liegt eine typische TATA-Box als Startsignal sowie eine Promotor-Sequenz

sulingens ist hoch konservativ und besteht aus drei Exonen und zwei Introns (10–14). Exon 1 ist in einer 5'-untranslatierten Region lokalisiert, Exon 2 enthält die Signalsequenz, die Sequenz für die B-Kette und eines Teil des C-Peptids. Exon 3 kodiert die restlichen Teil des C-Peptids, die A-Kette sowie eine untranslatierte 3'-Sequenz. Das Single-copy-Gen ist beim Menschen auf dem kurzen Arm von Chromosom 11 in Bande p15 lokalisiert. Die hoch konservative Promotorstruktur enthält neben einer TAAT-Box proximal E-Boxen, die eine Familie von Transkriptionsfaktoren binden (u.a. SP1, CREB, IUF1/IPF1).

Die Regulation der Biosynthese und der Sekretion des Insulins erfolgt primär in Abhängigkeit von der Blutzuckerkonzentration. Der Metabolismus von Glukose ist essentiell, um einen sekretorischen Reiz auszulösen, nicht metabolisierbare Glukosederivate sind biologisch inert. Es wird derzeit angenommen, daß die Glukokinase den Glukosesensor der B-Zelle darstellt und die Konzentrationsabhängigkeit und Spezifität der Insulinsekretion für Glukose vermittelt (Ashcroft 1990).

Glukose greift auf drei Ebenen regulierend in die Insulin-Biosynthese ein:
- Glukose steigert die Transkription des Insulingens,
- Glukose erhöht die Stabilität der Insulin-mRNA
- Glukose stimuliert die Translation der Insulin-mRNA.

Zusätzlich wird die Transkription des Insulingens zumindestens auf zwei weiteren Wegen reguliert: cAMP stimuliert die Transkription durch eine Proteinkinase-A-abhängige Phosphorylierung des 43.000 d großen CRE-bindenden Proteins CREB, das an den Promotor des Insulingens angreifen kann (Philippe u. Misotten 1990). Hierdurch erklären sich die GLP-Wirkung sowie der Einfluß weiterer Hormone auf die Insulintranskription. Glukose selbst scheint nach neueren Untersuchungen die Bindung eines spezifischen Aktivierungfaktors des Faktors C1 an das FLAT-Element bzw. an die CT2-Sequenz im Promotorbereich des Insulingens zu aktivieren. Bei der Ratte ist die Phosphorylierung des Transkriptionsfaktors IUF1/IPF1 für die Stimulation der Insulintranskription durch Glukose notwendig. Folgende Sequenz von Signalschritten muß zum derzeitigen Zeitpunkt als wahrscheinlich gelten (Abb. 1.6; Docherty u. Steiner 1997).

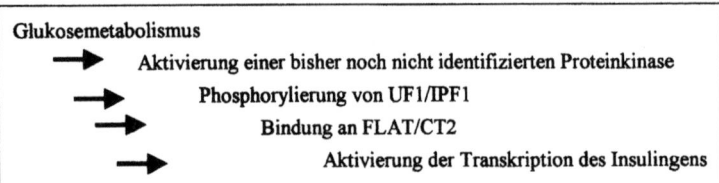

Glukosemetabolismus
→   Aktivierung einer bisher noch nicht identifizierten Proteinkinase
→   Phosphorylierung von UF1/IPF1
→   Bindung an FLAT/CT2
→   Aktivierung der Transkription des Insulingens

Abb. 1.6. Signalschritt der Aktivierung des Insulingens

1.2.2
Insulinopathien

Taeger et al. (1979) isolierten als erste strukturell abnorme Insuline aus dem Blut von Patienten mit einem milden Diabetes und erhöhten Insulinblutspiegeln. Diese Befunde und der Nachweis weiterer strukturell unterschiedlicher Insuline haben zur Definition eines Krankheitsbildes, der Insulinopathien, geführt: Stoffwechselveränderungen, die auf einem molekularen Defekt des Insulinmoleküls beruhen. In allen bisher bekannten Fällen konnte die Substitution einer einzigen Base in einem DNA-Strang der beiden Insulin-Allele nachgewiesen werden.

1.3
Die B-Zelle

Insulin wird in der B-Zelle (β-Zelle) des Pankreas gebildet. Die Freisetzung und Synthese wird durch Veränderungen des Blutzuckerspiegels reguliert (Übersicht 18).

Die B-Zellen befinden sich in den Langerhans-Inseln. Diese bilden diskrete Cluster endokriner Zellen, die sich über das gesamte Pankreas verteilen und einen Durchmesser von 50–300 µm haben. Die Anzahl der Langerhans-Inseln beträgt ca. 100.000–2,5 Mio pro Pankreas, wobei jede dieser Inseln aus mehreren tausend hormonsezernierenden endokrinen Zellen besteht. B-Zellen machen etwa 70–90% der Gesamtzahl der endokrinen Zellen des Pankreas aus. Einen im Vergleich zu den B-Zellen geringen Anteil nehmen die glukagonsezernierenden A-Zellen ein. D-Zellen (Somatostatin) und F-Zellen (PP) machen nur wenige Prozent der Gesamtzahl der endokrinen Zellen der Langerhans-Inseln aus.

Auf Grund der anatomischen Lage erreichen die durch die Langerhans-Inseln freigesetzten Hormone zunächst das exokrine Pankreas und die Leber. Da die Leber bereits einen großen Teil des freigesetzten Insulins abbaut, ist die Konzentration an Insulin im peripheren Blut niedriger als in der Pfortader.

Die verschiedenen sekretorischen Zellen innerhalb der Langerhans-Inseln bilden ein dichtes Netzwerk mit einem gemeinsamen, engen Extrazellularraum, der die Diffusion der freigesetzten Hormone zu den benachbarten Zellen und damit eine parakrine Regulation zwischen den die Langerhans-Inseln bildenden sekretorischen Zellen erlaubt. Zusätzlich ist eine Koordination zwischen den endokrinen Zellen durch „gap junctions" möglich.

Die Langerhans-Inseln werden von sympathischen und parasympathischen Nervenfasern innerviert, die die Freisetzung von Insulin modulieren:

Azetylcholin potenziert über die Aktivierung muskarinerger Rezeptoren die durch einen Glukosereiz ausgelöste Insulinsekretion; die Aktivierung sympathischer Nervenfasern inhibiert dagegen die Insulinfreisetzung über die α-Rezeptoren, während β-Rezeptoren die Insulinsekretion fördern.

Die Freisetzung von Insulin wird im wesentlichen durch zwei Variable bestimmt:
- die zytosolische Kalziumkonzentration,
- die Sensitivität der exozytotischen Prozesse für Kalzium.

Vier Phasen lassen sich bei der Regulation der Insulinfreisetzung durch die B-Zelle unterscheiden (Abb. 1.7 und 1.8):
- die Aufnahme und Verstoffwechselung von Glukose,
- die Veränderung von Ionenströmen und der elektrischen Aktivität der B-Zelle,
- die Freisetzung und Modulation der intrazellulären Kalzium-Konzentration und
- die Geschwindigkeit der Exozytose.

Glukose wird durch einen spezifischen Glukosetransporter (Glut2) mit hoher Kapazität, aber niedriger Affinität in die Zelle aufgenommen und dort durch die inselspezifische Glukokinase (hohe Kapazität, niedrige Affinität für Glukose) phosphoryliert und in die Glykolyse eingeschleust. Mutationen im Bereich des Glukosekinase-Gens

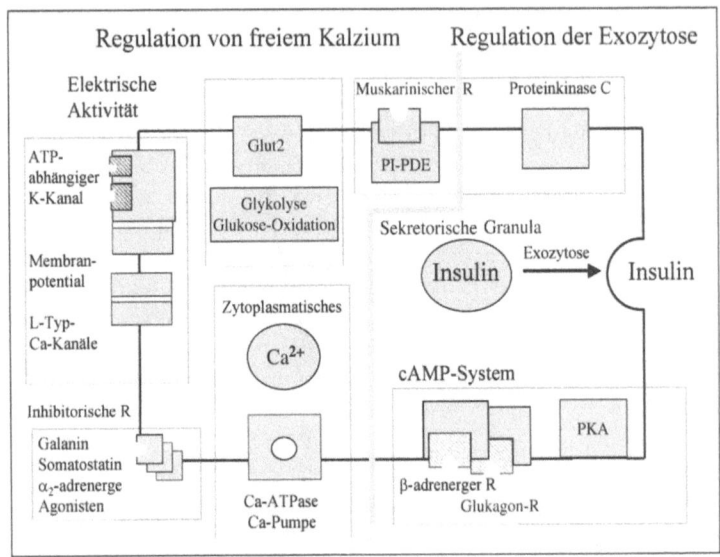

Abb. 1.7. Regulatorische Komplexe, die für die Regulation der Freisetzung von Insulin von Bedeutung sind. *R* Rezeptor, *PI-PDE* Phosphoinositid-Phosphodiesterase, *PKA* Proteinkinase A. (Mod. nach Cook u. Taborsky 1997)

sind Ursache für eine spezifische Form des MODY (Maturity Onset Diabetes of the Youth).

Die als Folge des beschleunigten Umsatzes von Glukose ansteigende ATP-Konzentration führt zur Schließung der ATP-abhängigen Kaliumkanäle, die im Ruhezustand tonisch offen sind und das Ruhepotential der B-Zelle nahe am Kaliumgleichgewicht halten (-80 mV). Als Konsequenz der Schließung der Kaliumkanäle kommt es zur Depolarisierung der B-Zelle, die zur Öffnung spannungsabhängiger Kalziumkanäle (L-Typ) führt, den Einstrom von Kalzium in die B-Zelle ermöglicht und durch die ansteigende intrazelluläre Kalziumkonzentration den Exozytose-Prozeß der Insulin enthaltenden Granula in Gang setzt (Übersicht bei Cook u. Hales 1984; Cook et al. 1988; Ashcroft u. Ashcroft 1990).

Die ATP-abhängigen Kaliumkanäle sind die Angriffspunkte für Sulfonylharnstoffe und antihypertensive wirkende Kaliumkanalöffner, die die Öffnungswahrscheinlichkeit dieser Kanäle erhöhen und damit das Kaliumgleichgewicht in die Nähe des Ruhepotentials einstellen.

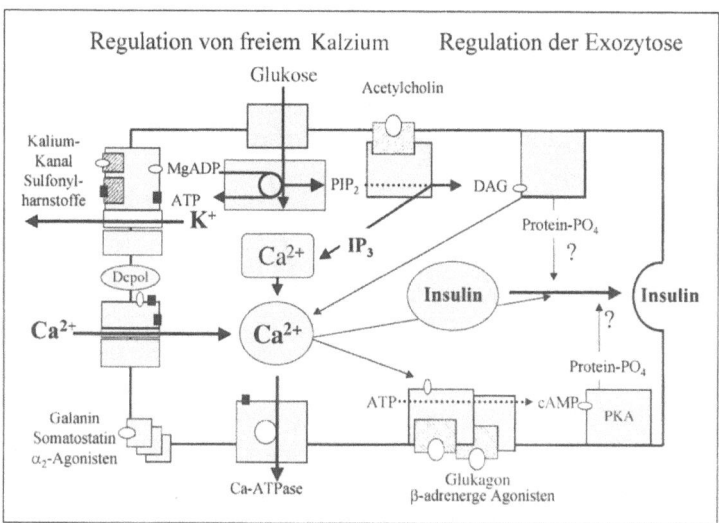

Abb. 1.8. Regulation des intrazellulären Kalziums und der Exozytose von Insulin. *PIP₂* Phosphoinositoldiphosphat, *IP₃* Inositoltriphosphat, *cAMP* zyklisches Adenosinmonophosphat, *DAG* Diazylglyzerol, *PKC* Proteinkinase C, *PKA* Proteinkinase A, *Depol* Depolarisation. (Mod. nach Cook u. Taborsky 1997)

Der geschwindigkeitsbestimmende Schritt für die Freisetzung von Insulin wird durch die Fusion der Speichergranula mit der Plasmamembran der B-Zelle bestimmt. Nach der Fusion und dem Aufreißen der Granula wird Insulin in den Extrazellularraum freigesetzt.

An der Regulation dieser komplexen Vorgänge sind zwei Botensysteme beteiligt, die einmal den sekretorischen Prozeß, die Exozytose, kontrollieren, zum anderen aber die Sensitivität der exozytotischen Prozesse für Kalzium bestimmen.

Die Freisetzung von Insulin wird gefördert durch:

- Inositoltriphosphat: parasympathische Reize (Azetylcholin) verstärken die glukoseinduzierte Insulinfreisetzung über eine Sensitivierung der Kalziumabhängigkeit der sekretorischen Prozesse;
- zyklische 3'-,5'-AMP: die Aktivierung der Adenylzyklase durch Glukagon und β-adrenerge Stimuli beschleunigen über eine Proteinkinase-A-abhängige Phosphorylierungskaskade die Exozytose insulinhaltiger Granula;

- die Synthese von Arachidonsäuremetaboliten über den Zyklooxygenase- bzw. Lipoxygenaseweg moduliert die Insulinfreisetzung über einen bisher ungeklärten Mechanismus.

Die Freisetzung von Insulin wird gehemmt durch:

- α_2-adrenerge Stimuli, die zur Hyperpolarisierung der B-Zelle beitragen;
- durch Galanin und Somatostatin, die beide die exozytotischen Prozesse hemmen.

In Tabelle 1.1 sind die wichtigsten Stimulatoren und Inhibitoren der Insulin-Sekretion zusammengefaßt.

Es ist ersichtlich, daß die B-Zelle auf vielfältige Stimuli mit einer Modulation der Insulinfreisetzung reagiert. Den wichtigsten Stimulus stellen Veränderungen in der Blutglukosekonzentration dar, die die Insulinfreisetzung über einen weiten Konzentrationsbereich beeinflussen. Auch niedrige Konzentrationen an Glukose, wie sie im Hungerzustand vorkommen können, sind von Bedeutung, da sie die basale Insulinsekretion aufrechterhalten. Zusätzlich spielt die Glukose eine zentrale Rolle im Metabolismus der B-Zelle, so daß Gluko-

Tabelle 1.1. Die wichtigsten Stimulatoren und Inhibitoren der Insulinsekretion (nach Cook und Taborsky 1977)

Stimulus	Typ	Effekt	Physiologischer Zustand
Glukose	Metabolit	+++	KH-Mahlzeit
Aminosäuren	Metabolit	++	Protein-Mahlzeit
Freie Fettsäuren	Metabolit	0	Hungerzustand
GIP	GI Hormon	++	Kohlenhydrat- oder fettreiche Mahlzeit
CCK	GI-Hormon	+	Protein (?)
GLP-1	GI-Hormon	++	Kohlenhydrat-Mahlzeit
Adrenalin	Streßhormon	–	Streß
Azetylcholin	Parasympathikus	++	Mahlzeit
VIP	Parasympathikus	+	Mahlzeit (?)
Noradrenalin	Sympathikus	–	Streß
Galanin	Sympathikus	–	Streß

GI-Hormon Gastrointestinales Hormon, *GIP* Gastric inhibitory peptide, *CCK* Cholecytokinin, *GLP* Glucagon like peptide, + Stimulation, – Hemmung der Insulin-Sekretion

se die Sensitivität der B-Zelle auf andere Reize beeinflussen und verändern kann. Glukose hat somit einen permissiven und regulatorischen Einfluß auf die Freisetzung von Insulin.

Als weiterer Stimulus sind Aminosäuren von physiologischer Bedeutung. Die meisten Aminosäuren sind in der Lage, die Insulinsekretion zu fördern. Eine Mischung von Aminosäuren in einer proteinhaltigen Mahlzeit stimuliert die Freisetzung von Insulin aber in einem geringeren Ausmaß als eine kohlenhydratreiche Mahlzeit. Auf der anderen Seite fördern Aminosäuren auch die Freisetzung von Glukagon und wirken somit antagonistisch zum Insulin.

Gastrointestinale Hormone wie das „gastric inhibitory peptide", das Cholecystokinin und GLP (Glucagon like peptide) sind für die bei oraler Aufnahme von Glukose beobachtete verstärkte Freisetzung von Insulin verantwortlich.

Das Streßhormon Adrenalin aktiviert α_2-adrenerge, inhibitorische Rezeptoren ebenso wie die in geringerer Zahl auf der B-Zelle vorkommenden β-adrenergen Rezeptoren. Als Ergebnis ist die akute Insulinfreisetzung nach Glukosebelastung deutlich gehemmt, während die basale Freisetzung von Insulin nicht beeinflußt wird.

Azetylcholin als postganglionärer Neurotransmitter parasympathischer Nerven stimuliert die Insulinsekretion über die Aktivierung muskarinerger Rezeptoren auf der B-Zelle.

Noradrenalin als postganglionärer Neurotransmiter sympathischer Neurone übt andererseits ähnlich wie Adrenalin eine doppelte Wirkung auf die B-Zelle aus: über die Aktivierung der α_2-adrenergen Rezeptoren eine Hemmung der Insulin-Freisetzung, über die der β-adrenergen Rezeptoren eine Stimulation. Als Nettoeffekt ergibt sich in der Regel in vivo eine Hemmung der glukosestimulierten Insulinsekretion.

1.4
Insulinrezeptorsignalkaskade

Der Insulinrezeptor ist ein tetrameres α_2/β_2-Protein mit Tyrosinkinaseaktivität (Abb. 1.9). Die α_2-Untereinheiten sind vollständig auf der Außenseite der Plasmamembran lokalisiert und enthalten die insulinbindende Domäne. Die β_2-Untereinheiten leiten als transmembranäre Proteine über ihre Tyrosinkinaseaktivität das Insulinsignal in das Zellinnere weiter. Durch Bindung von Insulin an die α-Unter-

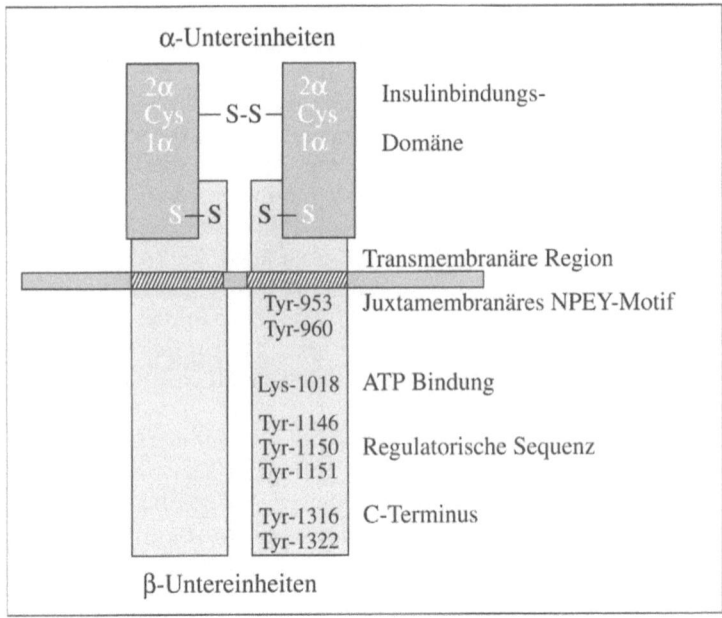

Abb. 1.9. Vereinfachte Darstellung der Untereinheiten des Insulinrezeptors. (Mod. nach White 1997)

einheit wird die Autophosphorylierung der β-Untereinheiten induziert, ein Prozeß, der mit einer Aktivierung der Tyrosinkinaseaktivität gegenüber intrazellulären Substraten verbunden ist. Die Aktivierung der Tyrosinkinase stellt somit einen notwendigen Schritt in der Signalkaskade des Insulins dar. Mutationen im Bereich der Tyrosinphosphorylierung (Lys 1018, Met 1153) sind mit Defekten der Wirkungen von Insulin auf den Glukosetransport, die Glykogensynthese und die Stimulierung der Proliferation von Gefäßzellen assoziiert. Die Phosphorylierung weiterer Tyrosinreste im Insulinrezeptor ist zwar nicht essentiell für die Insulinwirkung, kann aber eine Verschiebung der Dosiswirkungsbeziehung und damit eine verminderte Sensitivität der Zielzellen für Insulin verursachen. Die C-terminale Autophosphorylierung des Insulinrezeptors erscheint somit für die Sensitivität der Zielzelle von Bedeutung, während für die Weiterleitung des Insulinsignals in das Zellinnere die Tyrosinphosphorylierung der intrazellulären Substrate wichtig ist (Übersicht bei White 1997; Holman u. Kasuga 1997; Klarlund et al. 1997).

Abbildung 1.11gibt eine aktuelle, hypothetische Übersicht über die Signalwege des Insulins. Die Signalkaskade beginnt mit der Protein-Protein-Wechselwirkung auf der Ebene des Insulinrezeptors, so daß die Tyrosinkinase-Aktivität aktiviert wird. Zusätzlich zur Tyrosinphosphorylierung der β-Untereinheit des Insulinrezeptors wurden verschiedene endogene Substrate der Tyrosinkinase in insulinsensitiven Geweben wie Muskel, Fettgewebe und Leber identifiziert: die sogenannten Insulinrezeptorsubstrate (IRS1–6) und das src-homologe Kollagen-Protein (shc).

IRS1 wurde als ein Protein mit einem Molekulargewicht von 185 000 d identifiziert und wird nach Stimulierung des Insulinrezeptors dosisabhängig phosphoryliert. Es enthält eine src-homologe Domäne (SH2). Derartige SH2-Domänen spielen bei vielen intrazellulären Signalwegen eine wichtige Rolle, da sie mit hoher Affinität Phosphotyrosin-Motive binden und somit eine spezifische Protein-Protein-Wechselwirkung zwischen signalgebenden Molekülen in der Zelle ermöglichen. Neben IRS1 wurden inzwischen eine Reihe von weiteren ISR-Proteinen isoliert und identifiziert. Mutationen im Bereich der IRS verursachen in der Regel Defekte in der Insulinsignalübertragung, die aber nur in wenigen Fällen Ursache für die Entwicklung eines Diabetes sind.

Phosphotidylinositol-3'-kinase (Ptdins 3'-kinase = PI-3-kinase) ist eine Lipidkinase, die die Phosphorylierung von Phosphoinositol an der 3'-Hydroxylgruppe des D-Myoinositols katalysiert. Dieses Enzym besteht aus einer 110.000 d großen katalytischen und einer 85.000 d großen regulatorischen Einheit, die zwei SH2-Domänen und eine SH3-Domäne enthält. Ptdins-3'-kinase war das erste Enzym, für das eine Wechselwirkung mit dem tyrosinphosphorylierten IRS1 nachgewiesen werden konnte. Zur Zeit ist es noch unklar, auf welchen Wegen die Ptdins-3'-kinase mit den in der Signalkette des Insulins nachfolgenden Schritten verknüpft ist.

Eine weitere Komponente, mit der der phosphorylierte Insulinrezeptor wechselwirken kann, ist das Grb2, ein Protein, das zunächst über seine Fähigkeit, den phosphorylierten EGF-Rezptor zu binden, charakterisiert wurde. Grb2 hat keine katalytische Aktivität, weist aber neben einer SH2-Domäne zwei proteinbindende Domänen auf, die spezifischen Bereichen in der src-Tyrosinkinase (SH3) homolog sind. Dies ermöglicht Grb2 die Bindung des ras-aktivierenden Proteins (SOS = son of sevenless). Über diese verschiedenen, kaskadenförmigen Protein-Protein-Wechselwirkungen werden letztlich ras-Proteine aktiviert, deren Aktivierung Voraussetzung für die Vermittlung der Wirkungen von Insulin auf die Mitogenese und die Zellzyklusprogression angesehen wird.

Über Grb2 ist auch die Bindung der mikrotubuliaktivierten GTPase Dynamin möglich, die eine funktionelle Rolle für die rezeptormediierte Endozytose und die klathrinabhängige Fusion von Vesikeln spielen soll.

Als weiteres SH2-haltiges Protein wechselwirkt die Proteintyrosinphosphatase Syp (oder SHPTP2) mit dem tyrosinphosphorylierten Insulinrezeptor. Neuere Untersuchungen legen den Schluß nahe, daß der IRS1-Syp-Komplex ebenfalls an der insulinabhängigen Aktivierung von ras beteiligt ist. Der molekulare Mechanismus dieser komplexen und vielfältigen Wechselwirkungen zwischen den in Abhängigkeit vom Insulin tyrosinphosphorylierten Proteinen ist bisher nur unzureichend bekannt und stellt ein wichtiges Forschungsfeld der nächsten Jahre dar.

1.4.1
Glukosetransport

Eine der wichtigsten biologischen Wirkungen des Insulins ist die rasche Beschleunigung der Glukoseaufnahme durch die Muskel- und Fettzelle (10–30 fache Beschleunigung). Diese außerordentliche Sensitivität der Glukoseaufnahme für Insulin ist ein typisches Kennzeichen von Fett- und Muskelzelle und wird nur in Zellen beobachtet, die eine spezifische Isoform des Glukosetransporters, Glut4, exprimieren. In Abwesenheit von Insulin ist der Glut4 in intrazellulären, tubulovesikulären Strukturen lokalisiert. Zugabe von Insulin führt zu einer raschen Translokation von Glut4-Molekülen aus einer Mikrosomenfraktion niedriger Dichte in die Plasmamembran der Zelle. Diese Umverteilung der Glut4 aus intrazellulären Speicherformen an die Zelloberfläche wurde mit unterschiedlichsten Techniken eindeutig nachgewiesen und ist die Voraussetzung für die beobachtete insulinabhängige Beschleunigung der Glukoseaufnahme. Wie dieser Translokationsprozeß im einzelnen abläuft, wo die Regulation ansetzt und welche zellulären Komponenten beteiligt sind, wird derzeit intensiv untersucht. Die Aktivität der Ptdins-3'-kinase stellt einen wichtigen Mediator der Insulinwirkung auf den Glukosetransport dar, bei dem unterschiedliche Signale der Insulinsignalkette und der Steuerung des Vesikeltransportes zusammenlaufen und integriert werden. Die Verbindung zwischen der Ptdins-3'-kinase, den Signalmolekülen des Insulins und den Komponenten der Vesikelexozytose ist noch weitgehend unverstanden.

1.4.2
Glykogensynthese

Als Konsequenz der Insulinwirkung wird die Glykogensynthese im Muskel, im Fettgewebe und in der Leber beschleunigt (Klarlund et al. 1997). Der geschwindigkeitsbestimmende Schritt der Glykogensynthese wird durch die Glykogensynthase katalysiert, ein Protein, das im Skelettmuskel als ein 80 bis 84 kd Protein vorliegt. Die Glykogensynthase wird durch Phosphorylierung inaktiviert, Insulin aktiviert die Glykogensynthase durch Dephosphorylierung (Abb. 1.10).

Der exakte Mechanimus dieser durch Insulin induzierten Aktivierung der Glykogensynthase ist bisher im einzelnen noch nicht verstanden. Beteiligt an der Dephosphorylierung ist die Proteinphosphatase-1 (PP1, Ingebritsen et al. 1983; Dent et al. 1990), die im Skelettmuskel gebunden an die Glykogenpartikel vorliegt. Dieses Enzym besteht aus einer katalytischen (C, 37.000 d) und einer regulatorischen (G, 160.000 d) Untereinheit. Insulin stimuliert die Phosphorylierung der G-Untereinheit und ermöglicht dadurch die Dissoziation der Untereinheiten und die Aktivierung des katalytischen Proteins. Die Phosphorylierung von PP1 selbst erfolgt durch ein der p90-Isoform der ribosomalen Protein-S6-Kinase ähnliches Enzymsystem (Fingar u. Birnbaum 1994).

Ein alternativer Weg zur Aktivierung der Glykogensynthase verläuft über die Aktivierung der Glykogensynthase-Kinase 3 (GSK3),

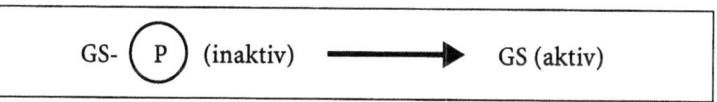

Abb. 1.10. Aktivierung der Glykogensynthase durch Insulin. *P* Phosphatgruppe

die ein breites Spektrum von Substraten aufweist, unter anderem
den Inhibitor 2 der PP1, die regulatorische Einheit der cAMP-abhän-
gigen Proteinkinase, den Initiationsfaktor eIF2b und andere Transkriptionsfaktoren (c-jun, c.myc; s. auch Boyle et al. 1991; Saksela et
al. 1992). Wie die Signalkette im einzelnen verläuft, welche Rolle die
PI-3-Kinase spielt, mit welchen Partnern sie interagiert, bedarf weiterer Untersuchungen.

1.4.3
Proteinsynthese

Es ist schon lange bekannt, daß Insulin die Proteinbiosynthese aktiviert (Saksela et al. 1992; Kimball et al. 1994). Die Wirkung von Insulin scheint im wesentlichen in der Initiation der Translation zu liegen. So erhöht Insulin die Anzahl der für die Proteinsynthese initi-
ierten Ribosomen (Redpath u. Proud 1994). Dieser Prozeß ist abhängig von der Aktivierung einer Reihe von Initiationsfaktoren (eIF-2,
eIF2b, eIF-4 und andere), deren Wechselwirkung bisher nur partiell
verstanden ist (Übersicht bei Klarlund et al. 1997; Abb. 1.11).

1.5
Glukagon als Gegenspieler des Insulin

Das Peptidhormon wurde 1923 von Marlin und Kimbel entdeckt
(Lefebvre u. Luycks 1979). Aber erst in den 60er und 70er Jahren
wurde gezeigt, daß die A-Zelle eine vitale Komponente der Langerhans-Inseln darstellt. Die Dysfunktion der A-Zelle ist von entscheidender Bedeutung für die Überproduktion von Glukose und Ketonkörpern im Diabetes. Daß A-Zellen Glukagon sezernieren, wurde
1962 endgültig durch Untersuchungen mit Hilfe der Immunfluores-
zenz nachgewiesen. Der Name leitet sich von der Beobachtung ab,
daß die glukagonhaltigen Granula der A-Zellen durch Alkohol präzi-
pitiert werden können (Lane 1907). Während die B-Zellen im wesentlichen den zentralen Bereich der Pseudomikrolobuli innerhalb
der Langerhans-Inseln bilden, liegen die A-Zellen mehr peripher im
Kortex. Über die Mikrozirkulation stehen A- und B-Zellen aber in direkter Wechselwirkung. Dies wird unmittelbar deutlich bei Infusion
eines Pankreas mit Insulin-Antiseren. Kurz nach Start der Infusion
kommt es zu einem steilen, dramatischen Anstieg der Glukagonfrei-

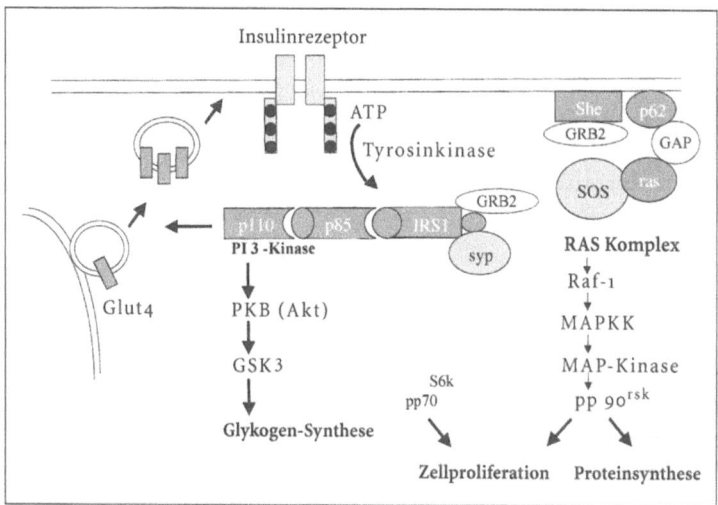

Insulinrezeptor

ATP
Tyrosinkinase

She   p62
GRB2   GAP
SOS   ras

GRB2

p110   p85   IRS1

PI 3 -Kinase

syp

RAS Komplex
↓
Raf-1
↓
MAPKK
↓
MAP-Kinase

Glut4

PKB (Akt)

GSK3

S6k
pp70

pp 90^{rsk}

Glykogen-Synthese

Zellproliferation   Proteinsynthese

Abb. 1.11. Signalwege des Insulins (hypothetisch). Die Insulin-Signalkaskade umfaßt direkte Protein-Protein-Wechselwirkungen, die auf der Ebene des Insulinrezeptors ansetzen. Die Tyrosinkinase-Aktivität des Insulinrezeptors führt zur Phosphorylierung von Insulinrezeptor-Substraten (IRS) und shc. Die Phosphotyrosine dieser Proteinen übertragen das Insulinsignal über SH2-Domänen und Adaptermoleküle (Grb2, SOS, Syp) auf intrazelluläre Signalmediatoren wie PI-3-kinase und den Ras-Komplex. Über den Ras-Komplex wird der MAP-Kinaseweg aktiviert, der für die insulinabhängige Aktivierung der Proteinsynthese und der Zellproliferation von wesentlicher Bedeutung ist. Die Translokation der Glukosetransporter (Glut4) ist von der Aktivierung der PI-3-kinase abhängig. (Mod. nach Holman u. Kasuga 1997)

setzung. Zudem wird eine Hypersekretion von Glukagon bei allen Spezies beobachtet, wenn B-Zellen fehlen oder defekt sind. Insulin hemmt somit die Glukagonsekretion und zwar einmal auf der Ebene des Sekretionsprozesses als auch auf der Ebene der Transkription des Präproglukagongens. In Abb. 1.12 sind die Wechselwirkungen zwischen den Zellen der Langerhans-Inseln schematisch vereinfacht zusammengefaßt (Unger u. Orci 1997).

Auch extrapankreatische Zellen des Gastrointestinaltraktes und von Arealen im Bereich des Hypothalamus sind in der Lage, das Präproglukagongen zu exprimieren, können aber kein biologisch akti-

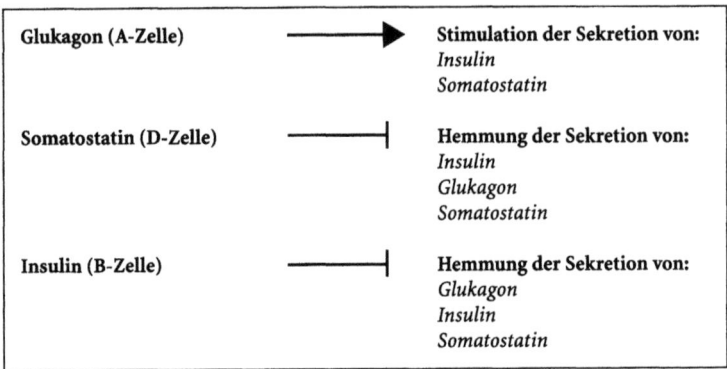

Abb. 1.12. Hormonelle Wechselwirkungen zwischen den Zellen der Langerhans-Inseln

ves Glukagon synthetisieren, da sie augenscheinlich nicht oder nicht über alle Enzyme verfügen, die für die Prozessierung des Präproglukagons notwendig sind. Im Bereich des Gastrointestinaltraktes handelt es sich hierbei vor allem um die sogenannten L-Zellen (Jejunum, Ileum, Duodenum). Im Gehirn wurden GLI (Glucagon like immunoreactivity) freisetzende Zellen im Bereich des Hypothalamus, des Cortex cerebralis und der Medulla oblongata nachgewiesen (Ravazzola u. Orci 1979; Conlon et al. 1979; Han et al. 1986).

Das Präproglukagongen ist auf dem langen Arm des Chromosom 2 lokalisiert und kodiert ein Polypeptid, das zur Bildung einer Reihe von glukagonähnlichen Peptiden führen kann, die in Tabelle 1.2 aufgeführt sind. Die Struktur des Präproglukagongens und seiner Produkte ist in Abb. 1.13 dargestellt. Die Regulation der Präproglukagon-Expression erfolgt einerseits über cAMP und cAMP-abhängige Bindungsproteine, die an entsprechende Enhancer-Sequenzen im Präproglukagon binden können (cAMP responsive elements). Dieser Prozeß wird durch einen depolarisationsabhängigen Einstrom von Kalzium und Aktivierung der Kalzium/Calmodulin-abhängigen Kinase II in den A-Zellen gesteuert (Unger u. Orci 1997).

GLI (Glukagon like immunoreactivity) bezeichnet heute die Gesamtheit der immunologisch detektierbaren Produkte des Präproglukagon.

Tabelle 1.2. Glukagonähnliche Peptide und ihre Wirkungen

Peptid	Sezerniert durch	Zielzelle	Effekt
Glicentin (1–69)	L-Zellen	?	?
Oxyntomodulin (32–69)	L-Zellen	Exokrines Pankreas	HCl im Pankreas-saft
Glukagon (32–61)	A-Zelle	Hepatozyt, B-Zelle	Glukose-Produktion Ketogenese
Mini-Glukagon (51–61)	A-Zelle	Hepatozyt	?
GLP-1	L-Zelle	B-Zelle, Hypothalamus (?) Hypophyse (?)	Insulinsekretion (Inkretin)
GLP-2	L-Zelle	Hypothalamus (?) Hypophyse (?)	?

Auch im Plasma werden mehrere immunoreaktive Formen von Glukagon (IRG) unterschieden, die sich gelchromatographisch trennen lassen (Unger u. Orci 1997):

- „Big Plasma Glukagon", das etwa die Hälfte des basalen immunoreaktiven Glukagons ausmachen kann und ein Molekulargewicht von 150.000 d aufweist. Es kann auch im Plasma von total pankreastektomierten Patienten nachgewiesen werden. Seine Konzentration ist relativ konstant und wird durch Nahrungseinflüsse nicht beeinflußt.
- IRG^{9000} stellt ein Glukagon dar, das am n-terminalen Ende des Peptids eine Extension trägt. Es bindet an den Glukagonrezeptor und aktiviert die Adenylzyklase, ist aber biologisch inert.
- IRG^{3500} ist die Fraktion des Glukagon, die im wesentlichen die biologische Aktivität vermittelt und durch physiologische Reize wie Nahrungseinflüsse reguliert wird .
- IGR^{2000} kommt nur in geringer Konzentration im Plasma vor und stellt ein Nebenprodukt des Glukagonabbaus dar.

1.5.1
Die Signalkette von Glukagon

Glukagon wird vom Glukagon-Rezeptor auf der Oberfläche der Zielzelle gebunden und aktiviert dadurch die stimulatorische Einheit
des heterotrimeren Guaninnukleotid-bindenden Proteins Gs. Nach
Dissoziation seiner α-Untereinheit wird die Adenylzyklase aktiviert,
so daß ATP in cAMP konvertiert wird, ein Prozeß, der in Hepatozyten innerhalb von Sekunden zu einem markanten Anstieg des intrazellulären cAMP-Spiegels führt. cAMP bindet an die regulatorische
Untereinheit der Proteinkinase A, so daß die katalytische Untereinheit dissoziieren kann (Jelinek et al. 1993; Jouneaux et al. 1993).
    Zusätzlich gibt es aber deutliche Hinweise darauf, daß Glukagon
auch unabhängig von cAMP biologische Wirkungen auslösen kann,
indem es über den Inositolphospholipid-Abbau und die Bildung von
1,4,5-Inositoltriphosphat (IP_3) und 1,2-Diazylglycerol (DAG) die
Freisetzung von Kalzium aus den endoplasmatischen Speichern bewirkt, dadurch die intrazelluläre Konzentration an Kalzium erhöht
und die Proteinkinase C aktiviert. Als Folge der Aktivierung von
PKA und PKC werden eine Reihe von intrazellulären Proteinen
phosphoryliert und in ihrer Aktivität moduliert, wozu unter anderem die Glykogensynthase und die Phosphorylase B gehören.

1.5.2
Physiologische Wirkungen von Glukagon

Glykogenolyse/ Glukogensynthese
Glukagon steigert die Glykogenolyse cAMP-PKA- und PKC-abhängig durch Phosphorylierung der Phosphorylase B-Kinase, die die in-
aktive Form der Phosphorylase (B-Form) in die aktive A-Form überführt. Durch gleichzeitige Phosphorylierung wird die aktive Glykogensynthase a zur inaktiven Glykogensynthase b interkonvertiert
und damit die Synthese von Glykogen verhindert.

Glykolyse
Glukagon blockiert die Glykolyse durch Hemmung der Transkription der Glukokinase und Phosphorylierung der 6-Phosphofrukto-2-
kinase (PFK2). Unter diesen Bedingungen wirkt dieses bifunktionel-
le Enzym als Phosphatase und erniedrigt den Fruktose-2,6-bisphos-
phat-Spiegel. Dadurch wird die für die Glykolyse geschwindigkeits-

bestimmende Phosphofruktokinase 1 (PFK1) inaktiviert und die Glykolyse gehemmt; umgekehrt wird die Aktivität der Fruktose-1,6-Diphosphatase (FDPase1) gesteigert, so daß die Glukoneogenese begünstigt wird.

Zusätzlich verursacht Glukagon die Phosphorylierung der L-Typ Pyruvatkinase, so daß Phosphoenolpyruvat in vermehrtem Maße für die Glukoneogenese zur Verfügung steht.

In ähnlicher Richtung wirkt sich auch die Hemmung der Transkription der Pyruvatkinase mRNA und die verminderte Stabilität dieser mRNA aus.

Insulin wirkt den oben genannten Glukagonwirkungen auf allen Ebenen entgegen, so daß sich folgendes zusammenfassendes Bild ergibt (Abb. 1.14):

Glukagon steuert die Glukoseproduktion somit über eine Beschleunigung des Abbaus von Glykogen (Glykogenolyse) und der Neusynthese von Glukose (Glukoneogenese). Beim Menschen ist die basale Glukagonsekretion für etwa 75% der Nettoglukoseneubildung

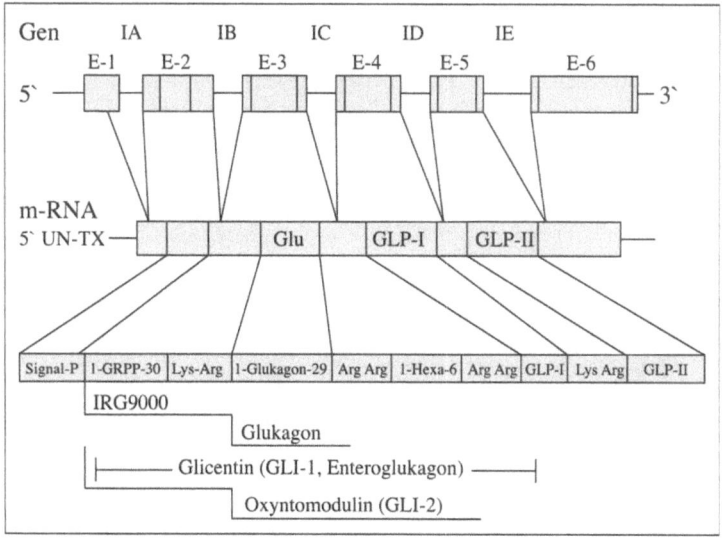

Abb. 1.13. Das Präproglukagon-Gen. (Mod. nach Unger u. Orci 1997)

verantwortlich. Glukagon ist somit eine der wichtigsten Determinanten für die Regulation des Blutzuckers im postresorptiven Zustand. Katecholamine gewinnen bei körperlicher Belastung und hypoglykämische Zuständen zusätzliche Bedeutung. Allerdings wird die Wirkung von Glukagon auf die Glukoneogenese der Leber nur beobachtet, wenn die Konzentration an Insulin konstant bleibt. Normalerweise stimuliert Glukagon und ein ansteigender Blutzucker die Sekretion von Insulin, das die Wirkungen von Glukagon antagonisiert. Für die Ausbalancierung des Stoffwechsels sind somit weniger die absoluten Konzentrationen an beiden Hormonen, sondern die relativen Konzentrationen ausschlaggebend. Die komplexe Beziehung zwischen Glukagon und Insulin wird besonders dadurch deutlich, daß die A-Zelle zwar einen intrinsischen Glukosesensor besitzt, dessen Aktivität und Wirksamkeit aber die Anwesenheit von Insulin konstitutiv erfordert.

1.5.3
Ketogenese

Im postresorptiven Zustand nach Nahrungsaufnahme ist die Insulinkonzentration im Verhältnis zu Glukagon erhöht, die Konzentration an F-2,6-bisphosphat erhöht und somit der Fluß von C3-Fragmenten als Substrat der Fettsäuresynthese erhöht. Die aus Glukosebausteinen synthetisierten Fettsäuren werden zu Triglyzeriden verestert, als VLDL verpackt, durch die Leber sezerniert und im Fettgewebe gespeichert. Wichtigster Regulator im Verlauf der Lipogenese ist das Malonyl-CoA, das einen äußerst potenten Inhibitor der Carnitin-Palmitoyltransferase (CPT-1) darstellt. Dieses Enzym estert Acyl-CoA in Acyl-Carnitine um, die dann von den Mitochondrien aufgenommen und zu Ketonkörpern oxidiert werden können. Malonyl-CoA, das bei der Lipogenese als Zwischenprodukt gebildet wird, hemmt die CPT-1 und dadurch die Ketogenese. Im Fasten- oder Hungerstand, in welchem Glukagon im Vergleich zu Insulin überwiegt, ist der Fluß an C3-Körpern aus der Glykolyse reduziert; dementsprechend sinkt der Spiegel an Malonyl-CoA und wird die CPT-1 enthemmt. Als Folge kommt es zu einem vermehrten Einstrom von Acyl-CoA und Acyl-Carnitinen in die Mitochondrien, die Oxidation von Acyl-CoA wird beschleunigt und die Ketogenese aus Acetyl-CoA als Produkt der β-Oxidation verstärkt.

Hormon	Effektor	Physiologische Wirkung
Glukagon	**cAMP**	cAMP-PKA ↑ Phosphorylierung der bifunktionellen 6-Phosphofrukto-2-kinase (PFK2) F-2,6-P ↓ **Glykolyse ↓ Glukoneogenese ↑**
Insulin	**cAMP-PDE**	cAMP-PKA ↓ Glykogensynthase a ↑ Phosphorylase a ↓ F-2,6-P ↑ Pyruvatkinase ↑ **Glykolyse ↑ Glukoneogenese↓**

Abb. 1.14. Antagonistische Wirkungen von Insulin und Glukagon auf den Kohlenhydratstoffwechsel

Literatur

Ashcroft SJ, Ashcroft FM (1990) Properties amd functions of ATP-sensitive K-channels. Cell Signal 2: 197.214

Ashcroft SJH (1990) Glucoreceptor mechanisms and the control of insulin release and biosynthesis. Diabetologia 18: 5

Bliss M T (1982) The discovery of insulin. The University of Chicago Press, Chicago

Boyle WJ, Smeal T, Defize LH et al. (1991) Activation of protein kinase C decreases phosphorylation of c-jun sites that negatively regulate its DNA-binding activity. Cell 64: 573

Chan SJ, Keim P, Steiner DF (1976) Cell-free synthesis of rat preproinsulins: characterization and partial amino acid sequence determination. Proc Natl Acad Sci USA 73: 1964

Clark AR, Docherty K. (1992) The insulin gene. In: Ashcroft FM, Ashcroft SJ (eds) Insulin, Molecular Biology to Pathology. Oxford University Press, Oxford

Conlon JM, Samson WK, Dobbs RE et al. (1979) Glukagon like polypeptides in canine brain. Diabetes 28: 700–702

Cook DL, Hales CN (1984) Intracellular ATP directly blocks K$^+$ channels in pancreatic B-cells. Nature 311: 271–273

Cook DL, Satin LS, Ashford ML et al. (1988) ATP-sensitive K$^+$ channels in pancreatic B-cells : sphare channel hypothesis. Diabetes 37: 495–498

Cook DL, Taborsky GJ (1997) B-cell function and insulin secretion. In: Porte D, Sherwin RS (eds) Ellenberg & Rifkin's Diabetes mellitus. Appleton & Lange, Stamford, 5th ed. pp 49–73

DeFronzo RA (1988) Lilly lecture 1987. The triumvirate: Beta-cell, muscle, liver: a collision responsible for NIDDM. Diabetes 37: 667–687

Dent P, Lavoinne A, Narkielny S et al. (1990) The molecular mechanism by which insulin stimulates glycogen synthesis in mammalian skeletal muscle. Nature 348: 302

Docherty K, Steiner DF (1997) Molecular and cellular biology of the beta-cell. In: Porte D, Sherwin RS (eds) Ellenberg & Rifkin's Diabetes mellitus. Appleton & Lange, Stamford, 5th ed pp 29 –48

Fingar DC, Birnbaum MJ (1994) Characterization of the mitogen-activated protein kinase / 90 kilodalton ribosomal protein S6 kinase signaling pathway in 3T3-L1 adipocytes and its role in insulin stimulated glucose transport. Endocrinology 134: 728

Han VK, Hynes MA, Jin C et al. (1986) Cellular localisation of proglucagon/glucagon like peptide I messenger RNA in rat brain. J Neuro Sci Res 11: 97–107

Holman GD, Kasuga M (1997) From receptor to transporter: insulin signalling to glucose transport. Diabetologia 40: 991–1003

Ingebritsen TS, Stewart AA, Cohen P (1983) The protein phosphatases involved in cellular recognition. 6. Measurement of type-1 and type-2 protein phosphatases in extracts of mammalian tissues; an assessment of their physiological role. Eur J Biochem 132: 297

Jelinek LJ, Lok S, Rosenberg GB et al. (1993) Expression, cloning and signaling properties of the rat glucagon receptor. Science 259: 1614–1616

Jouneaux C, Audigier Y, Goldsmith P et al. (1993) Gs mediates hormonal inhibition of the calcium pump in the liver plasma membrane. J Biol Chem 268: 2368–2372

Jungermann K, Möhler H (1980) Biochemie. Springer, Berlin Heidelberg New York Tokyo

Kimball SR, Vary TC, Jefferson LJ (1994) Regulation of protein synthesis by insulin. Ann Rev Physiol 56: 321

Klarlund JK, Cherniack AD, Conway BR, VanRenterghem B, Czech MP: Mechanisms of insulin action. In: Porte D, Sherwin RS (eds) Ellenberg & Rifkin's Diabetes mellitus. Appleton & Lange, Stamford, 5th ed, 75–93

Lane MA (1907) The cytological characters of the areas of Langerhans. Am J Anat 7: 409–422

Lefebvre PJ, Luycks AS (1979) Glucagon and diabetes: a reappraisal. Diabetologia 16: 347–354

Lomedico PT, Chan SJ, Steiner DF et al. (1977) Immunological and chemical characterization of bovine preproinsulin. J Biol Chem 252: 7971

Philippe J, Missotten M (1990) Functional characterisation of a cAMP-responsive element of the rat insulin I gene. J Biol Chem 8: 225

Philippe J (1991) Structure and pancreatic expression of the insulin and glucagon genes. Endocrine Rev 12: 252

Rasmussen H, Zawalih KC, Ganesan S et al. (1990) Physiology and pathophysiology of insulin secretion. Diabetes Care 13: 655–666

Ravazzola M, Orci L (1980) Glucagon and glicentin immunoreactivity are topologically segregated in the α-granula of the human pancreatic A cell. Nature 284: 66–67

Redpath NT, Proud CG (1994) Molecular mechanisms in the control of translation by hormones and growth factors. Biochim Biophys Acta 1220: 147

Saksela K, Makelöa TP, Hughes K et al. (1992) Activation of protein kinase C increases phosphorylation of the L-myc trans-activator domain at a GSK-3 target site. Oncogene 7: 347

Schroeder WT, Lopez SC, Harper ME et al. (1984) Localization of the human glucagon gene (GCG) to chromosome Segment 2136–37. Cytogenet Cell Genet 38: 76 – 79

Shulmann GI, Barrett EJ, Sherwin RS (1997) Integrated fuel metabolism. In: Porte D, Sherwin RS (eds) Ellenberg & Rifkin's Diabetes mellitus. Appleton & Lange, Stamford, 5th ed pp 1–17

Stein R (1993) Factors regulating insulin gene transcription. Trends Endocrinol Metab 4: 96

Taeger H, Given B, Baldwin D et al. (1979) A structurally abnormal insulin causing human diabetes. Nature 281: 122

Tillil H, Shapiro ET, Miller MA et al. (1988) Dose-dependent effects of oral and intravenous glucose on insulin secretion and clearance in normal humans. Am J Physiol S254, 349–357

Tricolli HAV, Bell GI, Shows TB (1984) The human glucagon gene is located on chromosome 2. Diabetes 33: 200–202

Ullrich A, Shine J, Chirgwin J et al. (1977) Rat insulin genes: construction of plasmids containing the coding sequences. Science 196: 1313

Unger RH, Orci L: Glucagon. In: Porte D, Sherwin RS (eds) Ellenberg & Rifkin's Diabetes mellitus. Appleton & Lange, Stamford, 5th ed pp 115–139

Walker MD (1990) Insulin gene regulation. In: Cuatrecasas P, Jacobs P (eds) Handbook of experimental pharmacology. Springer, Berlin Heidelberg New York Tokyo, pp 92–93

White MF (1997) The insulin signalling system and the IRS proteins. Diabetologia 40: S2-S17

KAPITEL 2

Pathophysiologie diabetischer Spätschäden

A. Bierhaus, P. P. Nawroth

2.1 Oxidativer Streß 34

2.1.1 Synthese und Regulation 34
2.1.2 Einfluß auf die Zielzelle 39
2.1.3 Klinische Relevanz 48

2.2 „Advanced Glycation Endproducts" (AGEs) 49

2.2.1 Synthese und Regulation 49
2.2.2 Einfluß auf die Zielzelle 56
2.2.3 Klinische Relevanz 61

2.3 Aktivierung des Polyolstoffwechselweges 65

2.3.1 Synthese und Regulation 65
2.3.2 Einfluß auf die Zielzelle 66
2.3.3 Klinische Relevanz 70

2.4 Aktivierung der Proteinkinase C 70

2.4.1 Synthese und Regulation 70
2.4.2 Einfluß auf die Zielzelle 73
2.4.3 Klinische Relevanz 76

2.5 Insulinresistenz 77

2.5.1 Synthese und Regulation 77
2.5.2 Einfluß auf die Zielzelle 77
2.5.3 Klinische Relevanz 79

2.6 Tumor-Nekrose-Faktor α (TNF-α) 79

2.6.1 Synthese und Regulation 79

2.6.2 Einfluß auf die Zielzelle 80
2.6.3 Klinische Relevanz 80

Literatur 81

2.1
Oxidativer Streß

2.1.1
Synthese und Regulation

Diabetische Spätschäden betreffen sehr unterschiedliche Organe wie
Niere, Auge, Nerven, Haut, Herz und Gehirn. Bei allen unterschied-
lichen Formen der Spätschäden läßt sich auch eine Schädigung der
Gefäße nachweisein. Diese kann sowohl mikrovaskulär (Niere, Reti-
na, Nerv), als auch makrovaskulär (Gehirn, Karotisarterie) auftreten. Die Gefäßveränderungen können alle wichtigen Funktionen des
Gefäßsystems wie Hämostase, Fibrinolyse, Reparaturmechanismen,
Nährstoffaufnahme und Infektionsabwehr betreffen. In klinischen
Studien wurde gezeigt, daß eine strikte Blutzuckerkontrolle die Entwicklung von Spätschäden deutlich verlangsamt. Daher gilt die
chronische Hyperglykämie neben der Hyperlipidämie, Adipositas,
Insulinresistenz und Hypertonie als wichtigster Auslöser diabetischer Spätschäden. Im folgenden werden Hyperglykämie-abhängige
zelluläre und molekulare Mechanismen beschrieben, die direkt oder
indirekt zur Entwicklung diabetischer Spätschäden beitragen können (Abb. 2.1), nicht aber bei Diabetes Typ 2 zusätzlich auftretende
Risikofaktoren wie z.B. gehäufte Hypertonie, Hyperlipidämie und
Adipositas. Da sich die durch Hyperglykämie ausgelösten zellulären
Veränderungen gegenseitig beeinflussen und verstärken können,
sind die Übergänge fließend, so daß die Aktivierung molekularer Ef-
fektorsysteme häufig auf einem Zusammenspiel verschiedener Stoffwechselwege beruht (Abb. 2.1). Eine mögliche gemeinsame End-
strecke aller durch Hyperglykämie bedingten zellulären Veränderungen scheint die Erzeugung von oxidativem Streß zu sein
(Abb. 2.1).
   Unter physiologischen Bedingungen kann Glukose leicht oxidiert
werden und in Folge Wasserstoffperoxide und reaktive Zwischenprodukte erzeugen. Unter hyperglykämischen Bedingungen sind

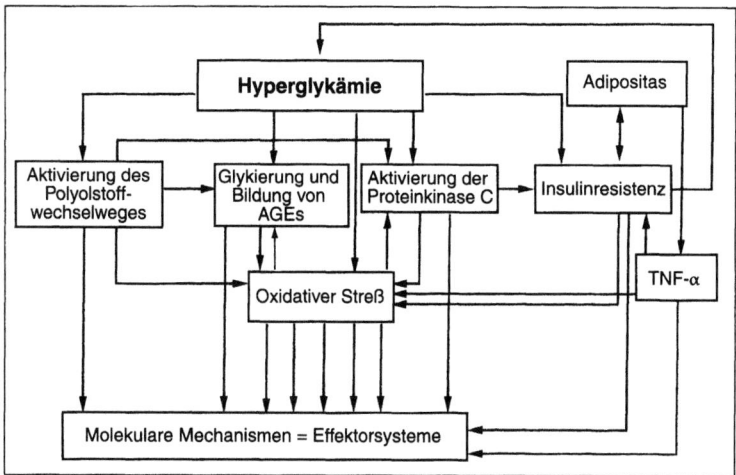

Abb. 2.1. Verschiedene molekulare Mechanismen vermitteln die Hyperglykämie-abhängige Entwicklung diabetischer Spätschäden

das Auftreten reaktiver Sauerstoffverbindungen (ROS = Reactive Oxygen Species), die Peroxidbildung und die sowohl intra- als auch extrazelluläre Bildung freier Sauerstoffradikale deutlich vermehrt (s. folgende Übersicht).

Hyperglykämie-abhängige Bildung von freien Sauerstoffradikalen und oxidativem Streß erfolgt durch
– Autoxidationen von Glukose,
– hyperglykämische Pseudohypoxie,
– Zwischenprodukte des Cyclooxygenase-Stoffwechselweges,
– Bildung von *Advanced Glycation Endproducts* (AGEs) (s. unten),
– Aktivierung des Polyolstoffwechselweges (s. unten),
– Aktivierung von Proteinkinase C (s. unten),
– Verminderung antioxidativer Abwehrmechanismen,
– intrazellulär durch Bindung von AGEs an RAGE (s. unten),
– intrazellulär durch verstärkte Produktion von Sauerstoffradikalen in der Elektronentransportkette der Mitochondrien (als Folge verminderter mitochondrialer Glutathionspiegel).

Freie Radikale verfügen über ein oder mehrere freie Elektronen und können sich durch Verlust (Oxidation) oder Zugewinn (Reduktion) eines freien Elektrons von einem Nichtradikal bilden. Moleküle mit einem ungepaarten Elektronenpaar reagieren sehr schnell mit anderen Molekülen. Unter dem Begriff ROS werden gleichermaßen Radikale und Nicht-Radikalkomponenten wie H_2O_2 zusammengefaßt, die oxidative Schäden herbeiführen können (s. folgende Übersicht).

Reaktive Sauerstoffverbindungen
- $^1O_2$ Singuletsauerstoff,
- $O_2{}^{\cdot-}$ Superoxidanion,
- $OH^\cdot$ Hydroxylradikal,
- $RO^\cdot$ R-Oxylradikal,
- $ROO^\cdot$ Peroxylradikal (R-Dioxylradikal),
- $ROOH$ R-Hydroperoxid, z.b. Lipidperoxid,
- H_2O_2 Wasserstoffperoxid,
- $HOCl$ Hypochlorsäure,
- $NO, NO^\cdot/N_2$ Stickoxid,
- O_3 Ozon.

Superoxidanionen und Wasserstoffperoxide besitzen eine relativ niedrige Reaktivität. Die Bildung aggressiverer ROS erfolgt i. allg. in der Gegenwart von Übergangsmetallen wie Kupfer und Eisen, die die Redoxreaktionen katalysieren. So reagiert zweiwertiges Eisen in der Fenton-Reaktion mit Wasserstoffperoxid und erzeugt durch reduktive Spaltung von H_2O_2 das hochreaktive Hydroxylradikal $OH^\cdot$ (Abb. 2.2). Daher existieren in Zellen besondere Transport- (z. B. Transferrin) und Speicherproteine (z. B. Ferritin, Hämosiderin), die dazu dienen, die Konzentration von freiem Eisen und Kupfer so gering wie möglich zu halten.

Verschiedene antioxidative Mechanismen schützen Zellen unter physiologischen Bedingungen vor der Schädigung durch reaktive Sauerstoffverbindungen (Abb. 2.3). Superoxiddismutasen und Peroxidasen sind antioxidativ wirkende Enzyme, die die Reduktion von Peroxiden katalysieren und dadurch endogen entstehende reaktive Sauerstoffverbindungen neutralisieren (s. folgende Übersicht).

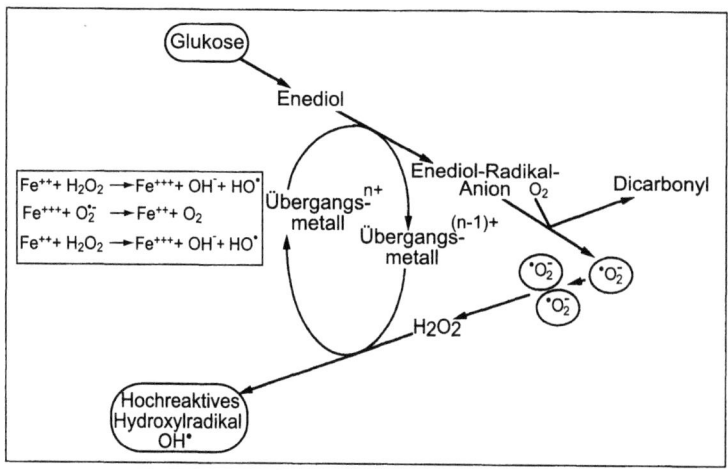

Abb. 2.2. Die Fenton-Reaktion: Entstehung des Hydroxylradikals in Gegenwart von Übergangsmetallen

Antioxidativ wirkende Enzyme
- Superoxiddismutase: $2 O_2^{\cdot-} + 2H^+ \rightarrow H_2O_2 + O_2$,
- Katalase: $2 H_2O_2 \rightarrow O_2 + 2 H_2O$,
- Glutathionperoxidase: $2 GSH + H_2O_2 \rightarrow GSSG + 2 H_2O$,
- Phospholipid-Hydroperoxid-Glutathionperoxidase:
  $2 GSH + LOOH \rightarrow GSSG + LOH + H_2O$.

Eine zweite Verteidigungslinie gegen oxidative Angriffe wird durch Moleküle gebildet, die mit freien Radikalen reagieren und sie dadurch zu Nicht-Radikalen umwandeln. Zu den Radikalfängern zählen Vitamin E (Abb. 2.4), Vitamin C, Thioctsäure (α-Liponsäure), β-Carotin, Coenzym Q, Harnsäure, Bilirubin, Albumin und Thiole.

Die unter hyperglykämischen Bedingungen beschriebene Verminderung der antioxidativen Kapazität durch den Einfluß von „Advanced Glycation Endproducts" (s. unten) und die Aktivierung des Polyolstoffwechselweges (s. unten) verstärken die Zellschädigung durch reaktive Sauerstoffverbindungen. In vitro und in vivo konnte gezeigt werden, daß Supplementation mit Thioctsäure (α-Liponsäure) und Vitamin E den Hyperglykämie assoziierten oxidativen Streß mindert.

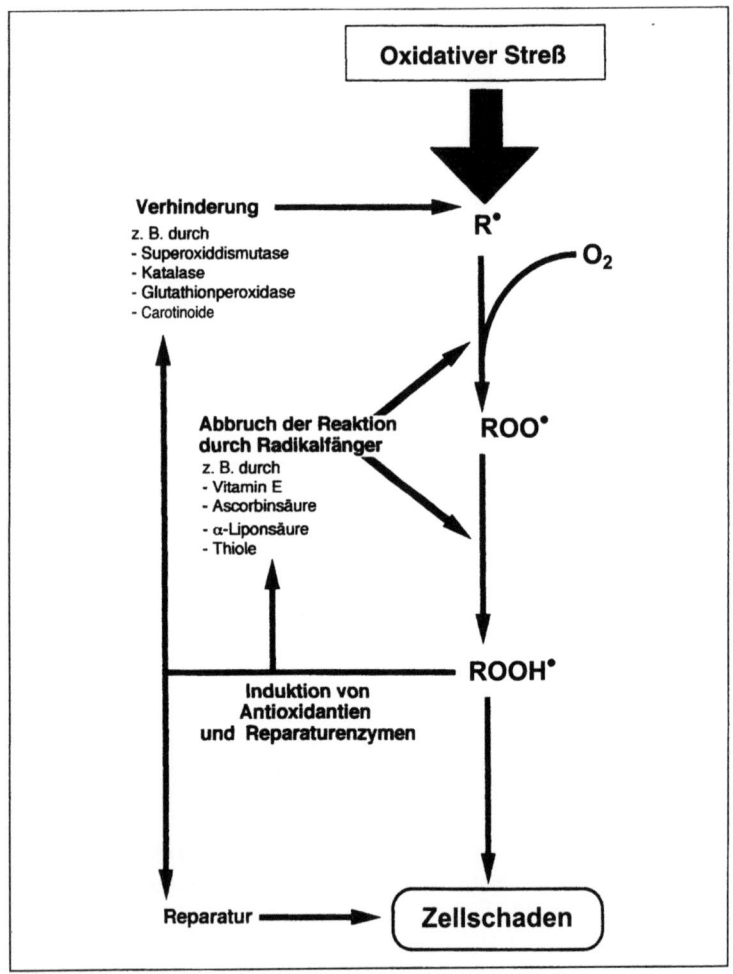

Abb. 2.3. Verschiedene antioxidative Mechanismen schützen Zellen vor oxidativem Streß

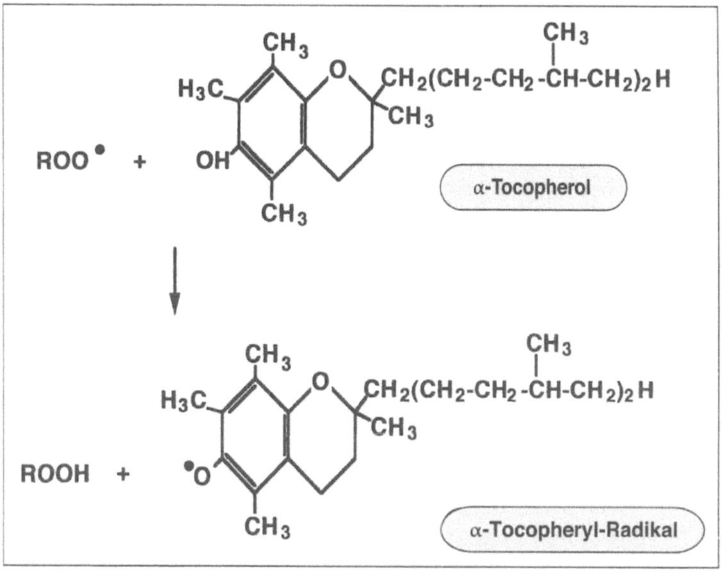

Abb. 2.4. Vitamin E (α-Tocopherol) wirkt als Radikalfänger und bildet dabei das α-Tocopheryl-Radikal

2.1.2
Einfluß auf die Zielzelle

Reaktive Sauerstoffverbindungen (ROS) tragen direkt durch Freisetzung von Übergangsmetallen, Modulation der Stickoxid (NO)-Verfügbarkeit, Peroxidation von Membranlipiden und Aktivierung von durch oxidativen Streß induzierbaren, redoxsensitiven Transkriptionsfaktoren (s. unten), indirekt durch vermehrte Oxidation von Low-Density-Lipoproteinen (LDL), durch Förderung der Bildung von „Advanced Glycation Endproducts" (s. unten) und durch Aktivierung von Thrombozyten und Monozyten zur Entstehung diabetischer Spätschäden bei.

Freisetzung von Übergangsmetallen

Ein Überschuß an ROS löst die Freisetzung von Eisen und Kupfer aus und erhöht dadurch die Verfügbarkeit von Übergangsmetallen. So kann das Superoxidanion $O_2^{\cdot-}$ Eisen aus dem Speicherprotein Ferritin freisetzen. H_2O_2 degradiert Hämproteine wie Hämoglobin und stellt dadurch neben Eisen freies Häm bereit, das auf Grund seiner hydrophoben Struktur schnell in Membranen von Endothelzellen aufgenommen werden und als stark oxidative Substanz entscheidend zur Endothelzelldysfunktion beitragen kann. Einen zellulären Abwehrmechanismus gegen erhöhte Hämkonzentration stellt das Enzym Hämoxygenase dar, das durch oxidativen Streß und Hämexposition induziert wird. Hämoxygenase katalysiert die Degradation von Häm und Hämoglobin zu Kohlenmonoxid (CO) und Biliverdin, das antioxidative Eigenschaften besitzt. CO wirkt ähnlich wie das besser untersuchte Stickoxid (NO; s. unten) als Vasodilator und vermindert u. a. die Synthese des Vasokonstriktors Endothelin-1.

Modulation der Verfügbarkeit von Stickoxid

Stickoxid (NO) ist ein kleines, kurzlebiges und hochreaktives Radikal, das durch das Enzym NO-Synthase (NOS) aus Sauerstoff und Arginin gebildet wird (Abb. 2.5).

Bisher wurden drei Formen der NOS beschrieben. Die konstitutiven eNOS und nNOS werden von Endothelzellen und Neuronen exprimiert, während eine induzierbare Form (iNOS) in fast allen Zelltypen zu finden ist. Unter physiologischen Bedingungen wird NO konstitutiv von vaskulärem Endothel freigesetzt, vermittelt die Relaxation von glatten Muskelzellen durch Induktion von zyklischem Guanosin-Monophosphat (cGMP) und moduliert dadurch den Gefäßtonus. Die NO-abhängige Vasodilatation und Thrombozytenaggregationshemmung erfolgt durch direkte Stimulation der Guanylatcyclase und Erhöhung der cGMP-Konzentration in Thrombozyten und glatten Muskelzellen. Neue Arbeiten zeigen, daß NO auch unabhängig von cGMP die Aktivierung des Transkriptionsfaktors NF-κB in Endothelzellen hemmen kann, indem es dessen zytoplasmatischen Inhibitor IκB stabilisiert. In Folge vermindert NO die NF-κB abhängige Expression proinflammatorischer Gene im Endothel (s. unten).

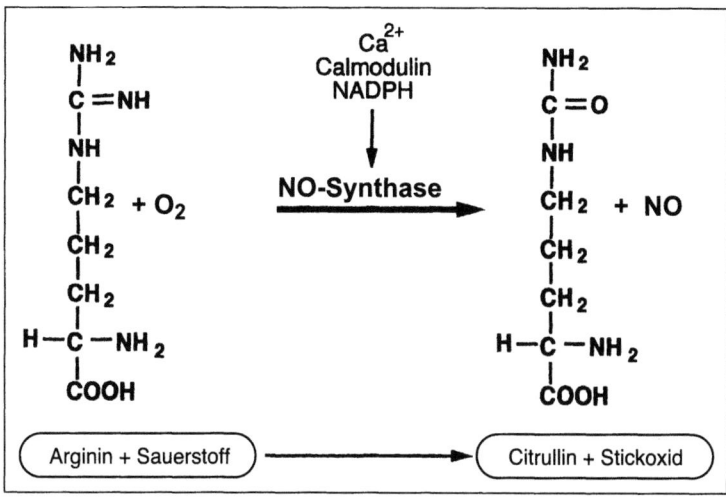

Abb. 2.5. NO-Synthase katalysiert die Umsetzung von NO aus Arginin und Sauerstoff

Eigenschaften von Stickoxid (NO)
- Vasodilatation,
- Aktivierung von cGMP,
- Inhibition der Thrombozytenadhäsion und -aggregation,
- Inhibition der Monozytenadhäsion am Endothel,
- Hemmung der Leukozytenadhäsion am Endothel,
- Verhinderung der Proliferation glatter Muskelzellen,
- Inhibition der Aktivierung des Transkriptionsfaktors NF-κB in Endothelzellen,
- Aktivierung des Transkriptionsfaktors NF-κB in Monozyten/Makrophagen,
- Hemmung der proinflammatorischen Mediatoren Interleukin-6 und Interleukin-8,
- Hemmung der oxidativen Modifikation von LDL,
- Hemmung der Zytotoxizität von oxidiertem LDL auf Endothelzellen,
- Regulation der zellulären Immunantwort,
- Beteiligung an der exzitatorischen Neurotransmission,
- zytotoxisches Agens aktivierter Makrophagen.

In verschiedenen Tiermodellen wurde nachgewiesen, daß experimentell induzierter Diabetes oder die Infusion von Glukose in gesunde Tiere zu einer Verminderung der Endothel-abhängigen Relaxation der Aorta führt. Möglicherweise wird auch die Inhibition der Na^+-K^+-Adenosintriphosphatase-Aktivität in den Aorten diabetischer Tiere durch die verringerte NO-Freisetzung bedingt. Die verminderte NO-Freisetzung kann in Gegenwart von Antioxidantien verbessert werden. Daher wird vermutet, daß die kontinuierliche Bildung von $O_2^{\bullet-}$ direkt die NO-Freisetzung hemmt. Durch die Reaktion des Superoxidanions mit NO entsteht Peroxynitrit ($ONOO^-$), das zytotoxisch wirkt. Peroxynitrit ist ein Aktivator der Polyadenosindiphospatribose-Synthase (PARS) und vermindert dadurch die verfügbare zelluläre Energie. Außerdem initiiert PARS Lipidperoxidation und senkt den intrazellulären Glutathionspiegel. „Advanced Glycation Endproducts" (s. unten), die NO „quenchen", d. h. durch Energietransfer verändern, und dadurch in seiner Wirkung mindern sowie die Aktivierung des Polyolstoffwechsels (s. unten), der den Gehalt an zellulären NADPH erniedrigt, verstärken die Depletion von NO unter hyperglykämischen Bedingungen (Abb. 2.6).

Eine verringerte Verfügbarkeit von NO und die parallel auftretende verstärkte Bildung von reaktiven Sauerstoffverbindungen verändert das Gleichgewicht in Richtung Vasokonstriktion und Hyperviskosität und fördert die Entstehung von vasookklusiven Komplikationen. Eine Verminderung von NO verstärkt zudem die Leukozytenadhäsion und die NF-κB-abhängige Induktion proinflammatorischer Genprodukte im Endothel (s. oben „Eigenschaften von NO") und kann dadurch die Atherombildung begünstigen.

Als Antwort auf Stimuli wie Zytokine, ATP, Acetylcholin, Thrombin, Bradykinin und Histamin exprimieren Endothel- und andere Zellen eine Kalcium-sensitive, induzierbare Form der NO-Synthase (iNOS), die die lokale Freisetzung größerer Mengen an NO ermöglicht. Hohe NO-Konzentrationen können die Eisenfreisetzung aus intrazellulären Eisen-Schwefel-haltigen Proteinen auslösen, dadurch die Bildung von OH-Radikalen katalysieren und selbst zur Erhöhung von oxidativem Streß beitragen. Auch der Abbau von kupferhaltigen Proteinen wie Coeruloplasmin kann die Bildung von reaktiven Sauerstoffverbindungen unterstützen.

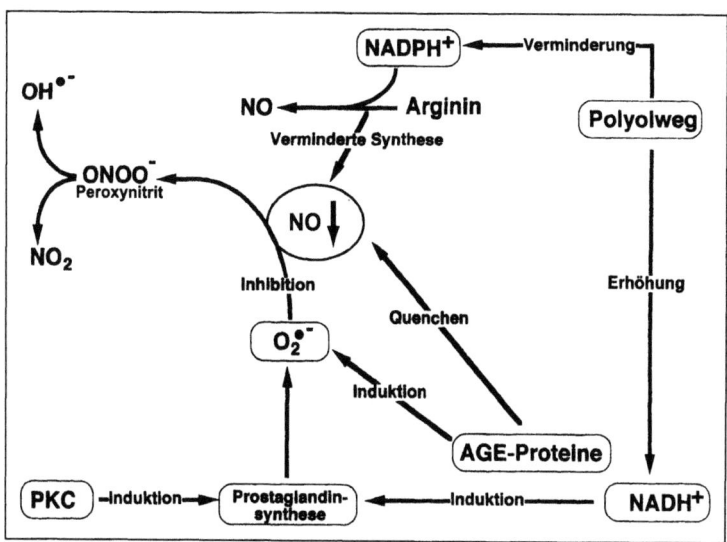

Abb. 2.6. Verschiedene Stoffwechselwege verursachen die Hyperglykämie-bedingte Verminderung von NO

Lipidperoxidation und Membranschädigung

Durch die Reaktion von Radikalen mit den mehrfach ungesättigten Fettsäuren von Membranphospholipiden bilden sich bei ausreichend hoher Sauerstoffspannung Peroxylradikale (Abb. 2.7). Peroxylradikale können den Wasserstoffentzug an benachbarten Fettsäuren bewirken und dadurch Hydroperoxide bilden, die in Gegenwart von Übergangsmetallen zu Alkoxyradikalen umgebildet werden und ihrerseits eine weitere Fortpflanzungsreaktion bedingen (Abb. 2.7).

Als Folge der Lipidperoxidation in Zellmembranen kommt es zu Funktionsänderungen der Membranen und zur Störung von Lipid-Protein-Interaktionen (s. folgende Übersicht). Peroxidierte Fettsäuren können durch das Enzym Phospholipase A2 aus betroffenen Membranen entfernt und zu Aldehyden (z. B. Malondialdehyd) abgebaut werden.

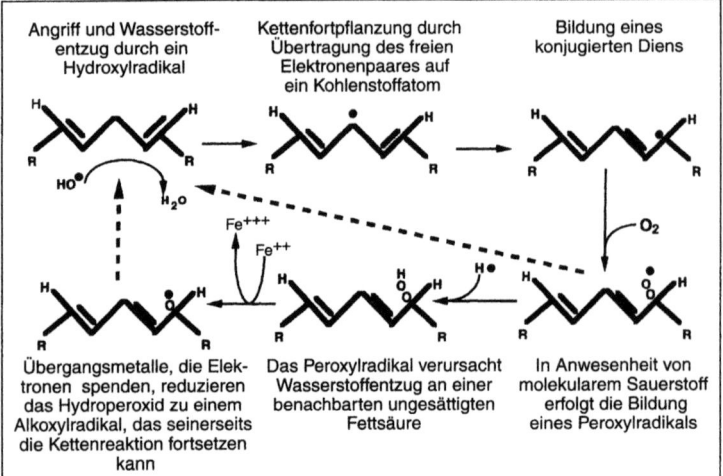

Angriff und Wasserstoffentzug durch ein Hydroxylradikal	Kettenfortpflanzung durch Übertragung des freien Elektronenpaares auf ein Kohlenstoffatom	Bildung eines konjugierten Diens
Übergangsmetalle, die Elektronen spenden, reduzieren das Hydroperoxid zu einem Alkoxylradikal, das seinerseits die Kettenreaktion fortsetzen kann	Das Peroxylradikal verursacht Wasserstoffentzug an einer benachbarten ungesättigten Fettsäure	In Anwesenheit von molekularem Sauerstoff erfolgt die Bildung eines Peroxylradikals

Abb. 2.7. Der molekulare Mechanismus der Lipidperoxidation. (Mod. nach Littarru, 1994)

Folgen der Lipidperoxidation in Zellmembranen
- Veränderung der Permeabilität,
- Verminderung der Fluidität,
- Veränderung der Ionen-Kanäle,
- Veränderung membranständiger Rezeptoren.

Neben membranständigen Phospholipiden unterliegen auf Grund ihres hohen Gehaltes an mehrfach ungesättigten Fettsäuren vor allem Low-Density-Lipoproteine (LDL) einer vermehrten Lipidperoxidation. Monozyten/Makrophagen binden oxidierte LDL nicht über den klassischen LDL-Rezeptor, sondern über „Scavenger-Rezeptoren". Im Gegensatz zum LDL-Rezeptor unterliegen „Scavenger-Rezeptoren" keiner substratabhängigen Regulation, so daß phagozytierende Makrophagen sehr rasch große Mengen an LDL aufnehmen und sich bei dem Versuch, die akkumulierenden Lipide zu entfernen, in lipidbeladene Schaumzellen umwandeln. Unter hyperglykämischen Bedingungen trägt neben der Peroxidation die gleichzeitige Glykierung von LDL („Glykoxidation"; s. unten) dazu bei, daß die lysosomale Degradation von LDL durch Makrophagen verlangsamt wird.

Paradoxerweise kann auch natives LDL, das durch reversible Bindung an NO die Verfügbarkeit von NO vermindert, zur Lipidperoxidation beitragen. Als Folge der NO-Inhibition akkumulieren vom Endothel freigesetzte Superoxidanionen (s. oben), die möglicherweise die Oxidation von LDL einleiten oder verstärken können.

Eigenschaften oxidierter und glykoxidierter Lipoproteine
- Bindung an „Scavenger"-Rezeptoren,
- keine Erkennung durch den LDL-Rezeptor,
- Verminderung des Anteils ungesättigter Fettsäuren,
- erhöhter Gehalt an oxidiertem Cholesterin,
- Induktion von oxidativem Streß und Aktivierung des oxido-sensitiven Transkriptionsfaktors NF-κB in Endothelzellen und Monozyten,
- Induktion proatherogener Genprodukte in Endothelzellen und Monozyten (z. B. Induktion von Tissue Faktor, Endothelin-1),
- Induktion von Zytokinen und Wachstumsfaktoren in Endothelzellen,
- Induktion chemotaktisch aktiver Proteine in Endothelzellen und glatten Muskelzellen,
- chemotaktisch für Monozyten, glatte Muskelzellen und T-Lymphozyten,
- Induktion von Makrophagenadhärenz in vitro,
- Veränderung der Oberflächenproteine von Makrophagen,
- Induktion von Lipoproteinlipasen und Sphingomyelasen,
- Aktivierung der Prostaglandinsynthese und Leukotriensynthese.

Aktivierung des redoxsensitiven Transkriptionsfaktors NF-κB

Der redoxsensitive Transkriptionsfaktor NF-κB wird in den meisten Zelltypen als Antwort auf primäre (oxidativer Streß, Viren, Bakterien) und sekundäre (Zytokine, AGEs, LDL) pathogenetische Stimuli induziert. NF–κB ist ein Multiproteinkomplex, dem derzeit 5 Untereinheiten zugeordnet werden (s. folgende Übersicht).

Mitglieder der NF-κB- und IκB-Familie
Mitglieder der NF-κB-Familie
- p50 (p105),
- p52/p49 (p100),

- p65 (relA),
- c-rel,
- relB.

Mitglieder der IκB-Familie
- IκBα,
- IκBβ,
- IκBγ,
- IκBε,
- IκB-R.

Diese Untereinheiten bilden verschiedene Heterodimere, von denen NF-κB (p50/p65) am besten untersucht ist. NF-κB liegt in nicht-hematopoetischen Zellen normalerweise im Zytoplasma in seiner inaktiven Form als Komplex gebunden mit dem zytoplasmatischen Inhibitor IκB (s. Übersicht oben) vor. Stressoren induzieren die Dissoziation von NF–κB von IκB durch Phosphorylierung und Degradation von IκB und vermitteln dadurch die Translokation von NF–κB in den Zellkern, die Aktivierung der Transkription die Aktivierung der Transkription *NF-κB-regulierter* Zielgene (s. unten) und eine Proteinsynthese-unabhängige, schnelle zelluläre Antwort, die innerhalb weniger Minuten erfolgen kann (Abb. 2.8).

NF-κB regulierte Zielgene:
- RAGE (Rezeptor für AGEs, s. unten),
- Tissue Faktor (Rezeptor für Faktor VIIa),
- Endothelin-1 (Vasokonstriktor),
- Hämoxygenase,
- induzierbare NO-Synthase (iNOS),
- induzierbare Cyclooxygenase,
- 5-Lipoxygenase,
- VCAM-1, ELAM, ICAM-1 (Adhäsionsmoleküle),
- TNF-α, Interleukin-6, Interleukin-8 (Zytokine),
- IκBα.

Da auch die Expression des NF-κB spezifischen Inhibitors IκBα unter der Kontrolle von NF-κB steht, ermöglicht ein autoregulatorischer Regelkreis, daß die Aktivierung von NF-κB nur transient erfolgt (Abb. 2.8). Eine Ausnahme bildet die RAGE-vermittelte NF-κB-Aktivierung, die

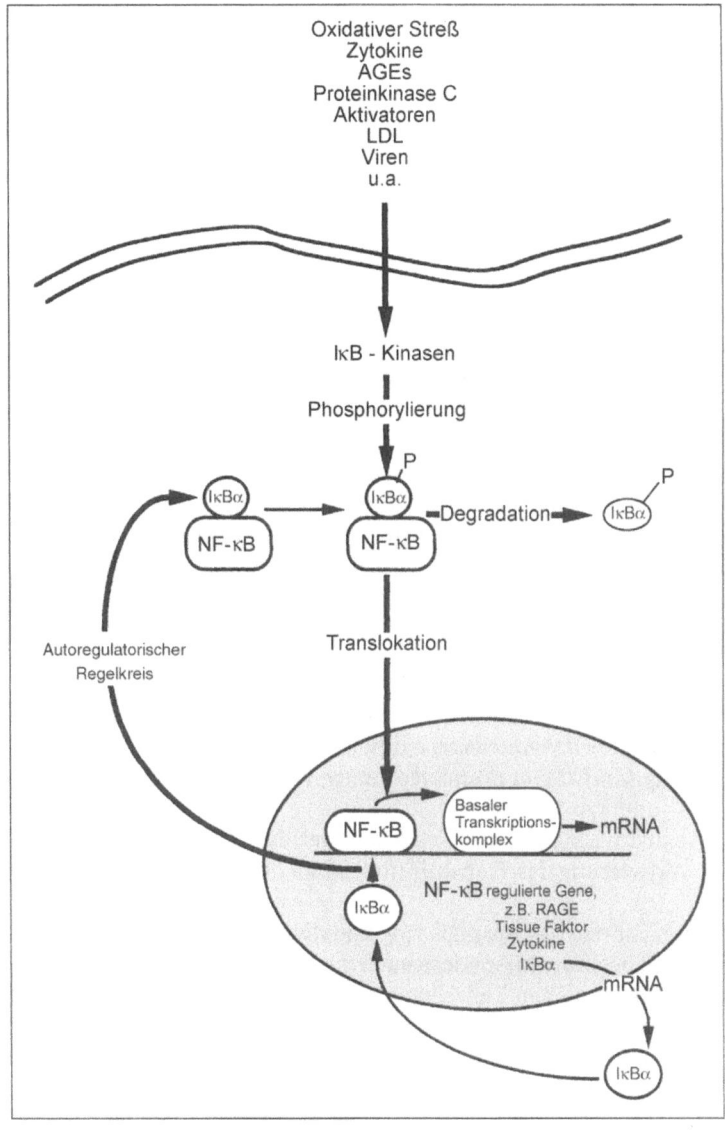

Abb. 2.8. Aktivierung des Transkriptionsfaktors NF-κB

durch vermehrte NF-κBα-Synthese die Inhibition durch IκB kompensiert und eine dauerhafte NF-κB-Induktion ermöglicht (s. unten).

Die Aktivierung von NF-κB kann in allen bisher untersuchten Systemen durch Antioxidantien inhibiert werden.

2.1.3
Klinische Relevanz

In zahlreichen Studien konnte gezeigt werden, daß Patienten mit Diabetes mellitus und Spätschäden auch vermehrt oxidativem Streß ausgesetzt sind (s. Übersicht unten).

In-vivo-Nachweis von oxidativem Streß bei Diabetes mellitus
- Posttranslationale Modifikation von Kollagen bei Typ-1-Diabetes,
- verstärkte Lipidperoxidation,
- Zunahme von 12-Hydroxyeicosatetraenonsäure bei Typ-1-Diabetes,
- vermehrte Salicylathydroxylierung bei Typ-1- und Typ-2-Diabetes,
- Zunahme von Plasmahydroxyperoxiden bei Diabetes Typ 2,
- Zunahme von Thiobarbitursäure-reaktivem Material,
- Erhöhung von Isoprostan,
- Erhöhung von Malondialdehyd bei Diabetes Typ 2,
- Verminderung von NO,
- Abnahme von Glutathion bei Diabetes Typ 2,
- verringerte Vitamin C-Plasma-Spiegel bei Typ-2-Diabetes und Zunahme des Anteils an oxidiertem Vitamin C,
- Vitamin-E-Mangel und vermehrte Vitamin-E-Oxidation bei Typ-1- und Typ-2-Diabetes,
- oxidative Modifikation von DNA bei Typ-1 und Typ 2,
- Aktivierung des Transkriptionsfaktors NF-κB.

Um nicht nur das Ausmaß von oxidativem Streß in löslichen Systemen zu bestimmen, sondern auch die Wirkung von oxidativem Streß auf die betroffenen Zielzellen zu erfassen, wurde in jüngster Zeit die Aktivierung des Transkriptionsfaktors NF-κB in immunhistologischen Präparaten (Gefäße, Niere) und in peripheren mononukleären Blutzellen (PBMC) von Patienten mit Diabetes mellitus nachgewiesen. Die Untersuchung der plasmatischen Parameter als auch des zellulären Parameters NF-κB zeigte, daß Antioxidantien wie Vitamin E und Thioctsäure (α-Liponsäure) oxidativen Streß bei Patienten mit Diabetes mellitus signifikant reduzieren können. Daher ist es möglich, oxidativen Streß durch medikamentöse Maßnahmen zu kontrollieren. Es bleibt aber unbekannt, wo der therapeutisch gewünschte Spiegel an oxidativem Streß liegt, ebenso wie es völlig unklar ist, wieviel oxidativer Streß physiologisch notwendig ist und unterhalb welcher Schwelle sein Mangel schädigend sein könnte.

2.2
„Advanced Glycation Endproducts" (AGEs)

2.2.1
Synthese und Regulation

In Gegenwart hoher Glukosekonzentrationen reagieren primäre Amine in Proteinen, Phospholipiden und Nukleinsäuren in einer nicht-enzymatischen Kondensationsreaktion mit reduzierenden Zuckern zu Schiff'schen Basen. Schiff'sche Basen können sich spontan zu 1-Aminodesoxyketosen umlagern, die als Amadori-Produkte bezeichnet werden. Oxidation der Amadori-Produkte, Dehydrierung und nachfolgende Eliminations- und Kondensationsreaktionen führen zur Entstehung von irreversibel quervernetzten Strukturen, die unter dem Begriff „Advanced Glycation Endproducts" (AGEs, fortgeschrittene Glykierungsprodukte) zusammengefaßt werden (Abb. 2.9). Von den zahlreichen möglichen AGE-Strukturen wurden bisher jedoch nur wenige Moleküle isoliert und strukturchemisch aufgeklärt (Abb. 2.10a–e).

Oxidationsprozesse, die die Glykierungsreaktion und die Verfügbarkeit von Übergangsmetallen (s. oben) fördern, erleichtern die Bildung von stabilen irreversiblen Modifikationen wie die Bildung von Glykoxidationsprodukten, z.B. $(3,4)N^{\varepsilon}$-(Carboxymethyl)lysin. CML bildet sich zum einen aus Glukose oder Threose, einem Abbauprodukt von oxidiertem Ascorbat, in einer durch Übergangsmetalle katalysierten Fragmentationsreaktion (Abb. 2.11), zum anderen durch Autoxidation von Glukose und Ascorbat über Glyoxal als Zwischenprodukt (Abb. 2.11).

CML kann aber auch während der durch Übergangsmetalle katalysierten Oxidation von LDL und der Peroxidation ungesättigter Fettsäuren gebildet werden (Abb. 2.11, s. oben). Als weitere Zwischenprodukte treten reaktive Dicarbonylintermediate wie z. B. 3-

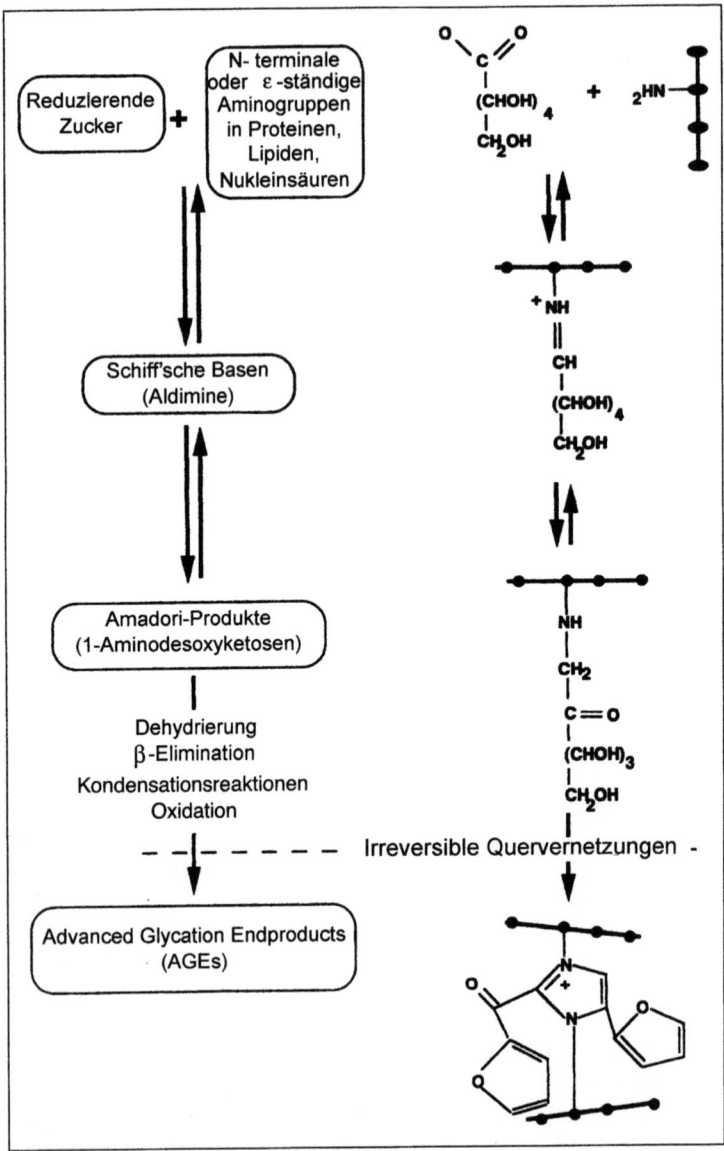

Abb. 2.9. Die Maillard-Reaktion der AGE-Bildung

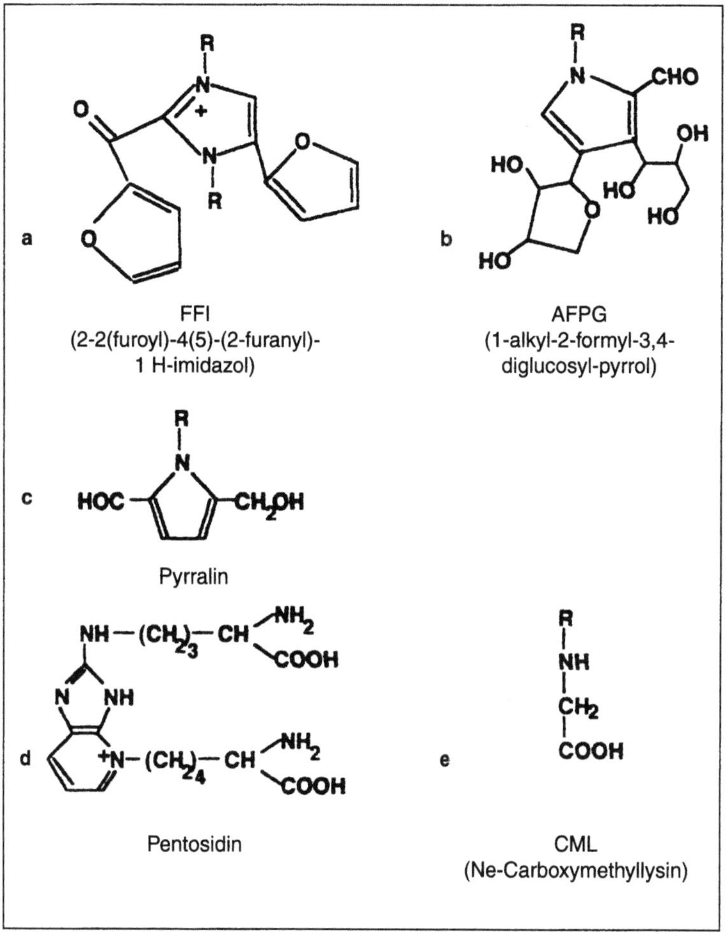

Abb. 2.10a–e. Struktur verschiedener AGEs **a** FFI; **b** AFPG; **c** Pyrralin; **d** Pentosidin; **e** CML

Deoxyglucoson, Arabinose und Methylglyoxal auf, die zur AGE-Bildung beitragen. Reaktive Dicarbonyl-Zwischenprodukte wie Glyoxal und Arabinose können auch durch metallkatalysierte Autoxidation von Glukose entstehen und Quervernetzung von Proteinen und AGE-Bildung auslösen. Besonders leicht bildet Glyoxal mit den Ami-

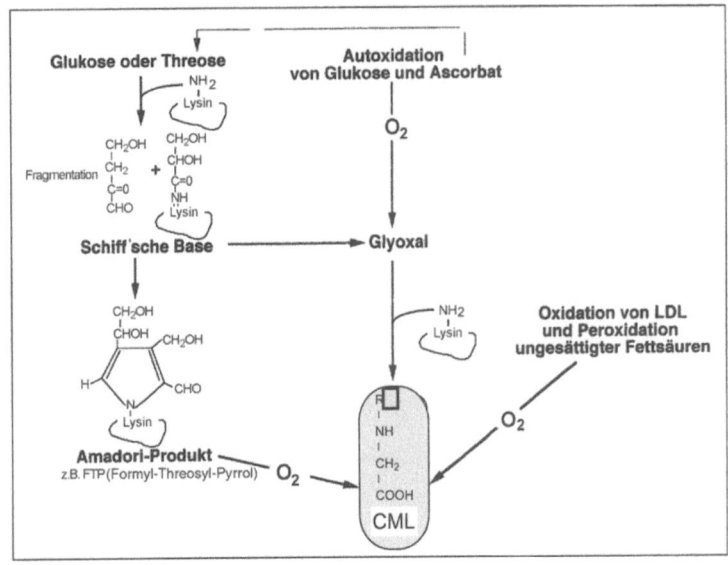

Abb. 2.11. Die Bildung von CML. (Mod. nach Horie et al, 1997)

nosäuren Arginin und Lysin Quervernetzungen, wodurch ebenfalls
Pentosidin und CML gebildet werden können (Abb. 2.11). Bei der
Oxidation der Glukose zu Dicarbonylintermediaten entstehen Su-
peroxidradikale, die zu Wasserstoffperoxid dismutieren können.
Wasserstoffperoxid kann in Anwesenheit von Übergangselementen
das extrem reaktive Hydroxylradikal (OH·) bilden, so daß AGE-Bildung per se oxidativen Streß auslösen kann (s. oben).

Außer Proteinen und Peptiden werden vor allem Lipide durch
AGE-Modifikationen verändert. Neben der Lipidperoxidation
(s. oben) trägt die Glykierung von LDL dazu bei, die lysosomale Degradation von LDL durch Monozyten/Makrophagen zu verlangsamen. Durch die Reaktion von Monosacchariden mit Phosphatidyl-
ethanolamin- und Phosphatidylserinresten können AGEs zudem direkt auf Phospholipiden gebildet werden (Abb. 2.12).

Intramolekulare Oxidationsreaktionen ermöglichen die Oxidation von Fettsäuren in Abwesenheit von Übergangsmetallen und reaktiven Sauerstoffverbindungen (s. auch Abb. 2.7). Bei histologi-
schen Untersuchungen von Nierenbiopsien diabetischer Patienten
wurde vor kurzem das glykierungsunabhängige Lipidperoxidations-

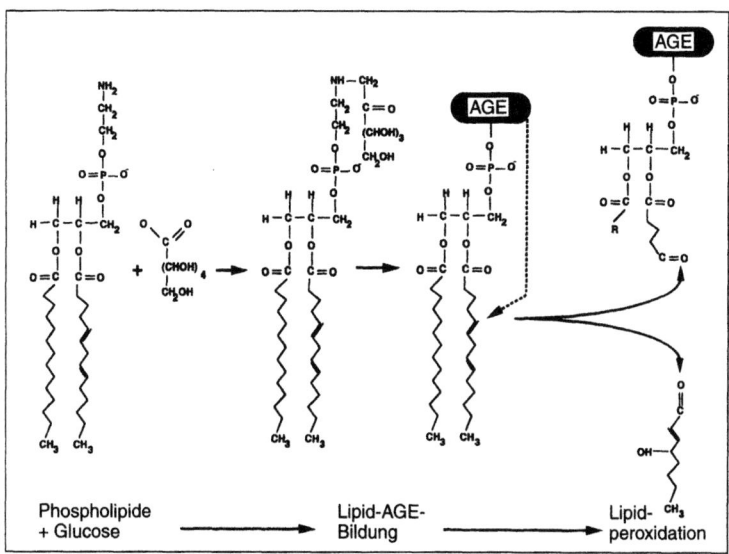

Abb. 2.12. AGE-vermittelte Lipidoxidation

produkt Malondialdehyd (s. oben) in den Glomeruli nachgewiesen, die eine vermehrte Akkumulation von Pentosidin und CML aufwiesen. Dies zeigt, daß die AGE-Bildung oder AGE/Rezeptor-Interaktion (s. unten) lokalisiert oxidativen Streß auslösen oder verstärken können.

AGEs werden durch ein spezifisches Rezeptorsystem von Makrophagen gebunden und degradiert (s. unten), als niedermolekulare AGE-Peptide in den Blutstrom abgegeben und über die Nieren ausgeschieden. Das unzureichende Entfernen von zirkulierenden AGE-Peptiden aus dem Blutstrom kann in einer Sekundärreaktion die Bildung einer zweiten Generation von AGEs fördern. AGE-Peptide reagieren schnell mit bereits bestehenden AGEs auf Matrixkomponenten von Gefäßwand und Niere, auf Plasmaproteinen, Lipoproteinen und Immungobulinen und bilden dadurch weitere irreversible Quervernetzungen (Abb. 2.13).

Neue Untersuchungen zeigen, daß auch mit der Nahrung und inhalativ durch Rauchen aufgenommene Glykotoxine im Serum zirkulieren. Während Gesunde 30–50% dieser Glykotoxine innerhalb von

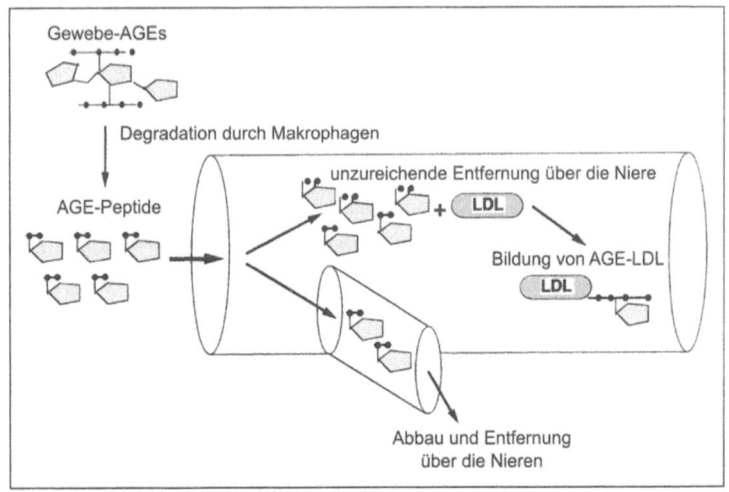

Abb. 2.13. Die Entstehung von sekundären AGEs nach unvollständiger Entfernung von AGE-Peptiden aus dem Blutstrom

48 h. mit dem Urin ausscheiden, ist die Exkretion bei Patienten mit Niereninsuffizienz mit weniger als 5% stark vermindert. Die exogen zugeführten AGEs erhöhen in Folge die Serum-AGE-Konzentration. (Abb. 2.14).

Die Bildung von AGEs erfolgt intrazellulär wesentlich schneller als extrazellulär, da die meisten intrazellulär vorkommenden Zucker wesentlich reaktiver sind als Glukose (Abb. 2.15). In Endothelzellen steigt der intrazelluläre AGE-Gehalt nach einer einwöchigen Kultivierung in Medium mit hoher Glukosekonzentration um das 13,8-fache an. Dabei ist im Endothel der „basic Fibroblast Growth Factor" (bFGF) das am stärksten durch AGE-modifizierte Protein, dessen mitogene Aktivität durch die AGE-Bildung um 70% vermindert wird. Auch die Aktivität der das 3-Deoxyglucoson detoxifizierenden Reduktase wird durch AGE-Modifikation reduziert, so daß intrazelluläre AGE-Bildung zur weiteren AGE-Bildung beitragen kann.

Die genaue Struktur der verschiedenen AGE-Quervernetzungen, die in vivo auftreten, ist in vielen Fällen jedoch noch unbekannt. Im Gewebe wurden nur CML und Pentosidin eindeutig nachgewiesen. In Plasma und Urin von Diabetikern konnten zudem Dicarbonylinter-

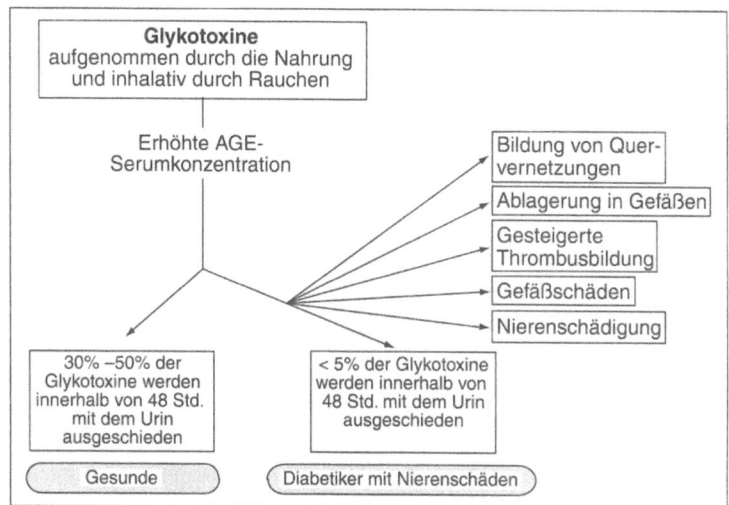

Abb. 2.14. Exogene AGEs werden durch die Nahrung aufgenommen

Glukose < Fruktose < Xylose < Glukose-6-Phosphat < Glyceraldehyd < Glykolaldehyd

Abb. 2.15. Die Glykierungsrate verschiedener Zucker

mediate und Methylglyoxal bestimmt werden. Die mangelnde Kenntnis der in vivo relevanten AGE-Strukturen ist in erster Linie darauf zurückzuführen, daß für den Nachweis von AGEs derzeit nur ELISA- und RIA-Techniken sowie immunhistologisch verwendbare Antikörper zur Verfügung stehen, die unspezifisch gegen fluoreszierende „cross-links", nicht aber gegen definierte Strukturen gerichtet sind.

Da die Hämoglobin (Hb)-Variante HbA1c durch ein Glukose-Amadori-Produkt am N-terminalen Valin modifiziert ist, wird mit der HbA1c-Bestimmung das Ausmaß der Bildung von Amadori-Produkten auf roten Blutzellen gemessen. Ein hoher HbA1c-Plasma-Wert ist daher nicht nur ein Maß der Blutzuckerkontrolle, sondern auch ein indirekter Nachweis fortgeschrittener Glykierung.

2.2.2
Einfluß auf die Zielzelle

Ursprünglich wurde angenommen, daß AGE-Bildung auf Proteinen einen Mechanismus darstellt, um seneszente Proteine zu markieren und zu entfernen. Zahlreiche neue Untersuchungen zeigen jedoch, daß Wechselwirkungen von AGE-modifizierten Proteinen mit AGE-Rezeptoren direkt Signalkaskaden in den Zielzellen auslösen und damit zur Zellaktivierung und Dysfunktion beitragen können.

AGE-Modifikationen verändern daher zum einen die Struktur, Eigenschaft, Funktion und Turn-over-Rate der betroffenen Makromoleküle (s. unten). So verhindert die AGE-Modifikation von Typ-IV-Kollagen den korrekten Einbau in die Basalmembran. Gleichzeitig vermitteln AGE-Gruppen Kollagenaseresistenz. AGE-Bildung auf Laminin vermindert die Polymerbildung, die Bindung an Typ-IV-Kollagen und die Bindung von Heparansulfatproteoglykanen auf Proteinen der extrazellulären Matrix. Veränderungen der Matrixproteine bedingen den Verlust der Elastizität, Verdickung der Membranen und eine Verringerung des Gefäßvolumens.

Eigenschaften von AGE-Proteinen
- Fehlerhafte Verankerung von Typ-IV-Kollagen in die Basalmembran,
- Stabilisierung von Kollagen durch AGE-bedingte Kollagenaseresistenz,
- vermehrte Ablagerung an der Gefäßwand und Verringerung des Gefäßvolumens,
- vermehrte Ablagerung an Basalmembranen,
- glomeruläre Hypertrophie und Glomerulosklerose,
- vermehrte Sekretion der mesangialen Matrix,
- Verminderung matrixgebundener Heparansulfatproteoglykane,
- Erhöhung der Endothelzellpermeabilität,
- Induktion von Zytokinen und Wachstumsfaktoren (z. Bsp. IL-1α, TNF-α, IGF-IA, PDGF),
- Induktion der Proliferation glatter Muskelzellen,
- Induktion der Proliferation von Fibroblasten,
- T-Zell-Stimulation und Induktion der Interferon-γ-Synthese,
- Induktion von RAGE, einem der bekannten Rezeptoren für AGEs,
- Induktion der Bindung AGE-beladener Erythrozyten an das Endothel,

- Verlust endothelialer mitogener Aktivität als Folge der bFGF-Modifikation,
- Induktion der autokrinen vaskulären VEGF-Synthese,
- Verstärkung der prokoagulanten Aktivität (z. B. Tissue Faktor-Expression),
- Verminderung antikoagulanter Aktivität (z. B. Thrombomodulin-Expression),
- Induktion von Adhäsionsmolekülen (z. B. VCAM-1),
- Induktion des für glatte Muskelzellen chemotaktischen Polypeptids JE/MCP-1,
- Induktion der Chemotaxe für mononukleäre Zellen, dadurch Aktivierung und Förderung der transendothelialen Migration,
- Verminderung vasodilatorischer Eigenschaften durch das Quenchen von NO,
- Induktion der Vasokonstriktion durch Induktion von Endothelin-1,
- Induktion von intrazellulärem oxidativen Streß und Aktivierung des Transkriptionsfaktors NF-κB,
- Lipidperoxidation,
- Verminderung der intrazellulären antioxidativen Abwehrmechanismen (z. B. GSH, Vitamin C),
- vermehrte Aufnahme von AGE-LDL durch Makrophagen,
- Komplementaktivierung,
- Erhöhung der Mutationsrate in der DNA.

AGE-Bildung auf Proteinen der Gefäßmembranen inaktiviert NO und vermindert dadurch vasodilatorische Eigenschaften bei gleichzeitiger Induktion des Vasokonstriktors Endothelin-1. Bindung von AGEs inhibiert Laktoferrin und Lysozym, die nicht länger zur lokalen bakteriellen Abwehr beitragen können. Die Glykierung von LDL trägt neben der Lipidperoxidation dazu bei, daß die lysosomale Degradation von LDL durch Makrophagen verlangsamt wird.

Zum anderen können AGEs durch Interaktion mit spezifischen Rezeptoren Zielzellen direkt aktivieren. Zahlreiche AGE-bindende Proteine wurden inzwischen charakterisiert (s. folgende Übersicht). Einer dieser Rezeptoren ist RAGE (Rezeptor für AGEs), ein 35-kD-Protein, das von Endothelzellen, Monozyten/Makrophagen, T-Lymphozyten, glatten Muskelzellen, Mesangialzellen und Neuronen exprimiert wird. Neue Untersuchungen zeigen, daß RAGE ein multifunktioneller Rezeptor ist, der neben AGEs auch Amyloid-β-Peptide,

Amphoterin und EN-RAGE (= Extracellular Novel-RAGE-Binding-Protein) binden kann.

AGE-bindende Proteine

- AGE-R1 (Ost-4), nachgewiesen auf Monozyten/Makrophagen, Endothelzellen, T-Lymphozyten, Fibroblasten, Mesangialzellen, Nervenzellen,
- AGE-R2 (80 KH), nachgewiesen auf Monozyten/Makrophagen, Endothelzellen, T-Lymphozyten, Fibroblasten, Mesangialzellen, Nervenzellen,
- AGE-R3 (Galectin-3, GBP-35), nachgewiesen auf Monozyten/Makrophagen, Endothelzellen, T-Lymphozyten,
- RAGE, nachgewiesen auf Endothelzellen, Monozyten/Makrophagen, glatten Muskelzellen, Mesangialzellen, Neuronen, T-Lymphozyten, Erythrozyten,
- Laktoferrin, Lysozym, nachgewiesen auf Endothelzellen,
- Fruktoselysin-spezifisches Bindungsprotein, nachgewiesen auf Monozyten,
- Makrophagen-Scavenger-Rezeptor, nachgewiesen auf Makrophagen.

In vitro und in vivo konnte gezeigt werden, daß die Bindung von AGEs an RAGE zur Bildung von intrazellulärem oxidativem Streß führt, der die Aktivierung des redoxsensitiven Transkriptionsfaktors NF-κB und die Expression NF-κB-regulierter Gene induziert (s. oben). Verminderung der RAGE-Expression durch „Antisense"-RAGE-Oligonukleotide, Kompetition mit einem Überschuß von löslichem RAGE oder die Blockade der Rezeptorbindung mit RAGE-spezifischen Antikörpern inhibiert die RAGE-abhängige NF-κB-Aktivierung in vitro und in vivo.

Normales Endothel exprimiert kein oder nur wenig RAGE. Stimulation mit TNF-α oder AGEs induziert die endotheliale RAGE-Expression in vitro und in vivo und kann histologisch in Gefäßen von Diabetikern, Urämikern und Patienten mit Vaskulitis nachgewiesen werden. Daher wird heute angenommen, daß Zytokine die Zellaktivierung durch RAGE-Induktion initiieren. Die Interaktion von AGEs mit RAGE hält in Folge die Zellaktivierung durch eine perpetuierte Aktivierung von NF-κB und durch kontinuierliche Expression NF-κB-regulierter Gene aufrecht (Abb. 2.16).

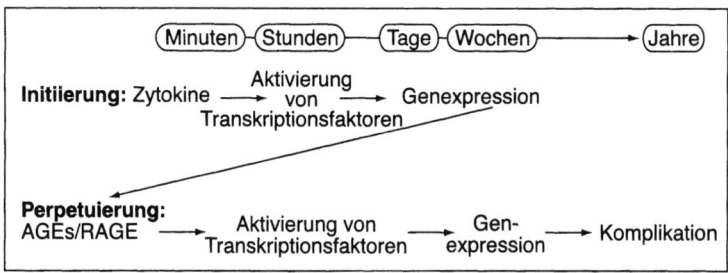

Abb. 2.16. AGEs-RAGE-Interaktion bedingt perpetuierte NF-κB-Aktivierung

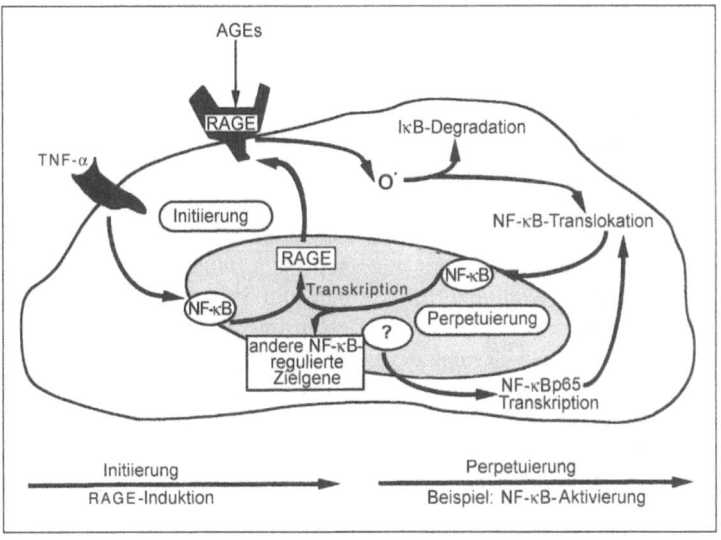

Abb. 2.17. Beschreibung des Zeitverlaufs der Zellaktivierung durch Zytokine und AGE-Proteine

Die durch AGE-Bindung an RAGE vermittelte Zellaktivierung unterscheidet sich dabei grundsätzlich von der NF-κB-Aktivierung durch andere Stimuli (Abb. 2.17).

Während z. B. Zytokine eine transiente NF-κB-Aktivierung für Minuten bis zu einigen Stunden vermitteln, die in Folge durch die Induktion des Inhibitors IκB zurückgenommen wird (vgl. auch

Abb. 2.8), erfolgt die RAGE-vermittelte NF-κB-Aktivierung in vitro und in vivo kontinuierlich und persistierend. Neue Untersuchungen zeigen, daß AGEs und andere Liganden von RAGE neben der Aktivierung der Translokation von NF-κB in den Zellkern auch die Neusynthese der NF-κB-Untereinheit p65 in vitro und in vivo induzieren und dadurch den IκBα-abhängigen autoregulatorischen Regelkreis durch eine vermehrte Bereitstellung von NF-κB kompensieren (Abb. 2.17). Die RAGE-abhängige Neusynthese von NF-κBp65 trägt daher möglicherweise entscheidend zur Chronizität von Erkrankungen und zur Entstehung diabetischer Spätschäden bei.

Verschiedene zelluläre Mechanismen vermindern die AGE-Bildung. Eine erste „Verteidigungslinie" wird von Monozyten/Makrophagen gebildet, die über spezifische Rezeptoren (s. Übersicht oben) die zelluläre Aufnahme und Degradation von löslichen AGEs vermitteln. Zudem können verschiedene zelluläre Reduktasesysteme die während der AGE-Bildung entstehenden reaktiven Dicarbonyl-Intermediate zu inaktiven Metaboliten abbauen. Eine 2-Oxoaldehyd-Reduktase, die 3-Deoxyglukoson zu 3-Deoxyfruktose reduziert, wurde isoliert und kloniert. Glyoxalase-I konvertiert Methylglyoxal über das Zwischenprodukt S-D-Lactoylglutathion zu D-Lactat. Es wurden erhöhte Spiegel der Intermediate 3-Deoxyglukoson und Methylglyoxal bei Patienten mit Diabetes mellitus beschrieben und es wird spekuliert, daß hereditär determinierte Unterschiede in der Aktivierung AGE-detoxifizierender Enzyme bestimmen, wieviele AGEs bei einer gegebenen Glukosekonzentration gebildet und irreversibel deponiert werden.

Neue Untersuchungen zeigen zudem, daß Protoonkogene der bcl-Familie in Endothelzellen und Lymphozyten Schutz vor oxidativem Streß vermitteln können. Die Überexpression von bcl-2 reduziert die intrazelluläre AGE-Bildung und Glukose-induzierte Lipidperoxidation. Das Protein bcl-X_L schützt Zellen nicht nur vor oxidativem Streß und AGE-Bildung, sondern es reduziert auch die Aktivierung der Transkription durch NF-κBp65, indem es durch Bindung an das Carboxyterminale Ende des an die DNA gebundenen NF-κB dessen Transaktivierungskapazität mindert. (Abb. 2.18). Dadurch bietet bcl-X_L einen Schutz, der distal der Redoxreaktion vor oxidativem Streß eingreifen kann.

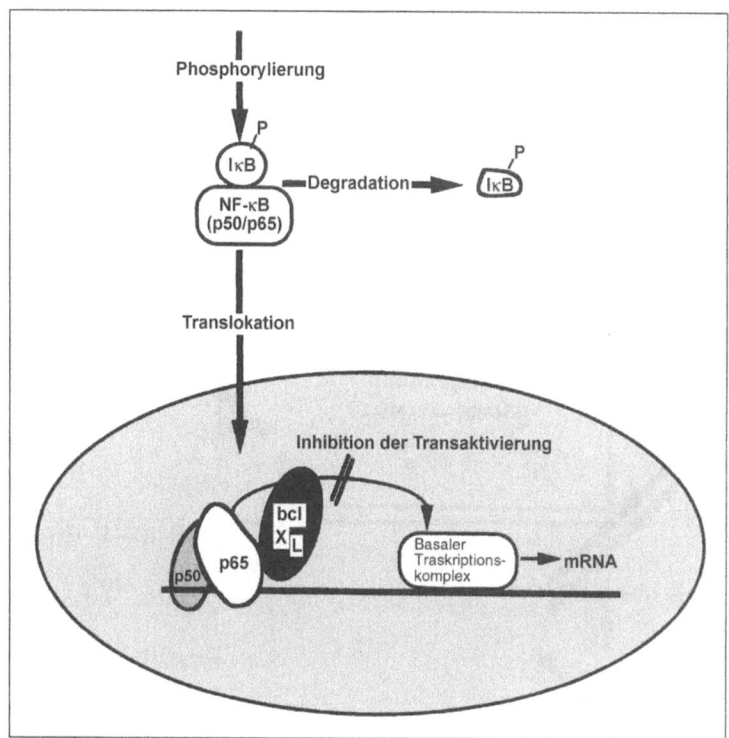

Abb. 2.18. Die NF-κB-inhibierende Wirkung von bcl-X_L

2.2.3
Klinische Relevanz

Aminoguanidin ist eine pharmakologische nukleophile Hydrazin-komponente, die mit terminalen Aminogruppen von Intermediär-produkten der frühen Glykierungsreaktion wie z. B 3-Deoxygluko-son reagiert (Abb. 2.19). Die Bildung von 3-Amino-5- und 3-Amino-6-substituierten Triazinen verhindert in Folge die weitere Umlage-rung und Bildung von irreversiblen Quervernetzungen (Abb. 2.19).

Nach vielversprechenden Tierversuchen, in denen Substitution mit Aminoguanidin die AGEs-vermittelte Entstehung diabetischer

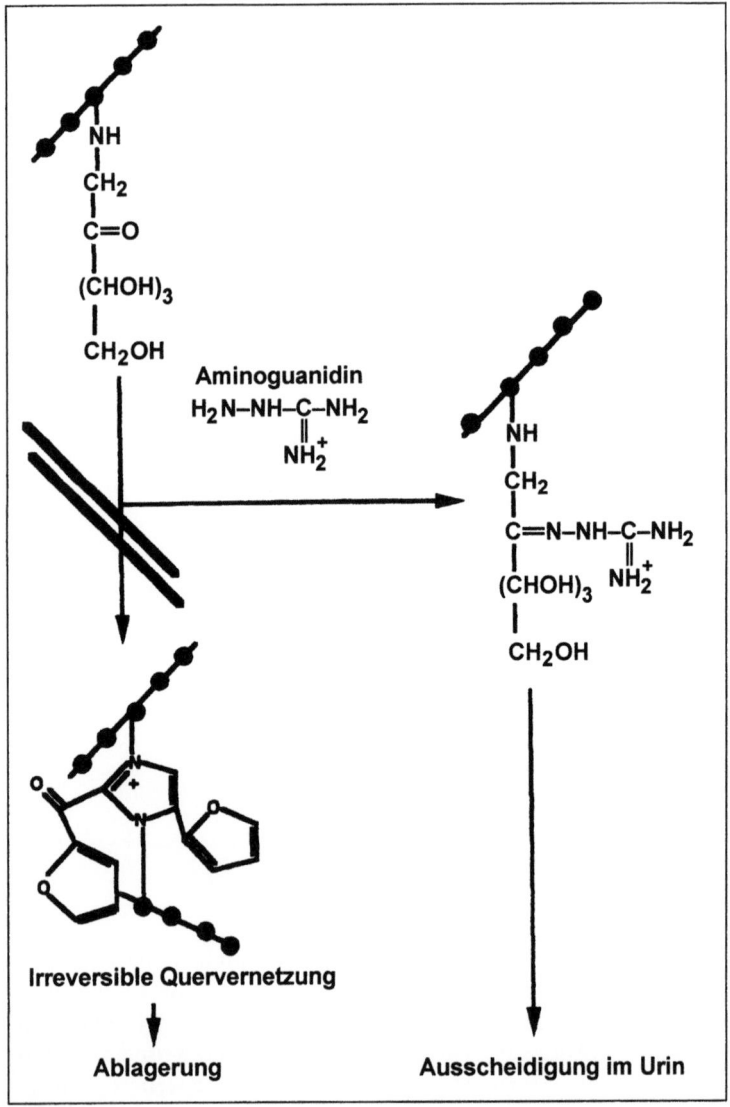

Abb. 2.19. Die Inhibition der AGE-Bildung durch Aminoguanidin

Komplikationen verhindern konnte, (s. folgende Übersicht) wurde diese Substanz derzeit in klinischen Studien an Patienten mit Diabetes mellitus geprüft.

Verminderung diabetischer Spätschäden durch Einsatz von Aminoguanidin in Tiermodellen

Inhibition der Arteriosklerose
- Verhinderung von Kollagen-Quervernetzungen,
- Verminderung der Kollagenstabilität,
- Erhöhung der Elastizität von Gefäßen,
- vermindertes „trapping" von Lipoproteinen,
- Inhibition der Glykierung und Oxidation von LDL,
- Verminderung von LDL, VLDL, Cholesterin und Triglyceriden.

Verminderung der Nierenschädigung
- Reduktion der AGE-Akkumulation in den Glomeruli,
- Verminderung der Membranverdickung,
- Verhinderung der diabetischen Nephropathie,
- Reduktion der Albuminurie.

Verminderung der Schädigung peripherer Nerven
- Wiederherstellung der Nervenleitgeschwindigkeit,
- Normalisierung der Amplitude,
- Verbesserung der Durchblutung.

Verhinderung der diabetischen Retinopathie
- Inhibition der Quervernetzung von Proteinen der Linse,
- Verhinderung der AGE-Bildung in azellulären Kapillaren der Retina,
- Reduktion von Mikroaneurismen,
- Verminderung des Perizyten-„Drop Outs".

Auch wenn sich das Therapieprinzip in der Klinik als ebenso wirksam wie im Tierexperiment erweisen sollte, wird eine Intervention mit AGE-Bildungshemmern nur dann effektiv sein, wenn sie zu einem frühen Zeitpunkt der Erkrankung einsetzt. Da dies häufig nicht gewährleistet ist (z. B. Patienten mit metabolischem Syndrom), wird an der Entwicklung von Substanzen gearbeitet, die spezifisch Diketonbrücken in bereits gebildeten Quervernetzungen zerstören. Diese als „Crosslink-breaker" bezeichneten Reagenzien werden möglicherweise den „point of no return" dem therapeutischen Zugriff öffnen können (s. folgende Aufzählung).

Mögliche therapeutische Ansätze, um AGE-Bildung und Wirkung zu mindern

Hemmung der AGE-Bildung
- Hemmung der Quervernetzung: Aminoguanidin, Tenilsetam,
- Hemmung der Glykierung: Carnosin,
- Reduktion von oxidativem Streß: Antioxidantien,
- Stimulation der 2-Oxoaldehyd-Reduktase und der Glyoxalase-I.

Zerstörung der AGE-Addukte
- Erhöhung der zellulären Aufnahme und Degradation,
- pharmakologische Zerstörung von AGEs: „Crosslink-breakers" wie z. B. N-Phenacylthiazolium-Bromid.

Hemmung der AGE-Wirkung an der Zielzelle
- Reduktion von oxidativem Streß: Antioxidantien,
- Inhibition von NF-κB (z. B. IκB, bcl_2, bcl_{XL}).

Hemmung der AGEs/RAGE-Interaktionen
- Hemmung der RAGE-Synthese durch Antisense-Technologien (z. B. Oligonukleotide),
- Hemmung von RAGE durch neutralisierende Antikörper,
- Kompetition mit löslichem RAGE.

Auch durch Gabe von Antioxidantien kann die AGE-Bildung verhindert werden. Zudem vermindern Antioxidantien in vitro und in vivo intrazellulär entstandenen oxidativen Streß, der als Folge der Wechselwirkung zwischen AGEs und dem Rezeptor RAGE die Aktivierung von NF-κB und die Expression proinflammatorischer, prothrombotischer und proatherogener Genprodukte induziert (s. oben). Der Einsatz von Antioxidantien als adjuvante Therapie zu einer optimierten Glukosekontrolle hat sich bisher vor allem bei der diabetischen Neuropathie bewährt. So konnten prospektive Studien nachweisen, daß die antioxidativ wirkende Substanz Thioctsäure (α-Liponsäure) die Beschwerden bei diabetischer Neuropathie lindert. Es fehlen jedoch Untersuchungen, die einen direkten Einfluß einer Antioxidantientherapie auf die AGE-Bildung und die AGE-vermittelte Progression diabetischer Spätschäden bei Patienten mit Diabetes mellitus belegen.

2.3
Aktivierung des Polyolstoffwechselweges

2.3.1
Synthese und Regulation

Zellen, die Glukose insulinunabhängig umsetzen können, weichen bei Gukoseüberangebot auf nicht glykolytische Stoffwechselwege aus. Im Polyolstoffwechselweg wird Glukose durch die Enzyme Aldosereduktase und Sorbitoldehydrogenase in Fruktose umgewandelt (Abb. 2.20).

Glukose wird zunächst durch die Aldoseredukatase zu Sorbitol reduziert. Bei dieser Reaktion wird NADPH als Elektronendonor ver-

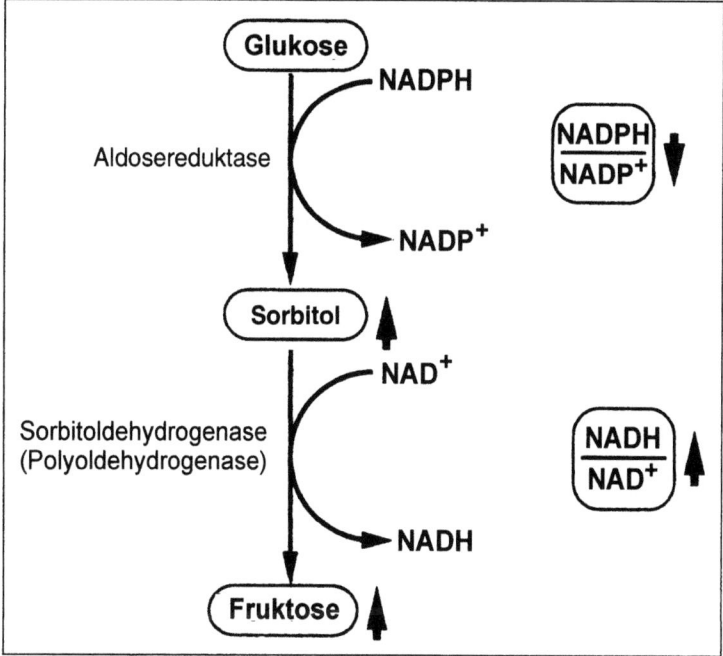

Abb. 2.20. Umsetzung von Glukose im Polyolstoffwechselweg

wendet und in Folge das Verhältnis NADPH zu $NADP^+$ vermindert. In einer zweiten Reaktion wird Sorbitol durch Sorbitoldehydrogenase zu Fruktose oxidiert. Das Wasserstoffatom wird an NAD^+ abgegeben und das Verhältnis NADH zu NAD^+ erhöht.

Unter physiologischen Bedingungen wird nur ein sehr geringer Teil der Glukose über den Polyolstoffwechselweg abgebaut. Unter hyperglykämischen Bedingungen steigt der intrazelluläre Glukosegehalt in Zellen, die unabhängig von Insulin Glukose aufnehmen können, stark an. Die geringe Michaelis-Menten-Konstante der Aldosereduktase bedingt die verstärkte Aktivierung des Polyolstoffwechsels und die intrazelluläre Akkumulation von Sorbitol. Daneben können Mutationen im Aldosereduktasegen und/oder im Gen für Sorbitoldehydrogenase (SORD) zur Akkumulation von Sorbitol beitragen.

2.3.2
Einfluß auf die Zielzelle

Folgen der Aktivierung des Polyolstoffwechselweges
- Störung des osmotischen Gleichgewichtes der Zelle durch Anhäufung von Sorbitol,
- Verminderung des Myo-Inositolgehaltes der Zelle,
- Verminderung der Na^+/K^+-Sensitivität,
- Abnahme des $NADPH/NADP^+$-Verhältnisses und Zunahme von Sauerstoffradikalen als Folge der vermehrten Reduktion von Glukose zu Sorbitol,·
- verstärkte Oxidation von Sorbitol zu Fruktose und in Folge Veränderung des zellulären Redoxgleichgewichtes („hyperglykämische Pseudohypoxie"); Zunahme an NADH ,
- Induktion von Diacylglycerin (DAG) (s. unten),
- Bildung von Fruktose-3-Phosphat und Sorbitol-3-Phosphat, die potente glykierende Substanzen sind und zur AGE-Bildung beitragen können.

Die verstärkte Umsetzung von Glukose über den Polyolstoffwechselweg vermindert die Myo-Inositolaufnahme und die Natrium/Kalium-Adenosin-Triphosphatase (NA^+/K^+-ATPase)-Aktivität der betroffenen Zellen (s. oben). Die vermehrte Reduktion von Glukose zu Sorbitol hat die Depletierung des verfügbaren NADPH-Pools zur

Folge, der u. a. für die NO-Synthese aus Arginin benötigt wird. Die Reduzierung der NA^+/K^+-ATPase-Aktivität ist möglicherweise auf eine verminderte Freisetzung von NO zurückzuführen. Daneben wird NADPH für die Regenerierung von Glutathion durch die Glutathionreduktase benötigt (Abb. 2.21). Bei geringer Verfügbarkeit von NADPH in Folge eines hyperaktiven Polyolstoffwechselweges wird der zelluläre Glutathionspiegel vermindert und die antioxidative Abwehr der Zelle geschwächt (s. oben).

Das zelluläre Redoxungleichgewicht, das durch den Anstieg des $NADH/NAD^+$-Verhältnisses als Folge der Oxidation von Sorbitol zu Fruktose entsteht, wird auch als „hyperglykämische Pseudohypoxie" bezeichnet, da in Tierexperimenten gezeigt wurde, daß eine experimentelle Erhöhung des $NADH/NAD^+$-Verhältnisses die gleichen Veränderungen hervorruft wie Hypoxie. Die erhöhte Verfügbarkeit von NADH bedingt dabei eine verstärkte Produktion von Sauerstoffradikalen (O_2^-) im Rahmen der Prostaglandinsynthese, bei der die Prostaglandin-Hydroperoxidase NADH als reduzierendes Kosubstrat nutzt. Abhängig vom betroffenen Gewebe werden vermehrt vasodilatorische oder vasokonstriktiv wirkende Prostaglandine synthetisiert. Daneben wird eine erhöhte Freisetzung von Superoxidanionen beobachtet.

Ein erhöhtes $NADH/NAD^+$-Verhältnis kann die Bildung von Diacylglycerin (DAG), einem Kofaktor der Proteinkinase C (s. unten) unterstützen. Die Verminderung von NAD^+ führt dabei zur Aktivitätsminderung der NAD^+-abhängigen Glycerinaldehyd-3-Phosphat-Dehydrogenase und zur Anreicherung von Vorläufermolekülen der DAG-Synthese (Abb. 2.22)

Zwischenprodukte des Polyolstoffwechselweges wie Sorbitol-3-Phosphat und Fruktose-3-Phosphat sind hochreaktive glykierende Substanzen, die zur AGE-Bildung beitragen können (s. oben). Zudem kann Methylglyoxal nicht nur (s. oben) nichtenzymatisch gebildet werden, sondern auch enzymatisch durch den Acetol-/Aceton-Stoffwechselweg. Reduktion des Methylglyoxals durch Aldosereduktase führt zu 95% Acetol und 5% D-Lactaldehyd. Reduktion des Acetols führt zu L-1,2-Propandiol, das ebenso wie Acetol bei schlecht eingestelltem Diabetes mellitus akkumuliert. Da Methylglyoxal und Acetol schneller als Glukose AGEs bilden, bedeutet dies, daß die AGE-Hypothese und das Modell der Polyol bedingten Gewebsschädigung einander ergänzen.

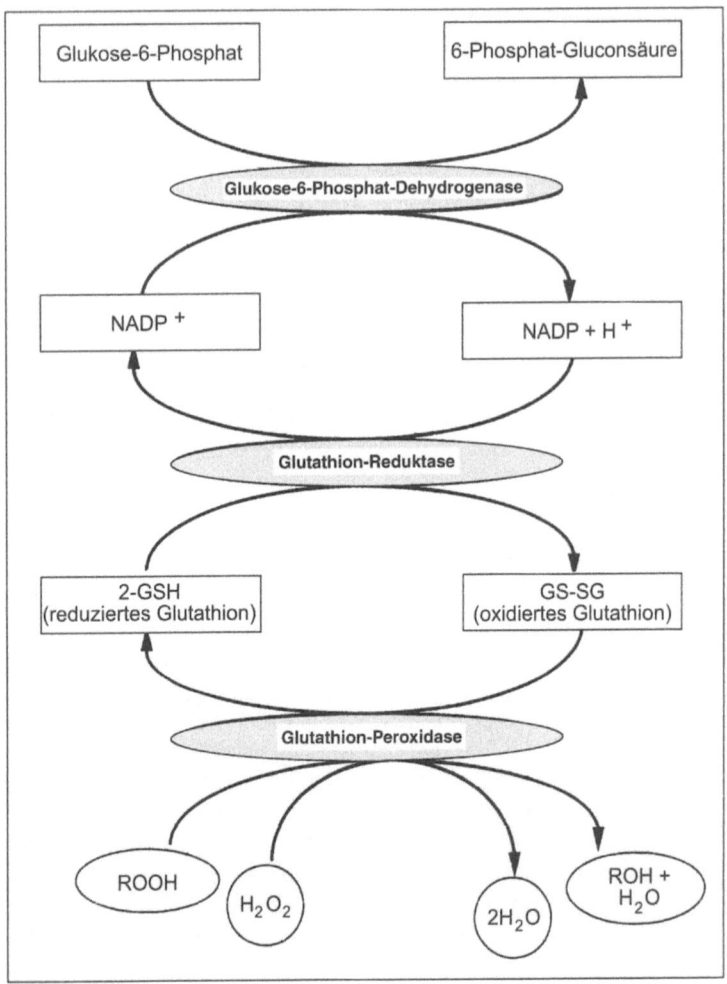

Abb. 2.21. Regeneration von Glutathion

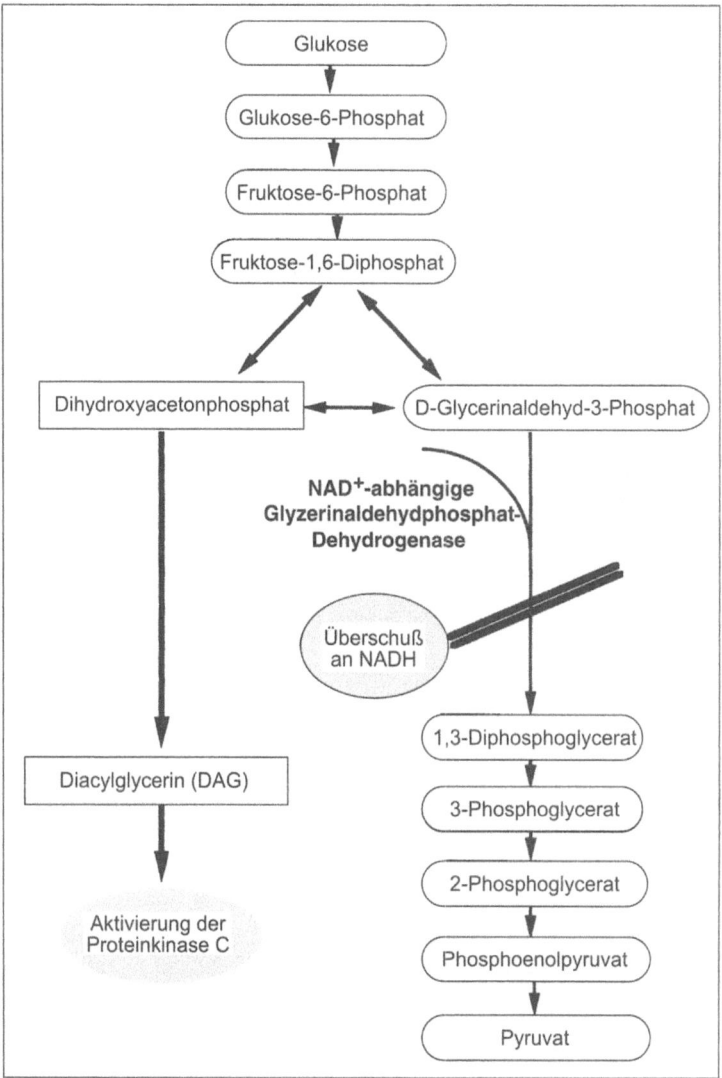

Abb. 2.22. Der Polyolstoffwechselweg unterstützt die Bildung von Diacylglycerin

2.3.3
Klinische Relevanz

Der Einsatz von Aldosereduktase-Inhibitoren hat sich bis heute nur bei der diabetischen Neuropathie bewährt, bei der eine Verbesserung der Nervenleitgeschwindigkeit beobachtet werden kann. Im Gegensatz dazu konnte bei der Retinopathie kein positiver Effekt von Aldosereduktasehemmern nachgewiesen werden, obgleich die Aldosereduktase-abhängige Akkumulation von Fruktose und Sorbitol im Auge zu einem Zusammenbruch der Osmoregulation führt, die sich klinisch als Katarakt manifestiert. Auch die Basalmembranexpansion in Retina, Niere, Gefäß und Muskel wurde durch Aldosereduktaseinhibitoren nicht positiv beeinflußt.

2.4
Aktivierung der Proteinkinase C

2.4.1
Synthese und Regulation

Die Glykolyse ist der wichtigste Weg des Glukosemetabolismus; unter hyperglykämischen Bedingungen wird eine starke Erhöhung der intrazellulären Diacylglycerin(DAG)-Konzentrationen beobachtet (s. auch Abschn. 2.3.), die Folge einer vermehrten Synthese im Verlauf der schrittweisen Umsetzung von Triosen zu Depot-und Speicherfetten ist (Abb. 2.23).

Glukoseinduziertes DAG enthält überwiegend die Fettsäure Palmitin, weshalb angenommen wird, daß es durch Neusynthese oder durch den Abbau von Phosphatidylcholin entsteht. DAG ist nicht nur die Vorstufe von Triacylglycerinen, sondern auch Kofaktor der Proteinkinase C (PKC). Durch Bindung von DAG kommt es in Anwesenheit von Calcium zu einer Konformationsänderung der PKC, durch die das aktive Zentrum des Enzyms freigelegt wird und mit dem Substrat reagieren kann (Abb. 2.24), so daß Hyperglykämie eine anhaltenden Aktivierung der PKC zur Folge hat.

In diabetischen Tiermodellen konnte nachgewiesen werden, daß Gabe von oralen PKCβ-II-Inhibitoren die Hyperglykämie-abhängige vaskuläre Dysfunktion verbesserte. Durch Gabe der Antioxidantien

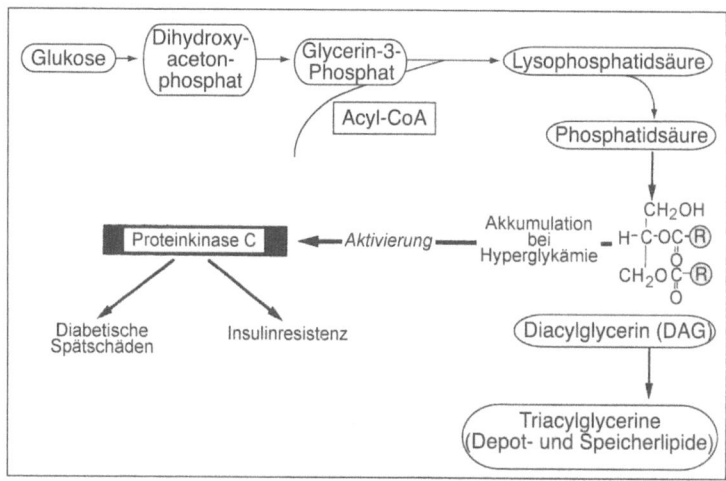

Abb. 2.23. Diacylglycerin ist ein Kofaktor der Proteinkinase C

Vitamin E und Thioctsäure (α-Liponsäure) wurde die Glukose-induzierte Aktivierung von PKC ebenfalls reduziert und in Folge die mikrovaskuläre und kardiovaskuläre Dysfunktion verbessert. Daher scheint oxidativer Streß bei der Aktivierung von PKC nicht nur vermehrt zu entstehen, sondern auch zur PKC-Induktion beizutragen. Neue In-vitro-Studien belegen, daß H_2O_2 direkt die PKC-Aktivierung auslösen kann. Außerdem können die vasoaktiven Substanzen Endothelin-1 und Angiotensin-II die Aktivierung von PKC induzieren.

Insulin kann die PKC-Isoformen α, β und ζ über einen insulinrezeptorabhängigen Weg aktivieren. Dabei induziert der Insulinrezeptor über das Intermediat Insulinrezeptorsubstrat-I (IRS-I) die Phosphorylierung des membranassoziierten Phosphatidylinositol-(4,5)-biphosphates durch das Enzym Phosphatidylinositol-3-kinase und in Folge die Freisetzung von DAG und Phosphatidylinositol-3,4,5-triphosphat (PIP3). DAG aktiviert die PKC-Isoformen α, β und ε, während PIP3 die atypische PKC-Isoform PKCζ induziert. PKCζ ist möglicherweise an der Aktivierung von Ras-, Raf- und MAP-Kinase-Signalwegen beteiligt (s. unten).

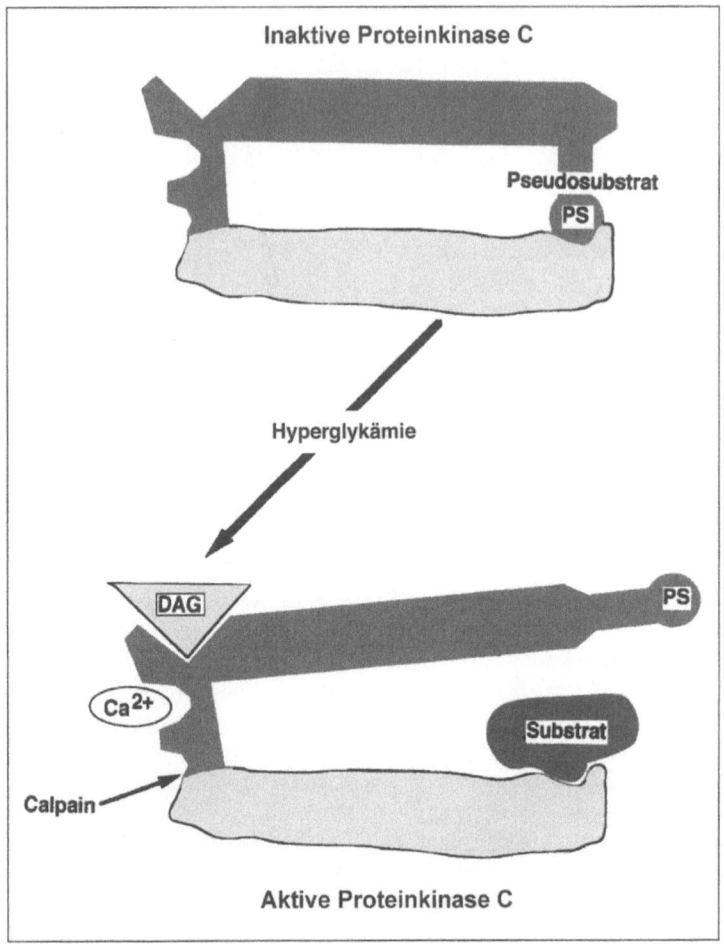

Abb. 2.24. Aktivierung von Proteinkinase C. (Mod. nach Löffler u. Petridis 1997)

2.4.2
Einfluß auf die Zielzelle

PKC in insulinunabhängigen Geweben

Bisher wurden 12 Isoformen der Serin/Threoninkinase PKC beschrieben. In Geweben, die nicht unter der Kontrolle von Insulin stehen, bedingt die Aktivierung von Mitgliedern der PKC-Familie die Phosphorylierung von Substratproteinen an Seryl- und Threonylresten und in Folge Veränderungen der biologischen Aktivität, der Signaltransduktion und der Genexpression (s. folgende Übersicht).

Effekte der Proteinkinase C in insulinunabhängigen Zellen
- Aktivierung der zytosolischen Phospholipase A_2,
- Aktivierung der Prostaglandinsynthese (in Abhängigkeit vom betroffenen Gewebe vasokonstriktive und vasodilatorische Prostaglandine),
- Modulation der NO-Synthese,
- Veränderung der Calciumhomeostase durch Verminderung der Na^+/K^+ATPase-Aktivität,
- Modulation von Gefäßpermeabilität, Kontraktilität und Blutfluß,
- Modulation von Ionenkanälen,
- Synthese von extrazellulären Matrixproteinen (z. B. Fibronektin, Typ IV Kollagen),
- Veränderung der Fibrinolyse durch Induktion von PAI-1,
- Aktivierung von Wachstumsfaktoren (z. B. VEGF, EGF),
- Aktivierung von Zytokinen und Hormonen,
- Inhibition von Interleukin-1 in Makrophagen,
- Aktivierung von Transkriptionfaktoren (z. B. NF-κB, C/EBP),
- Modulation der Genexpression.

Die durch PKC vermittelte Phosphorylierung der Phospholipase A_2 (cPLA_2) gilt als entscheidender Schritt für die cPLA_2-Translokation und Aktivierung. Aktivierte cPLA_2 erhöht die Arachidon- und Prostaglandin E_2-Synthese, die ihrerseits die Na^+/K^+-ATPaseaktivität inhibieren können (Abb. 2.25).

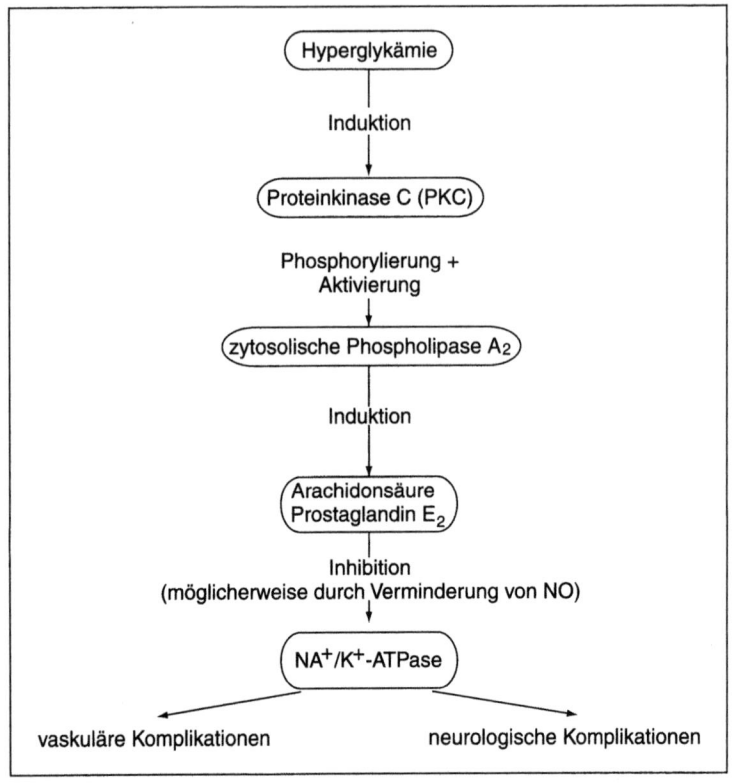

Abb. 2.25 Aktivierung von PKC inhibiert die Na+/K+-ATPase

Entsprechend kann durch spezifische Inhibitoren von PKC und cPLA2 die Hyperglykämie-assozierte Hemmung der Na^+/K^+-ATPase verhindert werden. Durch Inhibition des Proteins Caldsman, das zusammen mit Aktin und Myosin die Kontraktilität von glatten Muskelzellen reguliert, verändert die Hyperglykämie-abhängige PKC-Induktion den Gefäßtonus. Die vermehrte Synthese von Matrixproteinen wie Fibronektin und Typ-IV- Kollagen trägt zur Matrixexpansion bei. Neue In-vitro-Untersuchungen zeigen zudem, daß hohe Glukosekonzentrationen PKC-abhängig die Interleukin-1-Freisetzung durch kultivierte Makrophagen verhindern. Möglicherweise trägt dies neben der AGE-bedingten Inhibition von Laktoferrin und Lysozym (s. oben) zur verstärkten Infektionsneigung bei Patienten mit Diabetes mellitus bei.

Viele der PKC-abhängigen biologischen Veränderungen werden durch die Aktivierung von Transkriptionsfaktoren vermittelt. Hohe Glukosekonzentrationen aktivieren in kultivierten Endothelzellen den Transkriptionsfaktor NF-κB (s. oben) über einen PKC-abhängigen Mechanismus, der in Gegenwart des PKC-Inhibitors Calphostin C vollständig inhibiert werden kann. Dies legt nahe, daß sich PKC und AGEs (s. oben) bei der Aktivierung von NF-κB ergänzen und/oder verstärken.

Der Transkriptionsfaktor C/EBPβ (NF-Il6) wird durch PKCβ direkt oder über PKC-vermittelte Stimulation der „Mitogen-aktivierten Protein"-Kinase (MAP-Kinase) phosphoryliert und dadurch aktiviert. In der Leber diabetischer Mäuse wurde eine vermehrte Aktivierung von C/EBPβ nachgewiesen, die durch die Gabe von Insulin gemindert werden konnte.

Obgleich in zahlreichen Genen C/EBP-Bindungsregionen gefunden wurden (s. unten), ist die Bedeutung der C/EBP-abhängigen Genexpression in vitro und in vivo bis heute weitgehend unbekannt. Erste Studien legen nahe, daß der Subtyp C/EBP-α an der Adipozytendifferenzierung beteiligt ist.

Gene mit C/EBP-Bindungsdomänen
- Hämoxygenase-1,
- Interleukin-6,
- Insulinrezeptor,
- Glukosetransporter Glut4,
- RAGE,
- Prostaglandin-Endoperoxidase-2,
- Angiotensinogen,
- Leptin.

Neue Untersuchungen zeigen überraschend, daß Antioxidantien wie Vitamin E und pDTC in vitro die Aktivierung und Translokation von C/EBP-β in den Zellkern induzieren. Die Antioxidantien-abhängige Aktivierung von C/EBP-β wird vermutlich nicht durch PKC, sondern durch Proteinkinase A (PKA) vermittelt. Obgleich die biologische Bedeutung der Induktion von C/EBP durch Antioxidantien noch nicht geklärt ist, zeigen diese Untersuchungen, daß der Einsatz von Antioxidantien zur Minderung von oxidativem Streß nicht unkritisch erfolgen sollte.

Proteinkinase C (PKC) in insulinabhängigen Geweben

Die Hyperglykämie-bedingte sekundäre Insulinresistenz wird möglicherweise auch durch einen PKC-abhängigen Mechanismus vermittelt. Dabei kommt es in Folge der Glukose-abhängigen Aktivierung von PKC zu einer vermehrten Phsophorylierung von Serin- und Threoninresten. Die Seryl-Threonyl-Phosphorylierung des Insulinrezeptors inhibiert die Insulinrezeptorkinase (IR-Kinase). Eine Verminderung der Plasma-Glukosespiegel ermöglicht eine Normalisierung der IR-Kinase-Aktivität und eine verbesserte Insulinsensitivität.

Proteinkinase-C-vermittelte Insulinresistenz
- Hyperglykämie aktiviert PKC und vermindert Insulinrezeptorkinase-Aktivität in Adipozyten,
- hohe Glukosekonzentrationen aktivieren PKC im Skelettmuskel,
- Aktivierung von PKC inhibiert Glykogensynthase und Glykogensynthese im Muskel,
- PKC inhibiert PI-3-Kinase und die Stimulation der Glut-4-Translokation.

2.4.3
Klinische Relevanz

Eine Hyperglykämie-bedingte generelle Zunahme der DAG-Konzentration und nachfolgende PKC-Aktivierung wurde gleichermaßen in Tierexperimenten und in Patienten mit Diabetes mellitus nachgewiesen. In vivo gestaltet sich der Einsatz von PKC-Inhibitoren jedoch schwierig, da die meisten verfügbaren Substanzen toxisch und nicht sehr spezifisch für PKC sind, sondern auch andere Proteinkinasen hemmen können. Neue Untersuchungen zeigen jedoch, daß auch Vitamin E und Thioctsäure (α-Liponsäure) die Aktivierung von PKC reduzieren können. Neben der Verminderung des oxidativen Stresses scheint Vitamin E dabei direkt eine DAG-Kinase zu aktivieren, die den Abbau von DAG beschleunigt. In Versuchen mit diabetischen Ratten konnten DAG-Konzentration und PKC-Aktivierung durch Vitamin-E-Gabe auf physiologische Werte gesenkt werden.

2.5
Insulinresistenz

2.5.1
Synthese und Regulation

Die komplexe Rolle von Insulinwirkung, -sekretion und -resistenz für die Enstehung des Diabetes mellitus wird an anderer Stelle ausführlich behandelt. Da Gefäßendothelzellen und glatte Muskelzellen Insulinrezeptoren besitzen und deren Zellfunktionen durch Insulin moduliert werden, können erhöhte Insulinkonzentrationen und eine verminderte Insulinsensitivität auch zur Entwicklung kardiovaskulärer Spätkomplikationen beitragen.

Der Insulinrezeptor ist ein Heterotetramer, das sich aus der extrazellulären Insulin-bindenden Untereinheit α (135 kD) und der zytoplasmatischen Untereinheit β (95 kD) aufbaut (Abb. 2.26). Die β-Untereinheit trägt eine Tyrosinkinase, die in einer durch Bindung von Insulin an die α-Untereinheit vermittelten Konformationsänderung aktiviert werden kann. Eines der wichtigsten Substrate der Tyrosinkinase ist der Insulinrezeptor selbst. Neben der Autophosphorylierung erfolgt die Phosphorylierung von anderen intrazellulären Proteinen mit Tyrosinresten (z. B. Insulinrezeptorsubstrat, SHC), wodurch der Insulinrezeptor mit verschiedenen Signalkaskaden verbunden wird (Abb. 2.26), die sowohl den Stoffwechsel (z. B. Glykogeneinlagerung) als auch die Genregulation und Expression (z. B. Aktivierung des Protoonkogens c-myc) betreffen können (siehe Kap. 1).

2.5.2
Einfluß auf die Zielzelle

Unter normalen Bedingungen ist die Wirkung von Insulin auf Zellen des Gefäßsystems pleiotrop. Niedrige Konzentrationen von Insulin induzieren NO-Synthese und Vasodilation und vermindern die Wirkung vasoaktiver Hormone wie Endothelin-1 und Angiotensin-II.

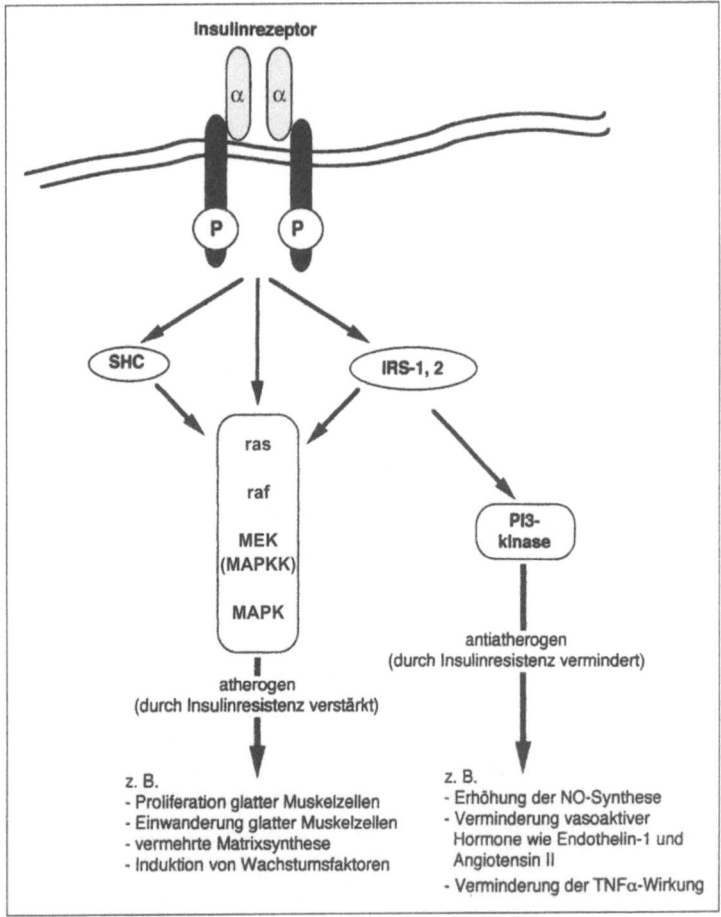

Abb. 2.26. Veränderte Signaltransduktion bei Insulinresistenz

Hohe Konzentrationen lösen dagegen die Aktivierung der Mitogen-aktivierten Proteinkinase (MAP-Kinase) aus, die ihrerseits Aktivierung von Transkriptionsfaktoren, vermehrte Genexpression und Zellproliferation vermittelt (Abb. 2.26). Ursprünglich wurde angenommen, daß durch Insulinresistenz verursachte Hyperinsulinämie direkt die Synthese extrazellulärer Matrixproteine und die Proliferation glatter Muskelzellen induziert und dadurch die Atherosklerose beschleunigt. Neue In-vitro-Studien zeigen jedoch, daß für die direkte Induktion der Muskelzellproliferation ca. 100- bis 1000fach höhere Insulinkonzentrationen notwendig sind, als unter pathophysiologischen Bedingungen in vivo gefunden werden. Daher wird derzeit postuliert, daß Insulinresistenz eine verminderte Sensitivität für geringe Insulinkonzentrationen bedingt und dadurch die antiatherogene Wirkung von Insulin gemindert wird (Abb. 2.26). Im Gegensatz dazu entwickelt sich keine Resistenz gegen die atherogene Wirkung des Insulins, die ohnehin erst bei hohen Insulinkonzentrationen erzielt und durch die bestehende Hyperinsulinämie noch verstärkt wird.

2.5.3
Klinische Relevanz

Die Entwicklung einer selektiven Insulinresistenz könnte zumindest teilweise das vermehrte Auftreten diabetischer Gefäßschäden bei Insulinresistenz und Hyperinsulinämie erklären. Da aber sehr hohe Insulinkonzentrationen nötig sind, um die „atherogene Wirkung" des Insulins so zu erziehlen, ist es nicht verwunderlich, daß in der UKPDS-Studie keine Zunahme der kardiovaskulären Komplikationen bei Insulin-behandelten Typ-2 Diabetikern gesehen wurde.

2.6
Tumor-Nekrose-Faktor α (TNF-α)

2.6.1
Synthese und Regulation

Zahlreiche Studien zeigen, daß Adipositas zur Verminderung der Insulinsensitivität führt, während Gewichtsreduktion den Glukosestoffwechsel verbessert. Die molekulare Grundlage hierfür bildet möglicherweise die verstärkte Synthese von TNF-α in Fett- und Muskelgewebe und die durch AGEs induzierte Freisetzung von TNF-α aus Monozyten/Makrophagen (s. oben).

2.6.2
Einfluß auf die Zielzelle

TNF-α vermindert die Signalübertragung durch den Insulinrezeptor, indem es die Insulin induzierte Autophosphorylierung des Insulinrezeptors und die nachfolgende Phosphorylierung von IRS-1 vermindert. Dies erfolgt vermutlich dadurch, daß TNF-α die Phosphorylierung der Seringruppen von IRS-1 auslöst und dadurch die Tyrosinphosphorylierung von IRS-1 durch den Insulinrezeptor erschwert. Zudem scheint Serin-phosphoryliertes IRS-1 ein Inhibitor der Insulinrezeptor-Kinase zu sein.

Eine vermehrte Synthese von TNF-α kann darüberhinaus zur Aktivierung von Transkriptionsfaktoren, zur Freisetzung von Zytokinen und Wachstumsfaktoren und zur Expression von Genen führen, die Endothelzelldysfunktion bedingen (s. unten).

Effekte von TNF-α, die möglicherweise zur Endothelzelldysfunktion bei Diabetes mellitus beitragen können
- Induktion der Transkriptionsfaktoren NF-κB und AP-1,
- Suppression des Transkriptionsfaktors C/EBP,
- Induktion von RAGE,
- Induktion der Tissue Faktor-Expression und Verminderung von Thrombomodulin,
- Induktion der Synthese von hochmolekularem Kininogen,
- Expression von Faktor-V- und Faktor-IX-Bindungsstellen,
- Induktion von Plasminogenaktivatorinhibitoren,
- Induktion und Freisetzung von Zytokinen (z. B. Interleukin-6),
- vermehrte Expression von Leukozytenadhäsionsmolekülen,
- Veränderung der Zellwand und Erhöhung der Permeabilität,
- Induktion von oxidativem Streß.

2.6.3
Klinische Relevanz

Die TNFα-Plasmaspiegel sind bei Insulinresistenz nur marginal erhöht, so daß diesem wohl kaum klinische Bedeutung zukommt. Anderseits sind die TNFα-Spiegel im Fettgewebe noch genug, um sowohl direkt die Insulin vermittelte Signaltransduktion zu hemmen, als auch über Induktion der Leptinsynthese an der Pathophysiologie des metabolischen Syndroms beteiligt zu sein.

Literatur

Barnes PJ, Karin M (1997) Nuclear Factor-κB – a pivotal transcription factor in chronic inflammatory dieseases. New Engl J Med 336: 1066–1071

Bierhaus A, Hofmann M, Ziegler R, Nawroth PP (1998) AGEs and their interaction with AGE-Receptors in vascular disease and diabetes mellitus. Part I: The AGE-Concept. Cardiovasc Res. 37: 586–600

Fenner E, King GL (1997) Vascular dysfunction in diabetes mellitus. Lancet 350 suppl I: 9–13

Giugliano D, Ceriello A, Paolisso G (1995) Diabetes mellitus, hypertension and cardiovascular disease: which role for oxidative stress? Metabolism 44: 363–368

Halliwell B (1993) The role of oxygen radicals in human disease, with particular reference to the vascular system. Haemostasis 23 suppl I: 118–126

Hunt JV, Smith CCT, Wolff SP (1990) Autoxidative glycosylation and possible involvement of peroxides and free radicals in LDL modifications. Diabetes 39: 1420–1424

King GL, Brownlee M (1996) The cellular and molecular mechanisms of diabetic complications. EndocrinMetabol 25: 255–270

Schmidt AM, Yan SD, Stern DM (1995) The dark side of glucose. Nature Med 1: 1002–1004

Stehouwer CDA, Lambert J, Donker AJM, van Hinsbergh VWM (1997) Endothelial dysfunction and pathogenesis of diabetic angiopathy. Cardiovascular Res. 34: 55–68

Vlassara H, Bucala R, Striker L (1994) Pathogenic effects of advanced glycosylation: biochemical, biological and clinical implications for diabetes and aging. Lab Invest 70: 138–151

II Klinik

KAPITEL 3

Typ-1-Diabetes

A. Clemens, P. Wahl, G. Klöppel, P. P. Nawroth

3.1	Fallpräsentation	86
3.1.1	Diagnose/Untersuchungsbefunde	86
3.1.2	Befunde	86
3.1.3	Therapie und Verlauf	87
3.2	Definition	87
3.3	Klinik	88
3.3.1	Epidemiologie	88
3.3.2	Entstehung	90
3.3.3	Prädisponierende Faktoren	91
3.3.4	Symptome und Beschwerden	111
3.4	Diagnose	117
3.4.1	Indikation zur Diagnostik	117
3.4.2	Anamnese	118
3.4.3	Körperliche Untersuchung	120
3.4.4	Technische Verfahren	121
3.4.5	Differentialdiagnose	125
3.5	Therapie	129
3.5.1	Insulintherapie	130
3.5.2	Schulung	145
3.5.3	Diabetesgerechte Ernährung	148
3.5.4	Therapiekontrollen	149
3.5.5	Nebenwirkungen	152
3.5.6	Ausblick: zukünftige Möglichkeiten	152

3.6   Notfall 156

Literatur 161

3.1
Fallpräsentation

Ein normalgewichtiger 38jähriger Mann wurde von seinem Hausarzt erstmalig in der Diabetesambulanz vorgestellt, da im Rahmen einer Routinekontrolle Nüchternblutglukosewerte (Plasmaglukose) bis 300 mg/dl gemessen wurden. Bei näherer Befragung gab der Patient an, innerhalb der letzten 3–4 Wochen eine Polyurie, Polidypsie sowie Heißhunger mit gleichzeitiger Gewichtsabnahme von 10 kg bemerkt zu haben. Weiterhin habe er seit dieser Zeit Sehstörungen und eine Balanitis.

3.1.1
Diagnose/Untersuchungsbefunde

Der körperliche Untersuchungsbefund war bis auf eine trockene Mundschleimhaut und weiche Bulbi unauffällig. Das Vibrationsempfinden an den Extremitäten ebenso mit 8/8 normal. Die anamnestisch angegebene Balanitis war inzwischen mit einer lokalen Nystatinbehandlung ausgeheilt.

3.1.2
Befunde

Im Labor zeigte sich ein Nüchternblutzucker (kapillär) von 244 mg/dl. Das Cholesterin lag bei normalem HDL im oberen Normbereich (230 mg/dl). Weiterhin lag eine ausgeprägte Glukosurie mit mäßiger Ketonurie sowie Albuminurie vor. Das HbA1c lag bei 13,6%. Es wurden ICA (20 JDF-Einheiten) und Anti-GAD (433 mGAD–U/ml) nachgewiesen.

Bestehende Medikation: Glibenclamid 1,75 mg 2-1-0.

3.1.3
Therapie und Verlauf

Nach Absetzen des Glibenclamids erfolgte die Einstellung des Patienten mit Basal-H-Insulin, zunächst mit einer morgendlichen Dosis von 8 IE. Im weiteren Verlauf wird die Therapie (eigene Applikation mittels Pen) unter Blutzuckerselbstkontrolle auf 12 IE morgens und 10 IE abends angepaßt. Die Ketonurie und Albuminurie ist nicht mehr nachweisbar. Nach 6 Wochen kann die Insulindosis als Zeichen einer beginnenden Remission auf 8 IE morgens und 6 IE abends bei Nüchternblutzuckerwerten um 110 mg/dl reduziert werden. Der gemessene HbA1c-Wert sank in den ersten 6 Wochen auf 10,5%. Das weitere Regime ist die Einstellung des Patienten auf eine intensivierte Insulintherapie.

3.2
Definition
(Quelle: The Expert Commitee on the Diagnosis and Classification of Diabetes Mellitus 1997)

Der Typ-1-Diabetes ist über die selektive Destruktion der β-Zellen der Langerhansschen Inseln des Pankreas definiert. Es werden zwei Formen des Typ-1-Diabetes unterschieden (s. Übersicht).

Einteilung des Typ-1-Diabetes

Typ-1-Diabetes	β- Zelldestruktion
1 A	Immunvermittelt
1 B	Ideopathisch

3.3
Klinik

3.3.1
Epidemiologie

Inzidenzen

Die Inzidenz des Typ-1-Diabetes zeigt geographische und bevölkerungsspezifische Unterschiede; niedrig ist sie im asiatischen Raum, am höchsten in Finnland (s. Abb. 3.1).

Die Gesamtinzidenz des Typ-1-Diabetes ist in den letzten Jahren gestiegen, wie Arbeiten aus Israel und Finnland gezeigt haben (Abb. 3.2 und 3.3).

Der Typ-1-Diabetes manifestiert sich am häufigsten um das 4. und das 11. Lebensjahr (Abb. 3.4).

Es liegt kein geschlechtsspezifischer Unterschied in der Inzidenz des Typ-1-Diabetes im Alter zwischen 0 und 14 Jahren vor. Manife-

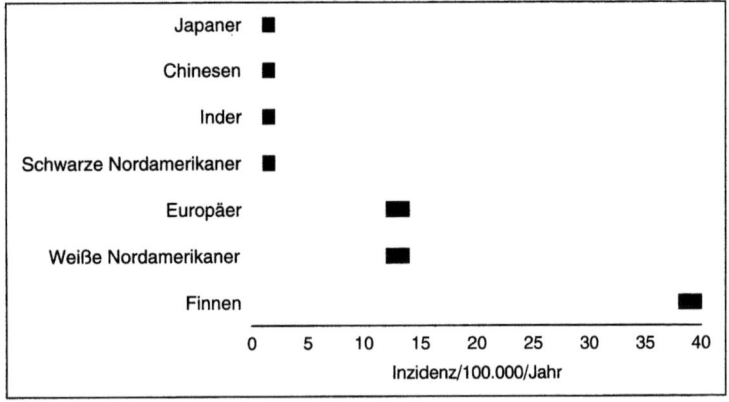

Abb. 3.1. Geographische und bevölkerungsspezifische Unterschiede der Inzidenz des Typ-1-Diabetes. Horizontale Balken stehen für die Erkrankungsinzidenz/100.000/Jahr (Typ-1-Diabetes, minimale bis maximale Prozentzahl). (Mod. nach Zimmet et al. 1982; WHO Expert Committee on Diabetes Mellitus 1980)

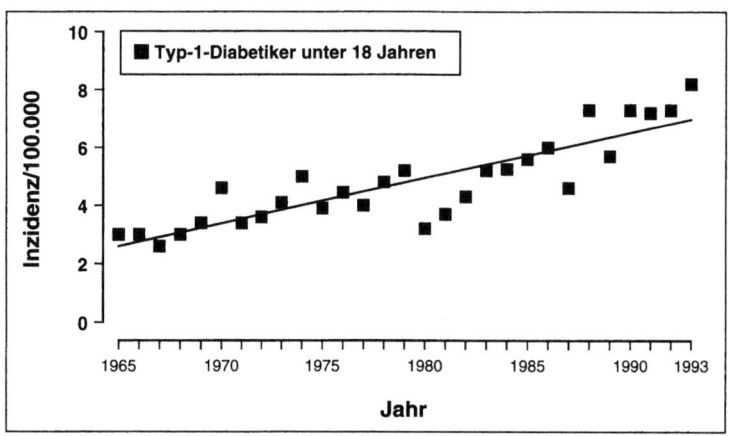

Abb. 3.2. Anstieg der jährlichen Inzidenz des Typ-1-Diabetes der israelischen Bevölkerung in den Jahren von 1965 bis 1993. (Mod. nach Shamis et al. 1997)

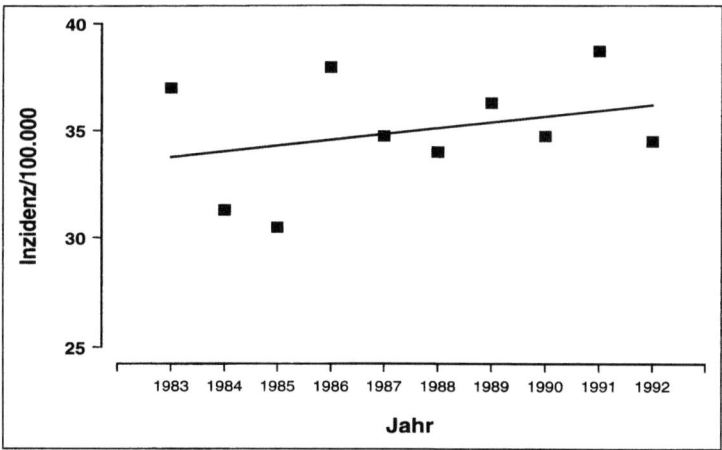

Abb. 3.3. Anstieg der jährlichen Inzidenz des Typ-1-Diabetes bei Kindern bis zum 14. Lebensjahr in Finnland 1983 bis 1992. (Mod. nach Padaiga et al. 1997)

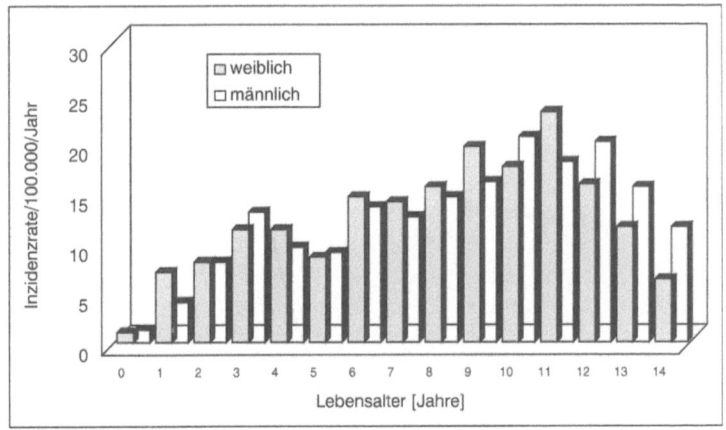

Abb. 3.4. Geschlechts und alterspezifische Inzidenz des Typ-1-Diabetes bis zum 14. Lebensjahr in Baden-Würtemberg von 1987 bis 1993. Insgesamt handelte es sich um 1.160 Fälle (kalkulierte Gesamtinzidenz von 11,0/100.000/Jahr). (Mod. nach Neu et al. 1997)

stationen jenseits des 14. Lebensjahres können ebenfalls beobachtet werden und sind ab dem 40. Lebensjahr häufiger als in den Lebensjahren zuvor (Abb. 3.5).

3.3.2
Entstehung

Der Typ-1-Diabetes entsteht durch eine Destruktion der β-Zellen der Pankreasinseln, die zum Insulinmangel führt, welche die Klinik des Typ-1-Diabetes bestimmt. Die selektive Zerstörung der β-Zellen erfolgt durch einen autoimmunen Prozeß, der unter Beteiligung des Endothels durch T-Lymphozyten, Makrophagen und B-Lymphozyten vermittelt wird. Dieser autoimmune Prozeß wird durch verschiedene prädisponierende Faktoren ausgelöst und zeigt eine schrittweise Entwicklung (Abb. 3.6).

3.3.3
Prädisponierende Faktoren

Genetische Prädisposition

Beim Vergleich der Erkrankungsmanifestation von Verwandten ersten Grades zeigt sich, daß monozygote Zwillinge häufiger als HLA-identische Geschwister, dizygote Zwillinge oder nicht-HLA-identische Geschwister an einem Typ-1-Diabetes erkranken. Dies ist als Hinweis auf eine genetische Disposition des Typ-1-Diabetes zu werten (Tillil et al. 1987; Barnett et al. 1981; Olmos et al. 1988; Abb. 3.7).

Als gesichert kann die Assoziation des Typ-1-Diabetes mit einem bestimmten Muster des Major Histocompartibilitätskomplexes (MHC) angesehen werden. Die genetische Information des MHC ist auf dem Chromosom 6q12 (IDDM 1) lokalisiert. Vor allem kommen HLA-Klasse-II-Antigene (v. a. HLA-DR3, 4) in Betracht (Abb. 3.8). Einzelne HLA-Klasse-I-Antigene (HLA-B 8, 15) wurden ebenfalls untersucht, es zeigte sich jedoch, daß diese z. B. bei Japanern und

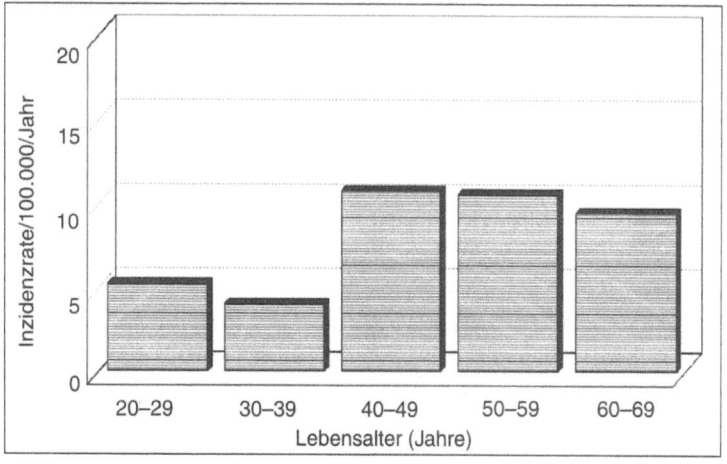

Abb. 3.5. Jährliche Inzidenz des Typ-1-Diabetes bei Amerikanern, die älter als 20 Lebensjahre sind (Betrachtungszeitraum: 1985–1989). (Mod. nach Libman et al. 1993)

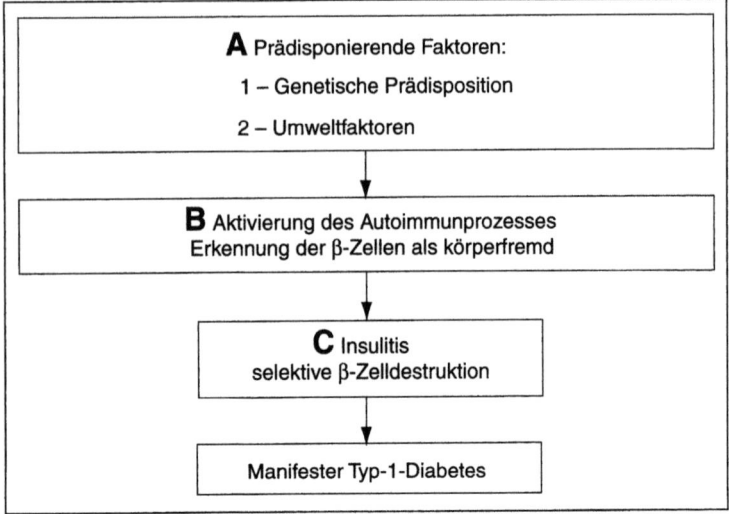

Abb. 3.6. Schematische Darstellung der Entstehung des Typ-1-Diabetes. Erklärung zu *A1, A2, B* und *C* siehe Text

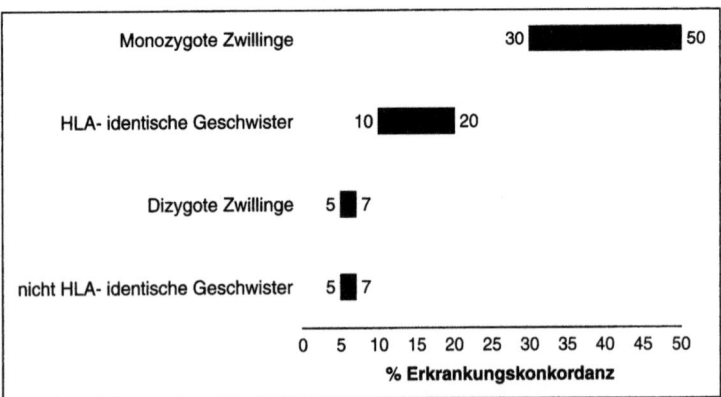

Abb. 3.7. Manifestationskonkordanz des Typ-1-Diabetes bei Zwillingen und Geschwistern. *Horizontale Balken* stehen für die Erkrankung beider Geschwister am Typ-1-Diabetes von minimaler bis maximaler Prozentzahl

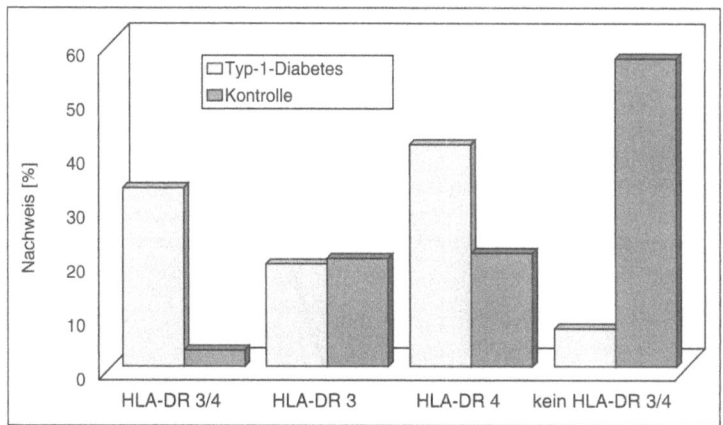

Abb. 3.8. HLA-DR-3- und/oder 4-Antigene als Risikoanzeiger bei Patienten mit Typ-1-Diabetes im Vergleich zur gesunden Kontrolle. (Mod. nach Thomson et al. 1988)

Chinesen nicht vorkommen, obwohl diese auch (wenn auch seltener) am Typ-1-Diabetes erkranken.

Insgesamt liegen bei Typ-1-Diabetikern zu 95% HLA-Antigene der Klasse II (HLA-DR3 und/oder HLA-DR4) vor. Eine weitere Assoziation besteht mit HLA-DQ-Antigenen. Bei Typ-1-Diabetikern durchgeführte bevölkerungsspezifische Untergruppenanalysen der MHC-Klasse-II-Antigene konnten positiv, aber auch negativ assoziierte HLA-Antigene (sog. „protektive" Antigene) nachweisen. In Tabelle 3.1 zusammengetragene Daten stammen aus einer Vielzahl verschiedener Veröffentlichungen. Aus diesem Grund sind nur Angaben über die Assoziation, aber keine Angaben über das exakte prozentuale Vorkommen der einzelnen Antigene möglich.

Das Insulingen (TH-INS-IGF2, IDDM 2) ist auf Chromosom 11p15 lokalisiert und weist einen ausgeprägten Polymorphismus an der 5′-Region (Position –596) auf. Hier liegt eine variable Anzahl von mehrfachen Wiederholungen (variable number of tandem repeats, VNTR) bestehend aus der Repetition von z. Z. bekannten 13 verschiedenen, 14–15 Basenpaaren langen Oligonukleotiden (A [C/T] A G G G G T [G/C] [T/C/G] [G/T] [G/T/A] G [G/C/T]) vor. Der Polymorphismus ist in drei unterschiedliche Klassen in bezug auf deren Anzahl an wiederholten Oligonukleotidsequenzen unterteilt (s. Übersicht).

Tabelle 3.1. Assoziation zwischen HLA-Klasse I- sowie -Klasse-II-Antigenen und Typ-1-Diabetikern verschiedener ethnischer Gruppen. (Mod. nach Cavan et al. 1997)

Antigene	Europäer	Afrikaner	Asiaten	Chinesen	Japaner
HLA-Klasse-I-Antigene					
B8	+	+	A–	N	N
B15	+	A	A	A	A
HLA-Klasse-II-Antigene					
DR3	+	+	+	+	N
DR4	+	+	+	A+	+
DR7	A–	+	A	A	A
DR9	A	+	A	A	+
DR13	–	A–	A–	A	A–
DR15	–	–	–	A	A
DQA1*0102	–	–	A–	A–	A–
DQA1*0103	–	N	–	N	A–
DQA1*0201	–	A–	–	N	N
DQA1*0301	+	+	+	A	+
DQB1*0201	+	+	+	A	A
DQB1*0302	+	+	+	A+	A
DQB1*0602	–	–	–	N	A–
DQB1*0603	–	–	–	N	N
DQ-TAP2*0101	A–	nu	nu	nu	nu
DQ-TAP2*0201	A+	nu	nu	nu	nu

+ positive Assoziation; – negative Assoziation: *A* keine Assoziation; *A*+ unklar, eher positiv assoziiert; *A*– unklar, eher negativ assoziiert; *N* selten oder nicht vertreten; *nu* nicht untersucht

Anzahl der Wiederholungen der Oligonukleotide (A [C/T] A G G G G T [G/C] [T/C/G] [G/T] [G/T/A] G [G/C/T]) der einzelnen Klassen des VNTR

VNTR-	Anzahl der Oliginukleotidwiederholungen
Klasse I	27–45
Klasse II	etwa 80
Klasse III	etwa 150

Der Nachweis von VNTRs zeigte eine positive Assoziation mit einem relativen Risiko von 2,8 (p<0,001) zu europäischen Typ-1-Diabetikern (Hitman et al. 1985; Bell et al. 1984). In diesen Studien wurde keine Differenzierung der VNTR in ihre Klassen vorgenommen. Bennett et al. wiesen einen Zusammenhang zwischen verschiedenem Aufbau des VNTR und der Erkrankungswahrscheinlichkeit nach (Bennett et al. 1995). VNTR Klasse I scheinen mit einem erhöhten Erkrankungsrisiko als die anderen Untergruppen einherzugehen. Es konnte gezeigt werden, daß Individuen mit Klasse-I-VNTR eine geringere Insulinsekretion sowie eine verminderte Insulingen-Expression als Klasse III-VNTR-Träger haben. Diese Ergebnisse konnten jedoch von anderen Gruppen nicht bestätigt werden. Möglicherweise sind die unterschiedlichen Beobachtungen durch methodische Unterschiede zu erklären. Somit ist eine letztendliche Aussage über die VNTR zu diesem Zeitpunkt noch nicht möglich (McGinnis et al. 1995; Owerbach et al. 1996).

Mittels der Anwendung verschiedenster Mikrosatellitenmarker wurden weitere auf anderen Chromosomen lokalisierte Regionen vornehmlich bei Zwillingen und Geschwistern untersucht. Es konnten einige Loci, die in der Tabelle 3.2 aufgeführt sind, nachgewiesen werden. Die untersuchten Fallzahlen lassen jedoch keine Risikoaussage über die Erkrankungswahrscheinlichkeiten eines Typ-1-Diabetes zu. Sie sind z. Z. als phänomenologische Beobachtungen zu werten.

Wegen der rasanten Forschung auf dem Gebiet assoziierter Gene kann Tabelle 3.2 dem Anspruch der Vollständigkeit nicht nachkommen. Das Risiko, an einem Typ-1-Diabetes zu erkranken, kann nach den vorliegenden Daten als polygenetisch angesehen werden. Zur Zeit wird versucht, eine „genetische Karte" zu erstellen, die das Risiko, an einem Typ-1-Diabetes zu erkranken, abschätzen läßt.

Umweltfaktoren

Die beschriebene genetische Prädisposition ist für die Genese eines Typ-1-Diabetes nicht hinreichend. Dies geht aus der unter 50%igen Konkordanz (Erkrankung beider) eineiiger Zwillinge bei der Ausbildung eines Typ-1-Diabetes hervor.

Tabelle 3.2. Mit Typ-1-Diabetes assoziierte Genregionen des Menschen

Benennung	Chromosom	Assoziierte Genloci	Autor
IDDM 1	6q12	HLA-Antigene	Cavan et al. 1997
IDDM 2	11p15	TH, INS, IGF-II, VNTR	Bennett et al. 1995
IDDM 3	15q26	IGF I Rezeptor	Cheetham et al. 1993
IDDM 4	11q13,	FGF3	Hashimoto et al. 1994
IDDM 5	6q	SOD2	Pociot et al. 1993
IDDM 6	18q12 - q21	nicht beschrieben*	Merriman et al. 1997
IDDM 7	2q31 - q33	nicht beschrieben*	Copeman et al. 1995
IDDM 8	6q27	nicht beschrieben*	Davies et al. 1996
IDDM 12	2q33	CTLA-4	Awata et al. 1998
IDDM 13	2q	IGFBP2	Morahan et al. 1996
–	7	GCK3	Rowe et al. 1995

*Bei diesen Regionen ist die Bindung von Mikrosatellitenmarkern bei Typ-1-Diabetikern im Vergleich zu gesunden Kontrollen positiv assoziiert. Diese Marker banden nicht in Regionen, in denen bestimmte Gene kodiert sind. Abkürzungen: *IDDM* Insulin dependent diabetes mellitus; *TH* Tyrosin Hydroxylase Gen; *INS* Insulin Gen; *IGF-II* Insulin Like Growth Factor II Gen; *VNTR* Varible Number of Tandem Repeats; *IGF I* Rezeptor Insulin Like Growth Factor Receptor I Gen; *FGF3* Fibroblast Growth Factor 3; *SOD2* Superoxid Dismutase Gen 2; *IGFBP2* Insulin Like Growth Factor Binding Protein 2 Gen; *GCK3* Glukokinase Gen 3

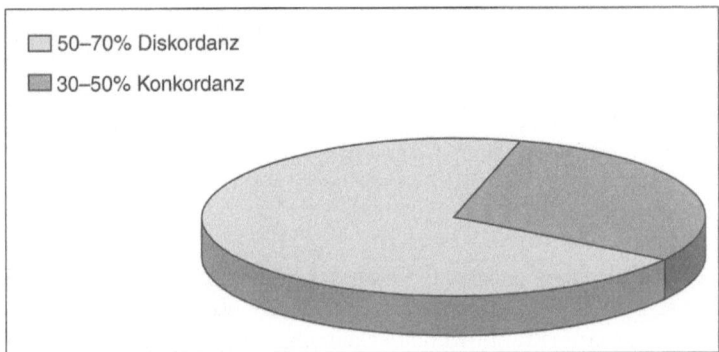

Abb. 3.9. Auftreten eines Typ-1-Diabetes bei eineiigen Zwillingen. Konkordanz steht für das Auftreten des Typ-1-Diabetes bei beiden, Diskordanz nur bei einem der beiden eineiigen Zwillinge

Neben viralen Infektionen und besonderer Ernährung, kommen toxische Substanzen, die z. B. in Tiermodellen einen Typ-1-Diabetes induzieren können, als Umweltfaktoren in Betracht.

Viren

Für intrauterine virale Infektionen mit dem Rubellavirus wurde eine Diabetesmanifestation bei 15–40% der geborenen Kinder beobachtet. Aber es wurde keine eindeutige Stagnation der steigenden Inzidenz des Typ-1-Diabetes in Finnland nach der Einführung der Impfung gegen Rubella-, Röteln- und Mumpsvirus beobachtet. (Abb. 3.10). Die Daten zeigen nur andeutungsweise, am ehesten in der Altersgruppe 5.–9. Lebensjahr, eine gleichbleibende Inzidenz.

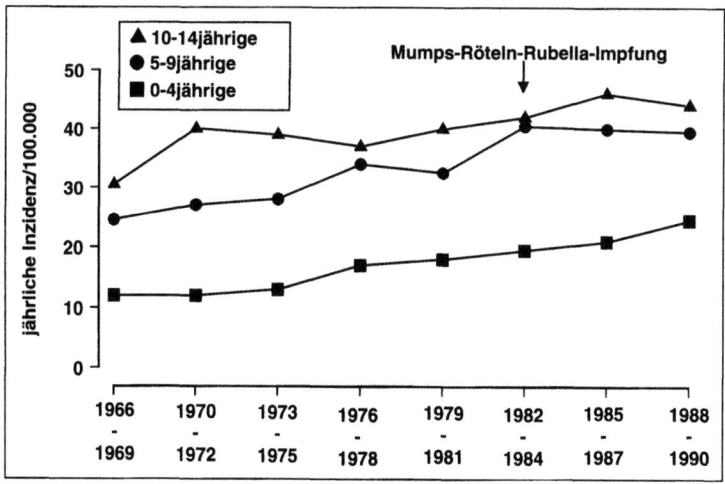

Abb. 3.10. Weitere Progression der Diabetesinzidenz bei finnischen Kindern auch nach Empfehlung einer Röteln-Rubella-Mumps-Impfung (*Pfeil*). (Mod. nach Hyöty et al. 1993)

Es wurden Assoziationen zwischen Virusinfektionen und Typ-1-Diabetes für den Coxsackie B-, einen $IDDMK_{1,2}22$ benannten Retrovirus (s. unten) sowie den Zytomegalievirus beschrieben. 29–33% der Typ-1-Diabetiker weisen IgM-Antikörper gegen Coxsackie B (gegenüber 5–8% in der Kontrollgruppe) auf. Zytomegalievirus-DNA konnte bei 22% der Typ-1-Diabetiker in deren Lymphozyten (Kontrolle: 2,6%) nachgewiesen werden (Foulis et al. 1997). Diese Beobachtungen stellen allerdings keinen kausalen Zusammenhang zwischen Virusinfektion und Typ-1-Diabetes her, denn beide Manifestationen könnten parallel aufgetreten sein. Aus diesem Grund führte man Studien an verschiedenen Tierspezies, die kontrolliert mit Viren infiziert wurden, durch. In der folgenden Übersicht sind die Viren, die einen Typ-1-Diabetes in Tieren auslösen, wiedergegeben. In diesen Modellen konnte ein direkter Zusammenhang zwischen Virusinfektion und dem Auftreten eines Typ-1-Diabetes gezeigt werden.

Viren, die eine Assoziation zum Typ-1-Diabetes haben bzw. im Tiermodell einen Typ-1-Diabetes auslösen können

Mensch	Tier
Rubellavirus	EMC-M-Virus (Maus)
Mumpsvirus	EMC-D-Virus (Maus)
Coxsackie B Virus	Kilham's Rat Virus (Ratte)
$IDDMK_{1,2}22$	p73 Antigen, A-Typ-Retrovirus (Ratte)
	Bovine viral diarrhoe mucosal virus (Rind)

Conrad et al. (1994) berichteten über ein mikrobielles Superantigen (SAG), welches einem viralen oder bakteriellen Produkt/Protein entspricht. Das SAG scheint die Interaktionen zwischen den HLA-Klasse II und polyklonalen T-Zellen vermitteln zu können. Dies führt über den CD3-Komplex zur Aktivierung der T-Zelle.

Das HLA-(MHC)-Klasse-II-Molekül auf der antigenpräsentierenden Zelle ist aus einer α- und β-Kette aufgebaut. Diese beiden Ketten bilden eine Antigenbindungsstelle. Der auf der T-Helferzelle lokalisierte T-Zellrezeptor (TCR) erkennt die Struktur von HLA-Klasse-II-Molekül und Antigen (Antigenpräsentation). Das SAG ist ein virales oder bakterielles Produkt, welches an den HLA-Antigen-T-Zellrezeptorkomplex bindet. Das SAG steht in Kontakt zum HLA-Komplex und zum Vβ-Segment des TCR und stabilisiert zusätzlich mit CD4-

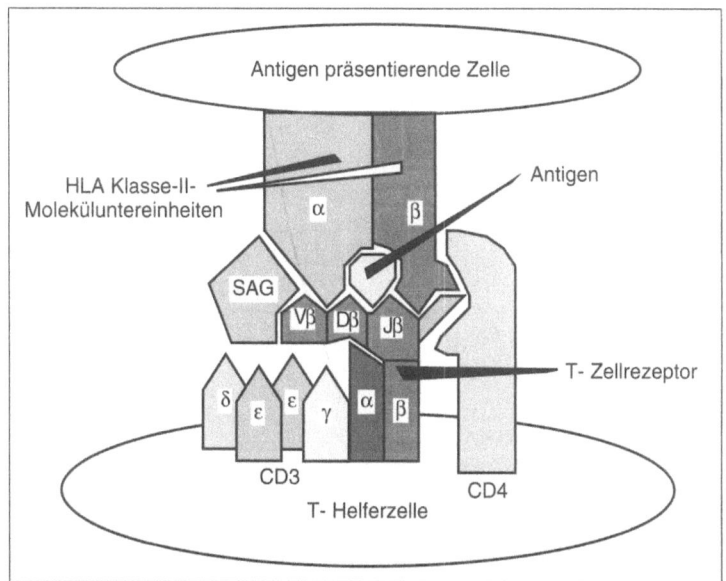

Abb. 3.11. Interaktion zwischen Superantigen (SAG), Antigen, HLA-Klasse-II-Molekül auf der antigenpräsentierenden Zelle und dem T-Zellrezeptor auf der T-Helferzelle

Molekülen den Gesamtkomplex. Die intrazelluläre Signalvermittlung erfolgt über den CD3-Komplex. Es ist noch nicht geklärt, ob ein Antigen Mitvoraussetzung zur Bildung dieses Komplexes ist, oder ob das SAG allein den Komplex ausreichend stabilisiert um eine T-Helferzellaktivierung zu erwirken. (Mod. nach Pietropaolo et al. 1996)

Voraussetzung für diese Interaktion ist das Vorhandensein von HLA-Klasse-II-Proteinen (s. Abb. 3.8 und Tabelle 3.1) auf der Zelloberfläche der Zielzelle und einer oder mehrerer definierter variabler (V)β-T-Zell-Rezeptoren (TCR) auf T-Lymphozyten. Die Arbeitsgruppe um Conrad wies eine erhöhte Expression von Vβ7-TCR bei 2 Typ-1-Diabetikern nach. In weiteren Untersuchungen zeigte diese Arbeitsgruppe das Vorhandensein eines von ihnen $IDDMK_{1,2}22$ benannten Retrovirus, der bei Typ-1-Diabetikern (nicht jedoch in gesunden Kontrollen) nachweisbar war. Dieses Retrovirus gehört zur

Gruppe der Herpesviren K (HERV-K) und dem assoziierten Mammary Mouse Tumor Virus und wird von Typ-1-Diabetiker-T-Lymphozyten freigesetzt. Des weiteren scheint das $IDDMK_{1,2}22$ das SAG zu kodieren. Diese Untersuchungen weisen einen direkten Zusammenhang zwischen Virusinfektion und dem Typ-1-Diabetes auch beim Menschen nach (Conrad et al. 1997). Unklar ist, ob neben dem SAG noch ein spezifisches Antigen zur Auslösung der T-Zell-vermittelten Destruktion nötig ist. Sehr wahrscheinlich ist jedoch, daß neben dem SAG noch weitere Voraussetzungen erfüllt sein müssen, um einen Typ-1-Diabetes, d. h. die selektive β-Zelldestruktion einleiten zu können.

Ernährung

Als weiterer Umweltfaktor in der Pathogenese des Typ-1-Diabetes wird die Ernährung diskutiert. Es konzentrieren sich die Untersuchungen auf die Ernährung von Neugeborenen. Einige Daten zeigen, daß gestillte Kinder eine geringere Erkrankungswahrscheinlichkeit aufweisen als mit Ersatzmitteln auf Kuhmilchbasis ernährte (Dahlquist et al. 1993). Der Nachweis von Antikörpern gegen einige Kuhmilchproteine bei erkrankten Kindern stützt diese Untersuchungen (Virtanen et al. 1994). Es wurde im Rinderserumalbumin ein Epitop entdeckt, welches mit p69, einem β-Zelloberflächenprotein, kreuzreagiert. Es liegen jedoch widersprüchliche Ergebnisse in retrospektiven Studien betreffend die Ernährung Neugeborener vor. So ergab sich in einer Untersuchung in Brasilien, daß Nichtstillen und Exposition gegenüber Kuhmilchpulver vor dem 8. Lebenstag als Risikofaktor für einen Typ-1-Diabetes anzusehen ist (Gimeno et al. 1997). Eine ebenfalls retrospektive Studie in Sardinien konnte jedoch keinen Zusammenhang zwischen Typ-1-Diabetes und Neugeborenenernährung erkennen (Meloni et al. 1997).

Die Beeinflussung der Typ-1-Diabetes-Manifestation über Ingestion verschiedener Substanzen kann als Hinweis auf die Möglichkeit, über bestimmte diabetogene Bestandteile in der Nahrung einen Typ-1-Diabetes zu induzieren, gewertet werden. Es liegen z. Z. jedoch keine gesicherten Daten vor, die solche diabetogene Nahrungsbestandteile identifizierten.

Tabelle 3.3. Ergebnisse zweier retrospektiver Studien bezüglich des Zusammenhangs zwischen Typ-1-Diabetes und Neugeborenenernährung in Brasilien und Sardinien. Gimeno et al. untersuchten 346-Typ 1-Diabetiker unter 18 Jahren im Vergleich zu 346 Kontrollpersonen. Meloni et al. untersuchten jeweils 100 Fälle. (Mod. nach Meloni et al. 1997 und Gimeno et al. 1997)

Gimeno et al. (Brasilien)		Meloni et al. (Sardinien)	
Variable	Odds Ratio	Variable	Odds Ratio
Ausschließlich Muttermilch		*Ausschließlich Muttermilch*	
>60 Tage	1*	>6 Monate	1*
0-7 Tage	2,04 (1,25–3,35)	0 Monate	0,36 (0,14–0,94)
Beginn mit Kuhmilch		*Beginn mit Kuhmilch*	
>60 Tage	1*	>6 Monate	1*
0-7 Tage	2,29 (1,37–3,83)	<3 Monate	0,62 (0,24–1,63)

*Festgelegte Odds Ratio mit 1 (im Vergleich zur Kontrollgruppe) und Kalkulation der jeweiligen Odds Ratio der anderen Gruppen

Toxische Substanzen

Ein Beispiel einer β-zelltoxischen Substanz ist Streptozotozin, eine aus *Streptomyces acromogenes* gewonnene alkylierende Substanz (Nitrosurea), die eine β-zellspezifische Zerstörung auslösen kann (s. unter Therapie von Insulinomen).

Aktivierung des Autoimmunprozesses

Der Induktionsmechanismus der autoimmunen Zerstörung der β-Zellen wird in Abb. 3.12 dargestellt.

Auf dem Boden einer genetischen Disposition, auf die im Abschnitt Epidemiologie, prädisponierende Faktoren eingegangen wurde, wird die autoimmune Reaktion gegen β-Zellen über einen oder mehrere Zusatzfaktoren (sog. Trigger) in Gang gebracht. In erster Linie werden virale Infektionen (erhöhte Häufigkeit der Erstmanifestation im Herbst und Winter) als Trigger vermutet. Eine Hypothese geht davon aus, daß von Viren sensibilisierte Lymphozyten fälschlicherweise β-Zellen als fremd erkennen und zerstören. In einer Vielzahl von Untersuchungen konnte eine Kreuzreaktivität zwischen Virusproteinen und Oberflächenproteinen der β-Zellen nachgewiesen werden. Diese

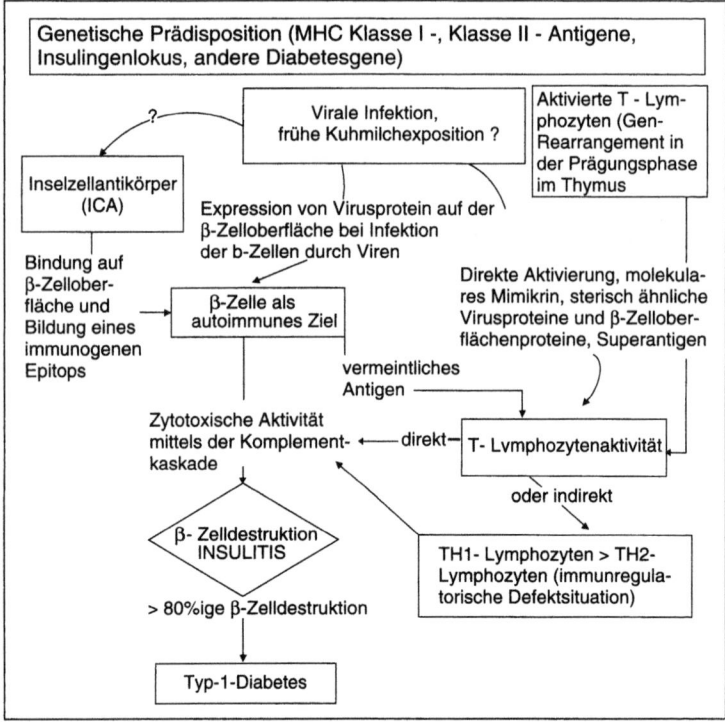

Abb. 3.12. Umsetzung des autoimmunen Prozesses bezüglich der Genese des Typ-1-Diabetes

chenprotein wird als molekulares Mimikrin bezeichnet (Atkinson et al. 1994; Karounos et al. 1993; Conrad et al. 1994). Kürzlich konnte sogar eine direkte Infektion der β-Zellen durch einen Retrovirus nachgewiesen werden. In diesem Fall würde im Rahmen der Immunantwort auf die virale Infektion eine direkte β-Zellzerstörung erfolgen (Conrad et al. 1997). Der Mechanismus des molekularen Mimikrins wird auch für die Auslösung der Immunreaktion bei früher Exposition gegenüber Kuhmilchproteinen vermutet (Pietropaolo et al. 1993; Karjalainen et al. 1992). Es liegen jedoch bezüglich dieses Triggers uneinheitliche Daten vor (s. Tabelle 3.3). Ein weiterer Trigger der autoimmunen Destruktion könnte das Auftreten von Inselzellautoantikörpern (ICA) sein. Es konnte gezeigt werden, daß durch die Bindung von ICA auf den β-Zellen ein Epitop entsteht, welches mit Hilfe von T-Lymphozyten über die Komplementkaskade eine Destruktion herbeiführt (Eisenbarth et al. 1981; Dobersen et al. 1980). Losgelöst von der Theorie der Triggerung des autoimmunen Prozesses ist die Hypothese, daß über ein Gen-Rearrangement eine Population von gegenüber Inselzelloberflächenproteinen aktivierten T-Lymphozyten in der Prägungsphase im Thymus bei Erkrankten vorliegt und diese die selektive Inselzellzerstörung vollziehen (Kwok et al. 1990).

Für die T-zellvermittelte autoimmune Genese des Typ-1-Diabetes liegen einige direkte und indirekte Argumente vor:

Als direktes Argument ist die Übertragbarkeit oder auch das Wiederauftreten des Typ-1-Diabetes bei transplantierten Patienten anzusehen. So ist beschrieben, daß bei pankreastransplantierten Patienten mit einem Organ von HLA-identischen Spendern ein Diabetesrezidiv auftrat (Sibley et al. 1985). Es konnte gezeigt werden, daß es innerhalb von ca. 2 Monaten zu einer Akkumulation immunkompetenter Zellen in den Pankreata pankreastransplantierter Typ-1-Diabetiker kam. Nach Einwanderung der immunkompetenten Zellen kam es zu einem selektiven Abfall der β-Zellen (bei gleichbleibenden α-Zellen), (s. Abb. 3.13).

Ein anderes Beispiel ist der Fall einer an einem myelodysplastischen Syndrom erkrankten Patientin (kein Diabetes, ICA und IAA negativ), bei der vier Jahre nach Knochenmarktransplantation von ihrem HLA-identischen Zwillingsbruder, der zum Zeitpunkt der Transplantation an einem manifesten Typ-1-Diabetes (ICA positiv) litt, ein klassischer Typ-1-Diabetes auftrat. Die Patientin wurde ICA- und IAA-positiv (Lampeter 1993).

Auch im Tiermodell kann durch die Übertragung von T-Lymphozyten oder Antikörpern von an Typ-1-Diabetes erkrankten Tieren in gesunde Tiere bei diesen ein Typ-1-Diabetes ausgelöst werden. Es wurde beschrieben, daß nach einer Sensibilisierung von T-Zellen gegen β-Zellen-Oberflächenproteine ebenfalls ein Typ-1-Diabetes induziert werden konnte.

Zusätzliches Argument für die autoimmune Genese des Typ-1-Diabetes ist die Verlangsamung des Krankheitsverlaufes mittels der Gabe von Immunsuppressiva oder auch des Einsatzes von spezifischen Antikörpern (Vialettes et al. 1991; Skyler et al. 1993; Leslie et al. 1985; Ludvigsson et al. 1983; Yilmaz et al. 1993).

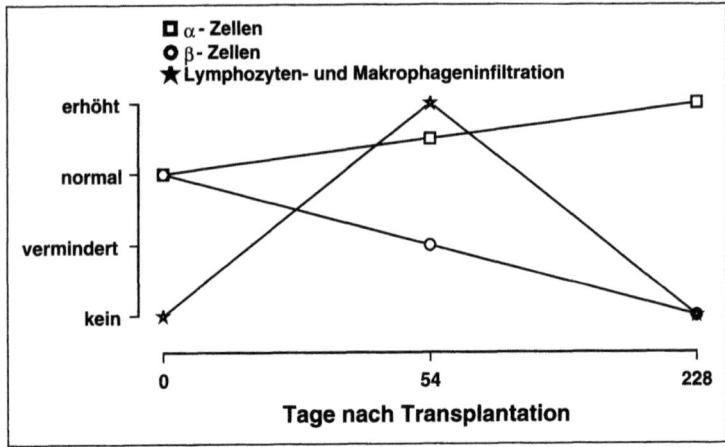

Abb. 3.13. Verlauf der Inselhistologie transplantierter Pankreata bei Typ-1-Diabetikern. Es zeigt sich eine lymphozytär vermittelte Eliminierung der β-Zellen in den Transplantaten. Der prozentuale Anteil der α-Zellen nimmt bezogen auf die durch β-Zellverlust verkleinerten Inseln relativ zu. In die Betrachtung sind jeweils Pankreata von drei Transpalantierten eingegangen. Die Tage nach Transplantation sind als Durchschnitt aus jeweils drei Zeitangaben wiedergegeben. (Mod. nach Sibley et al. 1985)

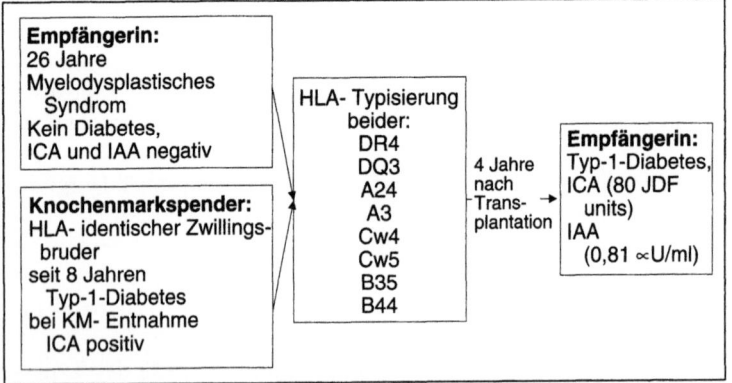

Abb. 3.14. Knochenmarktransplantation zwischen zwei Zwillingen mit der Übertragung eines Typ-1-Diabetes durch den Spender. *KM* Knochenmark; *JDF* Juvenile Diabetes Foundation; *IAA* Konzentration bei 88 Kontrollpersonen: 0,51 μU/ml

Die T-zellvermittelte Destruktion der β-Zellen erfolgt direkt, wie oben beschrieben, oder indirekt über ein Ungleichgewicht zwischen zwei Formen von T-Helferzellen, einer sog. immunregulatorischen Defektsituation. Beide Phänomene können auch paralell vorliegen. Bei Typ-1-Diabetikern wurde ein Ungleichgewicht zwischen T-Helfer-1-Zellen (TH1) und T-Helfer-2-Zellen (TH2) gefunden (Katz et al. 1995; Roep et al. 1996a; Roep et al. 1996b). Der folgende Regelkreis (Abb. 3.15) beschreibt die Auswirkung dieser immunregulatorischen Defektsituation.

Die antigenpräsentierende Zelle verschiebt über immunogene Signale das Gleichgewicht zwischen TH1-Zellen und TH2-Zellen zugunsten der TH1-Zellen. Diese Gleichgewichtsverschiebung wird ihrerseits durch die von diesen TH-Zellen produzierten Mediatoren unterstützt und leitet die selektive β-Zellzerstörung durch Makrophagen und zytotoxische T-Zellen ein und unterhält diese. (Mod. nach Rabinovitch et al. 1994).

Die TH1 unterstützen mittels der von ihnen gebildeten Zytokine (IL2, IFNγ) zytotoxische T-Zellen bei der Destruktion der β-Zellen und unterdrücken die Aktivität von TH2, die ihrerseits über ihre Zytokine (IL4, IL10) eine Hemmung der zytotoxischen T-Zellen vermitteln würden. Ein Übergewicht an TH1 mündet somit in eine vermehrte Zerstörung der β-Zellen und in einen Typ-1-Diabetes. Der Nachweis dieses Ungleichgewichtes der beiden T-Helferlymphozytenpopulationen wurde jedoch nur indirekt über die Bestimmung des vorhandenen Zytokinprofils bei den Patienten bestimmt. Wie diese immunregulatorische Defektsituation genau ausgelöst wird, ist unklar (Rabinovitch et al. 1994).

Als Modell zur Erklärung der Pathogenese des Lymphozyteninfiltrats in den Inseln wurden vor allem aus dem Tiermodell (NOD Maus) gewonnene Erkenntnisse zur Aufstellung eines sequentiellen Multistep-Modells der Lymphozytenadhäsion und transendothelialen Migration entwickelt (Abb. 3.16).

Initial vermittelt das Anlagern bzw. Rollen der Lymphozyten an der Endothelwand das L-Selektin, ein an Endothelzellen gebundenes Lektin (Glykoprotein), oder die Interaktion von α4β7 mit MAdCAM-1. Daraufhin scheint eine Stabilisierung der Bindung der Lymphozyten an die Endothelwand über verschiedene chemotaktische und chemokinetische Faktoren (z. B. TNF-α oder auch sog. RANTES = „regulated upon activation, normally T-cell expressed and secreted") zu

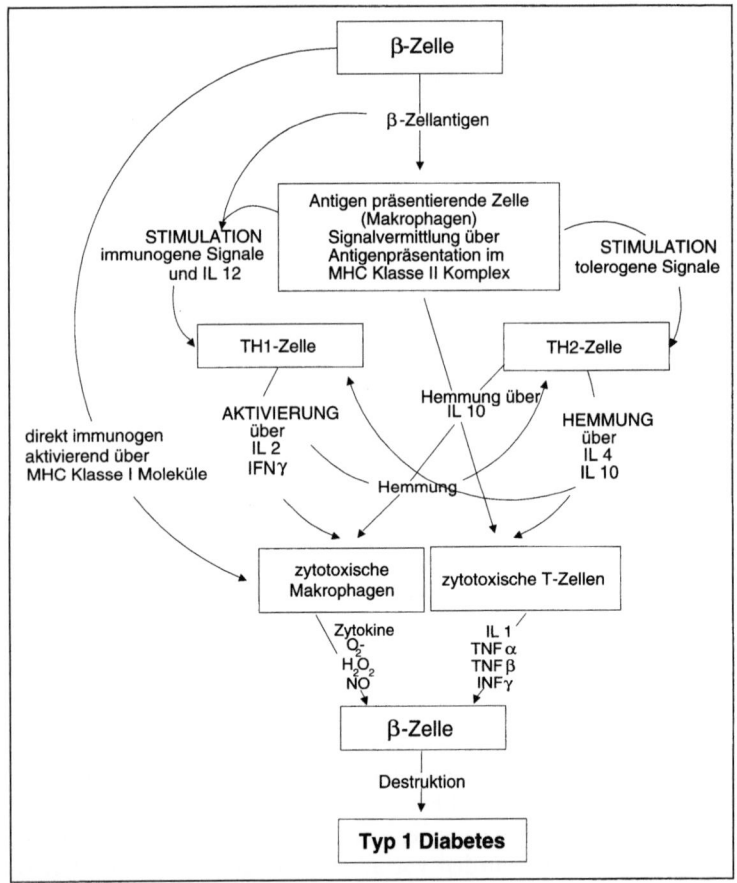

Abb. 3.15. Schematische Darstellung der Regulation der autoimmunen Antwort auf zuvor beschriebene Antigentrigger im Zusammenhang mit der selektiven β-Zelldestruktion beim Typ-1-Diabetes

erfolgen. Auf diesen Schritt folgt dann die Migration (Diapedese) durch die Endothelzellzwischenräume in das umgebende Gewebe (Tabelle 3.4).

In den angesprochenen Studien an Gefäßen infiltrierter Inseln von NOD Mäusen konnten immunhistochemisch MAdCAM-1 auf denEndothelzellen nachgewiesen werden. Die Expression von MAdCAM-1

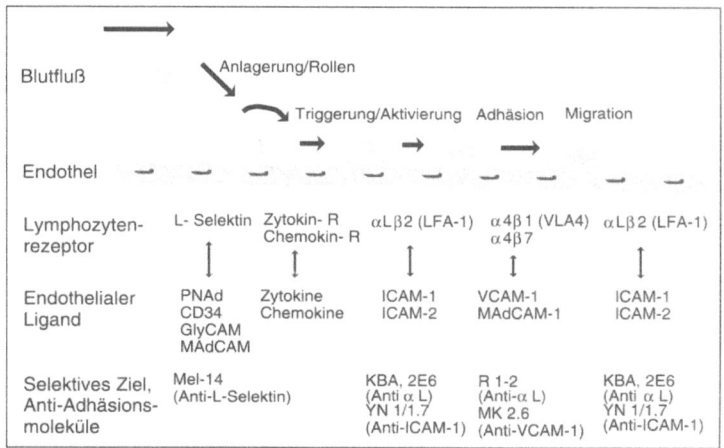

Abb. 3.16. Modell der Vermittlung der Adhäsion zwischen Lymphozyten und Endothel mit folgender Extravasation der Lymphozyten. Das Wandern der Lymphozyten aus dem Blutstrom in das umgebende Gewebe wird durch eine Kaskade von adhäsiven Interaktionen zwischen Endothelzellen und Lymphozyten vermittelt. In diese Interaktion sind eine Vielzahl von Zell-Adhäsionsmolekülen (CAM) involviert. *ICAM* Interzelluläre CAM; *MAdCAM-1* Mukosales Addressin CAM-1; *VCAM-1* Vaskuläres CAM-1; *VLA* sehr spätes Antigen; *LFA-1* Lymphozyten-Funktion-Assoziiertes Antigen-1. (Mod. nach Yang et al. 1996)

tritt in einem sehr frühen Stadium der Insulitis (3–7 Lebenswochen, Periinsulitis) erstmals auf und scheint vor allem die Infiltration durch Makrophagen zu bedingen. Im weiteren Verlauf steigt die Expression von MAdCAM-1 und PNAd (peripheral node addressin). Histologisch liegt dann eine ausgeprägte Insulitis vor (~ 8 Lebenswochen). Daraus isolierte Lymphozyten exprimieren α4β7-Integrin, LFA-1, VLA-4 und CD44, einen T- Zellmarker für aktivierte Memoryzellen. Weiterhin erfaßte CAMs wie ICAM-1 und VCAM-1 konnten auch in nichtinfiltrierten Inseln nachgewiesen werden. Sie werden als Kofaktoren in der Vermittlung der Insulitis bei NOD-Mäusen angesehen.

In einigen wenigen Studien an menschlichen Pankreata konnte eine erhöhte Expression von ICAM-1 bei Insulitis im Vergleich zu gesunden Inseln gesehen werden. Bei zwei untersuchten Patienten konnte eine Expression von VCAM-1 gezeigt werden. Aufgrund der

Tabelle 3.4. Zelladhäsionsmoleküle (CAM): Nomenklatur und Expression

Lymphozyten-adhäsionsmoleküle	Expression	Liganden	Expression
L- Selektin (Mel-14 Ag, CD62L)	Leukozyten	PNAd	periphere Lymphknoten, aktiviertes Endothel (AE)
α4β7 (LPAM-1, α4βP)	Lymphozyten	MAdCAM-1 VCAM-1 (CD106) Fibronectin	mukosale Lymphozyten, AE AE, dendritische Zellen (DZ) extrazelluläre Matrix
αLβ2 (LFA-1, CD11a/CD18)	Leukozyten	ICAM-1 (CD54) ICAM-2 (CD102) ICAM-3 (CDw50)	Endothel, AE, DZ Endothel Leukozyten
αMβ2 (Mac-1, CD11b/CD18)	Monozyten, Neutrophile	ICAM-1 Faktor X Fibrinogen	Endothel, AE, DZ Serum Serum
α4β1 (VLA-4, CD49d/CD29)	Leukozyten	VCAM-1 Fibronektin	AE, DZ extrazelluläre Matrix
Lymphozyten-adhäsionsmoleküle	Expression	Liganden	Expression
α3β1 (VLA-3, CD49c/CD29)	Leukozyten, Endothel-zellen, Epithelzellen	Laminin Fibronektin Kollagen	extrazelluläre Matrix extrazelluläre Matrix extrazelluläre Matrix

ICAM Interzelluläre CAM; *MAdCAM-1* Mukosales Addressin CAM-1; *VCAM-1* Vaskuläres CAM-1; *VLA* sehr spätes Antigen; *LFA-1* Lymphozyten-Funktion-Assoziiertes Antigen-1. (Mod. nach Yang et al. 1996)

geringen Fallzahlen läßt sich jedoch keine eindeutige Aussage über die Bedeutung des ICAM-1 oder auch VCAM-1 bezüglich der Vermittlung der Lymphozytenmigration beim Menschen machen. Interessant ist, daß bei einigen Typ-1-Diabetikern erhöhte Serumspiegel von freiem ICAM-1 nachgewiesen werden konnten (Yang et al. 1996).

Insulitis als pathomorphologisches Bild des Typ-1-Diabetes

Wie eingangs beschrieben ist der Typ-1-Diabetes als Diabetesform definiert, die einen selektiven β-Zellverlust in den Langerhansschen Inseln aufweist. Bei klinischer Manifestation enthalten die Mehrzahl der Inseln entweder keine oder nur noch einzelne β-Zellen und bestehen daher vornehmlich aus α-, δ-und PP-Zellen (s. Übersicht).

Zelltypen des Inselorgans des Pankreas und deren charakteristische Proteinprodukte

Zelle	Charakteristisches Peptidprodukt
α-Zellen	Glukagon
β-Zellen	Insulin
δ-Zellen	Somatostatin
PP-Zellen	Pankreatisches Polypeptid

Histologisch ist die Insulitis durch eine Infiltration der Inselorgane mit T-Lymphozyten (CD4- und CD8-positive Zellen), wenigen Makrophagen (CD14-positiv) sowie B-Lymphozyten gekennzeichnet. Voraussetzung hierfür ist das Vorhandensein von β-Zellen, welches bei Krankheitsverläufen unter 10 Jahren gegeben ist. Die Entzündung erfolgt von der Inselperipherie aus (Periinsulitis) und greift zunehmend auf das gesamte Inselorgan über. Gelegentlich ist, vor allem bei längerem Krankheitsverlauf, eine Fibrosierung der befallenen Inseln zu beobachten. Dann ist keine lymphozytäre Infiltration mehr zu beobachten. Die räumliche Verteilung der einzelnen Zelltypen innerhalb der Inseln bleibt im Vergleich zum Normalbefund erhalten (Abb. 3.17, 18).

Die räumliche Verteilung der infiltrierten Inselorgane ist über das Gesamtpankreas inhomogen. Eine Erklärung für diesen Befund steht noch aus (Abb. 3.19).

Patienten, die nach dem 40. Lebensjahr erkrankten, haben ähnliche, jedoch nicht so ausgeprägte histologische Veränderungen wie die jungen Patienten. Dies ist möglicherweise ein Hinweis für eine bis zum jetzigen Zeitpunkt ungeklärte verminderte Agressivität der β-Zelldestruktion durch die Lymphozyten bei den langsamen Krankheitsverläufen älterer Patienten (Klöppel et al. 1996).

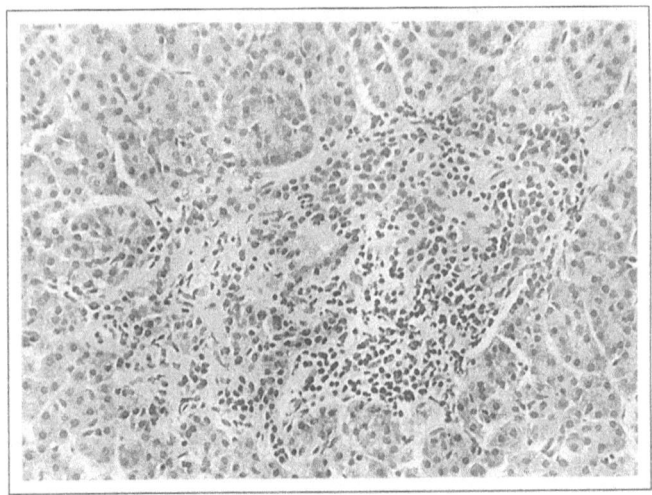

Abb. 3.17. Typ-1-Diabetes zum Zeitpunkt der klinischen Manifestation. Insel mit Insulitis (H&E, 240fach)

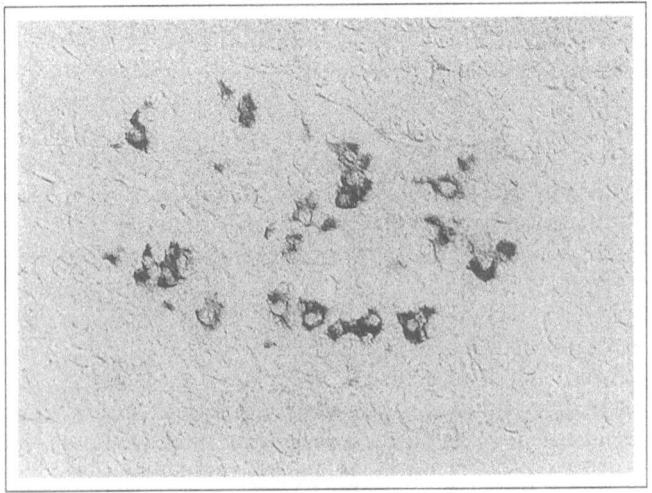

Abb. 3.18. Typ-1-Diabetes zum Zeitpunkt der klinischen Manifestation: Insel mit starker Verminderung der insulinproduzierenden β-Zellen. Immunhistologischer Nachweis für Insulin (250fach)

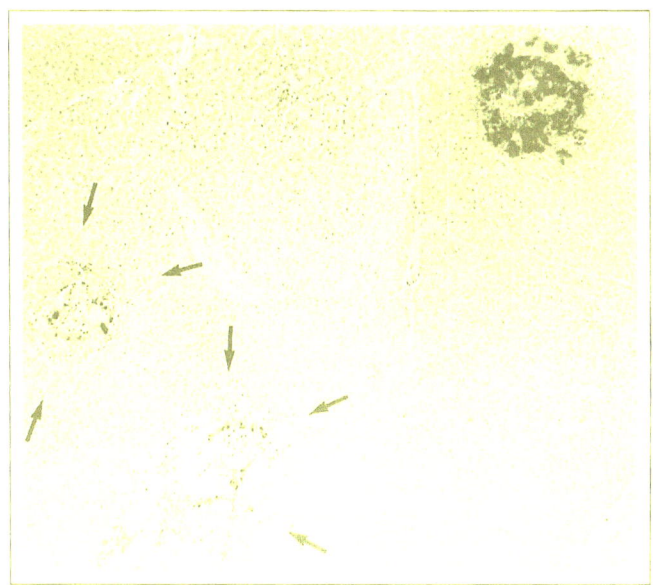

Abb. 3.19. Typ-1-Diabetes zum Zeitpunkt der klinischen Manifestation: Insulin-positive Inseln mit sehr unregelmäßiger Verteilung im Pankreasgewebe. Immunhistologischer Nachweis für Insulin (25fach)

Das Pankreas als solches zeigt eine azinäre Atrophie (durch den Verlust des Insulins, welches einen trophischen Effekt auf die azinären Zellen ausübt). Etwa 2–5 Jahre nach Krankheitsmanifestation haben die Pankreata ein verkleinertes Volumen von <50 ccm (normal: 80–120 cm^3) (Löhr et al. 1987).

3.3.4
Symptome und Beschwerden

Symptome und Beschwerden bei Patienten mit einem Typ-1-Diabetes entstehen auf dem Boden der Nichtverstoffwechselung von Glukose im Körper, die durch einen absoluten Insulinmangel bedingt ist (Abb. 3.20).

Die klinischen Symptome und Beschwerden werden durch die Hypoinsulinämie über zwei Hauptwege bedingt. Neben der konse-

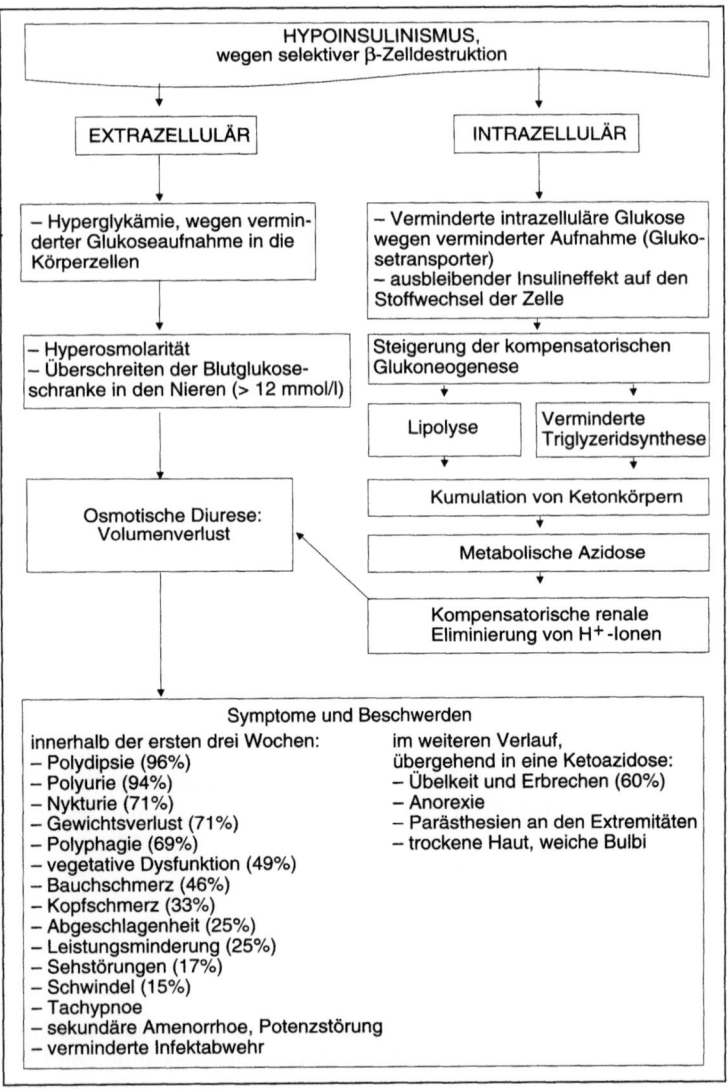

Abb. 3.20. Zusammenhang des Hypoinsulinismus beim Typ-1-Diabetiker mit den klinischen Symptomen und Beschwerden. (Daten zur Häufigkeit nach Scott et al. 1997)

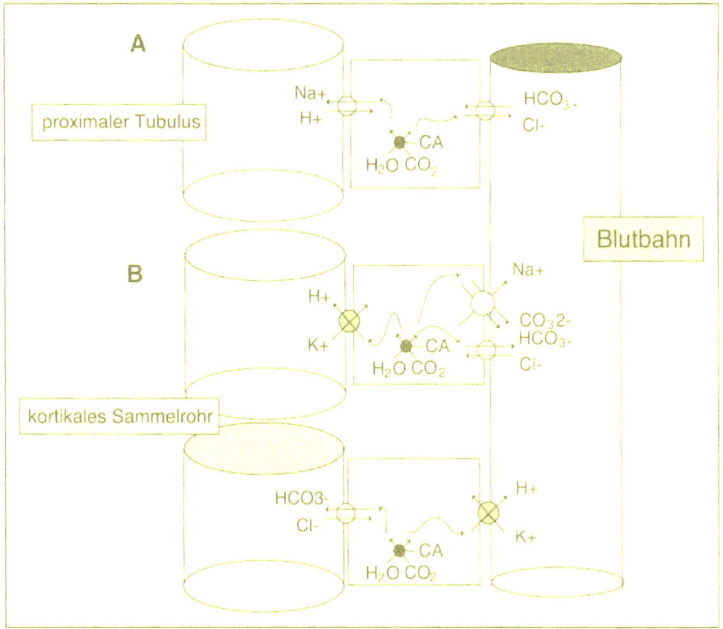

Abb. 3.21. Zelluläre Mechanismen des renalen H^+-Transports. *A* proximaler Tubulus: apikaler Na^+/H^+- Antiport; *B* kortikales Sammelrohr: apikale H^+/K^+-ATPase in den Zwischenzellen vom Typ A; basolaterale H^+/K^+- ATPase in den Zwischenzellen vom Typ B. *CA* Carbohydrase

kutiven Hyperglykämie und der damit verbundenen Glukosurie mit vermehrter Flüssigkeitsausscheidung wird zusätzlich der intrazelluläre Stoffwechsel beeinflußt. Die verminderte intrazelluläre Glukose und die ausbleibende Insulinwirkung (Hemmung von Glukose-6-Phosphatase, Fructosebisphosphatase, Phosphoenolpyruvatcarboxykinase und Pyruvatcarboxylase) bedingt die Induktion der Glukoneogenese in den Leberzellen. Wegen verminderter intrazellulärer Glukose ist die Triglyzeridsynthese in den Leberzellen herabgesetzt. Es werden vermehrt Ketonkörper (β-Hydroxybuttersäure, Azetessigsäure, Azeton) gebildet. Die Kumulation dieser Ketonkörper führt zu einer metabolischen Azidose, welche über Kompensationsmechanismen der Nieren (H^+-Elimination, Abb. 3.21,22) zu einer extrazellulären Dehydratation führt.

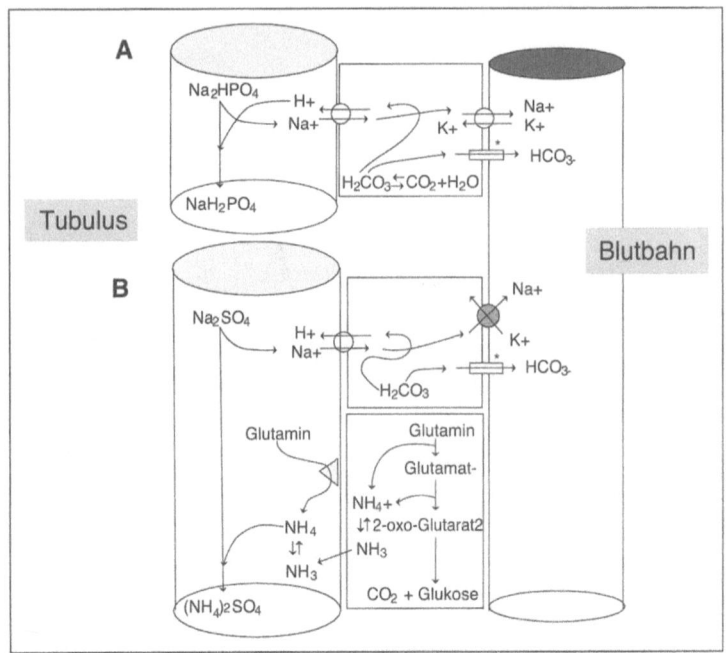

Abb. 3.22. Zelluläre Mechanismen der renalen H^+-Sekretion. *A* Ausscheidung als Phosphat. *B* Sekretion als $NH_3 \leftrightarrow NH_4^+$ und Ausscheidung als NH_4^+. *Basolaterale Transportmechanismen für HCO_3

Im Fettgewebe werden durch die ausbleibende Hemmung des Insulins auf die Triglyzeridlipase aus Triglyzeriden vermehrt freie Fettsäuren gebildet, was zu deren Serumanstieg führt. Die Triglyzeridsynthese ist ebenso wie in den Leberzellen wegen des verminderten intrazellulären Glukosegehaltes vermindert.

Die außerdem wegen der Hyperglykämie vorliegende osmotische Diurese mit Elektrolytverlust bedingt zusätzlich eine intrazelluläre Dehydratation. Diese Stoffwechseldefekte münden in die oben beschriebenen Symptome und Beschwerden. Bei Anhalten der Hypoinsulinämie mit Hyperglykämie über einen längeren Zeitraum tritt eine diabetische Dekompensation in Form eines Komas auf. Das ketoazidotische Koma (s. Abschn. 3.6) entwickelt sich in etwa 1% der Patienten bei Erstmanifestation eines Typ-1-Diabetes.

Krankheitsphasen des Typ-1-Diabetes
1. Präklinische Phase mit Nachweis von ICA, IAA und GAD,
2. Klinische Manifestation (Erstdiagnose),
3. Remissionsphase (Honey moon) in 65% über einige Monate bis zu 1 Jahr,
4. Vollmanifestation des Typ-1-Diabetes.

Der Krankheitsverlauf bzw. die Manifestation des Typ-1-Diabetes erfolgt bei Kindern schneller als bei Jugendlichen oder Erwachsenen. Die Erkrankung geht nach Erstmanifestation bzw. Diagnosestellung und dann sofortig begonnener Insulintherapie in eine Remission über, die etwa 1 Jahr anhält (Püschel et al. 1996). Nach dieser Zeit erfolgt die Vollmanifestation des Typ-1-Diabetes.

Bei Typ-1-Diabetikern liegen gegen β-Zellen gerichtete Autoantikörper vor. Diese Autoantikörper liegen bereits vor klinischer Manifestation des Typ-1-Diabetes vor und verschwinden zum Teil im Laufe der Erkrankung (Tabelle 3.5).

Tabelle 3.5. Autoantikörper und deren Antigene bei Typ-1-Diabetes-Patienten

Antikörper	Antigen	Manifestation [%]
ICA		60–83
GAD65, GAD67	GABA- synthetisierende Glutamatsäuredekarboxylase Enzym	(83)
GM2-1	Monosialogangliosid	(26)
ICA69	β-Zelloberflächenprotein P69	10–20
ICA-512/IA2	38 kD mikrosomales Antigen	50
IA2β	40 kD Antigen	58
Antikörper	Antigen	Manifestation [%]
52 kD AK	Rubella-Virushüllprotein	–
NN	51 kD Antigen	29
IA	Insulin	40–60
Proinsulin AK	Proinsulin	–
Weitere		
CPH AK	Carboxypeptidase H	21

Tabelle 3.5. (Forts.)

Antikörper	Antigen	Manifesta-tion [%]
HSP60 AK	Heat shock protein HP60 (NOD Maus)	–
GLUT2	Glukosetransporter GLUT2	77
150 kD AK	Insulinomoberflächenprotein	–
NN	Polarer Antigen-Antikörper*	–
p38 Jun B	Sulfatid	90
Sulfatid AK		ca. 30
GT3 AK		–

ICA Antizytoplasmatische Antikörper; *IA* Insulinautoantikörper; *AK* Antikörper; *NN* keine Bennnenung; -- kleine Fallzahlen ohne Manifestationsangabe; *Immunfluoreszenznachweis eines Antigens am sekretorischen Pol von Ratteninsulinomzellen

Die Manifestationsgeschwindigkeit des Typ-1-Diabetes scheint von der Antikörpertiterhöhe sowie -anzahl abhängig zu sein. Ein alleiniger ICA Titer >80 Juvenile Diabetes Foundation (JDF) Units birgt eine Erkrankungswahrscheinlichkeit von 40–50% innerhalb von 5 Jahren. Liegen zusätzlich entweder noch IAA oder GAD vor, ist das Risiko erhöht, an Typ-1-Diabetes zu erkranken (Abb. 3.23) (Bingley et al. 1994; Christie et al. 1992).

Häufig liegen bei Erstmanifestation des Typ-1-Diabetes eine oder mehrere der folgenden Erkrankungen oder Lebenssituationen vor:
- Infektionskrankheiten wie
  - Pneumonie,
  - Harnwegsinfekt;
  - gastrointestinale Infekte.;
  - Operationen, Unfälle;
  - Schwangerschaft;
  - Hyperthyreose;
  - Myokardinfarkt;
  - Beginn einer spezifischen medikamentösen Therapie (z. B. Kortikosteroidtherapie).

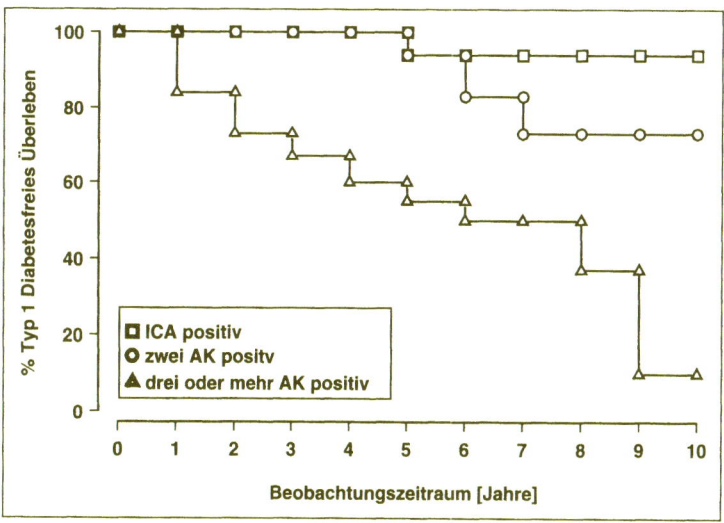

Abb. 3.23. Kumulatives Risiko, bezogen auf die Anzahl erfaßter Antikörper (ICA, IAA, GAD, 37 Kd- oder 40 Kd-Antigen), am Typ-1-Diabetes zu erkranken. Beobachtungszeitraum 10 Jahre. (Mod. nach Bingley et al. 1994)

3.4
Diagnose

3.4.1
Indikation zur Diagnostik

Die Indikation zur Diagnostik ist gegeben (bzw. die Diagnose ist gesichert), wenn im Rahmen einer Routineuntersuchung ein erhöhter Gelegenheitsblutzucker ($\geq$ 200 mg/dl, 11,1 mmol/l Plasmaglukose) oder Nüchternblutzucker ($\geq$126 mg/dl, 7,0 mmol/l Plasmaglukose; entspricht 110 mg/dl, 6,1 mmol/l kapillär oder Vollblut) erfaßt wurden. Als nüchtern ist eine Periode ohne Nahrungsaufnahme von 8 h definiert (The Expert Commitee on the Diagnosis and Classification of Diabetes Mellitus 1997). Weiterhin sind Symptome wie Polyurie und Polydipsie verbunden mit Gewichtsverlust und Leistungsabnahme als Verdacht auf einen Diabetes mellitus zu werten und erfordern eine genauere Diagnostik. Das Auftreten einer diabetischen Stoffwechsellage während einer Schwangerschaft ist ebenfalls als Indikation zur weiteren Diagnostik anzusehen. Die Differenzierung zwischen Typ-1-Diabetes und Typ-2-Diabetes kann meist durch Manifestationsform, Anamnese sowie körperlichen Untersuchungsbefund erfolgen. Nur selten kann die Differentialdiagnose hierüber nicht erreicht werden. Dann kann die Bestimmung von Antikörpern (ICA und GAD) hilfreich sein.

3.4.2
Anamnese

Neben einer ausführlichen allgemeinen Anamnese muß bei der Patientenbefragung im Rahmen der Primärdiagnose dezidiert nach den klassischen Symptomen des manifesten Typ-1-Diabetes gefragt werden (s. Abb. 3.20). Der zeitliche Verlauf bis zur Manifestation der Symptome erlaubt (neben Alter, Familienanamnese, Symptomen und Körpergewicht) die Differenzierung zum Typ-2-Diabetes (s. Abschn 3.4.5).

Anamneseerhebung
- Anamnese: allgemeine Anamnese, Diabetes in Familie?
- Liegen klassische Symptome vor?
- Zeitlicher Verlauf? (DD zum Typ-2-Diabetes)
- Besteht eine familiäre Belastung?
- Diabetische Stoffwechsellage bei einer früheren Schwangerschaft?
- Paralleles Auftreten anderer Erkrankungen mit den Symptomen?
- Leidet der Patient an einer anderen Autoimmunerkrankung?

Da eine genetische Prädisposition beim Typ-1-Diabetes vorliegt, wenn auch geringer als beim Typ-2-Diabetes, muß eine ausführliche Familienanamnese bezüglich an Typ-1- und Typ-2-Diabetes erkrankter Verwandter erfolgen (Tabelle 3.6).

Bei Frauen ist abzuklären, ob diabetische Stoffwechselzustände während einer früheren Schwangerschaft aufgetreten sind. Weiterhin ist auch nach dem Auftreten anderer Erkrankungen, die in zeitlichem Zusammenhang mit dem Auftreten der Symptome stehen, zu fragen (s. Anamneseerhebung).

Die Abklärung, ob eine weitere autoimmune Erkrankung beim Patienten vorliegt, gehört ebenso zur Anamnese: der Typ-1-Diabetes ist Bestandteil dreier verschiedener Formen des Polyglandulären Autoimmun-Syndroms (PAS). Das PAS definiert eine gemeinsame Erkrankung von mindestens zwei endokrinen Erkrankungen (Tabelle 3.7).

Tabelle 3.6. Erkrankungsrisiko für einen Typ-1-Diabetes. Unter Betrachtung der HLA-Konstellation oder einer positiven Familienanamnese. (Mod. nach Scheuner et al. 1997)

Gruppe	Genetischer Typ	Erkrankungsrisiko
Gesamtbevölkerung		
	Insgesamt	1/500
	Keine Risikoallele	1/5000
	HLA-DR3/x oder -DR4/x	1/400
	HLA-DR4 (PCR-Technik)	1/300
	HLA-DR3 oder -DR4	1/150
	HLADR 3/4	1/40
Geschwister		
	Insgesamt	1/14
	HLA Haplotyp gemeinsam 0	1/100
	HLA Haplotyp gemeinsam 1	1/20
	HLA Haplotyp gemeinsam 2	1/6
	HLA Haplotyp gemeinsam 2 und HLADR 3/4	1/5–1/4
Eltern		
	Insgesamt	1/25
	Mutter erkrankt	1/50–1/40
	Vater erkrankt	1/20
Zwillinge		
	Monozygot	1/3
	Dizygot	1/20

Tabelle 3.7 Häufigkeit von Endokrinopathien, insbesondere des Typ-1-Diabetes, weiterer Autoimmunerkrankungen und Begleiterkrankungen bei den verschiedenen Formen des Polyglandulären Autoimmunsyndroms (PAS). (Mod. nach Kahaly et al. 1997)

	PAS Typ I (juveniles PAS)	PAS Typ II (Schmidt-Sydrom)	PAS Typ III
Endokrinopathien			
Typ-1-Diabetes	<20%	50–60%	Vorhanden*
Morbus Addison	60–70%	100%	–
Autoimmunthyreopathie	10%	70–75%	Vorhanden*
Hypoparathyreodismus	80–85%	Selten (im höheren Alter)	–

Tabelle 3.7 (Forts.)

	PAS Typ I (juveniles PAS)	PAS Typ II (Schmidt-Sydrom)	PAS Typ III
Hypogonadismus	12%	Nicht beschrieben	–
Weitere Autoimmunopathien	Alopezie (26%) Perniziöse Anämie (15%) Chronisch aktive Hepatitis (11%) Vitiligo (9%) Malabsorption	Myasthenia gravis Sjögren- Syndrom Perniziöse Anämie Vitiligo	Perniziöse Anämie, lyphozytä e Hypophysitis, Myasthenia gravis, primäre biliäre Zirrhose, Kollagenosen
Begleiterkrankungen	Mukokutane Candidiasis (70–80%)	Keine Candidiasis	–

*Häufigkeitsangaben der einzelnen Erkrankungen beim PAS III liegen aufgrund der geringen Fallzahlen nicht vor

Des weiteren ist der Typ-1-Diabetes zu etwa 42% mit dem Stiff-Man-Syndrom (SMS) assoziiert (Solimena et al. 1990).

3.4.3
Körperliche Untersuchung

Neben einer allgemeinen körperlichen Untersuchung müssen bei Verdacht auf einen Typ-1-Diabetes folgende Befunde im besonderen untersucht werden.

Speziell zu erhebende Befunde bei der körperlichen Untersuchung
- Exsikkationszeichen?
  - Stehende Hautfalten, trockene warme Haut, trockene Schleimhäute, weiche Augenbulbi?
- Infektionsstatus?
  - Hautinfektionen, Infektionen des Urogenitaltraktes.

- Neurologischer Status?
  –Vibrationsempfinden, Parästhesien, sog. Fußvisite.
- Pseudoperitonitische Zeichen (selten) ?
- Ketoazidotische Stoffwechsellage?
  - Ketongeruch der Atmung (Fruchtgeruch)?

Im komatösen Zustand des Patienten ist die körperliche Untersuchung auszudehnen.

Befunderhebung im komatösen Zustand
- Atemqualität?
- Kussmaul-Atmung?
- Untersuchung von Zunge und Abdomen.
- Kreislaufparameter?
- Komastadium?
- Pupillenreaktion, Abwehrbewegungen, Muskeltonus, Reflexe.

3.4.4
Technische Verfahren

Diagnosestellung

Im Zusammenhang auf gemessene Blutzuckerwerte sei hier auf Unterschiede der Grenzwerte bei Blutproben unterschiedlicher Qualität hingewiesen (Tabelle 3.8).

Nach dem „Expert Commitee on the Diagnosis and Classification of Diabetes Mellitus" (Konsensus ADA und WHO 1997) sind Gelegenheitsblutzuckerwerte ≥ 200 mg/dl (Plasmaglukose) mit Vorliegen von Symptomen und zweimalig ≥ 126 mg/dl (Plasmaglukose) bestimmten Nüchternblutzuckerwerten als sichere diagnostische Grenze für

Tabelle 3.8. Blutzuckergrenzwerte verschieden gewonnener Blutproben zur Diagnose des Typ-1-Diabetes. (Mod. nach The Expert Commitee on the Diagnosis and Classification of Diabetes Mellitus 1997)

	Vollblut (venös) mg/dl (mmol/l)	Vollblut (kapillär) mg/dl (mmol/l)	Plasma mg/dl (mmol/l)
Nüchtern	110 (6,1)	110 (6,1)	126 (7,0)
2 h nach Glukose-belastung	180 (10,0)	200 (11,1)	200 (11,1)

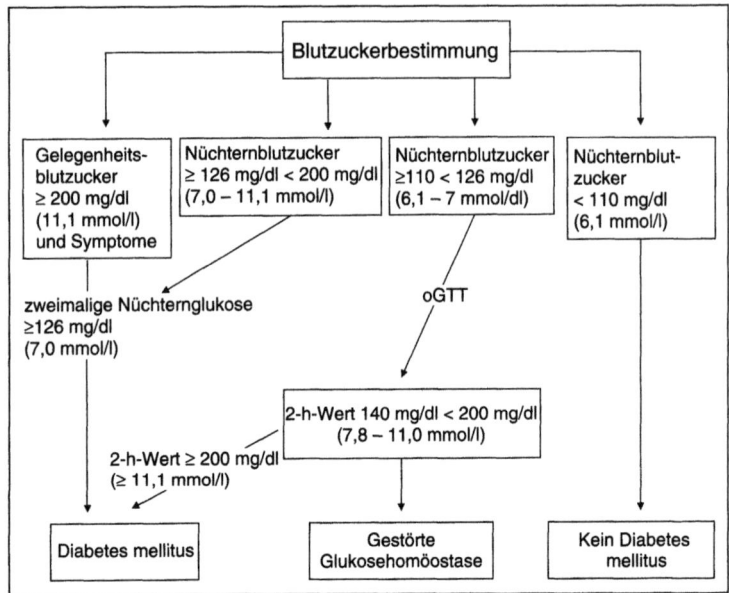

Abb. 3.24. Diagnostischer Weg in der Primärdiagnostik des Diabetes mellitus. Angegeben sind Plasmablutzuckerwerte. (Mod. nach The Expert Commitee on the Diagnosis and Classification of Diabetes Mellitus 1997)

das Vorliegen eines Diabetes mellitus angegeben. Nüchternblutzuckerwerte <110 mg/dl (Plasmaglukose) schließen einen Diabetes mellitus aus. Liegen Nüchternblutzuckerwerte ≥ 110<126 mg/dl (Plasmaglukose) vor, wird die Durchführung eines oralen Glukosetoleranztests (oGTT) gefordert. Hier fließen der Nüchternblutzuckerwert und der Blutzuckerwert nach 2 h in die Diagnostik ein.

Glukosewerte in pathologischen Bereichen bei asymptomatischen Patienten deuten auf eine hohe Wahrscheinlichkeit des Vorliegens eines Diabetes mellitus hin. Zur Sicherung der Diagnosestellung muß mindestens ein erneut gemessener Blutzuckerwert im diabetischen Bereich liegen. Die Diagnose kann jedoch nur gestellt werden, wenn die Bestimmungen absolut korrekt ausgeführt wurden und mögliche Störquellen (siehe unter oraler Glukosetoleranztest) ausgeschlossen worden sind. Ein Diabetes mellitus liegt nicht vor,

wenn beide Meßwerte (Nüchtern- wie 2-h-Wert des oGTT) unter
dem jeweiligen Blutzuckergrenzwert liegen.

Oraler Glukosetoleranztest (oGTT) (100). Der oGTT ist zur Diagnosestellung des Typ-1-Diabetes mellitus nur *sehr selten* notwendig. Er
muß nach einem Nahrungskarenzintervall von 12 h und früh morgens durchgeführt werden. Störparameter (s. Übersicht) müssen
ausgeschlossen sein, oder, wenn nicht möglich, bei der Interpretation des Tests berücksichtigt werden. Der für die Routinediagnostik
als obsolet angesehene intravenöse Glukosetoleranztest (i.v. GTT)
wird nur noch zur Diagnosefindung bei Malabsorptionssyndromen,
die die Glukoseabsorption betreffen, eingesetzt.

Störparameter des oGTT
- Glukoseexzess oder Glukoseentzug (z. B. Hungerversuch) 3 Tage
  vor Testdurchführung,
- Medikamente, die in den Glukosestoffwechsel eingreifen
  - z. B. Benzothaizide, Salizylate, Kortikosteroide, Nikotinsäure,
    Östrogen, Progesteron, Insulin sowie andere antidiabetische
    Substanzen,
- Malabsorptionssyndrome, die die orale Glukoseaufnahme betreffen
- Vorliegen einer Infektion (z. B. gastrointestinale Infektionen, die
  mit einer Resorptionsstörung einhergehen)
- Zustand nach Trauma,
- Verminderte physische Aktivität (Bettlägerigkeit).

Durchführung des oGTT. Die Konzentration der in Wasser gelösten
Glukose darf jeweils nicht höher als 25 g/dl betragen und muß innerhalb von 5 min eingenommen werden. Erwachsenen werden 75 g
Glukose, Kindern 1,75 g/kg Körpergewicht (Maximum 75 g) oder
45 g/m^2 Körperoberfläche oral verabreicht. Die Blutglukosebestimmung erfolgt zu den Zeitpunkten 0 und 120 min. Die Auswertung des
Tests erfolgt nach den in Tabelle 3.8 wiedergegebenen Grenzwerten.

HbA1c-Bestimmung. Der HbA1c- Spiegel ist kein Parameter zur Diagnose des Typ-1-Diabetes, gibt aber nach Erstdiagnose eines Diabetes
mellitus einen Anhalt über das Ausmaß der Stoffwechselentgleisung
im Rahmen der letzten 6–8 Wochen. Das HbA1c spiegelt indirekt den
durchschnittlichen Blutzuckerwert in dieser Zeit wieder. Einen gro-

ßen Stellenwert nimmt die Bestimmung dieses Laborparameters in der Therapiekontrolle ein (s. Therapie, Therapiekontrolle). Bei der Bestimmung von HbA1c wird das sog. Amadori-Produkt, welches durch die Bindung von Glukosemolekülen an das Hämoglobin A über eine Schiffsche Base (Aldimin, Prä-HbA1c) entsteht, nachgewiesen. Es wird hierbei eine kovalente Bindung zwischen dem N-terminalen Ende der Aminosäure Valin des Hämoglobin A und dem Glukosemolekül eingegangen. Diese Reaktion ist nicht enzymatisch gesteuert und somit proportional zur Blutglukosekonzentration. Das Amadori-Produkt liegt innerhalb der Erythrozyten konserviert vor und kann sich nur durch den Abbau der Erythrozyten in der Milz der Bestimmung entziehen. Somit ergibt sich bei normaler Erythrozytenüberlebenszeit eine Halbwertszeit des HbA1c von etwa 6–8 Wochen.

Neben dem Test für HbA1c gibt es noch andere Testnachweise von glykiertem Hämoglobin. So liegt ein Verfahren vor, welches das gesamte glykierte Hämoglobin, bei dem die Glukose auch an anderen Positionen (Aminosäuren) kovalent gebunden ist, nachweist. Aufgrund der geringeren Spezifität erfolgt bei diesem Test auch die Miterfassung anderer glykierter Hämoglobine wie HbS, HbC oder auch HbF. Der HbA1-Wert erfaßt alle Hämoglobine, die eine Bindung von Glukose an Valin (gleich welcher Lokalisation) eingehen. Eingeschlossen in diesen Wert ist das HbA_{1c}.

Bei der Interpretation muß jedoch berücksichtigt werden, daß verschiedene Störparameter den Wert verfälschen können (s. Übersicht).

Störparameter der HbA1c-Bestimmung

Falsch erhöhte Werte	Falsch erniedrigte Werte
HbF, HbG, andere negativ geladene Hämoglobine	HbS, HbC, andere positiv geladene Hämoglobine
Urämie	Hämolytische Anämie
Alkoholismus	Akuter und chronischer Blutverlust
Bleivergiftung	Schwangerschaft
Hypertriglyzeridämie	Vitamin-C-Therapie (>1 g/Tag)
Eisenmangelanämie	
Postsplenektomiesyndrom	
Hyperbilirubinämie	
Opiate	
Azetylsalizylsäuretherapie	

Der Vollständigkeit halber seien noch weitere Nachweismethoden angegeben, die einen indirekten Nachweis über den Blutzuckerspiegel vorheriger Wochen wiederspiegeln. Diese Untersuchungen finden jedoch in der Routinetherapiekontrolle seltener Anwendung.

Der Fruktosamintest erlaubt eine Aussage über durchschnittliche Blutzuckerspiegel der letzten 2–3 Wochen. Meßfehler können durch das Interferieren von im Blut enthaltenen Substanzen wie Harnsäure, Bilirubin und Blutfetten auftreten. Des weiteren kann auch das glykierte Serumalbumin bestimmt werden. Dieser Test erlaubt ein Monitoring der durchschnittlichen Blutzuckerglukosespiegel der letzten 1–3 Wochen.

Weiterführende Diagnostik bei Vorliegen eines Typ-1-Diabetes. Wegen der Assoziation des Typ-1-Diabetes mit anderen Autoimmunerkrankungen (s. Anamnese) sind, zumindest einmalig, folgende Autoimmunerkrankungen, bei gleichzeitigem Vorliegen verdächtiger klinischer Symptome, auszuschließen:
- Hashimoto-Thyroiditis (erhöhtes TSH, thyroidale Autoantikörper, Sonographie: kleine, echoarme Schilddrüse),
- Morbus Addison (ACTH-, Kortisol- und Reninspiegelbestimmung, bei unerklärtem Gewichtsverlust, Hyperpigmentation und nicht erklärlicher Hypovolämie und Leistungsabfall),
- perniziöse Anämie (Hb, MCV, Parietalzellautoantikörperbestimmung, Vitamin B12- und Ferritinspiegelbestimmung)

3.4.5
Differentialdiagnose

Typ-1-Diabetes vs. Typ-2-Diabetes

Das klinische Bild ist Grundlage der Differentialdiagnose zwischen beiden Diabetesformen. Im folgenden sind Unterschiede im Verlauf und Auftreten zwischen Typ-1- und Typ-2-Diabetes aufgeführt (Tabelle 3.9).

Die Abgrenzung beider Erkrankungen kann, insbesondere bei Vorliegen einer Spätmanifestation (late onset) Typ-1-Diabetes, schwierig sein. In klinisch unklaren Fällen ist die Bestimmung von ICA sowie GAD hilfreich. Bei deren Vorhandensein liegt mit hoher Sicherheit ein Typ-1-Diabetes vor (Abb. 3.25).

Tabelle 3.9. Anamnesemerkmale des Typ-1-Diabetes vs Typ-2-Diabetes

Merkmale	Typ-1-Diabetes	Typ-2-Diabetes
Körperbau	Astheniker, mager	Pykniker, dick
Alter	Eher jung (cave late onset)	>30. Lebensjahr
Manifestation	Streßsituation	Keine
Beginn	Akut (Tage–Wochen)	Langsam (Jahre)
Gewichtsverlust	Stark	Gering
Ketoseneigung	Stark	Gering
Insulinempfindlichkeit	Ausgeprägt	Relativ resistent

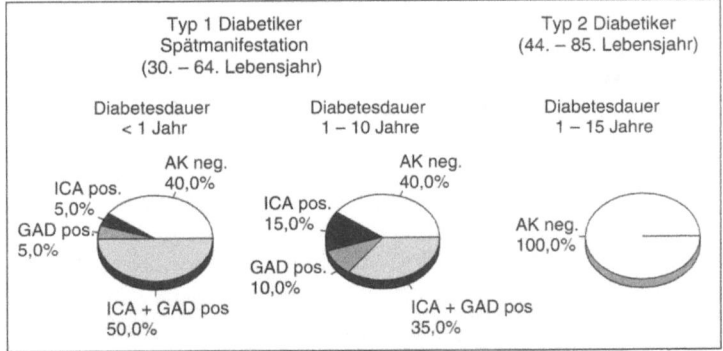

Abb. 3.25 Anzahl ICA- und GAD-Antikörper positiver Typ-1-Diabetiker (Spät-manifestation) und Typ-2-Diabetiker unter Berücksichtigung der Krankheits-dauer. Bei Typ-2-Diabetikern wurden keine Antikörper nachgewiesen. *AK* Anti-körper. (Mod. nach Zumbach et al. 1996)

sind Inselzellantikörper (ICA), Insulinantikörper (IAA) und Anti-körper gegen das GABA-synthetisierende Glutamatsäuredekar-boxylase-Enzym (GAD) nachweisbar (Millward et al. 1986; Gorsuch et al. 1982). Eine Vielzahl von Studien versuchte zu erfassen, ob über das Antikörpermuster eine Prädiktion der Manifestation des Typ-1-Diabetes gemacht werden kann.

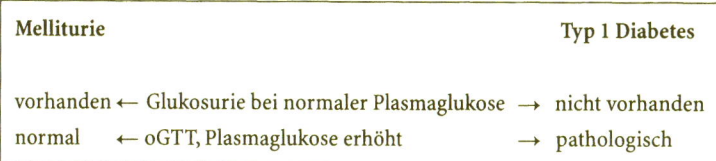

Abb. 3.26. Differentialdiagnostisches Vorgehen Mellliturie vs Typ-1-Diabetes mellitus

Antikörpernachweis und Wahrscheinlichkeit der Typ-1-Diabetes- Manifestation innerhalb eines gewissen Zeitraumes. (Mod. nach Verge et al. 1996 und Bingley et al. 1994)

Antikörperkonstellation	Erkrankungswahrscheinlichkeit [%] innerhalb von ( ) Jahren
ICA	3 (10)
ICA + GAD	16 (10)
ICA + 37kD-Autoantigen	67 (10)
ICA + GAD + IAA	42 (10)
ICA + GAD + 37 kD-Autoantigen	100 (10)
IAA + GAD + ICA512bdc	100 (5)

Typ-1-Diabetes versus Mellliturie. Die Mellliturien sind in echte Glukosurien und andere Mellliturien eingeteilt. Zu den echten Glukosurien gehört der Diabetes renalis (Fanconi-Syndrom; Tubuluszellschaden des Carrier/Rezeptorsystems für Phosphat, Aminosäuren und Glukose). Zur sicheren Differentialdiagnose gegenüber einem Typ-1-Diabetes wird der oGGT gefordert (Abb.3.26).

Nichtglukosurische Mellliturien sind z. B. die hereditäre Fructose-, Galaktose- oder auch Pentoseintoleranz. Der untersuchte Urin dieser Patienten bedingt falsch-positive Ergebnisse des Uringlukosetests (Reduktionstest). Hohe Dosen von Vitamin C, Salizylate, Barbiturate, Penicillin, Tetrazyclin, hypochlorid- und peroxidhaltige Desinfektionsmittel bedingen ebenfalls einem falsch positiven Glukosereduktionstest. Ein differentialdiagnostischer Ausschluß erfolgt durch die Verwendung von enzymatischen Glukosetests, die spezifisch Glukose nachweisen.

Differentialdiagnostisch sind weiterhin die im folgenden angegebenen Krankheiten zu berücksichtigen. Bezüglich der Diagnosestellung verweisen wir auf die jeweiligen Kapitel, Abschnitte bzw. spezifische Fachliteratur.

Differentialdiagnostisch zum Typ-1-Diabetes zu berücksichtigende Erkrankungen
- Zyklische Glukosurie,
- alimentäre Glukosurie,
- Vergiftungen,
- Infektionen,
- chronische Nephro- oder Hepatopathien,
- zystische Fibrose,
- Thalassämie,
- Wolfram-Syndrom,
- assoziierte Autoimmunerkrankungen (s. Anamnese),
- endokrinologische Erkrankungen:
    - Phäochromozytom,
    - Prader-Labhart-Willi-Syndrom,
    - POEMS-Syndrom (plasma cell dyscrasia mit polyneuropathie, organomegaly, endocrinopathy, M'Protein, skin changes),
- Tumorleiden:
    - Akromegalie,
    - Glukagonom,
    - Somatostatinom,
    - Verner-Morrison-Syndrom,
- Acanthosis nigricans,
- Refsum-Syndrom,
- gastrointestinale Erkrankungen mit zu rascher Resorption von Kohlenhydraten bzw. zu langsamer Metabolisierung in der Leber,
- iatrogener Diabetes mellitus (s. Übersicht).

Medikamenteninduzierte diabetische Stoffwechsellage – Liste potentiell diabetogener Pharmaka (nach National Diabetes Data Group)
Diuretika und Antihypertensiva
- Chlortalidon,
- Clonidin,

- Diazoxid,
- Furosemid.

Thiazid-Diurethika

Hormonelle Substanzen
- STH, Prolaktin,
- ACTH,
- Glukagon,
- L-T3, L-T4,
- Glukokortikoide, Sexualsteroide,
- Somatostatin, -Analoga,
- Katecholamine.

Psychoaktive Substanzen
- Haloperidol,
- Lithium,
- Imipramin,
- Phenothiazid-Derivate,
- Diphenylhydantoin,
- trizyklische Antidepressiva.

Chemotherapeutika, B- Zelltoxine
- Alloxan,
- Streptozotozin,
- L-Asparaginase,
- Pentamidin,
- Cyclophosphamid.

3.5
Therapie

Die Therapie des Typ-1-Diabetes erfordert eine hohe Bereitschaft der Patienten, eine konsequente gut kontrollierte Therapie durchzuführen. Die Qualität der Therapie bestimmt entscheidend die Lebensqualität und Lebenserwartung der Patienten. Um dies bei den Patienten zu erreichen, sollte eine vertrauensvolle und verständnisvolle Zusammenarbeit zwischen dem „Diabetesteam" (Arzt/Ärztin mit diabetologischem Fachwissen, Diabetesberater/-in, Diätassistent/-in und, wenn möglich ein/-e Psychologe/-in) und den Patienten angestrebt werden.

Komponenten der Therapie des Typ-1-Diabetes
- Schulung,
- Insulintherapie mit Stoffwechsel(-selbst)kontrolle,
- diabetesgerechte Ernährung,
- Langzeitbetreuung (einschließlich persönlichem Umfeld),
- Kontrolle anderer Risikofaktoren (Hypertonie, Hyperlipidämie, Nikotin).

Der Typ-1-Diabetes bedarf obligat einer Therapie mit Insulin. Das Therapieziel ist, die aufgrund der β-Zelldestruktion verminderte Sekretion des körpereigenen Insulins in annähernd physiologischer Form zu substituieren. So kann eine optimale Stoffwechseleinstellung mit der Verminderung von Spätkomplikationen erreicht werden. Die Wahl der Therapiestrategie hängt zum einen von der Motivation und zum anderen von den Fähigkeiten der Patienten ab.

Es sollte in jedem Einzelfall zusammen mit dem Patienten unter Berücksichtigung der persönlichen Lebenssituation und seiner Motivation eine Therapieform gewählt werden. So ist eine langfristige Mitarbeit, die Grundvoraussetzung der Diabetestherapie ist, gewährleistet.

Therapieziele
- Normnahe Blutzuckereinstellung,
- Erreichen einer optimalen Lebensqualität,
- Vermeidung akuter und chronischer Komplikationen.

3.5.1
Insulintherapie

Die routinemäßige Therapie mit Insulin erfolgt durch subkutane Applikation ins Fettgewebe. Die Injektionsstellen sollten gewechselt werden (Oberschenkel-, Oberarm- oder Bauchfettgewebe) um einer Lipodystrophie, die bei häufiger Nutzung der gleichen Injektionsstelle auftreten kann, vorzubeugen. Weiterhin muß berücksichtigt werden, daß die Resorption der Insuline bei verschiedenen Applikationsorten (Oberarm-, Oberschenkel- Bauchfettgewebsinjektion) unterschiedlich ist. Aus diesem Grund ist zumindest im Rahmen der Einstellung bzw. Einschätzung der Resorptionsgeschwindigkeit verschiedenener Injektionsstellen, bei Therapiebeginn eine häufigere Blutzuckerkontrolle erforderlich. Eine Sonderform der subkutanen Insulintherapie ist die kontinuierliche subkutane Insulininfusion mittels einer tragbaren Dosierpumpe. Diese Therapie ist z. Z. noch auf besondere Indikationen, wie z. B. schwere Einstellbarkeit der Blutzuckerwerte, beschränkt. Dem Patienten wird bei dieser Therapieform ein hoher Grad an technischem Verständnis abverlangt, was die Indikation weiter einschränkt.

Die intravenöse Insulinapplikation bleibt Notfällen oder auch einer intensivmedizinischen Betreuung vorbehalten und gilt nur für schnell wirksame Insuline.

Insulinpräparationen und Pharmakokinetik

Zur Durchführung der verschiedenen Insulinsubstitutionsformen werden unterschiedliche Insulinpräparationen verwendet. Die Präparate unterscheiden sich in Zeitpunkten des Wirkeintritts, Wirkmaximums sowie der Wirklänge bedingt durch verschiedene Resorptionskinetiken (Tabelle 3.10).

Die Anwendung des neuen Lispro-Insulins ermöglicht eine individuellere Lebensführung, weil so gut wie kein Spritz-Eß-Abstand eingehalten werden muß. Es muß jedoch darauf hingewiesen werden, daß bei Umstellung von Humaninsulin auf Lispro-Insulin der Patient geschult werden muß, um Hypoglykämien zu vermeiden. Die Wirksamkeit beider Insuline ist annähernd gleich, so daß nur eine geringe Dosieranpassung bei Umstellung erfolgen muß. In einigen Studien zeigte sich, daß Patienten mit normnahen HbA1c-Werten und einem so erhöhten Hypoglykämierisiko von dem Einsatz des Lispro-Insulins profitieren können (Holleman et al. 1997).

Eine Vielzahl von Weiterentwicklungen vornehmlich gentechnologisch manipulierter Insulinanaloga befinden sich in Erprobung (s. folgende Übersicht). Es bleibt abzuwarten, welche Einzug in die Therapie des Typ-1-Diabetes halten.

Tabelle 3.10. Auswahl der wichtigsten Insulinpräparationen ohne Berücksichtigung verschiedener Anbieter, deren Wirkeintritt, Wirkmaximum und deren Wirklänge

Präparation	Zusammensetzung	Wirkeintritt	Wirkmaximum	Wirklänge
Schnellwirkendes Insulin				
[Lys(B28),Pro(B29)]-Humaninsulin (Gallwitz et al. 1997)	Behinderung der Hexamerbildung durch AS-Austausch	Minuten	0,5 h	2 h
Normal-(Alt-)Insulin	An Zink gebundene Insulinkristalle	0,5–1 h	2–3 h	6–8 h
Verzögerungsinsuline				
Neutral Protamin Hagedorn (NPH) Insulin	Zink, Protamin, Phosphatpuffer und Insulin	1,5 h	5–8 h	18–24 h
Lente Insulin	Azetatpuffer und amorphes Insulin	2,5 h	6–12 h	18–28 h
Langwirkendes Insulin				
Ultralente Insulin	Kristallines Insulin mit amorphem Insulin	3–4 h	9–15 h	22–26 h

In Erprobung befindliche Insulinanaloga

Kurzwirksame Insulinanaloga	GlyB9, GluB27-Insulin; AspB10-Insulin
Langwirksame Insulinanaloga	[Gly(A_{21})-Arg_2(B31,B32)]-Insulin (HOE_{901}) + Zink; Wirkungsmaximum: HOE_{901} + 15 µg Zink/ml = nach 12 h;
Langwirksame Insulinanaloga	HOE_{901} + 80 µg Zink/ml = nach 13 h. Wirkdauer beider Präparationen: 24 h. Lys^{B29}-tetradecanoyl azetyliertes B30 – Insulin (NN304) geht eine Serumalbuminbindung ein.

Einstellung

Allgemeines

Der Insulinbedarf ist individuell verschieden und muß für jeden Patienten jeweils empirisch ermittelt werden. Der übliche Tagesbedarf liegt zwischen 0,5 und 1,0 I.E./kg Körpergewicht. Patienten, die noch eine endogene Insulinsekretion (Frühphase des Typ-1-Diabetes) aufweisen, oder Ausdauertraining betreiben, benötigen weniger als 0,5 IE/kg Körpergewicht/Tag. Aufgrund der zuvor angesprochenen unterschiedlichen Resorptionskinetik sowie Wirklängen muß bei Anwendung von kurzwirksamen Insulinen ein für die jeweilige Substanz vorgegebener Spritz-Eß-Abstand eingehalten werden. Gesteigerte Unterhautdurchblutung (z. B. nach heißem Bad, Sauna, Massage oder nach körperlicher Aktivität) bedingt eine erhöhte Insulinresorption, der durch Verkürzung des Spritz-Eß-Abstandes Rechnung getragen werden muß. Einer postprandialen Hyperglykämie und Hypoglykämieneigung (2–5 h nach Injektion) wird so vorgebeugt. Außerdem wirkt sich der präprandiale Blutzuckerwert auf die Wahl des Spritz-Eß-Abstands aus. Hinzu kommt ein tageszeitspezifisch unterschiedlicher Bedarf an Insulin bezogen auf die aufgenommene Kohlenhydratportion (10–12 g reine Kohlenhydrate, BE, KE), was ebenso bei der Dosisberechnung berücksichtigt werden muß (Tabelle 3.11).

Ersteinstellung

Die Ersteinstellung eines Typ-1-Diabetikers sollte mittels der Gabe einer morgendlichen moderaten Intermediärinsulindosis (NPH-Insulin) beginnen. Die Dosis sollte etwa 1/3 der kalkulierten Tagesbedarfs-

Tabelle 3.11. Insulinbedarf pro Kohlenhydratportion (10–12 g reine Kohlenhydrate, BE, KE) in Abhängigkeit von der Tageszeit

Tageszeit	Insulinbedarf in IE pro Kohlenhydratportion
Morgens	ca. 1,5–2,5
Mittags	ca. 1
Abends	ca. 1–1,5

dosis entsprechen (1/3×0,5 IE/Kg Körpergewicht). Ziel ist es, unter Anpassung der morgendlichen Dosis den Blutzucker in Bereiche um 200 mg/dl zu senken. Ist dies erreicht, beginnt man zusätzlich etwa 1/3 der morgendlichen Intermediärinsulindosis abends zu applizieren. Unter ständigem Monitoring des Blutzuckers wird nun die individuelle Tagesbedarfsinsulindosis durch Anpassung (Zielblutzucker präprandial 100 mg/dl und postprandial ≅ 160 mg/dl), wie bei der konventionellen Insulinsubstitutionstherapie, ermittelt und angepaßt. Unbedingte Voraussetzung ist, daß eine engmaschige Blutzuckerkontrolle gewährleistet ist, da eine vorübergehende Remission (Honey-moon-Phase) eintreten kann und somit, bei externer Insulinzufuhr, das Hypoglykämierisiko steigt. Ist eine ausreichende Stabilität im Stoffwechsel erreicht, kann die Einstellung auf die jeweilig mit dem Patienten gemeinsam gewählte Insulinsubstitutionstherapie erfolgen.

Konventionelle Insulintherapie

Die konventionelle Insulintherapie beruht auf der jeweilig zweimaligen Applikation eines kurz- und mittellang wirksamen Insulins zu festen Zeiten (Abb. 3.27). Die Optimierung der Stoffwechsellage erfordert bei dieser Art von Therapie die Kohlenhydratzufuhr (Essenszeiten und Kohlenhydratgehalt) zu festen Zeiten, sowie die Anpassung der körperlichen Aktivität, also eine streng reglementierte Lebensweise. Weil das Wirkmaximum (Phase der höchsten Insulinempfindlichkeit) des abendlich injizierten Intermediärinsulins zwischen 0.00 und 3.00 Uhr liegt, muß eine Spätmahlzeit eingeplant werden. Diese Kohlenhydratzufuhr darf nicht zu hoch gewählt werden, damit dem Dawn-Phänomen (morgendliche Hyperglykämien wegen erhöhten Insulinbedarfes) vorgebeugt wird.

Einstellung

Der individuell ermittelte Tagesbedarf an Insulin wird zu etwa 2/3 auf die morgendliche und zu 1/3 auf die abendliche Injektion verteilt. Die jeweiligen Applikationsdosen setzen sich ihrerseits aus ca. 1/3 Normalinsulin und 2/3 Intermediärinsulin zusammen. Der Spritz-Eß-Abstand liegt zwischen 10 (erniedrigte Blutzuckerwerte) und 45 min (erhöhte Blutzuckerwerte) in Abhängigkeit vom jeweilig gemessenen präprandialem Blutzuckerwert. Bei vorliegendem Blut-

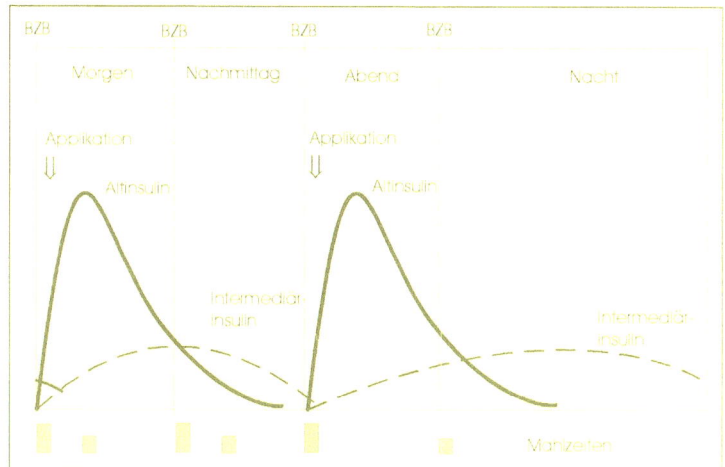

Abb. 3.27. Therapieregime bei der konventionellen Insulinsubstitutionstherapie. *BZB* Blutzuckerbestimmung

zuckerzielwert von 120 mg/dl sollte die Injektion 30 min vor der
Nahrungsaufnahme erfolgen. Diese Therapieform wird heute nur
noch selten bei Typ-1-Diabetikern angewandt.

Dosisanpassung

Eine Dosisanpassung ist nur bei individueller Mischung von Nor-
mal- und Intermediärinsulin möglich.

Prospektiv. Hier erfolgt eine sofortige Anpassung der Normalinsulindosis an den jeweiligen präprandialen Blutzuckerwert. In der klinischen Praxis hat sich die empirische Anpassung bewährt, weil so
die biologischen Varianten der einzelnen Patienten einfließen. Auch
wenn bei dieser Methode etwas mehr Zeit für die Einstellung benötigt wird, ist die Gefahr von Hypoglykämien, die bei Auftreten möglicherweise die Kompliance der Patienten negativ beeinflußt, geringer. Einige Autoren geben Berechnungsformeln zur Anpassung der
Insulindosen an, in die jedoch die oben angesprochenen biologischen Varianten der Patienten nicht einfließen, weshalb wir die empirische Dosisanpassung empfehlen.

Vorgehen: Gabe der 50%igen Dosis an Intermediärinsulin morgens bzw. abends und empirische Anpassung der Dosis mit ± 1–2 IE Intermediärinsulin, bis der Zielblutzuckerwert erreicht ist.

Eine prospektive Anpassung der Intermediärinsuline ist nur bei einem Regime mit Spätapplikation des Intermediärinsulins möglich. Hier sind Morgenblutzucker- und Zielblutzuckerwert Berechnungsgrundlage.

Retrospektiv. Anpassung der Therapie an die erfaßten Blutzuckerwerte der letzten Tage.

Vorgehen: Empirische Anpassung (± 1–2 IE) der jeweiligen Intermediärinsulindosen. Bezugspunkte sind hier für die morgendliche Dosis der Blutzuckerverlauf über den Tag hinweg und für die abendliche Applikationsdosis der Morgenblutzuckerwert.

Intensivierte Insulintherapie

Diese Therapieform ist den zuvor beschriebenen überlegen. Das Prinzip der heute bevorzugten Therapieform bei Typ-1-Diabetes, der intensivierten Insulintherapie, besteht in der Substitution des Basaltagesbedarfs an Insulin durch mittellang wirksames Insulin sowie der präprandialen Gabe von Normalinsulin in Abhängigkeit von Blutzuckerspiegel und vorgesehener Kohlenhydrataufnahme. Je nach Insulinpräparation (Normalinsulin) muß ein Spritz-Eß-Abstand in der Regel von 15–30 min vor der Mahlzeit (*Cave:* kein Spritz-Eß-Abstand beim Insulin-Lispro) eingehalten werden. Bei hohem bzw. niedrigem Ausgangsblutzuckerwert muß der Spritz-Eß-Abstand um 15 min verkürzt bzw. verlängert werden (Abb. 3.28a–c).

Einstellung (Umstellung von konventioneller Insulinsubstitutionstherapie)

Vorgehen: 40–60% des individuell ermittelten Tagesbedarfs an Insulin werden als Intermediärinsulin zu jeweilig gleichen Teilen morgens und abends appliziert. Die jeweilig benötigte präprandiale Normalinsulindosis wird nach folgenden Faustregeln kalkuliert:

– 1 IE Normalinsulin senkt den Blutzucker um 30–50 mg/dl.
– 1 Kohlenhydrateinheit (KE, BE) erhöht den Blutzucker um ca. 40–50 mg/dl.

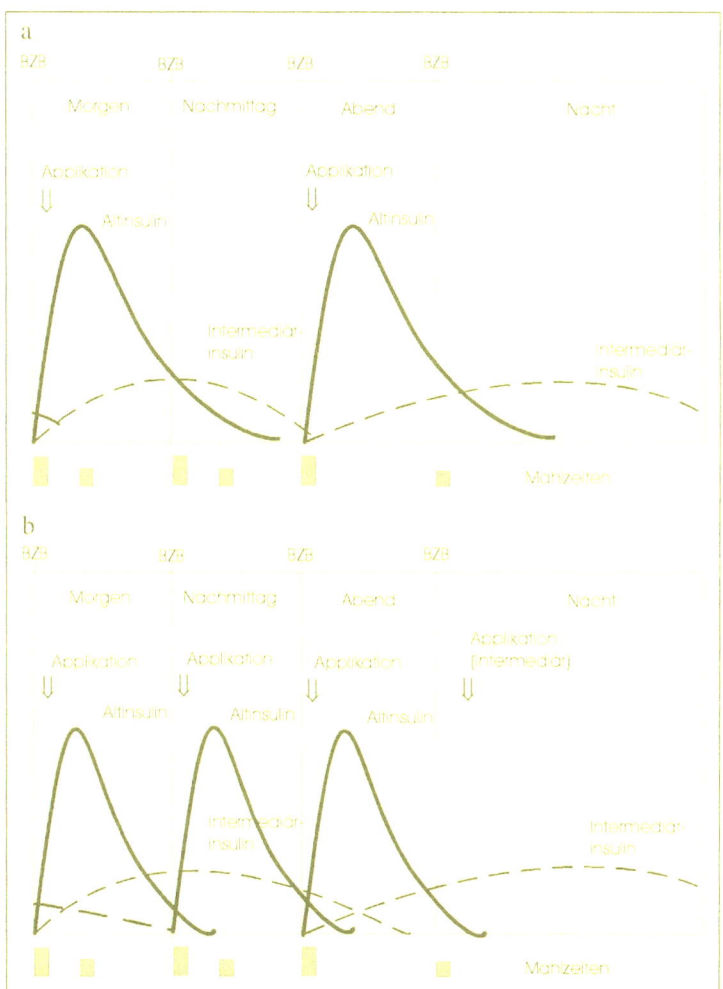

Abb. 3.28 a–b. Verschiedene Therapieregime der intensivierten Insulinsubstitutionstherapie. Einstellung: **a** Basis-Bolusprinzip mit 2 Applikationen; **b** Basis-Bolusprinzip mit 3 Applikationen. *BZB* Blutzuckerbestimmung

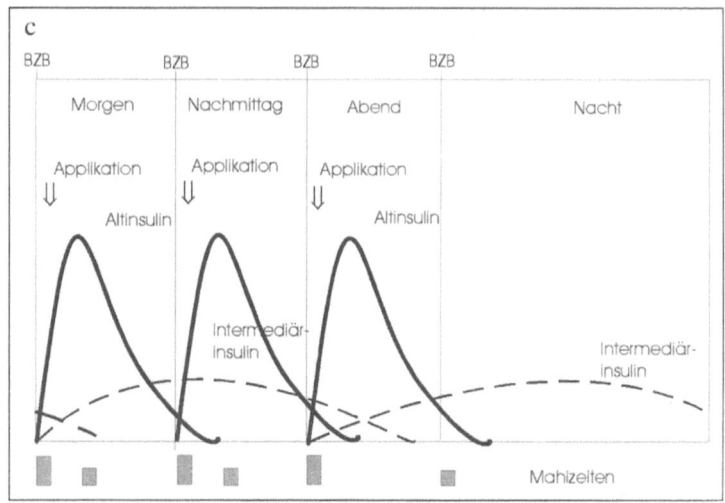

Abb. 3.28 c. Verschiedene Therapieregime der intensivierten Insulinsubstitutionstherapie. Einstellung: **c** Basis-Bolusprinzip mit 3 Applikationen. *BZB* Blutzuckerbestimmung

Hieraus ergibt sich, daß die geplante Aufnahme von BE etwa den IE Normalinsulin entspricht (2 BE ca. 2 IE Normalinsulin). Bei Applikation muß unbedingt der Spritz-Eß-Abstand berücksichtigt werden.

Dosisanpassung

Prospektiv. Eine prospektive Insulindosisanpassung ist nur für das Normalinsulin möglich.

Vorgehen: Die Ermittlung der jeweiligen präprandialen Normalinsulindosis wird nach den gleichen Faustregeln wie bei der Umstellung von konventioneller auf intensivierte Insulinsubstitutionstherapie durchgeführt (s. oben).

Retrospektiv. Die Anpassung der abendlichen Intermediärinsulindosis erfolgt nach den morgendlich gemessenen Nüchternblutzuckerwerten der letzten Tage. Zur Wahl der Korrekturdosis wird das gleiche Vorgehen wie bei der prospektiven Dosisanpassung des Normalinsulins benutzt. Die Dosis sollte so titriert werden, daß das Verhältnis zwischen morgendlicher und abendlicher Intermediärinsulindosis 1:1 ist.

Insulinpumpentherapie

Diese Therapieoption ermöglicht mittels einer tragbaren Minipumpe die kontinuierliche oder auch variabel der Tageszeit angepaßte subkutane Insulinbasissekretion über eine fixierte, subkutane Verweilkanüle. Die jeweilige präprandiale Insulindosis kann direkt mit der Minipumpe über eine Abruffunktion appliziert werden. Ebenso wie die intensivierte Insulintherapie erfordert dieses System eine regelmäßige Blutzuckerkontrolle zur optimalen Anpassung sowie ein in noch höherem Maße vorhandenes Therapieverständnis. Grundvoraussetzung zur Anwendung der Insulinpumpentherapie ist eine ausgiebige Instruktion des Patienten in der Bedienung der Insulinpumpe und Bewältigung therapiebedingter Probleme (Verhalten bei Sport, beim Baden, Therapie von Reizzuständen der länger verweilenden Infusionsnadeln). Die Patienten müssen über die Gefahr eines ketoazidotischen Komas bedingt durch ausbleibende Insulinzufuhr (Katheterdislokation oder Verstopfung) aufgeklärt sein und fähig sein, eine Insulinapplikation in der üblichen Weise ersatzweise durchführen zu können. Eine Betreuung dieser Patienten muß in speziellen Einrichtungen erfolgen. Beim Vergleich der Insulinpumpentherapie und der intensivierten Insulinsubstitutionstherapie (INT) wurde in der Gruppe der Pumpenträger eine verminderte Hypoglykämierate beobachtet (Insulinpumpe: 31 Fälle/100 Patientenjahre vs. INT: 138 Fälle/100 Patientenjahre). Die Güte der Stoffwechseleinstellung, gemessen am HbA1c-Wert, war in beiden Gruppen gleich (Bode et. al. 1996).

Indikationen für eine Insulinpumpentherapie
– Ausgeprägtes Dawn-Phänomen (= hohe Blutzuckerwerte am frühen Morgen),
– Einstellungsprobleme in der Schwangerschaft,
– schlecht einstellbarer Diabetes trotz guter Kompliance und intensivierter Insulintherapie.
– erhöhte Anforderungen an die Therapie (Schichtarbeit).

Weitere Varianten der Insulinpumpentherapie sind implantierte Pumpenaggregate mit intraperitonealer oder intravenöser Insulinapplikation. Sie kommen z. B. bei seltener subkutaner Insulinresistenz in Betracht. Eine kürzlich veröffentlichte Studie zeigte im Vergleich von Insulinpumpentherapie (intraperitoneal oder intravenös) keinen Unterschied in der Güte der Blutzucker-sowie HbA1c-Wert- und Blutfettwerteinstellung im Vergleich zur subkutanen INT. Bezüglich des Auftretens von ausgeprägten Hypoglykämien lag auch hier die Insulinpumpentherapie besser als die intensivierte Therapie (INT: 33 Fälle/100 Patientenjahre gegenüber Insulinpumpentherapie: 4 Fälle/100 Patientenjahre). In der Untergruppenbetrachtung schnitt die intraperitoneale Applikation gegenüber der intravenösen Insulingabe besser ab. Katheterobstruktionen wurden in 76% (intravenöse Katheterlage) nach $8,9 \pm 6,5$ Monaten und in 81% (intraperitoneales Regime) nach $20,6 \pm 12$ Monate beobachtet. Der Vergleich mit Daten der DCCT erbrachte, daß weniger Ketoazidosen (0,4/100 Patientenjahre) bei der Insulinpumpentherapie als bei der INT (1,8/100 Patientenjahre) auftraten. Ebenso ist die Körpergewichtszunahme unter Insulinpumpentherapie nicht so ausgeprägt wie bei der INT (>120% Idealgewicht: INT 12,7 Fälle/100 Patientenjahre gegenüber Insulinpumpentherapie 3,8 Fälle/100 Patientenjahre) (Dunn et al. 1997; s. Abb. 3.29).

Im Rahmen der rasanten Weiterentwicklung der Insulinpumpen wird z. Z. an Einheiten gearbeitet, die über Glukosesensoren, die intravenös kontinuierlich den Blutzuckerspiegel messen, und daraufhin über einen Algorithmus die jeweilig benötigte Menge an Insulin dem Organismus zur Verfügung stellen, gearbeitet. Technische Probleme bereitet z. Z. noch die hohe Anfälligkeit der Glukosesensoren, so daß zum jetzigen Zeitpunkt noch keine klinische Anwendung erfolgt (Jaremko et al. 1998).

Eine Einschätzung, ob die Therapie des Typ-1-Diabetes mittels der Insulinpumpentechnik gegenüber der INT besser ist, ist schwer. Es liegen nur begrenzt Daten vor, die nur eine vorsichtige Aussage zulassen. Hinzu kommt, daß möglicherweise die besser ausgefallenen Ergebnisse bezüglich des Hypoglykämierisikos, der verminderten Ketoazidoserate und der geringeren Gewichtszunahme auf eine genauere Stoffwechseleigenkontrolle oder auch stärkere Motivation der Insulinpumpenträger zurückzuführen ist.

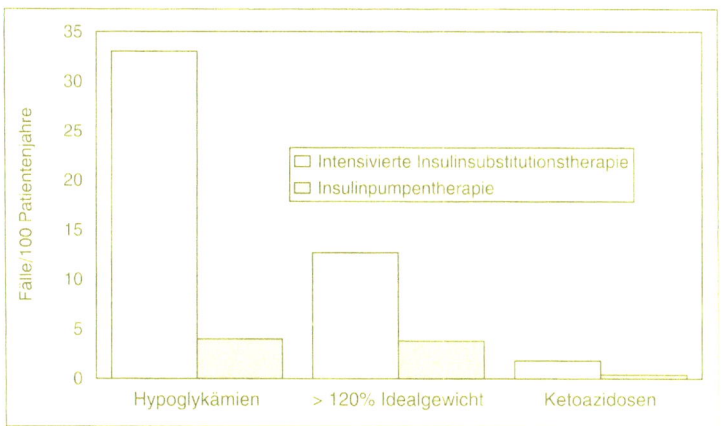

Abb. 3.29. Vergleich von Hypoglykämierate, Übergewicht und Ketoazidosevor-
fällen bei der intensivierten Insulinsubstitutionstherapie und Insulinpumpentherapie. Betrachtung bei 76 Patienten zunächst nach 3–4monatiger intensivierter Insulinsubstitutionstherapie und dann erfolgter Implantation einer Insulinpumpe (für 39,6 ± 10 Monate). (Mod. nach Dunn et al. 1997)

Insulinresistenz

Bei Vorliegen einer Insulinresistenz kann ein Therapieversuch mit
der zusätzlichen, subkutanen Gabe von 0,1–0,4 mg/kg/KG/h Insulin-
Like Growth Factor-I (IGF–I, 2mal/Tag) durchgeführt werden (Kuzuya et al. 1993).

Therapieerfolge

Es sollte immer eine intensivierte Insulinsubstitutionstherapie/Insu-
linpumpentherapie angestrebt werden. Ergebnisse der „Diabetes and
Compliance Trial (DCCT)" zeigten, daß gute Blutzuckereinstellung
bezüglich der Spätfolgen des Typ-1-Diabetes im Vergleich der schlechten Blutzuckereinstellung überlegen ist (The Diabetes Control And
Complications Trial Research Group 1993). In die Betrachtung floß der
HbA1c-Wert, der somit Maß für die Güte der Stoffwechseleinstellung
war, ein. So ist nicht die Therapiewahl, sondern vielmehr ein mög-

lichst normnaher HbA1c-Wert für die Vermeidung von möglicherweise auftretenden Spätkomplikationen maßgeblich (Tabelle 3.12).

Für die Mortalität bestand kein Unterschied bei beiden Therapieformen. Es zeigte sich jedoch, daß in der intensiviert behandelten
Patientengruppe vermehrt schwere Hypoglykämien (Ereignisse, die
Glukose- oder Glukagoninjektionen oder orale Glukosezufuhr durch
andere erforderlich machte) auftraten (Tabelle 3.13).

Die erhöhte Hypoglykämierate bei der intensivierten Insulinsubstitutionstherapie erfordert eine genauere Selbstkontrolle und somit
eine höhere Kompliance sowie Fertigkeit des Patienten. Bei Patienten mit Wahrnehmungsstörungen für Hypoglykämien und anamnestisch angegebenen schweren Hypoglykämien sind besondere Vorsicht und spezielle Schulungsmaßnahmen indiziert. Für Patienten,
die eine Selbstkontrolle ihres Therapieerfolges nicht bewältigen oder
nur begrenzt durchführen wollen (z. B. alte Menschen, geistig Retar-
dierte oder Patienten, die aufgrund einer stabilen Stoffwechsellage
gut konventionell eingestellt sind und/oder die Vorzüge der intensivierten Therapie nicht in Anspruch nehmen wollen), besteht keine
Kontraindikation zur Fortführung der konventionellen Insulinsubstitutionstherapie.

Tabelle 3.12. Vergleich zwischen intensivierter (*INT*, HbA1c-Werte: 7,0–7,2%)
und konventioneller (*KON*, HbA1c-Wert: 8,9%) Insulinsubstitutionstherapie
bezüglich der Risikoreduktion mikroangiopathischer und makroangiopathischer Komplikationen des Typ-1-Diabetes. Eingeschlossen waren 1441 Patienten aus 29 Zentren über einen Zeitraum von 10 Jahren. (Mod. nach The Diabetes Control And Complications Trail Research Group 1993)

	Organproblem	Risikoreduktion INT gegenüber KON [%]
Mikroangiopathie		
Auge	Retinopathie (>3-Step-Verschlechterung)	63
	Makulaödem	26
	Erforderliche Lasertherapie	51
Niere	Albuminurie≥ 40 mg/24 h	39
	Albuminurie≥ 300 mg/24 h	54
Nervensystem	Neuropathie (nach 5 Jahren)	60

Tabelle 3.12. (Forts.)

	Organproblem	Risikoreduktion INT gegenüber KON [%]
Makroangiopathie		
	Kardiovaskulär	80
	pAVK	24

Tabelle 3.13. Vergleich des Auftretens schwerer Hypoglykämien pro 100 Patienten/ Jahr bei intensivierter (*INT*, HbA1c-Werte: 7,0–7,2%) und konventioneller (*KON*, HbA1c-Wert: 8,9%) Insulinsubstitutionstherapie. Das relative Risiko gibt den Faktor an, mit dem die einzelnen Ereignisse häufiger bei der INT aufgetreten sind.

	INT	KON	Relatives Risiko
Schwere Hypoglykämien	62	18	3,3
Koma, Krampfanfall	16	5	3,0
Krankenhausnotaufnahme	9	4	2,3

Pankreastransplantation, Inselzelltransplantation

Die eleganteste Therapie des Typ-1-Diabetes würde in dem Ersetzen des zerstörten Organs (Gesamtpankreas oder Inselzellen) bestehen. Das Hauptproblem, wie bei jeder Transplantation, sind das Abstoßungsrisiko und die Nebenwirkungen der zur Abstoßungsprophylaxe nötigen Medikamente. Die Indikation für eine Pankreastransplantation ist eng zu stellen und ist bei terminal niereninsuffizienten Typ-1-Diabetikern ohne weitere Gefäßkomplikationen (Herz und Gehirn) in Kombination mit einer Nierentransplantation gegeben (Sutherland 1991). Eine alleinige Pankreastransplantation ist nur in Ausnahmefällen (schwerer instabiler Typ-1-Diabetes) zu erwägen. Das hohe Operationsrisiko (perioperative Mortalität je nach Zentrum um 10%) muß in jedem Fall in die Entscheidung zum Eingriff einfließen. Aus diesem Grund ist sie spezialisierten chirurgischen Zentren vorbehalten, die inzwischen eine Funktionstüchtigkeit der Transplantate im ersten Jahr von 80% und innerhalb von 5 Jahren von 50% erreicht haben (Abb. 3.30).

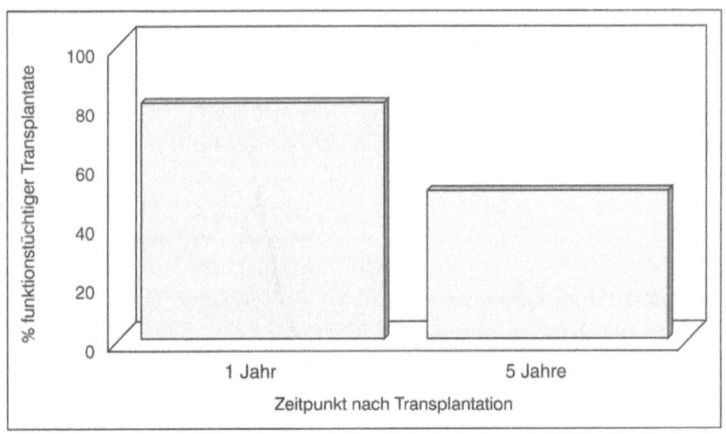

Abb. 3.30. Anhaltende Funktionstüchtigkeit von Pankreastransplantaten in Abhängigkeit von der Zeit nach Transplantation. In die Betrachtung flossen 1362 Patienten ein. (Mod. nach Sutherland et al. 1991)

Bei den Patienten wird eine Normoglykämie ohne externe Insulinsubstitution erreicht. In etwa 1–12% tritt ein Diabetesrezidiv im Transplantat ein, was eine erneute Insulintherapie erforderlich macht (Tyden et al. 1996). Die Transplantate werden mittels Pankreatikoduodenojejunostomie oder der Pankreatikoduodenozystotomie mit Ableitung der exokrinen Pankreassekrete in die Harnblase transplantiert.

Eine weitere Möglichkeit besteht in der Transplantation von isolierten Inselzellen (Hering et al. 1994). Insbesondere kommen hierfür Typ-1-Diabetiker, die bereits nierentransplantiert sind und somit eine immunsuppressive Therapie erhalten, in Betracht. In Studien zeigte sich, daß 1 Jahr nach Transplantation 47% der Empfänger C-Peptid-positiv sind und 29% keine Insulinsubstitution benötigen (Schrezenmeir et al. 1996). Die Erfolgsrate der Inselzelltransplantation lag in einer Studie mit 20 Transplantierten bei etwa 45% (Secchi et al. 1997). Technisch erfolgt die Inselzelltransplantation über eine Infusion dieser in die Portalvene. Die Inselzellen werden dann in den Lebersinusoiden festgehalten und übernehmen von diesem Ort aus die Regulation des Stoffwechsels. Ebenso wie bei der Pankreastransplantation ist die Indikation zu einer Inselzelltransplantation eng zu stellen. Ein Vorteil gegenüber der Pankreastransplantation besteht zweifellos in der geringen Invasivität und dem damit verbundenem geringeren Risiko des Eingriffs. Neuere Therapieansätze befassen sich mit der Immunisolation der Inselzellen, um einer Abwehrreaktion des Körpers entgegenzuwirken. Fernziel ist es, auf eine immunsuppressive Therapie vollständig verzichten zu können. Das Prinzip beruht auf der Mikroverkapselung mit biokompatiblen, semipermeablen Membranen, die als Barriere für Antikörper und T-Lymphozyten bei Durchlässigkeit für Nährstoffe, Sauerstoff, Glukose und Insulin fungieren. Theoretisch könnten so auch Xenotransplantationen ermöglicht werden, was den Pool an zur Transplantation verfügbaren Inselzellen enorm erweitern würde. Zur Zeit ist die Entwicklung und Etablierung geeigneter Verfahren Gegenstand der gegenwärtigen Forschung.

3.5.2
Schulung

Der Typ-1-Diabetes ist eine Erkrankung, die bei guter Einstellung der Stoffwechsellage erfolgreich bezüglich der Vermeidung von Spätfolgen behandelt werden kann. Der Therapieerfolg ist in einem großen Maß von der Eigenverantwortlichkeit und Aufgeklärtheit des Patienten abhängig. Bei der Diabetesmanifestation werden die Patienten mit einer für sie neuen, lebenslangen Erkrankung konfrontiert, die nicht selten psychosoziale Probleme mit sich führt. Die Anforderungen an das Wissen, das Handlungsvermögen, die Selbstdisziplin und das Verantwortungsbewußtsein der Patienten sind groß. Um diesem zu begegnen, müssen die Patienten einer speziellen Schulung (s. Übersicht unten) durch ein „Diabetes-Team" zugeführt werden. Dieses Schulungsprogramm, so konnte in einigen Untersuchungen gezeigt werden, ist in ambulanter Form durchzuführen (Charron-Prochownik et al. 1997). Neben den geringeren Kosten im Vergleich zu einer Schulung mit Hospitalisierung wird zudem erreicht, daß die Patienten aktiv mitarbeiten und nicht in eine passive Haltung, die unter stationären Bedingungen leicht angenommen werden kann, verfallen.

Schulungsinhalte einer strukturierten ambulanten Aus- und Weiterbildung für Typ-1-Diabetiker
- Grundlagenwissen über Typ-1-Diabetes,
- Kenntnisse und Fertigkeiten der Selbstkontrolle,
- Wirkung der Insulinformen,
- Insulintherapieformen,
- Injektionstechniken,
- diabetesgerechte Ernährung,
- Dosisanpassung,
- Hypoglykämie,
- Spätschäden,
- Vererbung,
- Schwangerschaft,
- psychosoziale Fragen.

In Studien bezüglich der Lebensqualität von Typ-1-Diabetikern wurde herausgearbeitet, daß bei Patienten mit zunehmendem Alter die Unzufriedenheit mit ihrer Situation steigt. Bei Frauen ist dies ausgeprägter als bei Männern. Es muß also in besonderem Maße auf die ungünstige psychische und physische Befindlichkeit von älteren Diabetikern in den Schulungsprogrammen eingegangen werden. In Fragen zur Bewältigung des Diabetes im täglichen Leben und der diabetesspezifischen Selbstkontrollen kamen alle Altersgruppen gut zurecht (Arden et al. 1997).

In einer Vielzahl von Studien konnte dargelegt werden, daß Schulungen im Sinne von Aus- und Weiterbildung in etwa 4–5jährigen Abständen erfolgen sollten (Schiel et al. 1996). Besondere Wissensdefizite zeigten sich in diabetesgerechter Ernährung, Insulindosisanpassung und Hypoglykämien, auf die in der Weiterbildung besonders eingegangen werden sollte. Die Schulung sollte ambulant in Gruppen von bis zu 10 Personen oder auch Einzelschulungen durchgeführt werden. Es empfiehlt sich neben der Beteiligung des gesamten Diabetes-Teams (Diabetologe/in, Diabetes- Berater/in, Diätassistent/in, Psychologe/in) die Schulung in einem Schulungsraum in entspannter Atmosphäre durchzuführen. Auch sind praktische Übungen zum Umsetzen des Erlernten sehr sinnvoll (gemeinsamer Restaurantbesuch mit Berechnung der benötigten Insulinsubstitutionsdosis). In unserer Diabetesambulanz erfolgt diese strukturierte Schulung bzw. Weiterbildung der Typ-1-Diabetiker wie in folgender Übersicht wiedergegeben.

Aus- und Weiterbildungsplan des Zentrums für Diabetesschulung der Medizinischen Universitätsklinik Heidelberg

Tag	Lehrinhalt
Montag	Was ist Diabetes? Grundlagen der Insulintherapie Diabetes und Beruf Soziale Aspekte Genetik (Vererbung)
Dienstag	Ernährung im Alltag I
Mittwoch	Ernährung im Alltag II
Donnerstag	Hypoglykämie Stoffwechselentgleisung (Ketoazidose) Diabetes und Krankheiten Schwangerschaft Sexualität Insulininjektion Pen
Montag	INT vs konventionelle Therapie Praktische Beispiele der ICT Blutzuckertagesprofile HbA1c Dokumentation (Diabetikertagebuch) KE-Faktor Insulin: Wirkformen Umgang mit Insulin
Dienstag	Sport und Reisen Insulinpumpe Neue Insuline
Dienstag (Forts.)	Stoffwechselselbstkontrolle Fußinspektion sowie Verhaltensregeln Fußgymnastik
Mittwoch	Gedankenaustausch mit psychosomatischer Betreuung (Wie gehe ich mit meinem Diabetes um, was belastet mich?)
Donnerstag	Vermeidung von Spätschäden Mikroalbuminurie Gemeinsames Essengehen zum Praktizieren von KE-Einnahme/Insulindosierung Blutzuckerkontrolle Offene Fragen

INT intensivierte Insulinsubstitutionstherapie; *KE* Kohlenhydrateinheit

Bei der Betreuung und Schulung von Kindern im Verlauf der Erkrankung sind Maßnahmen mit verschiedenen Veranstaltungen und Einrichtungen (s. unten) sinnvoll. Neben der Aufklärung des Patienten
selbst und seiner Familie verbessert die Krankheitsakzeptanz und
Therapieführung bei erkrankten Kindern die Aufklärung des sozia-
len Umfeldes wie z. B. der Lehrer/innen, Sportlehrer/innen, Kinder-
gärtner/innen über diabetische Komplikationen, deren Erkennung
und Therapie. Für spezielle Fragen bezüglich der Führung von an
Typ-1-Diabetes erkrankten Kinder möchten wir auf entsprechende
Fachliteratur verweisen.

*Begleitende Programme und Veranstaltungen bei an Typ-1-Diabetes erkrankten Kin-
dern*
- Strukturierte Elternabende,
- Schulungswochenendausflüge,
- strukturierte Schulungswochen für Jugendliche mit Typ-1-Diabe-
  tes in einem möglichst wirklichkeitsnahen und krankenhausfer-
  nen Milieu,
- Kinderfeste für Familien mit diabetischen Kindern,
- Ferienlager für Kinder und Jugendliche mit Typ-1-Diabetes.

3.5.3
Diabetesgerechte Ernährung

Die Ernährung sollte eine ausgeglichene Kost beinhalten (Brot, Milch,
Gemüse, Früchte, Fleisch und Fett). Insbesondere ist sie an Lebensalter, Ernährungszustand, körperliche Aktivität und spezifische metabolische Anomalien anzupassen (Hypercholesterinämie, Hypertrigli-
zeridämie usw.). In der Regel werden 3 Hauptmahlzeiten und je nach
Art der Insulinsubstitutionstherapie bis zu 3–4 Zwischenmahlzeiten
eingenommen. Wichtig ist die ausreichende Nahrungszufuhr bei Kindern, die in der Wachstumsphase sind. Der Energiebedarf kann mittels Tabellen ermittelt werden und sollte zu 55% aus Kohlenhydraten,
30% aus Fetten und 15% aus Proteinen bestehen. Eine Tagesverteilung
kann je nach Gewohnheiten des Patienten z. B. 20% auf das Frühstück,
30% auf das Mittagessen und 20% auf das Abendessen erfolgen. Für
die Zwischenmahlzeiten würden dann jeweils 10% auf Morgen, Nach-
mittag und Spätmahlzeit entfallen. Ein Anteil von ungesättigten zu gesättigten Fetten (1,2:1,0) sollte erreicht werden. Des weiteren sollten

20–35 g Faserstoffe/Tag, ausreichend Vitamine und Spurenelemente zugeführt werden. Das subjektive Wohlbefinden des Patienten bei der Ernährung ist ein wichtiger Bestandteil zur Sicherung der Einhaltung der diabetesgerechten Ernährung. Aus diesem Grund sollte bei der Erstellung eines Ernährungsplanes auf die jeweiligen Neigungen der Patienten eingegangen werden. Hilfreich sind hierbei Ausgleichstabellen, die dann das Erstellen einer individuellen diabetesgerechten Ernährung ermöglichen. Das genaue Abwiegen der Nahrung erübrigt sich, wenn Familie und Patient/in gelernt haben, Gewicht und BE-Gehalt der Nahrung abzuschätzen. Zumeist würde das Abwiegen auch nur eine relative Genauigkeit vorspiegeln, da der tatsächliche Kohlenhydratanteil in den einzelnen Produkten Schwankungen unterliegt. Beim Ernährungsplan von Kleinkindern sollte wegen der schnellen Resorption und des damit schnellen Anstieges der Blutzuckerspiegel Kochzucker, Traubenzucker sowie Malzzucker vermieden werden. Bei Erwachsenen ist ein mäßiger Genuß von Kochzucker erlaubt, da die Stoffwechsellage in der Regel dadurch nicht verschlechtert wird. Änderungen der Nahrung sind z. B. bei Makroalbuminurie notwendig (s. diabetische Nephropathie).

3.5.4
Therapiekontrollen

Der Typ-1-Diabetes ist eine lebenslange Erkrankung, die bei guter Einstellung der Stoffwechsellage (HbA1c-Wert) eine relativ gute Prognose, auch bezogen auf mögliche Spätfolgen, hat. Voraussetzung für eine optimale Stoffwechseleinstellung und somit die Prävention dieser Spätfolgen sind kontinuierliche Therapiekontrollen im Rahmen der Langzeitbetreuung der Patienten. Die folgende Übersicht gibt die Grundprinzipien wieder, die entsprechend dem klinischen Verlauf variabel umgesetzt werden müssen.

Therapiekontrollen bei Typ-1-Diabetikern: Frequenz und Inhalt
- Ärztliche Konsultation in vierteljährlichen Abständen. Bei einer Primärversorgung durch den Hausarzt sollte eine halbjährliche bis jährliche Vorstellung bei einem Diabetesspezialisten oder dem „Diabetes-Team" erfolgen.
- Dezidierte Erfassung der Stoffwechseleinstellung. Dokumentation von

- Blutzuckereigenmessungen,
- Hypoglykämieereignissen,
- Änderungen des Insulinbedarfes.
- Bestimmung von
  - HbA1c-Wert,
  - Körpergewicht,
  - Albuminausscheidung im Urin,
  - Blutdruck,
  - „Fußvisite" (s. Kap. 13).
- Jährliche Früherkennungsuntersuchungen bezogen auf Spätkomplikationen:
  - Augen (Fundoskopie),
  - Nieren (Albuminurie),
  - Nervensystem (Reflexe, Vibrationsempfinden),
  - kardiovaskuläres System (Belastungs-EKG, Pulsstatus).

Blutzuckereigenbestimmung

Ein wichtiger Bestandteil der Therapiekontrolle ist die Eigenkontrolle durch den Patienten. Diese muß erfolgen, so daß der Patient, insbesondere bei der intensivierten Insulinsubstitutionstherapie, seinen aktuellen Blutzuckerwert erfaßt und so einen Aufschluß über seine derzeitige Stoffwechsellage bekommt, um entsprechend seine Therapie anpassen zu können. Um eine suffiziente Selbstkontrolle zu ermöglichen, müssen folgende Voraussetzungen gewährleistet sein:
- Vertrautsein mit der Technik der Blutzuckereigenbestimmung (visuelle Ablesung von Teststreifen oder Bedienung von Blutzuckermeßgeräten).
- Wissen über methodenspezifische Meßfehler und deren Behebung bzw. Interpretation.

Die Häufigkeit der Blutzuckermessungen muß nach gewählter Insulinsubstitutionsform und Stabilität der Stoffwechseleinstellung festgelegt werden. Mehrmalige Bestimmungen (meist 4malig) stellen das Optimum der Selbstkontrolle dar. Liegen besondere Lebensumstände (unregelmäßige Arbeitszeiten, Schwangerschaftswunsch oder Schwangerschaft) vor, sollte eine noch häufigere tägliche Blutzuckerkontrolle erfolgen. Mindestforderung für die intensivierte Insulinsubstitutionstherapie ist die 3–4malige tägliche Blutzuckerkontrolle. Liegt eine Neigung zu nächtlichen Hypoglykämien vor, so ist eine abendliche Blutzuckerbestimmung vor dem Schlafengehen sehr wichtig, damit, wenn nötig, eine Spätmahlzeit eingenommen werden kann. Bei dem Verdacht auf unbemerkte nächtliche Hypoglykämien ist eine nächtliche (2–3 Uhr) Blutzuckerbestimmung durchzuführen.

Einschätzung der aktuellen Stoffwechseleinstellung

Nach den Vorgaben der European IDDM Policy Group (1993) wird die Stoffwechseleinstellung (Tabelle 3.14) eingeschätzt. Die beste Einstellung ist in jedem Fall anzustreben. Die Therapieziele müssen jedoch für jeden Patienten individuell auf dem Boden seiner persönlichen Lebensverhältnisse und Wünsche festgelegt werden, um, wie zuvor ausgeführt, eine möglichst hohe Kompliance des Patienten zu erreichen.

Vor dem Schlafengehen sollten Blutzuckerwerte bei 110–135 mg/dl (6,0–7,0 mmol/l) liegen, um die Gefahr nächtlicher Hypoglykämien zu vermindern.

Nur in Ausnahmefällen, z. B. wenn eine Blutzuckerkontrolle nicht möglich ist oder der Patient diese nicht durchführen möchte, kann die Harnzuckerselbstkontrolle mittels Teststreifen angewandt werden.

Im Rahmen einer akuten Erkrankung (mit Fieber und Erbrechen), durchweg erhöhter Blutzuckerspiegel (>250 mg/dl), während

Tabelle 3.14. Einstellungsqualität und Beurteilung der Stoffwechseleinstellung. (Nach European IDDM Policy Group 1993)

	Gut eingestellt	Grenzwertig eingestellt	Schlecht eingestellt
Nüchternblutzucker	80–110 mg/dl 4,4–6,1 mmol/l	111–140 mg/dl 6,2–7,8 mmol/l	>140 mg/dl >7,8 mmol/l
Postprandialer Blutzucker	100 –145 mg/dl 5,5–8,0 mmol/l	146–180 mg/dl 8,1–10,0 mmol/l	>180 mg/dl >10,0 mmol/l
HbA1c	<6,5%	6,5–7,5%	>7,5%
HbA1	<8,0%	8,0–9,5%	>9,5%
Gesamtcholesterin	<200 mg/dl <5,2 mmol/l	200–250 mg/dl 5,2–6,5 mmol/l	>250 mg/dl >6,5 mmol/l
Nüchterntriglyzeride	<150 mg/dl <1,7 mmol/l	150–200 mg/dl 1,7–2,2 mmol/l	>200 mg/dl >2,2 mmol/l

einer Reduktionskost, oder auch bei unerklärbarem Unwohlsein des Patienten ist die Selbstkontrolle auf die Bestimmung von Ketonkörpern im Urin zu erweitern.

Übergewicht, Hypertonie

Ein weiteres Therapieziel ist die Vermeidung von Übergewicht und eine gute Blutdruckeinstellung. Der Body-Mass-Index (BMI) sollte bei Männern 25 kg/m^2 und bei Frauen 24 kg/m^2 nicht überschreiten. Der Ruheblutdruck sollte unter 140/85 mmHg liegen. Das Vorliegen einer Mikroalbuminurie (im Nachturin mehr als 20 µg/min oder 20 mg/dl oder über 30 mg/dl pro 24 h) erfordert in besonderem Maße die normnahe Blutzucker- und perfekte Blutdruckeinstellung (s. diabetische Nephropathie).

3.5.5
Nebenwirkungen

Haupt- und bedrohlichste Nebenwirkung der Therapie des Typ-1-Diabetes sind Folgen einer falschen Dosierung der Insulinsubstitution oder auch einer veränderten nicht berücksichtigten Insulinresorption. So kann eine Hypoglykämie oder auch eine diabetische Dekompensation mit Ausbildung eines ketoazidotischen Komas auftreten (s. Abschn. 3.6). Weiterhin kann bedingt durch die subkutane Insulininjektion eine Lipodystrophie des Unterhautfettgewebes auftreten. Durch ständigen Wechsel der Injektionsstellen kann diesem entgegengewirkt werden (s. auch Abschn. 3.5).

3.5.6
Ausblick: zukünftige Möglichkeiten

Es werden wissenschaftlich zwei Hauptwege neuer Therapien des Typ-1-Diabetes verfolgt. Zum einen liegt ein Ansatz im Verlangsamen oder sogar Aufhalten der Ausbildung der Erkrankung in der prädiabetischen Phase (präventionelle Ernährung, Immunmodulation), zum anderen in der Therapie des manifesten Diabetes mellitus mittels Techniken, die eine annähernd physiologische Kontrolle des Stoffwechsels ohne eine Insulinsubstitutionstherapie ermöglichen (Xenografts, Gentherapie), vor. Es konnte im Tiermodell gezeigt werden, daß eine Verbesserung der β-Zellregeneration durch die orale Gabe von Nikotinamid erreicht werden kann (Mandrup Poulsen et al. 1993). Postulierte Mechanismen sind die Inhibition der Poly-ADP-ribose-Polymerase und damit die Verminderung der intrazellulären Konzentration von Nikotinamid-Adenin-Dinukleotid (NAD) in den β-Zellen oder auch die Funktion des Nikotinamids als Radikalfänger (Herskowitz 1989; Vague et al. 1989). In einer Studie mit Schulkindern, die mit Nikotinamid behandelt wurden, fiel die Diabetesinzidenz auf 7,14/100.000/Jahr gegenüber 16,07/100.000/Jahr in der Kontrollgruppe bei einem Betrachtungszeitraum von 7,1 Jahren (Elliott et al. 1996). Die European Nicotinamide Diabetes Intervention Trail (ENDIT) überprüft diese Daten in einer großen Studie, deren Ergebnisse z. Z. noch ausstehen.

Weiterhin wurde gezeigt, daß eine parenterale oder auch orale Gabe von Insulin eine Verzögerung der Manifestation oder sogar eine Prävention des Typ-1-Diabetes beim Menschen bedingt (Muir et al. 1993; Ziegler et al. 1993; Keller 1993). Auch im Tiermodell (NOD-Mäuse) war diese Behandlung effektiv (Zhang et al. 1991). Als möglicher Wirkmechanismus wird die Beeinflussung der Aktivität von TH1-Lymphozyten und TH2-Lymphozyten diskutiert. Kürzlich berichteten Pozzilli und Mitarbeiter, daß die kombinierte Gabe von Insulin und Vitamin E gleiche Effekte wie das Nikotinamid mit Insulintherapie bezüglich der verbleibenden β-Zellfunktion zeigt. Die β-Zellfunktion, gemessen am C-Peptidserumspiegel blieb bei Patienten, die jünger als 15 Lebensjahre waren, über den Betrachtungszeitraum von 1 Jahr konstant (Pozzilli et al. 1997).

Ein weiterer Ansatz ist die immunmodulatorische Therapie. Weil der Typ-1-Diabetes eine autoimmune Erkrankung ist, versucht man mittels einer immunsuppressiven Therapie diese zu verlangsamen oder sogar zum Stillstand zu bringen. Sehr wohl müssen hier die Nebenwirkungen einer solchen Therapie gegenüber dem Nutzen genau abgewägt werden. In klinischen Studien konnte gezeigt werden, daß durch die Gabe von Azathioprin eine Verlängerung der Honeymoon-Phase erreicht werden konnte (Harrison et al. 1985). Bei einer Kombinationstherapie von Azathioprin und einem Glukokortikoid in der Anfangsphase der Erkrankung bedurften in einem Betrachtungszeitraum von 1 Jahr 50% der Behandelten vs 10% der Nichtbehandelten keiner Insulintherapie (Silverstein et al. 1988). Die Monotherapie mit Azathioprin erscheint insgesamt jedoch überlegen. Die alleinige Gabe von Glukokortikoiden zeigte in einer Pilotstudie eine

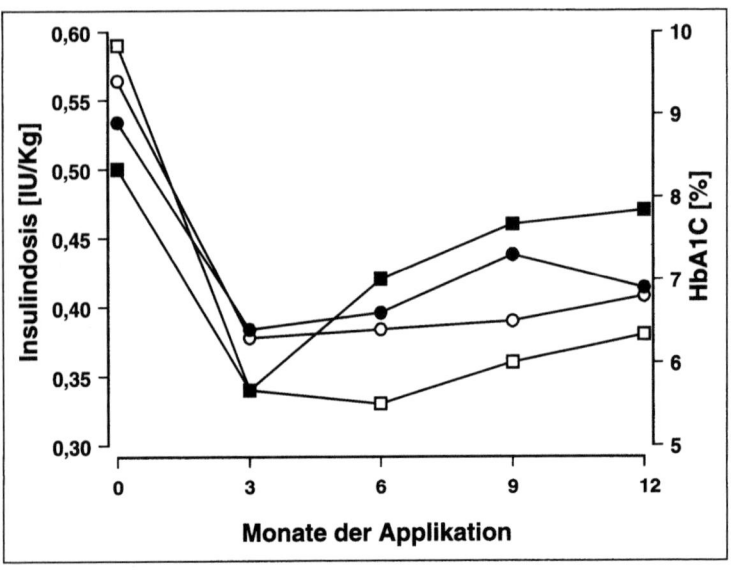

Abb. 3.31. Wirkung von Nikotinamid oder Vitamin E auf die benötigte Insulindosis, um HbA1c-Werte im therapeutischen Bereich zu erreichen. Die orale Gabe von Nikotinamid oder Vitamin E vermindert über einen Zeitraum von 12 Monaten signifikant die benötigte Insulindosis. HbA1c (*Quadrate*), benötigte Insulindosis (*Kreissymbole*). Nikotinamidbehandlung (25 mg/kg/KG Körpergewicht) *ausgefüllte Symbole*, Vitamin E (15 mg/kg/KG) *nicht ausgefüllte Symbole*. (Mod. nach Pozzilli et al. 1997)

Verlängerung der Remissionsphase bis hin zu 26 Monaten (Yilmaz et al. 1993). Eine Therapie mit Cyclosporin erhöhte die Remissionsrate nach 9–12 Monaten (Feutren et al. 1986), es konnte jedoch keine Langzeitwirkung (>2 Jahre) erreicht werden (Martin et al. 1991). Eine Gruppe beschrieb eine Wirkung bis zu 4 Jahren (De Filippo et al. 1996). Insgesamt bleibt jedoch zur letztendlichen Beurteilung eines Einsatzes dieser Substanzen in der Typ-1-Diabetes-Behandlung die groß angelegte Diabetes-Prevention-Trail-Type-1-(DPT-1)-Studie abzuwarten.

Einzelne Pilotstudien beschreiben des weiteren Wirkungen von Antilymphozytenglobulinen, Plasmapherese (Antikörpereliminierung), Gabe von Anti-CD5-Konjugaten oder monoklonalen Anti-

IL2-Rezeptorantikörpern, teils in Kombination mit Cyclosporin in der Behandlung des Typ-1-Diabetes (Shehadeh et al. 1994; Vialettes et al. 1991; Skyler et al. 1993; Leslie et al. 1985; Ludvigsson et al. 1983).

Bisher nur im Tierexperiment untersuchte Therapieformen seien hier der Vollständigkeit halber erwähnt, stellen jedoch zum jetzigen Zeitpunkt noch keine Therapieoption beim Menschen dar. Es besteht die Theorie, daß der Typ-1-Diabetes auf dem Boden einer immunregulatorischen Defektsituation entsteht (s. Abschn. 3.3.2). Durch die Gabe von TNF-α, IL4, Inselzellantigen, Implantation von Antigenen in den Thymus, Vitamin D3, CD4-Antikörpern, GAD65-Antikörpern, Infusion von IL10-transferierten TH1-Lymphozyten oder auch Gabe von Anti-Zytokinantikörper wurde auf dem Boden dieser Theorie versucht, die Wirkung der TH1-Lymphozyten zu vermindern. Zumindest Verzögerungen der Krankheitsmanifestationen konnten beobachtet werden (Moritani et al. 1996; Rapoport et al. 1993; Mathieu et al. 1992; Mathieu et al. 1995).

Zur Behandlung eines manifesten Typ-1-Diabetes wird in Anlehnung an die Inselzell- und Pankreastransplantation, nicht zuletzt wegen der schwierigen Isolation sowie Verfügbarkeit von menschlichen Inselzellen, folgender Ansatz untersucht. An gewonnenen Xenografts (Schweineinsel) erfolgt eine Immunseparation mittels der Mikroverkapselung einer biokompatiblen, semipermeablen Membran. Diese Mikroverkapselung läßt eine Prävention einer Abstoßung erhoffen. Im Tiermodell konnten so erfolgreich Transplantationen durchgeführt werden (Schrezenmeir et al. 1996).

Erste Untersuchungen betreffend Gentherapie und Typ-1-Diabetes sind angelaufen. Man versucht, durch Transfektion vom Insulingen in körpereigene Zellen des späteren Empfängers (Fibroblasten, Hepatozyten) zu erreichen, daß diese Autografts Insulin produzieren. Zum jetzigen Zeitpunkt ist diese Transfektion gelungen, jedoch produzieren diese Zellen nur das Proinsulin, denn ihnen fehlen die Endoprotheasen PC2 und PC3 (Steiner et al. 1992). Fraglich ist, ob, wenn die Hürde der Endoprotheasen genommen ist, diese Zellen reguliert Insulin produzieren. Dies ist der Ansatzpunkt für Versuche mit einer Insulinomzellinie (RIN-Zellen), denen der GLUT2-Rezeptor transfiziert wurde, um eine Regulation der vorhandenen exzessiven Insulinproduktion zu erreichen. Man stellt sich vor, diese dann wiederum in eine Biomembran eingebetteten Tumorzellen, die so keinen Oberflächenkontakt zum Empfänger haben und keine Immunreaktion aus-

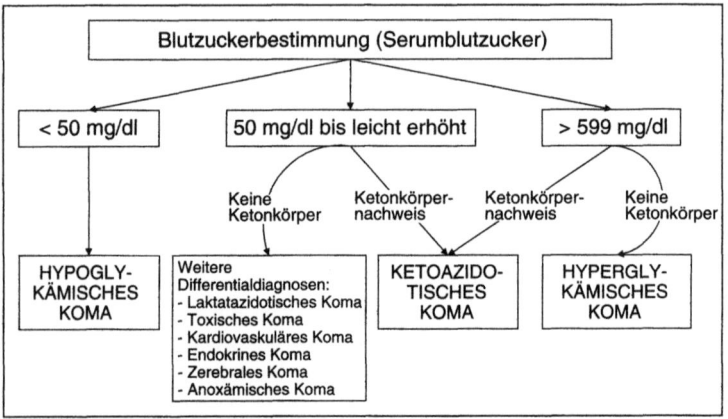

Abb. 3.32. Differentialdiagnostischer Weg bei komatösem Zustand

lösen, zunächst diabetischen Tieren zu infundieren. Ein Problem ist z. Z. noch die Biomembran, die sowohl für Insulin als auch für Glukose konstant durchlässig sein muß (Tiedge et al. 1993).

Es wurde berichtet, daß durch eine Kombination der Insulintherapie mit rhIGF-I oder Amylin ein besseres Glukoseprofil erreicht werden kann (Quattrin et al. 1997). Es stehen jedoch große Studien aus, die diesen Effekt belegen.

3.6
Notfall

Lebensbedrohliche Zustände bei Typ-1-Diabetikern entstehen durch eine diabetische Dekompensation oder auch eine Fehltherapie. Wird diese nicht frühzeitig erkannt und behandelt, mündet sie in einen komatösen Zustand. Führende Laboruntersuchungen zur Differentialdiagnose sind die Bestimmung des Serumblutzuckerspiegels sowie die Untersuchung auf Ketonkörper in Serum und Urin.

Nach erfolgter Einschränkung der Differentialdiagnose muß gezielt durch den Nachweis weiterer Parameter bzw. klinischer Symptome die Diagnose erhärtet werden (Tabelle 3.15).

Tabelle 3.15. Weiterführende Parameter in der Differentialdiagnose komatöser Zustände

Koma-form	Serum-glukose	Plasma-pH	HCO_3^- (mEq/L)	S_{OSM} (mOsm/kg)	Plasma-ketone	Klinik
Hyper-glykämisch	≥599	≥7,3	≥15	≥320	Gering	Dehydratation normale Haut-temperatur
Ketoazi-dotisch	≥ 300	≤ 7,3	≤ 18	<320	Aus-geprägt	Dehydratation warme Haut Kussmaul-At-mung
Hypo-glykämisch	<50	Normnah	Normnah	Normnah	Keine	Normohydrata-tion warme Haut Normoventilation
Laktatazi-dotisch	20–200	≤7,3	≤18	Normnah	Keine–gering	Normohydrata-tion warme Haut Hyperventilation Hypotonie

Weitere differentialdiagnostisch abzugrenzende Komaformen

- toxisch (Urämie, Koma hepatikum),
- kardiovaskulär: Volumenmangel, Kollaps, Schock, Adams-Stokes-Anfall, Kreislaufstillstand (Myokardinfarkt, Rhythmusstörung),
- endokrin (M. Addison, thyreotoxische Krise, hypophysäres Koma, hyperkalzämische Krise),
- zerebral (Massenblutung, Enzephalomalazie, SAB, sub/epidurales Hämatom, SHT, Epilepsie, Meningitis, Enzephalitis, Hirntumor, Sinusthrombose),
- anoxämisch (Erstickung, Hyperkapnie),
- psychisch (Hysterie, Hyperventilation).

Inzidenz sowie Mortalität des ketoazidotischen Komas bezogen auf die Gesamtbevölkerung

Inzidenz und Mortalität des ketoazidotischen Komas. (Mod. nach Snorgaard et al. 1989; Assal et al. 1974; Faich et al. 1983)

Inzidenz (bei Diabetikern)	1,6–4,5%
Altersverteilung	
<44 Jahre	45%
>65 Jahre	26%
Geschlechtsverteilung	
Frauen/Männer	1,59–2,79
Mortalität	
Alle Altersgruppen	3,4–10%
70–75 Lebensjahre	ca. 20%
Gesteigertes Mortalitätsrisiko bei	erhöhtem Lebensalter niedrigem Blutdruck Azidose initial ausgeprägter Hyperglykämie Urämie

Hypoglykämisches Koma: weitere Differentialdiagnose

Bei Vorliegen eines hypoglykämischen Komas und leerer Diabetesanamnese müssen folgende Differentialdiagnosen abgeklärt werden. Zum Vorgehen verweisen wir auf die jeweiligen Kapitel bzw. weiterführende Spezialliteratur.

Differentialdiagnose des hypoglykämischen Komas
- Insulinom,
- Hypoglykämia factitia:
  - gezielter Insulinabusus,
- Autoimmunhypoglykämie:
  - Insulinautoantikörper (Autoimmuninsulinsyndrom),
  - Insulinrezeptorautoantikörper,
- Tumorhypoglykämie:
  - mesenchymale Tumoren (Sarkom, Fibrom, Mesotheliom, Hämangioperizytom, primäres Leberzellkarzinom, Nebennierenrindenkarzinom, Tumoren des Gastrointestinaltraktes und Urogenitalsystems),

- Hypoglykämie bei Hormonmangelzuständen:
  - Hypophyseninsuffizienz (isolierter Wachstumshormonmangel oder auch kombiniert mit ACTH- und TSH- Mangel),
  - M. Addison,
  - schwere Hypothyreose,
- Hypoglykämie bei Erkrankungen von Leber und Nieren:
  - Fettleber, Leberzirrhose, Metastasenleber, Alkoholhepatitis, akute Virushepatitis, toxische Hepatitis,
  - terminale Niereninsuffizienz,
- medikamentös induzierte Hypoglykämien:
  - Insulin oder Sulfonylharnstoffe,
  - Chinin,
  - Pentamidin,
  - Disopyramid,
  - β_2-Agonisten,
  - Haloperidol,
  - Niereninsuffizienz und Trimethoprim- Sulfamethoxazol- Therapie oder Propoxyphentherapie,
  - Azetylsalizylsäure und Betablocker (bei Kindern),
- alkoholinduzierte Hypoglykämie,
- ausschließlich postprandiale Hypoglykämien:
  - Magenentleerungsstörungen,
  - Galaktosämie,
  - hereditäre Glukoseintoleranz.

Therapie

Der komatöse Patient benötigt eine intensivmedizinische Betreuung.
- Allgemein:
  - Kontrolle von Atmung, Kreislauf, Wasser- und Elektrolythaushalt (Blutzuckerkontrollen, Blutgaskontrolle),
  - Flüssigkeitsbilanz (ZVD, Blasenkatheter, Wiegen),
  - Magensonde (Pylorusspastik, Magenatonie),
  - Thromboembolieprophylaxe, Dekubitusprophylaxe,
  - Antibiose (je nach Klinik).
- Spezifisch:
  - Ketoazidotisches Koma:
    Die Akuttherapie des ketoazidotischen Komas sollte in folgenden Schritten erfolgen:

Volumenmangelsubstitution
Milde Rehydratation mit NaCL (0,9%) bei Serumnatrium
<155 mmol/l; bei Serumnatrium >155 mmol/l Rehydratation mit
NaCl (0,45%, halbisoton).
   1. h: 1000 ml
   danach: ZVD <3 cm: 1000 ml/h
             ZVD 3–8 cm: 500 ml/h
             ZVD >8 cm: 250 ml/h
in den ersten 8 h Substitution von etwa 5–6 l. Danach 250 ml/h. Bei
ausgeprägter Hypovolämie evtl. Humanalbumin oder DFFP. *Cave*:
Herzinsuffizienz.

Überlappende Blutzuckerkorrektur
Initial 5–10 IE Normalinsulin i.v. (0,1 IE/kg KG). *Cave*: Zuvor mögli-
cherweise bestehende oder unter Therapie entstehende Hypokali-
ämie ausgleichen!!
   Dann 4–10 IE/h Normalinsulin über Perfusor
   Blutzuckersenkung um 100 mg/dl pro h bis 250 mg/dl, danach ist
die Infusionsrate zu titrieren.
   Dann 2 IE/h über Perfusor mit der Gabe von 5%iger Glukoselösung.
   Engmaschige Elektrolytkontrolle!

Paralleler Elektrolytausgleich
Natrium: im Rahmen der Rehydratation.
   Kalium: Einleiten nach Beginn der Insulininfusion (*Cave*: Kontra-
indikationen bei Nierenversagen, Anurie und Hyperkaliämie) und
bei pH < 7,1
   bei Serum Kalium   <3 mmol/l → 20–25 mmol/h
                      >3–4 mmol/l → 15–20 mmol/l
                      >4–5 mmol/l → 10–15 mmol/h
   Cave: bei Serum Kalium <3 mmol/l Insulininfusion unterbrechen!
   Phosphat: bei Serum Phosphat <0,5 mmol/l: 50 mmol/24 h (*Cave*:
Kontraindikation Niereninsuffizienz), in großen Studien nicht gesichert.

Ausgleich der Azidose
Bei pH >7,1 ist eine spezifische Therapie nicht erforderlich
   bei pH <7,1 Gabe von 1/3 des errechneten Bikarbonatbedarfs: Bi-
karbonatbedarf = (negativer Baseexzess × Körpergewicht (kg)): 10.

- Hypoglykämisches Koma:
  Intravenöse Gabe von 40 ml 50%iger Glukoselösung oder in leichteren Fällen intramuskuläre Gabe von 1 mg Glukagon. Bei ausbleibendem Erwachen innerhalb weniger Minuten ist eine zweite Injektion durchzuführen. Im weiteren Verlauf sollte der Blutzucker bei 200–250 mg/dl (Serum) gehalten werden. Bei ausbleibendem Erfolg liegt entweder keine Hypoglykämie vor, oder es ist bereits durch eine langandauernde Hypoglykämie eine zentrale zerebrale Schädigung eingetreten. Bei Verdacht auf ein Hirnödem ist eine entwässernde Therapie durchzuführen (Furosemid, Dexamethason i.v., Sorbitinfusion).

Bei Vorliegen einer anderen als Typ-1-Diabetes-Hypoglykämie verursachenden Erkrankung (s. 3.4.5) muß die spezifische Therapie dieser Erkrankung erfolgen. Wir verweisen hier auf die jeweiligen Abschnitte.

Literatur

Arden C, Toeller M, Schumacher W, Heitkamp G, Gries FA (1997) Aspekte der Lebensqualität bei Typ-I-Diabetikern der Düsseldorfer EURODIAB-Stichprobe. Diab Stoffw 6: 189–198

Assal JP, Aoki TT, Manzano FM, Kozak GP (1974) Metabolic effects of sodium bicarbonate in management of diabetic ketoacidosis. Diabetes 23: 405–411

Atkinson MA, Bowman MA, Campbell L, Darrow BL, Kaufman DL, Maclaren NK (1994) Cellular immunity to a determinant common to glutamate decarboxylase and coxsackie virus in insulin-dependent diabetes [see comments]. J Clin Invest 94: 2125–2129

Awata T, Kurihara S, Iitaka M, Takei S-I, Inoue I, Ishii C, Negishi K, Izumida T, Yoshiba Y, Hagura R, Kuzuya N, Kanazawa Y, Katayama S (1998) Association of CTLA-4 gene A-G polymorphism (IDDM 12 locus) with acute-onset and insulin-depleted IDDM as well as autoimmune disease (Graves`disease and Hashimoto`s thyreoiditis) in the japanese population. Diabetes 47: 128–129

Barnett AH, Epp C, Leslie RDG, Pyke DA. (1981) Diabetes in identical twins. A study of 200 pairs. Diabetologia 20: 87–93

Bell GI, Horita S, Karam JH (1984) A polymorphic locus near the human insulin gene is associated with insulin-dependent diabetes mellitus. Diabetes 33: 176–183

Bennett ST, Lucassen AM, Gough SC, Powell EE, Undlien DE, Pritchard LE, Merriman ME, Kawaguchi Y, Dronsfield MJ, Pociot F, et al. (1995) Susceptibility to human type 1 diabetes at IDDM 2 is determined by tandem repeat variation at the insulin gene minisatellite locus. Nat Genet 9: 284–292

Bingley PJ, Christie MR, Bonifacio E, Bonfanti R, Shattock M, Fonte MT, Bottazzo GF, Gale EA (1994) Combined analysis of autoantibodies improves prediction of IDDM in islet cell antibody-positive relatives. Diabetes 43: 1304–1310

Bode BW, Steed RD, Davidson PC (1996) Reduction in servere hypoglycemia with long-term continous subcutanous insulin infusion in Type I diabetes. Diabetes Care 19: 324–327

Cavan DA, Penny MA, Bain SC, Barnett HA. Alberti KGMM, Zimmet P, De Fronzo RA, Keen H (eds) (1997) International Textbook of Diabetes mellitus. 6, Molecular genetics of Typ-1-Diabetes mellitus. Chichester: John Wiley pp 109–124

Charron-Prochownik D, Maihle T, Siminerio L, Songer T. (1997) Outpatient versus inpatient care of children newly diagnosed with IDDM. Diabetes Care 20: 657–660

Cheetham TD, Jones J, Taylor AM, Holly J, Matthews DR, Dunger DB. (1993) The effects of recombinant insulin-like growth factor I administration on growth hormone levels and insulin requirements in adolescents with type 1 (insulin-dependent) diabetes mellitus. Diabetologia 36: 678–681

Christie MR, Tun RY, Lo SS, Cassidy D, Brown TJ, Hollands J, Shattock M, Bottazzo GF, Leslie RD. (1992) Antibodies to GAD and tryptic fragments of islet 64 K antigen as distinct markers for development of IDDM. Studies with identical twins. Diabetes 41: 782–787

Conrad B, Weidmann E, Trucco G, Rudert WA, Behboo R, Ricordi C, Rodriquez-Rilo H, Finegold D, Trucco M. (1994) Evidence for superantigen involvement in insulin-dependent diabetes mellitus aetiology. Nature 371: 351–355

Conrad B, Weissmahr RN, Boni J, Arcari R, Schupbach J, Mach B. (1997) A human endogenous retroviral superantigen as candidate autoimmune gene in type I diabetes. Cell 90: 303–313

Copeman JB, Cucca F, Hearne CM, Cornall RJ, Reed PW, Ronningen KS, Undlien DE, Nisticò L, Buzzetti R, Tosi R, Pociot F, Nerup J, Cornélis F, Barnett AH, Bain SC, Todd JA. (1995) Linkage disequilibrium mapping of a type 1 diabetes suspectibility gene (IDDM 7) to chromosome 2q31-q33. Nature Genet 9: 80–85

Dahlquist G. (1993) Etiological aspects of insulin-dependent diabetes mellitus: an epidemiological perspective. Autoimmunity 15: 61–65

Davies JL, Cucca F, Goy JV, Atta ZA, Merriman ME, Wilson A, Barnett AH, Bain SC, Todd JA. (1996) Saturation multipoint linkage mapping of chromosome 6q in type 1 diabetes. Hum Mol Genet 5: 1071–1074

De Filippo G, Carel JC, Boitard C, Bougneres PF. (1996) Long-term results of early cyclosporin therapy in juvenile IDDM. Diabetes 45: 101–104

Dobersen MJ, Scharff JE, Ginsberg-Fellner F, Notkins AL. (1980) Cytotoxic autoantibodies to beta cells in the serum of patients with insulin-dependent diabetes mellitus. N Engl J Med 303: 1493–1498

Dunn F, Nathan DM, Scavini M, Selam J, Wingrove TG. (1997) Long-term therapy of IDDM with an implantable insulin pumpe. Diabetes Care 20: 59–63

Eisenbarth GS, Morris MA, Scearce RM. (1981) Cytotoxic autoantibodies to cloned rat islet cells in serum of patients with diabetes mellitus. J Clin Invest 67: 403–408

Elliott RB, Pilcher CC, Fergusson DM, Steward AW. (1996) A population based strategy to prevent insulin-dependent diabetes using nicotinamide. J Pediatr Endocrinol Metab 9: 501–509

Faich GA, Fishbein HA, Ellis SE. (1983) The epidemiology of diabetic acidosis: a population-based study. Am J Epidemiol 117: 551–558

Feutren G, Papotz L, Assan R, Vialettes B, Karsenty G, Vexiau P, DuRostu H, Rodier M, Sirmai J, Lallemand A, et al. (1986) Cyclosporin increases the rate and length of remissions in insulin-dependent diabetes of recent onset. Results of a multicentre double-blind trail. Lancet 2: 119–124

Foulis AK, McGill M, Farquharson MA, Hilton DA. (1997) A search for evidence of viral infection in pancreases of newly diagnosed patients with IDDM. Diabetologia 40: 53–61

Gallwitz B, Schmidt WE. (1997) Insulinanaloga und neue Antidiabetika: Perspektiven der Diabetestherapie. Internist 38: 617–624

Gimeno SGA, DeSouza JMP. (1997) IDDM and milk consumption. A case-control study in Sao Paulo, Brazil. Diabetes Care 20: 1256–1260

Gorsuch AN, Spencer KM, Lister J, Wolf E, Bottazzo GF, Cudworth AG. (1982) Can future type 1 diabetes be predicted? A study in families of affected children. Diabetes 31: 862–866

Harrison LC, Colman PG, Dean B, Baxter R, Martin FI. (1985) Increase in remission rate in newly diagnosed type I diabetic subjects treated with azathioprine. Diabetes 34: 1306–1308

Hashimoto L, Habita C, Beressi JP, Delepine M, Besse C, Cambon-Thomsen A, Deschamps I, Rotter JI, Djoulah S, James MR, et al. (1994) Genetic mapping of a susceptibility locus for insulin-dependent diabetes mellitus on chromosome 11q. Nature 371: 161–164

Hering BJ, Browatzki CC, Schultz AO, Bretzel RG, Federlin K. (1994) Islet transplant registry report on adult and fetal islet allografts. Transplant Proc 26: 565–568

Herskowitz RD, Jackson RA, Soeldner JS, Eisenbarth GS. (1989) Pilot trial to prevent type I diabetes: progression to overt IDDM despite oral nicotinamide. J Autoimmun 2: 733–737

Hitman GA, Tarn AC, Winter RM, Drummond V, Williams LG, Jowett NI, Bottazzo GF, Galton DJ. (1985) Type 1 (insulin-dependent) diabetes and a highly variable locus close to the insulin gene on chromosome 11. Diabetologia 28: 218–222

Holleman F, Hoekstra JBL (1997) Insulin Lispro. N Engl J Med 337: 176–183

Hyöty H, Hiltunen M, Reuanen A, Leinikki P, Vesikari T, Lounamaa R, Tuomilehto J, Åkerblom HK, et al. (1993) Decline of mumps antibodies in Type 1(insulin-dependent) diabetic children and a plateau in the rising incidence of Type 1 diabetes after introduction of the mumps-measles-rubella vaccine in Finland. Diabetologia 36: 1303–1308

Jaremko J, Rorstad O (1998) Advances toward the implantable artificial pancreas for treatment of diabetes. Diabetes Care 21: 444–450

Kahaly G, Förster G, Otto E, Hansen C, Schulz G. (1997) Diabetes mellitus Typ I als Teil des polyglandulären Autoimmunsyndroms. Diab Stoffw 6: 19–27

Karjalainen J, Martin JM, Knip M, Ilonen J, Robinson BH, Savilahti E, Åkerblom HK, Dosch H-M (1992) A bovine albumine peptide as a possible trigger of insulin-dependent diabetes mellitus. N Engl J Med 327: 302–307

Karounos DG, Wolinsky JS, Thomas JW. (1993) Monoclonal antibody to rubella virus capsid protein recognizes a beta-cell antigen. J Immunol 150: 3080–3085

Katz JD, Benoist C, Mathis D (1995) T helper cell subsets in insulin-dependent diabetes. Science 268: 1185

Keller RJ, Eisenbarth GS, Jackson RA (1993) Insulin prophylaxis in individuals at high risk of type I diabetes [see comments]. Lancet 341: 927–928

Klöppel G, Clemens A (1996) [Insulin-dependent diabetes mellitus. Current aspects of morphology, etiology and pathogenesis] Insulinabhängiger Diabetes mellitus. Aktuelle Aspekte zur Morphologie, Ätiologie und Pathogenese. Pathologe 17: 269–275

Kuzuya H, Matsuura N, Sakamoto M, Makino H, Sakamoto Y, Kadowaki T, Suzuki Y, Kobayashi M, Akazawa Y, Nomura M, et al. (1993) Trial of insulinlike growth factor I therapy for patients with extreme insulin resistance syndromes. Diabetes 42: 696–705

Kwok WW, Mickelson E, Masewicz S, Milner EC, Hansen J, Nepom GT (1990) Polymorphic DQ alpha and DQ beta interactions dictate HLA class II determinants of allo-recognition. J Exp Med 171: 85–95

Lampeter EF, Homberg M, Quabeck K, Schaefer UW, Wernet P, Bertrams J, Grosse-Wilde H, Gries FA, Kolb H (1993) Transfer of insulin-dependent diabetes between HLA-identical siblings by bone marrow transplantation. Lancet 341: 1243–1244

Leslie RD, Pyke DA, Denman AM (1985) Immunosupressive therapy in diabetes [letter]. Lancet 1: 516

Libman I, Songer T, LaPorte R (1993) How many people in USA have IDDM? Diabetes Care 16: 841–842

Löhr M, Klöppel G (1987) Residual insulin positivity and pancreatic atrophy in relation to duration of chronic type 1 (insulin-dependent) diabetes mellitus and microangiopathy. Diabetologia 30: 757–762

Ludvigsson J, Heding L, Lieden G, Marner B, Lernmark Å (1983) Plasmapheresis in the initial treatment of insulin-dependent diabetes mellitus in children. Br Med J Clin Res 286: 176–178

Mandrup Poulsen T, Reimers JI, Andersen HU, Pociot F, Karlsen AE, Bjerre U, Nerup J (1993) Nicotinamide treatment in the prevention of insulin-dependent diabetes mellitus. Diabetes Metab Rev 9: 295–309

Martin S, Schernthaner G, Nerup J, Gries FA, Koivisto VA, Dupre J, Standl E, Hamet P, McArthur R, Tan MH, et al. (1991) Follow-up of cyclosporin A treatment in type 1 (insulin-dependent) diabetes mellitus: lack of long-term effects. Diabetologia 34: 429–434

Mathieu C, Laureys J, Sobis H, Vandeputte M, Waer M, Bouillon R (1992) 1,25-Dihydroxyvitamin D3 prevents insulitis in NOD mice. Diabetes 41: 1491–1495

Mathieu E, Fain O, Sitbon M, Thomas M (1995) [Autoimmune diabetes after treatment with interferon-alpha (letter)] Diabete auto-immun apres traitement par interferon alpha. Presse Med 24: 238

McGinnis RE, Spielman RS (1995) Insulin expression: is VNTR allele 698 really anomalous? Nature Genet 10: 378–380

Meloni T, LaVecchia C, Marinaro AM, Negri E, Mannazzu MC, Colombo C, Ogana A (1997) IDDM and Early Infant Feeding. Sardinian case-control study. Diabetes Care 20: 340–342

Merriman T, Twells R, Merriman M, Eaves I, Cox R, Cucca F, MkKinney P, Shield J, Baum D, Bosi E, Pozzilli P, Nistico L, Buzzetti R, Joner G, Ronningen K, Thorsby E, Undlien D, Pociot F, Nerup J, Bain S (1997) Evidence by allelic association-dependent methods for a type 1 diabetes polygene (IDDM 6) on chromosome 18q21. Hum Mol Genet 6: 1003–1010

Millward BA, Alviggi L, Hoskins PJ, Johnston C, Heaton D, Bottazzo GF, Vergani D, Leslie RDG, Pyke DA (1986) Immune changes associated with insulin dependent diabetes may remit without causing the disease: a study in identical twins. Br Med J 292: 793–796

Morahan G, Huang D, Tait BD, Colman PG, Harrison LC (1996) Markers on Distal Chromosome 2q Linked to Insulin-Dependent Diabetes Mellitus. Science 272: 1811–1813

Moritani M, Yoshimoto K, Li S, Kondo M, Iwahana H, Yamaoka T, Sano T, Nakano N, Kikutani H, Itakura M (1996) Prevention of adoptively transferred diabetes in nonobese diabetic mice with IL-10-transduced islet-specific Th1 lymphocytes. A gene therapy model for autoimmune diabetes. J Clin Invest 98: 1851–1859

Muir A, Schatz D, Maclaren N (1993) Antigen-specific immunotherapy: oral tolerance and subcutaneous immunisation in the treatment of insulin-dependent diabetes. Diabetes Metab Rev 9: 279–287

Neu A, Hub R, Kehrer M, Ranke MB (1997) Incidence of IDDM in German Children Aged 0–14 Years. A 6-year population-based study (1987–1993). Diabetes Care 20: 530–533

Olmos P, A'Hern R, Heaton DA, Millward BA, Risley D, Pyke DA, Leslie RD (1988) The significance of the concordance rate for type 1 (insulin-dependent) diabetes in identical twins. Diabetologia 31: 747–750

Owerbach D, Gabbay KH (1996) The Search for IDDM Suspetibility Genes. The Next Generation. Diabetes 45: 544–551

Padaiga Z, Tuomilehto J, Karvonen M, Podar T, Brigis G, Urbonaite B, Kohtamäki K, Lounamaa R, Tuomilehto-Wolf E, Reuanen A (1997) Incidence trends in childhood onset IDDM in four countries around the Baltic sea during 1983–1992. Diabetologia 40: 187–192

Pietropaolo M, Castano L, Babu S, Buelow R, Kuo YL, Martin S, Martin A, Powers AC, Prochazka M, Naggert J, et al. (1993) Islet cell autoantigen 69 kD (ICA69). Molecular cloning and characterization of a novel diabetes-associated autoantigen. J Clin Invest 92: 359–371

Pietropaolo M, Trucco M (1996) Viral elements in autoimmunity of Typ-1-Diabetes. T E M 7: 139–144

Pociot F, Nerup J (1993) A chromosome 2 suspectibility marker in familial ID-DM: the IL-1 receptor antagonist. Diabetologia 36: A17

Pozzilli P, Visalli N, Cavallo MG, Signore A, Baroni MG, Buzzetti R, Fioriti E, Mesturino C, Fiori R, Romiti A, Giovanni C, Lucentini L, Matteoli MC, Crinò A, Teodonio C, et al. (1997) Vitamin E and nicotinamide have similar effects in maintaining residual beta cell function in recent onset insulin-dependent diabetes (the IMDIAB IV study). Eur J Endocrinology 137: 234–239

Püschel K, Lockemann U, Saukko P, Klöppel G, Eisenmenger W (1996) Scharla-tanerie mit tödlichem Ausgang. Münch Med Wochenschr 138: 287–290

Quattrin T, Thrailkill K, Baker L, Litton J, Dwigun K, Rearson M, Poppenheimer M, Giltinan D, Gesundheit N, Martha P, Jr. (1997) Dual hormonal replacement with insulin and recombinant human insulin-like growth factor I in IDDM. Effects on glycemic control, IGF-I levels, and safety profile. Diabetes Care 20: 374–380

Rabinovitch A (1994) Immunoregulatory and cytokine imbalances in the pathogenesis of IDDM. Therapeutic intervention by immunostimulation? Diabetes 43: 613–621

Rapoport MJ, Jaramillo A, Zipris D, Lazarus AH, Serreze DV, Leiter EH, Cyopick P, Danska JS, Delovitch TL (1993) Interleukin 4 reverses T cell proliferative unresponsiveness and prevents the onset of diabetes in nonobese diabetic mice. J Exp Med 178: 87–99

Roep BO (1996a) T-cell responses to autoantigens in IDDM. The search for the Holy Grail. Diabetes 45: 1147–1156

Roep BO, Duinkerken G, Schreuder GM, Kolb H, de Vries RR, Martin S (1996b) HLA-associated inverse correlation between T cell and antibody responsive-ness to islet autoantigen in recent-onset insulin-dependent diabetes melli-tus. Eur J Immunol 26: 1285–1289

Rowe RE, Wapelhorst B, Bell GI, Risch N, Spielman RS, Concannon P (1995) Linkage and association between insulin-dependent diabetes mellitus (ID-DM) suspectibility and markers near the glukokinase gene on chromosome 7. Nature Genet 10: 240–242

Scheuner MT, Raffel LJ, Rotter JI. Alberti KGMM, Zimmet P, De Fronzo RA, Keen H (eds) (1997) International Textbook of Diabetes mellitus. 3, Genetics of Diabetes. Chichester, John Wiley pp 37–88

Schiel R, Müller UA, Kalbas B, Franke I. (1996) Diabeteswissen und Leben-squalität zweier Patientengruppen mit intensivierter konventioneller In-sulintherapie. Diab Stoffw 5: 63–68

Schrezenmeir J, Laue C. (1996) Aktuelle Aspekte der Inseltransplantation. Med Klin 91: 19–24

Scott CR, Smith JM, Cradock MM, Pihoker C. (1997) Characteristics of youth-onset noninsulin-dependent diabetes mellitus and insulin-dependent dia-betes mellitus at diagnosis. Pediatrics 100: 84–91

Secchi A, Socci C, Maffi P, Taglietti MV, Falqui L, Bertuzzi F, DeNittis P, Piemonti L, Scopsi L, DiCarlo V, Pozza G (1997) Islet transplantation in IDDM pa-tients. Diabetologia 40: 225–231

Shamis I, Goldsang G, Gordon O, Laron Z, Albag Y. (1997) Ethnic differences in the Incidence of Childhood IDDM in Israel (1965–1993). Marked increase since 1985, especially in Yemenite Jews. Diabetes Care 20: 504–508

Shehadeh N, Calcinaro F, Bradley BJ, Bruchlim I, Vardi P, Lafferty KJ (1994) Effect of adjuvant therapy on development of diabetes in mouse and man [see comments]. Lancet 343: 706–707

Sibley RK, Sutherland DER, Goetz FC, Michael AF (1985) Recurrent diabetes mellitus in the pancreatic iso- and allograft period. A light and electron microscopic and immunohistochemical analysis of four cases. Lab Invest 53: 132–144

Silverstein J, Maclaren N, Riley W, Spillar R, Radjenovic D, Johnson S (1988) Immunosupression with azathioprine and prednisone in recent-onset insulin-dependent diabetes mellitus. N Engl J Med 319: 599–604

Skyler JS, Lorenz TJ, Schwartz S, Eisenbarth GS, Einhorn D, Palmer JP, Marks JB, Greenbaum C, Saria EA, Byers V (1993) Effects of an anti-CD5 immuno-conjugate (CD5-plus) in recent onset type I diabetes mellitus: a preliminary investigation. The CD5 Diabetes Project Team. J Diabetes Complications 7: 224–232

Snorgaard O, Eskildsen PC, Vadstrup S, Nerup J (1989) Diabetic ketoacidosis in Denmark: epidemiology, incidence rates, precipitating factors and mortality rates. J Int Med 226: 223–228

Solimena M, Folli F, Aparisi R, Pozza G, De Camilli P (1990) Autoantibodies to GABA-ergic neurons and pancreatic beta cells in stiff-man syndrome. N Engl J Med 322: 1555–1560

Steiner DF, James DE (1992) Cellular and molecular biology of the beta cell. Diabetologia 35 Suppl 2: S41–8

Sutherland DE, Gruessner A, Moudry Munns K (1991) Report on results of pancreas transplantation in the United States October 1987 to October 1991 from the United Network for Organ Sharing Registry. Clin Transpl 31–38

The Diabetes Control And Complications Trail Research Group. (1993) The effect of intensive treatment of diabetes on the development and progression of long-term complications in insulin-dependent diabetes mellitus. N Engl J Med 329: 977–986

The Expert Commitee on the Diagnosis and Classification of Diabetes Mellitus (1997) Report of the Expert Commitee on the Diagnosis and Classification of Diabetes Mellitus. Diabetes Care 20: 1183–1197

Thomson G, Robinson WP, Kuhner MK, Joe S, MacDonald MJ, Gottschall JL, Barbosa J, Rich SS, Bertrams J, Baur MP, et al. (1988) Genetic heterogeneity, modes of inheritance, and risk estimates for a joint study of Caucasians with insulin-dependent diabetes mellitus. Am J Hum Genet 43: 799–816

Tiedge M, Hohne M, Lenzen S (1993) Insulin secretion, insulin content and glucose phosphorylation in RINm5F insulinoma cells after transfection with human GLUT2 glucose-transporter cDNA. Biochem J 296: 113–118

Tillil H, Kobberling J (1987) Age-corrected empirical genetic risk estimates for first-degree relatives of IDDM patients. Diabetes 36: 93–99

Tyden G, Tibell A, Sandberg J, Brattstrom C, Groth CG (1996) Improved results with a simplified technique for pancreaticoduodenal transplantation with enteric exocrine drainage. Clin Transplant 10: 306–309

Vague P, Picq R, Bernal M, Lassmann Vague V, Vialettes B (1989) Effect of nicotinamide treatment on the residual insulin secretion in type 1 (insulin-dependent) diabetic patients. Diabetologia 32: 316–321

Verge CF, Gianani R, Kawasaki E, Yu L, Pietropaolo M, Jackson RA, Chase HP, Eisenbarth GS (1996) Prediction of type I diabetes in first-degree relatives using a combination of insulin, GAD, and ICA512bdc/IA-2 autoantibodies. Diabetes 45: 926–933

Vialettes B, Schmitt N, Hirn M, Hermitte L, Kaplanski S, Farnarier C, Mattei Zevacco C, Simonin G, Vague P (1991) The soluble receptor of interleukin 2 is not a serum marker of the autoimmune activity in type I diabetes mellitus. Autoimmunity 11: 53–59

Virtanen SM, Saukkonen T, Savilahti E, Ylonen K, Rasanen L, Aro A, Knip M, Tuomilehto J, Akerblom HK (1994) Diet, cow's milk protein antibodies and the risk of IDDM in Finnish children. Childhood Diabetes in Finland Study Group. Diabetologia 37: 381–387

WHO (1985) Diabetes mellitus. Report of WHO Study Group. WHO Techn Rep Ser. WHO. 727

WHO (1980) Expert Committee on Diabetes Mellitus. Second report. Technical report series. Geneva, WHO

Yang X, Michie SA, Mebius RE, Tisch R, Weissman I, McDevitt HO. (1996) The Role of Cell Adhesion Molecules in the Development of IDDM. Implications for Pathogenesis and Therapy. Diabetes 45: 705–710

Yilmaz MT, Devrim AS, Biyal F, Satman I, Arioglu E, Dinccag N, Karsidag K, Ozden I, Gurel N, Sipahioglu F, et al. (1993) Immunoprotection in spontaneous remission of type 1 diabetes: long-term follow-up results. Diabetes Res Clin Pract 19: 151–162

Zhang ZJ, Davidson L, Eisenbarth G, Weiner HL (1991) Suppression of diabetes in nonobese diabetic mice by oral administration of porcine insulin. Proc Natl Acad Sci U S A 88: 10252–10256

Ziegler AG, Bachmann W, Rabl W (1993) Prophylactic insulin treatment in relatives at high risk for type 1 diabetes. Diabetes Metab Rev 9: 289–293

Zimmet P (1982) Type II (non-insulin dependent) diabetes – an epidemiological overview. Diabetologia 22: 399–411

Zumbach M, Butz B, Liedvogel B, Mauch L, Haass M, Ziegler R, Wahl P, Nawroth PP (1996) GAD-Antikörper zur Diagnose eines Typ-I-Diabetes bei Patienten mit später Manifestation. Diab Stoffw 5: 153–156

KAPITEL 4

Typ-2-Diabetes mellitus und genetische Defekte der β-Zell-Funktion

K. Dugi, T. Kassessinoff, P. P. Nawroth

4.1	Fallpräsentation	170
4.1.1	Blickdiagnose	170
4.1.2	Befunde	171
4.1.3	Therapie und Verlauf	171
4.2	Klinik	172
4.2.1	Epidemiologie	172
4.2.2	Entstehung	172
4.2.3	Symptome und Beschwerden	216
4.3	Diagnose	217
4.3.1	Indikation zur Diagnostik	217
4.3.2	Anamnese	219
4.3.3	Körperliche Untersuchung	220
4.3.4	Technische Verfahren	221
4.3.5	Differentialdiagnose	225
4.4	Therapie	227
4.4.1	Primärprävention	227
4.4.2	Therapieziele und Sekundärprävention	229
4.4.3	Patientenschulung	230
4.4.4	Ernährungstherapie	231
4.4.5	Medikamentöse Therapie	231
4.4.6	Therapiekontrolle	251
4.4.7	Ausblick: zukünftige Therapie-Möglichkeiten	253
4.4.8	Zusammenfassung	262
4.4.9	Notfall	262
Literatur		265

4.1
Fallpräsentation

Ein 64jähriger Mann wird mit Tachyarrhythmia absoluta und dekompensierter Herzinsuffizienz stationär aufgenommen.

4.1.1
Blickdiagnose

Die Inspektion zeigt einen Mann mit ausgeprägter androgener Adipositas, d. h., der Bauchumfang ist deutlich größer als der Hüftumfang (Abb. 4.1). Aus dem Gewicht von 115 kg und der Größe von 1,72 m ergibt sich ein Body-Mass-Index (BMI) von 38,9 kg/m^2. Es handelt sich somit um eine Adipositas Grad II nach Garrow.

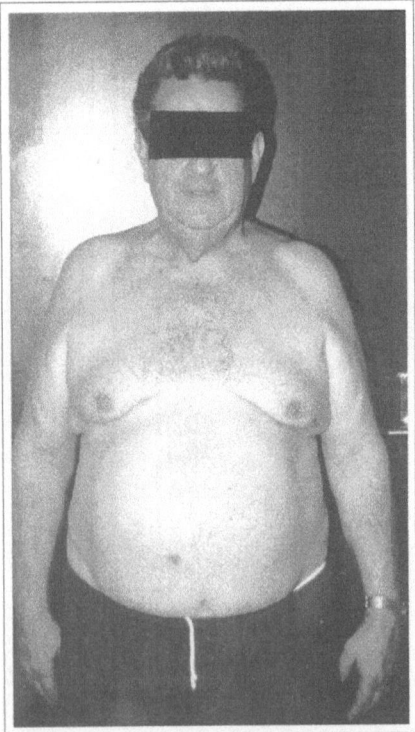

Abb. 4.1. 65jähriger Patient mit ausgeprägter androgener Adipositas und Typ-2-Diabetes mellitus

4.1.2
Befunde

Das Vorliegen eines Diabetes ist dem Patienten nicht bekannt. Eine arterielle Hypertonie wurde erstmals vor ca. 10 Jahren diagnostiziert. Die körperliche Untersuchung ergibt neben einem hypertonen Blutdruckwert von 180/90 eine ausgeprägte Neuropathie mit fast vollständig aufgehobenem Vibrationsempfinden. Die ophthalmologische Untersuchung zeigt einen Fundus hypertonicus Grad I-II, jedoch noch keine diabetische Retinopathie. Weiterhin findet sich ein ausgeprägter Candida-Befall der Intertrigines. Im Labor zeigt sich zweimal eine Nüchtern-Plasma-Glukose von über 126 mg/dl (7 mmol/l) und somit gemäß der neuen ADA/WHO-Richtlinien (s. unten) ein manifester Diabetes mellitus. Der HbA1c ist 6,9% (Norm <6,1%). Weiterhin findet sich eine Hyperlipidämie mit einem Triglyzerid-Spiegel von 368 mg/dl und einem erniedrigten HDL-Cholesterin von 22 mg/dl. Der LDL-Cholesterin-Spiegel ist mit 112 mg/dl im Normbereich. Der Harnsäure-Spiegel im Plasma ist mit 10,9 mg/dl deutlich erhöht. Im 24-h-Sammelurin wird eine signifikante Albuminurie von 78 mg/l offenbar. Eine Echokardiographie ergibt den Verdacht auf eine Kardiomyopathie mit hochgradig eingeschränkter linksventrikulärer Pumpfunktion.

4.1.3
Therapie und Verlauf

Die Tachyarrhythmie wird mittels Digitoxin und Diltiazem therapiert. Zur Embolieprophylaxe wird der Patient marcumarisiert (niedrige Dosierung mit einer angestrebten International Normalized Ratio von 2,0–3,0). Die elektive Koronarangiographie wird wegen der Inguinalmykose verschoben, zeigt später unauffällige Koronarien, jedoch eine deutlich eingeschränkte linksventrikuläre Funktion. Es wird eine Ernährungsberatung und eine Diabetikerschulung durchgeführt; der Patient erhält 800 kcal einer fett- und zuckerreduzierten purinarmen Mischkost. Die Hyperurikämie wird zunächst nur mit Ernährungsumstellung behandelt. Aufgrund der Neuropathie werden 600 mg α-Liponsäure täglich verabreicht. Aufgrund der Herzinsuffizienz und der Albuminurie wird ein ACE-Hemmer rezeptiert. Zu diesem Zeitpunkt wird auf eine weitere blutzuckersenkende medikamentöse Therapie verzichtet. Nach Schulung und Ernährungsberatung zeigt sich nach 3 Monaten eine Gewichtsreduktion von 7 kg und ein im Vergleich zum stationären Aufenthalt niedriger Blutdruck von 160/85. Die Nüchtern-Plasma-Glukose beträgt 115 mg/dl, HbA1c 6,2%, die Harnsäure 7,1 mg/dl. Die Triglyzeride sind auf 178 mg/dl abgefallen, das HDL-Cholesterin auf 33 mg/dl angestiegen. Das LDL-Cholesterin ist allerdings ebenfalls angestiegen auf 131 mg/dl.

Insgesamt bestand bei dem Patienten bei Aufnahme das Vollbild eines metabolischen Syndroms mit androgener Adipositas, Typ-2-Diabetes, Hyperlipidämie, arterieller Hypertonie und Hyperurikämie. Das Einleiten einer Gewichtsreduktion führte zu einer günstigen Entwicklung aller Komponenten des metabolischen Syndroms und damit zu einer prognostischen Verbesserung der Morbidität und Mortalität.

4.2
Klinik

4.2.1
Epidemiologie

Eine 1993 veröffentlichte Analyse der Daten von Lebensversicherungen ergab eine Prävalenz des manifesten Diabetes mellitus in Gesamtdeutschland von 4,4–5,0% (Von Ferber et al. 1993). Gemäß der neuen, sensitiveren Kriterien der WHO (s. unten) wird eine Prävalenz von 6,3–9,0% geschätzt (Abb. 4.2). Aufgrund der zunehmenden Überalterung der Gesellschaft sowie der ansteigenden Prävalenz des Übergewichtes, einem Hauptrisikofaktor für die Entwicklung eines Typ-2-Diabetes, ist mit einer weiteren Zunahme der Diabetes-Häufigkeit zu rechnen.

4.2.2
Entstehung

Der Typ-2-Diabetes mellitus ist ein Paradebeispiel für eine Erkrankung, die zum einen durch genetische und zum anderen durch Umwelteinflüsse bedingt ist.

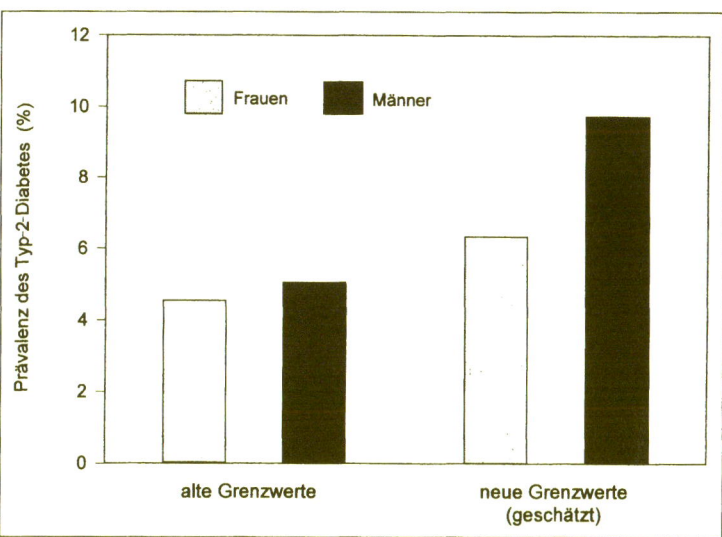

Abb. 4.2. Prävalenz des manifesten Diabetes mellitus in Deutschland gemäß der alten und geschätzt gemäß der neuen Kriterien der WHO. (Daten aus Henrichs et al. 1997)

Genetische Disposition

Die Tatsache, daß der Typ-2-Diabetes einer genetischen Disposition unterliegt, geht zum einen aus der unterschiedlichen Prävalenz zwischen verschiedenen Völkergruppen sowie zum anderen aus Familienstudien hervor. So beträgt beispielsweise bei den Pima-Indianern die Wahrscheinlichkeit, während ihres Lebens einen Typ-2-Diabetes zu entwickeln, über 50%. Auch bei in den USA lebenden Mexikanern ist die Diabetes-Häufigkeit deutlich höher als bei den Kaukasiern. Tabelle 4.1 vergleicht den Einfluß der Vererbung zwischen Typ-1- und Typ-2-Diabetes und verdeutlicht, daß dieser Einfluß beim Typ-2-Diabetes wesentlich größer ist.

Erhebliche Anstrengungen werden z. Z. unternommen, die bei der Disposition zum Typ-2-Diabetes beteiligten Gene zu identifizieren. Während bei den genetischen Defekten der β-Zell-Funktion (früher als „Maturity onset diabetes of the young" oder MODY be-

Tabelle 4.1. Erkrankungswahrscheinlichkeit für Diabetes in Deutschland

	Typ-1-Diabetes	Typ-2-Diabetes
Allgemein	0,2%	5%
Ein Elternteil erkrankt	4%	10–15%
Schwester/Bruder erkrankt	7%	10–15%
Monozygoter Zwilling erkrankt	33%	90–100%

zeichnet) oder den genetischen Defekten der Insulinwirkung (beispielsweise der Typ-A-Insulinresistenz) monogenetische Erbgänge nachgewiesen werden konnten, gelang dies beim Typ-2-Diabetes nicht. Es handelt sich somit in der überwiegenden Zahl der Fälle um einen polygenetischen Erbgang.

Zum besseren Verständnis der genetischen Ursachenforschung bezüglich des Typ-2-Diabetes sollen zunächst die Erkenntnisse zusammengefaßt werden, die mittels Untersuchungsmethoden der Pathobiochemie und Pathophysiologie erarbeitet wurden.

Pathophysiologie und Pathobiochemie des Typ-2-Diabetes

Abbildung 4.3 faßt die metabolischen Störungen zusammen, die zur Hyperglykämie beim manifesten Typ-2-Diabetes führen.

Es handelt sich dabei fast immer um die Kombination von Insulinresistenz und gestörter Insulinsekretion der β-Zellen des Pankreas. Die Insulinresistenz bedingt dabei zum einen eine vermehrte Glukoneogenese in der Leber (hepatische Insulinresistenz) und zum anderen eine verringerte Glukose-Aufnahme im peripheren Gewebe (periphere Insulinresistenz), wobei der quergestreifte Muskel mit 80–90% der insulinvermittelten Glukoseaufnahme die wichtigste Rolle spielt. Die Trias von gesteigerter Glukoseproduktion aufgrund hepatischer Insulinresistenz, verringerter Glukoseaufnahme in der Peripherie wegen peripherer Insulinresistenz und verringerter Insulinsekretion des Pankreas führt zur Erhöhung der Glukosespiegel im Plasma und somit zum manifesten Typ-2-Diabetes mellitus. Im folgenden sollen nun die pathophysiologischen und pathobiochemischen Mechanismen beschrieben werden, die zu den beschriebenen Veränderungen im Glukosestoffwechsel führen.

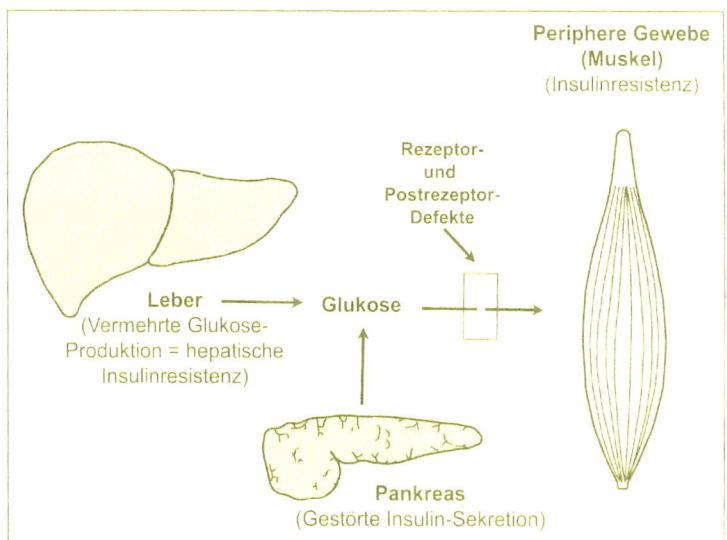

Abb. 4.3. Metabolische Störungen, die zur Hyperglykämie beim Typ-2-Diabetes führen. (Mod. nach Olefsky 1995)

Hepatische Insulinresistenz

Die Insulinresistenz setzt sich aus einer hepatischen und einer peripheren Komponente zusammen. Unter hepatischer Insulinresistenz versteht man die nicht ausreichende Suppression der hepatischen Glukoneogenese durch Insulin. Obwohl die periphere Insulinresistenz von vielen Autoren als die entscheidende Variable des Typ-2-Diabetes bezeichnet wird, ist die vermehrte Glukoneogenese in der Leber zum überwiegenden Teil für die Nüchternhyperglykämie beim manifesten Diabetes verantwortlich. Abbildung 4.4a und b zeigt die Glukose-Aufnahme durch verschiedene Gewebe im Nüchternzustand mit niedrigen Insulinspiegeln und postprandial bei hohen Insulinspiegeln.

Im Nüchternzustand erfolgen 75–80% der Glukoseaufnahme unabhängig von Insulin. Über 50% der basalen Glukoseaufnahme geschieht dabei durch das Gehirn und dieser Prozeß ist ungestört bei Diabetikern (Eastman et al. 1990). Teil a der Abbildung demon-

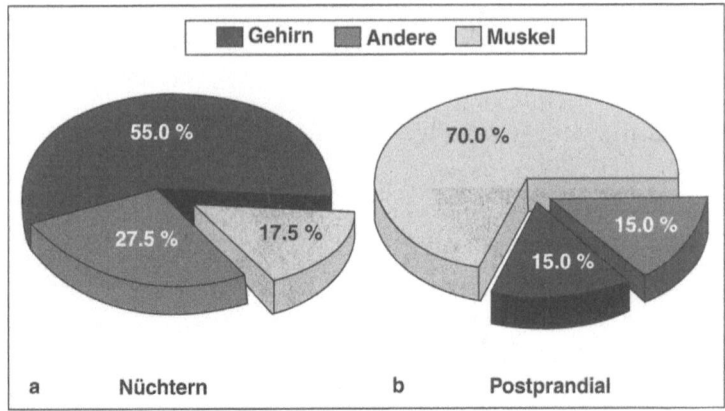

Abb. 4.4. Glukoseaufnahme durch verschiedene Gewebe im Nüchternzustand und postprandial

striert, daß nur ca. 15–20% der basalen Glukoseaufnahme durch den quergestreiften Muskel, den Hauptort der peripheren Insulinresistenz, geschieht. Daraus folgt, daß eine Störung der insulinvermittelten Glukoseaufnahme des Muskelgewebes nur einen geringen Einfluß auf die gesamte basale Glukoseverwertung und damit auf den Nüchternblutzucker hat. Die Nüchternglukose spiegelt die Balance zwischen Glukoseproduktion der Leber und Glukoseverwertung wider. Aus der Tatsache, daß eine verringerte Glukoseverwertung in der Peripherie, nicht zu einer signifikanten Nüchternhyperglykämie führt, läßt sich ableiten, daß eine vermehrte Glukoseproduktion durch die Leber die Hauptursache für erhöhte Blutzuckerspiegel im Nüchternzustand ist. In der Tat findet sich beim Typ-2-Diabetes eine signifikante Korrelation zwischen Nüchternglukose und hepatischer Glukoseproduktion.

Es konnte in mehreren klinischen Untersuchungen gezeigt werden, daß die vermehrte Glukoneogenese in Patienten mit Typ-2-Diabetes durch eine herabgesetzte Empfindlichkeit der Leber auf Insulin bedingt ist. Die genauen Mechanismen dieser hepatischen Insulinresistenz sind noch nicht aufgeklärt.

Mögliche Pathomechanismen der vermehrten Glukoneogenese bei Typ-2-Diabetes
– Erhöhte Glukagon-Spiegel,

- vermehrte Produktion von Glukose-Präkursoren in der Peripherie, vor allem Alanin, Laktat und Glyzerin,
- gesteigerte Aufnahme von Alanin durch die Leber,
- erhöhte Plasmaspiegel von freien Fettsäuren.

Periphere Insulinresistenz

Unter peripherer Insulinresistenz versteht man die inadäquat niedrige Antwort auf Insulin im peripheren Gewebe, im speziellen die zu geringe Erhöhung des Glukoseeinstroms in Muskelzellen und Adipozyten. Gemessen wird die periphere Insulinresistenz vor allem mittels zweier Methoden, zum einen mit der sog. „euglycemic insulin clamp" und zum anderen mit „frequently sampled intravenous glucose tolerance tests". Ein anderer Aspekt der Insulinresistenz ist ein vermindertes Ansprechen der Gefäße auf den vasodilatativen Effekt von Insulin. Insulin führt normalerweise über eine Erhöhung der Stickstoffmonoxid-Konzentration (NO) bzw. eine Aktivierung des Sympathikus zu einer Vasodilatation und erhöhtem Blutfluß im peripheren Gewebe, welcher seinerseits eine erhöhte Glukoseaufnahme durch periphere Zellen bedingt. Bei übergewichtigen Männern konnte ein verminderter vasodilatativer Effekt von Insulin als mögliche zusätzliche Komponente der peripheren Insulinresistenz nachgewiesen werden. Abbildung 4.5 zeigt die Änderung im Gefäßwiderstand nach einer Insulin-Infusion in schlanke und übergewichtige Probanden. Deutlich erkennbar ist, daß Insulin in den Normalgewichtigen zu einer Abnahme des Gefäßwiderstandes führt, in den Adipösen jedoch nicht.

Auch im postprandialen Zustand trägt die hepatische Insulinresistenz und damit die inadäquate Glukoseproduktion zur Hyperglykämie bei, jedoch überwiegt die periphere Insulinresistenz. Teil b von Abb. 4.4 zeigt, daß im postprandialen Zustand der überwiegende Teil der Glukose-Aufnahme durch das Muskelgewebe erfolgt und macht deutlich, daß dies der entscheidende Ort der peripheren Insulinresistenz ist.

Es ist in diesem Zusammenhang wichtig, daß man hepatische und periphere Insulinresistenz nicht isoliert sehen kann. So führt besonders auch im postprandialen Zustand die Insulinresistenz des Fettgewebes zu erhöhten Plasmaspiegeln an freien Fettsäuren und die Insulinresistenz des Muskelgewebes zur Erhöhung von Alanin und

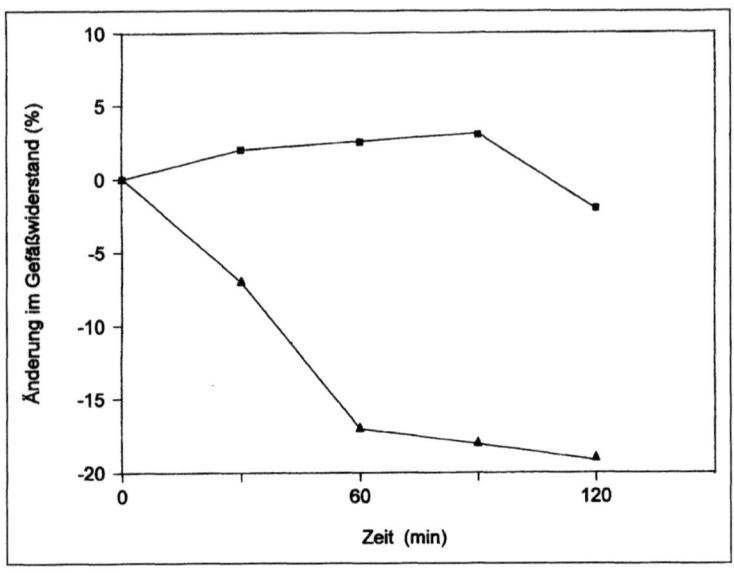

Abb. 4.5. Änderung im Gefäßwiderstand des Wadenmuskels in % nach einer Insulin-Infusion in schlanke (▲) und adipöse (■) Probanden. (Mod. nach Vollenweider et al. 1994)

Laktat. Diese Stoffwechselprodukte sind ihrerseits in der Lage, die hepatische Glukoneogenese zu erhöhen, wie in Abb. 4.6 schematisch gezeigt.

Abbildung 4.7 verdeutlicht, daß der Skelettmuskel der für die Ausbildung der Hyperglykämie entscheidende Ort der peripheren Insulinresistenz ist, da hier die Verringerung der postprandialen Glukoseaufnahme bei Typ-2-Diabetikern lokalisiert ist.

Um die periphere Insulinresistenz besser verstehen zu können, soll im folgenden kurz die Wirkung von Insulin im peripheren Gewebe beschrieben werden (Abb. 4.8, s. auch Kapitel 1).

Abbildung 4.8 zeigt die Mechanismen der insulinvermittelten Signal-Transduktion. Der erste Schritt ist die Bindung von Plasma-Insulin an den Insulinrezeptor. Dabei handelt es sich um ein heterotetrameres Protein, welches aus zwei 135.000 Molekulargewicht großen α-Untereinheiten und zwei 95.000 Molekulargewicht großen β-

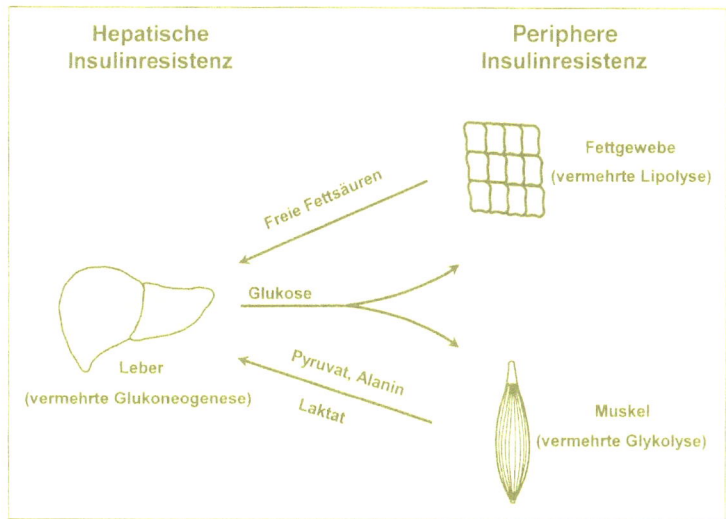

Abb. 4.6. Schematische Darstellung der pathophysiologischen Zusammenhänge zwischen peripherer (vermehrte Lipolyse und vermehrte Produktion von Produkten der Glykolyse) und hepatischer (vermehrte Glukoneogenese) Insulinresistenz

Untereinheiten besteht, welche mittels Disulfidbrücken miteinander kovalent verbunden sind. Die α-Untereinheiten liegen dabei vollständig extrazellulär, die β-Untereinheiten transmembranös und intrazellulär. Erstere enthalten die Insulin-Bindungsstelle, letztere die Insulin-regulierte Tyrosin-Proteinkinase-Aktivität. Nach Bindung von Insulin an den Rezeptor wird zunächst eine Autophosphorylierung der β-Untereinheiten induziert. Dies wiederum führt zur vollständigen Aktivierung der Kinase-Domäne des Insulinrezeptors und damit zur Phosphorylierung von verschiedenen intrazellulären Substratproteinen. Das erste identifizierte Substrat des Insulinrezeptors war das sog. „Insulin Receptor Substrate-I" (IRS-I). Weitere intrazelluläre Substrate, welche direkt vom Insulinrezeptor phosphoryliert werden, sind IRS-II und „shc". Weiter unten in der insulinvermittelten Signalkette sind Proteine, die sog. „Src Homology 2"-Domänen (SH2) enthalten. Es handelt sich dabei um ca. 100 Aminosäuren große Proteinsequenzen, die an phosphorylierte Tyrosine binden kön-

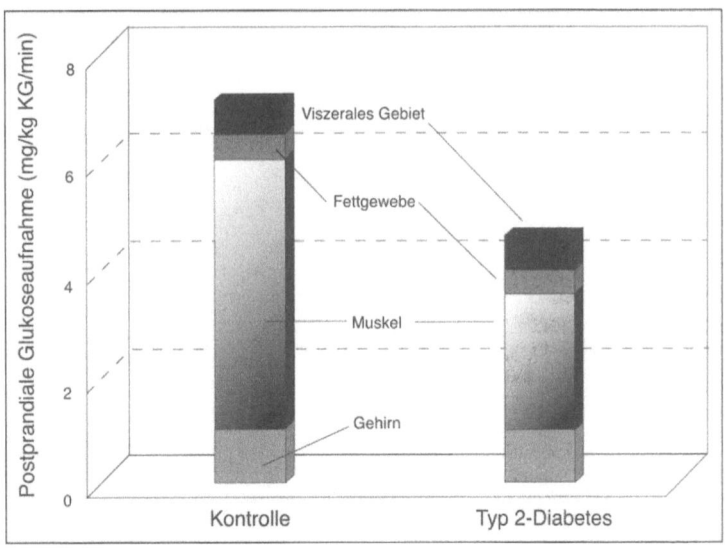

Abb. 4.7. Lokalisation der peripheren Insulinresistenz. (Mod. nach DeFronzo 1992)

nen. Die SH2-Domänen-Proteine bilden Komplexe mit IRS-I, IRS-II und shc. Diese Komplexe aktivieren ihrerseits weitere Kinasen, welche beispielsweise insulinregulierte Enzyme wie Glykogensynthase oder Pyruvatdehydrogenase aktivieren oder mittels Transkriptionsfaktoren Genexpressionen beeinflussen. Ein wichtiger Mechanismus, wie Insulin die Glukoseaufnahme von Zellen vermittelt, ist ebenfalls in Abb. 4.8 dargestellt. Die Aufnahme von Glukose in Zellen wird durch Glukose-Transport-Proteine vermittelt, die kurz GLUT genannt werden. Es handelt sich hierbei um eine Familie von mindestens fünf Isoenzymen, die sich durch gewebsspezifische Expression auszeichnen. Das wichtigste Isoenzym ist wohl GLUT4, das nur in quergestreiftem Muskel und Fettgewebe exprimiert wird. Kurz nach dem Andocken von Insulin an seinen Rezeptor vermittelt die insulininduzierte Signalkette den Transport von GLUT4 aus dem Zytoplasma zur Zellmembran, wo GLUT4 anschließend den Glukoseeinstrom vermitteln kann. An dieser Translokation von GLUT4 ist unter anderem die Phosphatidyl-inositol-3-kinase (PI-3-kinase) beteiligt, welche durch Bindung an Tyrosin-phosphoryliertes IRS-I aktiviert wird.

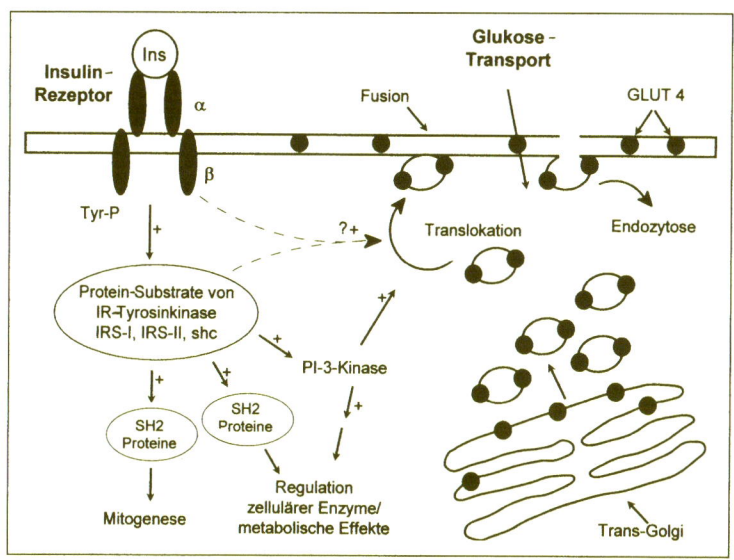

Abb. 4.8. Mechanismen der insulinvermittelten Signaltransduktion. *GLUT4* Glukose Transporter Isoenzym 4, *Ins* Insulin, *IR* Insulin-Rezeptor 4, *IRS* Insulin Receptor Substrate, *PI* Phosphatidylinositol, *SH2* src Homology 2, *Tyr-P* Tyrosin-Phosphat, „+" = Aktivierung. (Mod. nach Kruszynska 1996)

Welche zellulären Mechanismen liegen nun der Insulinresistenz beim Typ-2-Diabetes zugrunde?

Metabolische Defekte, die mit der gestörten Glukoseutilisation beim Typ-2-Diabetes (Insulinresistenz) assoziiert sind
- Insulinstimulierter Glukosetransport in Muskelzellen,
- insulinstimulierter Glukosetransport in Fettgewebszellen,
- Aktivierung des Enzyms Glykogensynthase,
- gestörte insulinvermittelte Regulation anderer Enzyme, z. B. Lipoproteinlipase, Hexokinase II und Pyruvatdehydrogenase.

Diese Insulineffekte werden jedoch durch unterschiedliche Signalmechanismen vermittelt, so daß man davon ausgeht, daß der Insulinresistenz der Defekt eines frühen Schrittes im Insulin-Signalweg zugrunde liegt. Einen solchen frühen Defekt könnte beispielsweise die Verminderung der Zahl der Insulinrezeptoren an der Zelloberfläche darstellen. Erhöhte Insulinspiegel sind mit erniedrigten Insulinrezeptoren assoziiert, und bei den meisten Patienten mit pathologischer Glukosetoleranz oder Typ-2-Diabetes findet sich eine bis um 50% verminderte Zahl von Insulinrezeptoren. Es konnte jedoch gezeigt werden, daß die Besetzung von nur 10–20% der Insulinrezeptoren ausreicht, um eine maximale Insulinwirkung zu vermitteln. Die meisten Autoren gehen daher davon aus, daß es sich bei dem frühen Schritt, der zur Insulinresistenz führt, um einen Effekt handelt, der nach der Bindung von Insulin an den Rezeptor einsetzt.

Der erste Schritt in der insulinvermittelten Signalkette ist, wie oben erwähnt, die Autophosphorylierung der β-Untereinheiten des Insulinrezeptors. Mehrere Gruppen konnten zeigen, daß bei Patienten mit Typ-2-Diabetes die Tyrosinkinase-Aktivität des Insulinrezeptors vermindert ist.

Abbildung 4.9 zeigt beispielhaft die Autophosphorylierungs-Aktivität des Insulinrezeptors bei Patienten mit Typ-2-Diabetes, bei

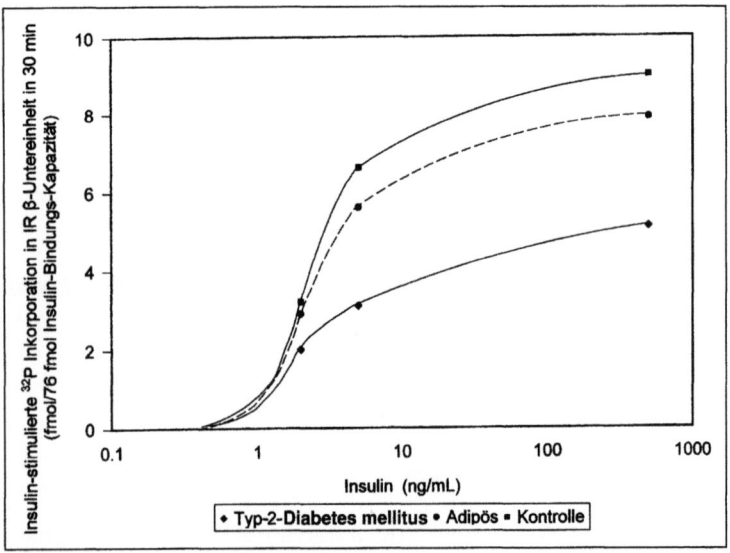

Abb. 4.9. Autophosphorylierungs-Aktivität des Insulinrezeptors bei Kontrollpersonen, Patienten mit Übergewicht und bei Typ-2-Diabetikern. *IR* Insulin-Rezeptor. (Nach Freidenberg et al. 1987)

übergewichtigen Patienten und in einem Kontrollkollektiv. Man sieht, daß die Tyrosinkinase-Aktivität nur bei den manifesten Diabetikern verringert ist. Es konnte auch gezeigt werden, daß eine negative Korrelation zwischen Glukosespiegel und Tyrosinkinase-Aktivität besteht. Bei Diabetikern, die durch Gewichtsreduktion ihre Nüchternglukose-Spiegel normalisieren konnten, wurde auch eine Normalisierung der Kinase-Aktivität nachgewiesen. Man geht daher davon aus, daß es sich bei der verringerten Aktivität des Insulinrezeptors in Patienten mit Typ-2-Diabetes um einen sekundären Effekt der Hyperglykämie handelt. Diese glukosevermittelte Insulinresistenz wird auch als Glukosetoxizität bezeichnet. Die Insulinresistenz bei manifesten Typ-2-Diabetikern setzt sich daher wahrscheinlich aus zwei Komponenten zusammen: zum einen aus einer primären, am ehesten genetisch bedingten Insulinresistenz und zum zweiten aus einer sekundären, durch die Hyperglykämie bedingten Insulinresistenz. Zwei mögliche Mechanismen für die Vermittlung der sekundären Insulinresistenz werden derzeit bevorzugt diskutiert. Abbildung 4.10 skizziert eine der beiden Theorien. Es konnte gezeigt werden, daß eine Hyperglykämie zu einer Aktivierung von Proteinkinase C (PKC) führt. PKC erniedrigt über eine Serin-Phosphorylierung des Insulinrezeptors die Tyrosin-Kinase-Aktivität des Insulinrezeptors (Muller et al. 1991). Es konnte auch gezeigt werden, daß PKC die Glykogensynthese und PI-3-Kinase inhibiert.

Der zweite Mechanismus, der als Ursache der sekundären Insulinresistenz bei Hyperglykämie diskutiert wird, involviert den Hexosamin-Stoffwechselweg (Abb. 4.11). Hyperglykämie führt über einen vermehrten insulinunabhängigen Glukoseeinstrom zu einer Aktivierung der Glykolyse. Dabei entsteht Fruktose-6-Phosphat, welches durch das Schlüsselenzym des Hexosamin-Stoffwechselweges, die Fruktose-6-Phosphat-amido-Transferase (GFAT) zu Glukosamin-6-Phosphat konvertiert wird. Es konnte gezeigt werden, daß eine Aktivierung des Hexosamin-Stoffwechselweges zu einer verstärkten Insulinresistenz führen kann. Ein vermehrter Einstrom von Glukosamin in die Zelle stellt eine Möglichkeit einer solchen Aktivierung dar. Die dieser Form der sekundären Insulinresistenz zugrunde liegenden Pathomechanismen sind bisher noch weitgehend unaufgeklärt.

Abbildung 4.12 demonstriert, daß Typ-2-Diabetiker mittels Gewichtsreduktion die Tyrosinkinase-Aktivität ihrer Insulinrezeptoren fast vollständig normalisieren können. Die Insulinwirkung bei

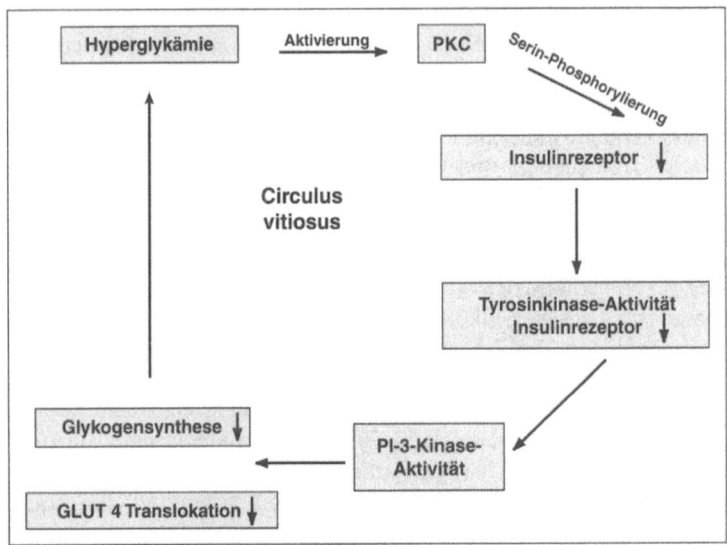

Abb. 4.10. Mechanismus der hyperglykämiebedingten peripheren Insulinresistenz, der durch Proteinkinase C vermittelt wird (Glukosetoxizität). *GLUT4* Glukose Transporter Isoenzym 4, *PI* Phosphatidylinositol, *PKC* Proteinkinase C

maximal stimulierenden Insulinkonzentrationen bleibt jedoch vermindert. Es müssen daher noch weitere Postrezeptor-Defekte vorliegen, die zur Insulinresistenz beitragen. Da diese Defekte auch bei normalen Blutzuckerspiegeln nachweisbar sind, handelt es sich hier nicht um eine Folge der Glukosetoxizität und somit möglicherweise um primäre Störungen der Insulinresistenz.

Mögliche pathophysiologische Ursachen der primären (nicht durch Glukosetoxizität bedingten) peripheren Insulinresistenz
- Erniedrigte Konzentration von GLUT4 in Adipozyten,
- verminderte Translokation von GLUT4 in Muskelzellen,
- niedrige Expression von IRS-I in Adipozyten,
- Serin-Phosphorylierung von IRS-I durch parakrine Wirkung von TNF–α aus Adipozyten,
- erhöhte Expression des kleinen GTP-bindenden Proteins „rad" in Muskelzellen,

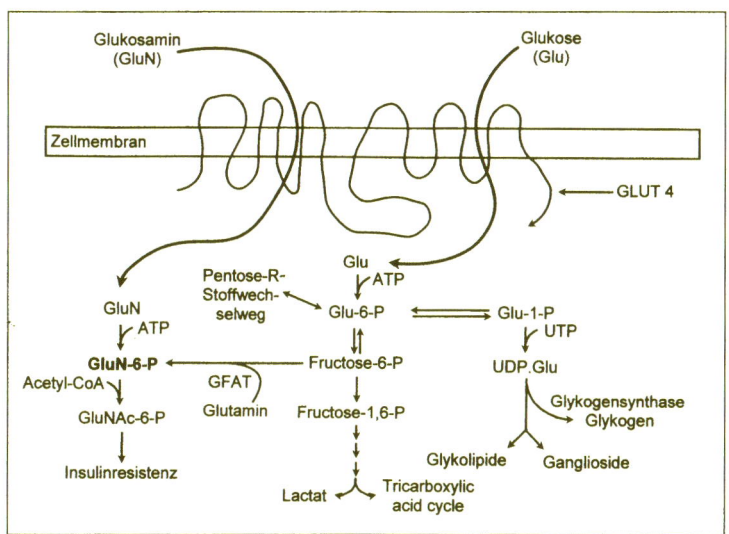

Abb. 4.11. Rolle des Hexosamin-Stoffwechselweges in der hyperglykämiebedingten peripheren Insulinresistenz (Glukosetoxizität). *GFAT* Glutamin Fruktose-6-Phosphat Amidotransferase, *Glu* Glukose, *GluN* Glukosamin, *GluNac* N-Acetyl-Glukosamin, *GLUT4* Glukose Transporter Isoenzym 4, *UDP* Uridindiphosphat, *UTP* Uridintriphosphat. (Mod. nach Olefsky 1995)

– vermehrte Expression und Aktivität des membranständigen Proteins PC1.

Es wird diskutiert, ob Defekte im Glukosetransporter-System diesen Störungen zugrunde liegen. Abbildung 4.13a zeigt, daß die Spiegel von GLUT4 in Adipozyten von Übergewichtigen im Vergleich zu Normalgewichtigen verringert sind und daß dieser Effekt in Übergewichtigen mit Typ-2-Diabetes verstärkt ist. Diese Verringerung von GLUT4 in Adipozyten war ausreichend, um die Verringerung von basalem und insulinstimuliertem Glukosetransport in den Adipozyten von Patienten mit Typ-2-Diabetes zu erklären. Im Gegensatz zu Adipozyten wurden in den Muskelzellen von Typ-2-Diabetikern normale Spiegel von GLUT4 nachgewiesen. Wie in Abb. 4.13b dargestellt, konnte jedoch gezeigt werden, daß die insulinstimulierte Translokation von GLUT4 zur Zellmembran bei Typ-2-Diabetikern

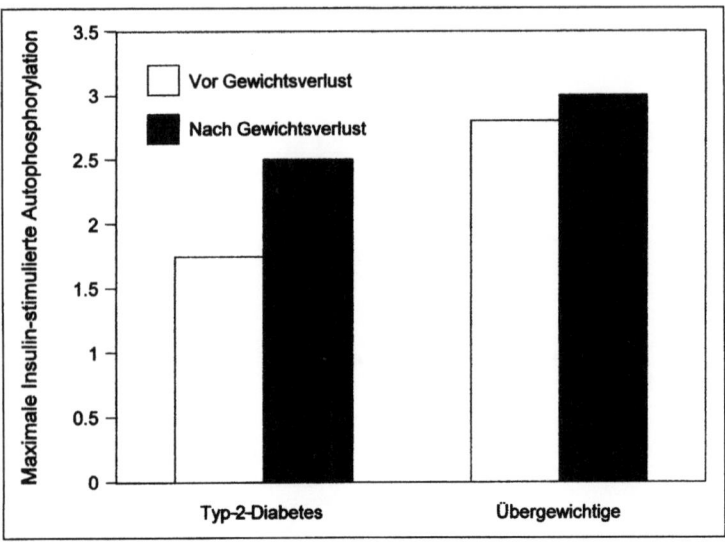

Abb. 4.12. Einfluß einer Gewichtsreduktion auf die Insulinrezeptor-Autophosphorylierung bei Typ-2-Diabetikern und adipösen Kontrollpersonen. (Mod. nach Freidenberg et al. 1988)

und übergewichtigen Nichtdiabetikern weniger als 50% der von Kontrollpersonen betrug. Sowohl in den Patienten mit Typ-2-Diabetes als auch in den übergewichtigen normalen Probanden korrelierte der Defekt in der Translokation von GLUT4 mit dem gestörten insulinvermittelten Glukosetransport. Die wichtige Rolle von GLUT4 im Glukosestoffwechsel wird auch durch neue Ergebnisse an Mäusen erhärtet, die heterozygot für eine GLUT4 Defizienz sind. Diese Mäuse zeichnen sich durch erhöhte Plasmaspiegel für Glukose und Insulin, erniedrigte Glukoseaufnahme durch Muskelzellen sowie Bluthochdruck aus, entwickeln jedoch keine Adipositas (Stenbit et al. 1997).

Ein Schritt, der in der insulinvermittelten Signalkette noch vor der Aktivierung von Glukose-Transportern liegt, ist die Phosphorylierung von IRS-I. Eine kürzlich erschienene Studie konnte zeigen, daß die Expression von IRS-I in Adipozyten von Patienten mit Typ-2-Diabetes im Vergleich zu Kontrollpersonen, bzw. Patienten mit

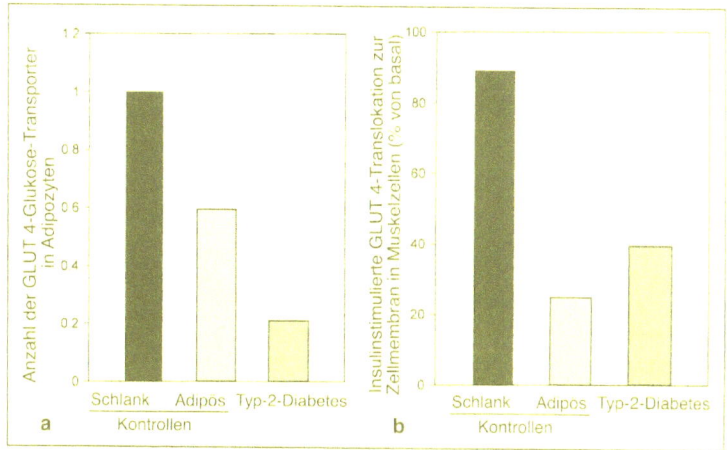

Abb. 4.13. Anzahl des Glukose-Transporter-Isoproteins 4 (*GLUT4*) in Adipozyten (links), bzw. Translokation von GLUT4 in Muskelzellen. (Daten von Garvey et al. 1991; und Kelley et al. 1996)

Typ-1-Diabetes, um 70% verringert ist. Ähnlich wie in IRS-I-Knockout-Mäusen (Tamemoto et al. 1994; Araki et al. 1994) kann auch in Typ-2-Diabetikern IRS-II als Ersatzsystem fungieren. Jedoch ist im Vergleich mit IRS-I bei IRS-II eine höhere Insulin-Konzentration notwendig, um die gleiche Aktivierung von PI-3-Kinase zu erreichen. Es ist also möglich, daß der peripheren Insulinresistenz bei Typ-2-Diabetikern eine verringerte Expression von IRS-I zugrunde liegt (Abb. 4.14).

Da bis zu 80% der Typ-2-Diabetiker übergewichtig sind, hat man bereits seit längerem vermutet, daß das Fettgewebe einen Faktor sezernieren könnte, der die periphere Insulinresistenz bedingt oder verstärkt. Zwei Kandidaten-Proteine sind in diesem Zusammenhang in den letzten Jahren intensiv erforscht worden, Tumor-Nekrose-Faktor α (TNF–α) und Leptin. Abbildung 4.15 zeigt, daß die Adipozyten von Übergewichtigen wesentlich mehr TNF–α produzieren als die von Normalgewichtigen. Dies führt dazu, daß in übergewichtigen Patienten die mRNA-Spiegel für TNF–α im Fettgewebe erhöht sind. TNF–α führt unter anderem zu einer vermehrten Sekretion von Leptin aus dem Fettgewebe und ist somit evtl. für die erhöhten

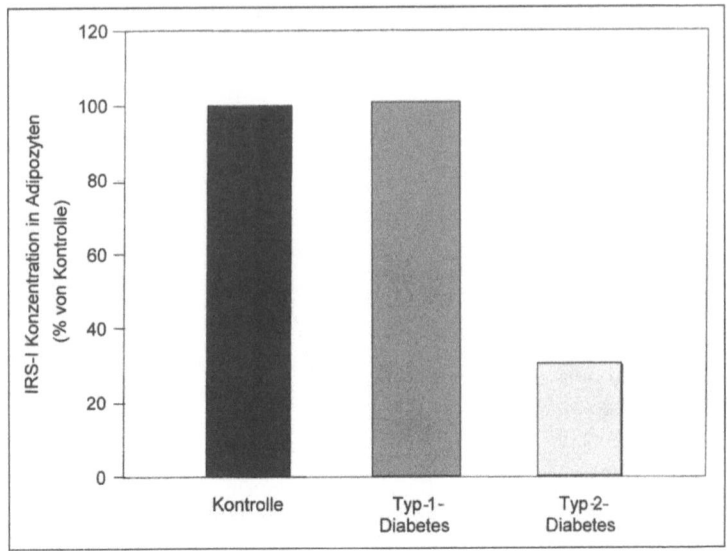

Abb. 4.14. Konzentration von Insulin-Rezeptor-Substrat I (IRS-I) in Adipozyten von Kontrollpersonen und Patienten mit Typ 1 oder Typ-2-Diabetes. (Daten von Rondinone et al. 1997)

Leptin-Spiegel bei Adipösen mitverantwortlich (Kirchgessner et al.). Es konnte weiterhin gezeigt werden, daß TNF−α zu einer verstärkten Serin-Phosphorylierung von IRS-I führt und es somit zu einem schlechteren Substrat für die Tyrosin-Phosphorylierung durch den Insulinrezeptor macht (Hotamisligil et al. 1996). Da die Plasmaspiegel von TNF−α sehr niedrig sind, wird hier eine parakrine Wirkung im Fettgewebe diskutiert.

Vor kurzem konnte gezeigt werden, daß TNF−α auch in Muskelzellen synthetisiert wird und daß diese Expression bei Typ-2-Diabetikern bedeutend höher ist (Saghizadeh et al. 1996). Neueste Studien haben gezeigt, daß Mäuse, die entweder defizient für TNF−α oder TNF−α-Rezeptor sind, vor einer übergewichtinduzierten Insulinresistenz geschützt sind (Abb. 4.16).

Bezüglich des Leptins sind sehr unterschiedliche Ergebnisse publiziert wurden. Obwohl einige Autoren eine Rolle des Leptins in der

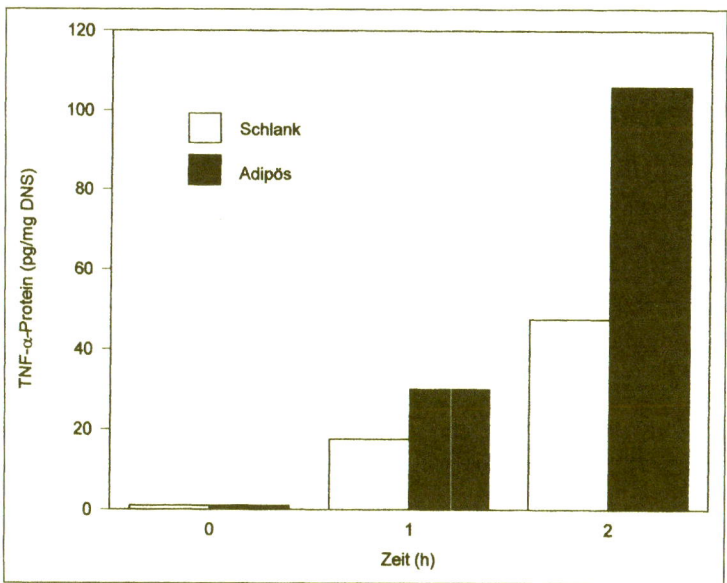

Abb. 4.15. TNF–α-Produktion in Adipozyten von Über- und Normalgewichtigen. *TNF* Tumor-Nekrose-Faktor. (Mod. nach Hotamisligil et al. 1995)

Genese der Insulin-Resistenz vermuten, haben andere Untersuchungen gezeigt, daß Leptin mit den Insulinspiegeln korreliert, aber möglicherweise keine unabhängige pathogenetische Rolle in der Entwicklung der Insulinresistenz spielt. Leptin würde in diesem Fall nur die bereits seit langem bekannte Korrelation von Adipositas mit Hyperinsulinämie und Insulinresistenz widerspiegeln. Eine Studie neueren Datums zeigt, daß die intravenöse oder intrakranielle Injektion von Leptin bereits innerhalb von fünf Stunden bei gleichbleibendem Gewicht der Mäuse zu einem deutlich erhöhten Glukoseumsatz inkl. einer vermehrten Glukoseaufnahme in Muskelzellen führt (Abb. 4.17). Interessant dabei ist, daß nach Denervation des Muskels die intrakranielle Leptin-Applikation zu einer reduzierten Induktion der Glukoseaufnahme führt, d. h., daß offensichtlich ein Teil der Leptinwirkung neural vermittelt wird. Die Tatsache, daß es zu einer vermehrten Glukose-Aufnahme führte, spricht gegen eine pathogenetische Rolle von Leptin in der Genese der peripheren In-

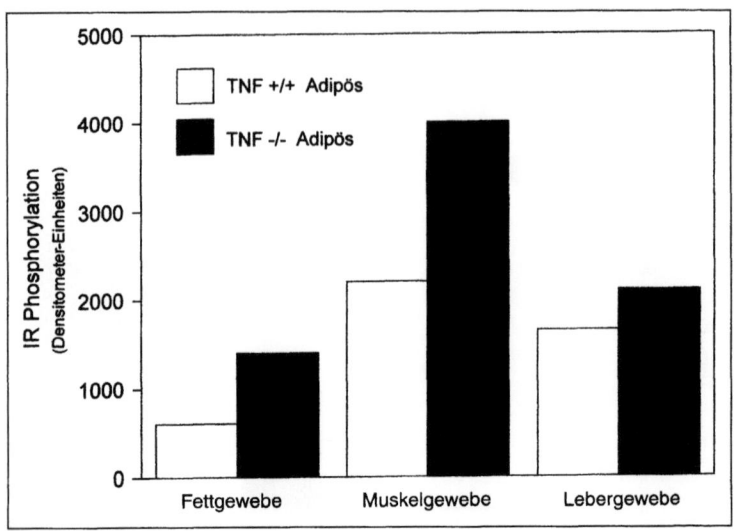

Abb. 4.16. Aktivität des Insulinrezeptors in übergewichtigen Kontrollmäusen und übergewichtigen Mäusen, die defizient für TNF–α sind. IR Insulinrezeptor, *TNF* Tumor-Nekrose-Faktor. (Mod. nach Uysal 1997)

sulinresistenz. Der mögliche Einfluß von Leptin auf die Insulinsekretion wird weiter unten ausgeführt.

Mittels Subtraktions-Klonieren konnte ein Protein identifiziert werden, das in Muskelzellen von Typ-2-Diabetikern überexprimiert wird (Reynet et al.). Es handelt sich dabei um ein kleines GTP-bindendes Protein, das „rad" genannt wurde. In kultivierten Muskelzellen führte die Überexprimierung von rad zu einem spezifischen Defekt im intrazellulären Glukosetransport. Die Bedeutung von rad in der Entstehung der peripheren Insulinresistenz ist dadurch in Frage gestellt, daß neueste Untersuchungen im Gegensatz zur mRNA keine unterschiedlichen rad-Proteinspiegel zwischen den Muskelzellen von Typ-2-Diabetikern und Kontrollpersonen identifizieren konnten.

Ein weiteres Protein ist als mögliche Ursache der peripheren Insulinresistenz diskutiert worden. Es handelt sich hierbei um PC1, ein 115.000–135.000 Molekulargewicht großes Membranprotein, welches sich in vermehrter Anzahl und Aktivität in den Muskelzellen von Typ-2-Diabetikern findet (Maddux et al. 1995). Die Trans-

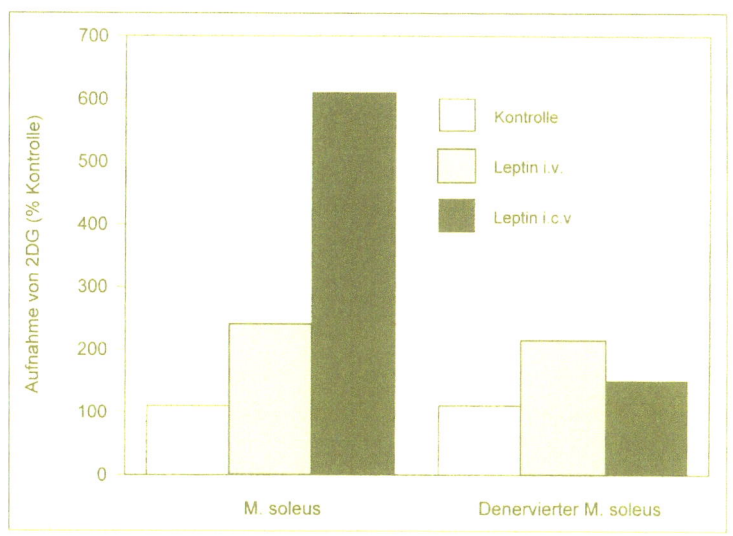

Abb. 4.17. Einfluß einer intravenösen (*i.v.*) oder intrazerebroventrikulären (*i.c.v*) Leptin-Infusion auf die Glukoseaufnahme des intakten oder denervierten M. soleus. 2DG 2-Desoxy-Glukose. (Mod. nach Kamohara 1997)

fektion von kultivierten Zellen mit PC1 führte zu einer Verminderung der Insulinrezeptor-Tyrosinkinase-Aktivität und zellulärer Insulinresistenz, die genauen Pathomechanismen liegen jedoch noch im dunkeln.

Es gibt bei der peripheren Insulinresistenz auch Wechselbeziehungen zwischen Fett- und Muskelgewebe. Insulinresistenz am Fettgewebe führt zu einer verstärkten Lipolyse und konsekutiv zu erhöhten Plasmaspiegeln an freien Fettsäuren. Diese freien Fettsäuren inhibieren wiederum Glukosetransport und -phosphorylierung im Muskelgewebe, was zu einer verringerten Glykogensynthese und Glukoseoxidation und damit zur Insulinresistenz am Muskelgewebe führt (Roden et al. 1996).

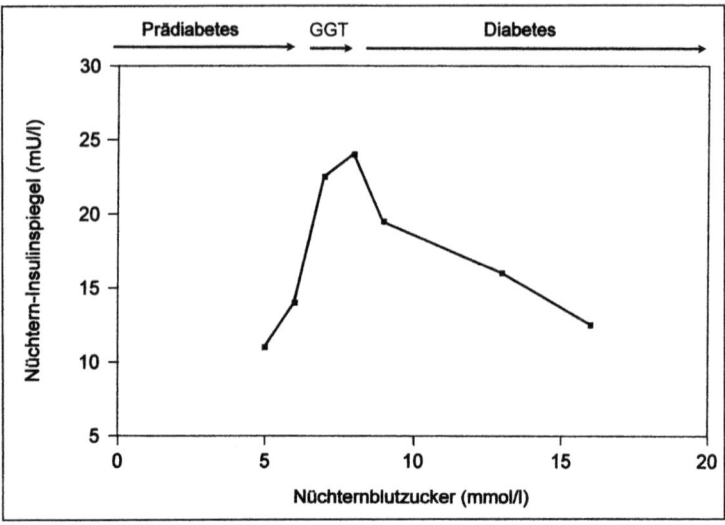

Abb. 4.18. Verhältnis der Nüchternplasma-Konzentrationen von Insulin und Glukose bei Prädiabetes, gestörter Glukosetoleranz und manifestem Typ-2-Diabetes. *GGT* Gestörte Glukosetoleranz. (Nach DeFronzo 1992)

Dysfunktion der pankreatischen β-Zellen

Unter Dysfunktion der pankreatischen β-Zellen versteht man die inadäquat niedrige Insulinsekretion auf einen Glukosereiz hin. Eine gestörte Insulinsekretion der pankreatischen β-Zellen bildet mit der hepatischen und peripheren Insulinresistenz die Trias der metabolischen Störungen beim manifesten Typ-2-Diabetes. Abbildung 4.18 zeigt, daß beim Übergang vom Prädiabetes zur gestörten Glukosetoleranz zunächst die Insulinspiegel steil ansteigen, um einen normalen Blutzuckerspiegel zu gewährleisten. In der weiteren Krankheitsprogression kommt es dann durch eine gestörte Insulinsekretion zum Abfall der Insulinspiegel und gleichzeitig zum Anstieg der Nüchternglukose.

Bei übergewichtigen Nichtdiabetikern mit Insulinresistenz und bei Patienten mit gestörter Glukosetoleranz und Insulinresistenz ist eine deutliche Erhöhung der Insulinsekretion nachweisbar, die zu

Insulinplasmaspiegeln führt, die bis zum 4fachen der Norm erhöht sind und somit einen normalen Nüchternglukosewert gewährleisten. Im Gegensatz dazu findet man zu Beginn des manifesten Typ-2-Diabetes nur noch leicht erhöhte Insulinspiegel, welche nicht mehr in der Lage sind, einen normalen Nüchternglukosewert zu erhalten. Bei fortgeschrittenem Typ-2-Diabetes sind dann oft erniedrigte Insulinspiegel zu finden. Dies verdeutlicht die Rolle einer gestörten Insulinsekretion durch die pankreatischen β-Zellen in der Pathogenese des manifesten Typ-2-Diabetes.

Die pathopysiologischen Mechanismen, die zu dieser gestörten Funktion der β-Zellen führen, sind noch weitgehend unbekannt.

Diskutierte Ursachen einer gestörten β-Zell-Funktion bei Typ-2-Diabetes
- Verringerung der Zahl pankreatischer β-Zellen,
- Ablagerung von Amylin in den β-Zellen,
- Mutationen im Glukokinase-Gen,
- Mutationen in mitochondrialer DNA,
- Störung der pulsatilen Insulinsekretion,
- erhöhte Leptinspiegel bei adipösen Typ-2-Diabetikern,
- vermehrte Sekretion von Proinsulin im Vergleich zu Insulin,
- erniedrigte Expression des β-Zell-Glukose-Transporters GLUT2,
- erniedrigte Aktivität der FAD-abhängigen Glyzerolphosphatdehydrogenase der β-Zellen.

Eine denkbare Ursache für eine inadäquate Insulinsekretion wäre die Reduktion der Zahl der β-Zellen. Einige Autoren konnten eine Verringerung der β-Zell-Masse im Pankreas von Typ-2-Diabetikern zeigen (Leahy 1990). Es konnte jedoch gezeigt werden, daß Hyperglykämie zu einer kürzeren Lebenszeit von β-Zellen führt, so daß die geringere Zahl von β-Zellen beim Typ-2-Diabetes vermutlich eine Folge und nicht Ursache des Diabetes ist.

In β-Zellen von Typ-2-Diabetikern konnte ein amyloidähnliches Material nachgewiesen werden, welches inzwischen als Amylin bezeichnet wird. Es handelt sich dabei um ein 37 Aminosäuren großes β-zellspezifisches Protein, das in den Insulin-Granula vorkommt und mit Insulin sezerniert wird. Die Funktion von Amylin ist noch nicht vollständig aufgeklärt, obwohl Effekte auf die Insulinresistenz, Insulinsekretion und gastrointestinale Motilität nachgewiesen werden konnten. Es wurde daher vermutet, daß eine Ablagerung von

Amylin zu einer gestörten β-Zellfunktion führen könnte. Studien mit transgenen Mäusen zeigten jedoch, daß zumindest in diesem Modell die Ablagerung von Amylin nur bei einer ausgeprägten Hyperglykämie erfolgt (De Koning et al. 1994). Es ist daher wahrscheinlich, daß die Ablagerung von Amylin eine Folge und nicht Ursache der Hyperglykämie beim Diabetes ist.

Bei einigen Patienten konnten Mutationen im Glukokinase-Gen oder in der mitochondrialen DNA, speziell der Leuzin-Transfer-RNA, nachgewiesen werden. Hierbei handelt es sich um Patienten mit der Unterform des Diabetes, die früher als „maturity onset diabetes of the young" oder MODY bezeichnet wurde, und die gemäß der aktuellen Klassifikation der WHO „genetischer Defekt der β-Zell-Funktion" genannt wird (The report of the expert committee on the diagnosis and classification of diabetes mellitus 1997). Die Ursachen des genetischen Defektes der β-Zellfunktion werden noch ausführlich besprochen (s. unten). Bei der überwiegenden Zahl der Typ-2-Diabetiker im engeren Sinn konnten keine Mutationen im Glukokinase-Gen oder der mitochondrialen DNA nachgewiesen werden.

Die Insulinsekretion unterliegt normalerweise, ähnlich den Verhältnissen bei anderen Hormonen, einem pulsatilen Sekretionsmuster. Bei Patienten mit Typ-2-Diabetes sind pathologische Veränderungen in diesem Muster gefunden worden (Abb. 4.19a,b). Es sind auch Störungen in der pulsatilen Insulinsekretion bei Patienten mit gestörter Glukosetoleranz gefunden worden (O'Meara et al.). Dies ist ein Hinweis darauf, daß es sich bei der gestörten pulsatilen Insulinsekretion um einen frühen β-Zell-Defekt handelt, der möglicherweise bereits vor Ausbildung einer Hyperglykämie evident ist.

Neueste Ergebnisse lassen einen Regelkreis zwischen Insulinsekretion und Leptinproduktion vermuten (Abb. 4.20). Es wurde gezeigt, daß eine Hyperinsulinämie dosisabhängig zu einer Erhöhung der Leptinspiegel führt, vermutlich über eine vermehrte Genexpression von Leptin (Boden et al. 1997). Eine andere Studie demonstrierte, daß Leptin eine Komponente des PhospholipaseC/PhosphokinaseC-Signaltransduktionsweges in β-Zellen beeinflußt und somit eine vermehrte Insulinsekretion verhindert (Chen et al. 1997). Vor kurzem konnte auch an isolierten menschlichen Inselzellen sowie an Mäusen gezeigt werden, daß Leptin die Insulinsekretion der β-Zellen des Pankreas inhibiert (Kulkarni et al. 1997). Es könnte daher

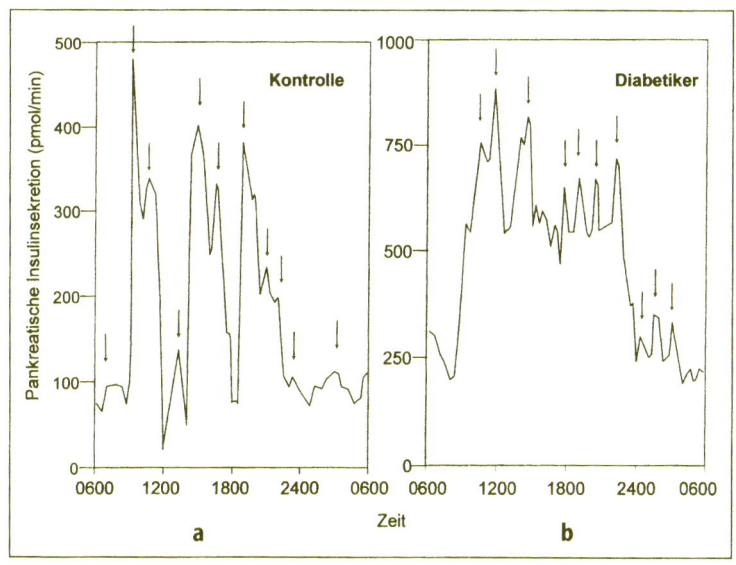

Abb. 4.19 a,b. Störung der pulsatilen Insulinsekretion bei Typ-2-Diabetikern **b** im Vergleich zu Normalprobanden **a**. (Mod. nach Polonsky et al. 1988)

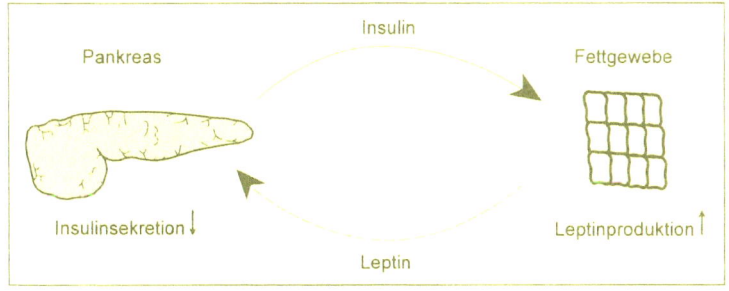

Abb. 4.20. Möglicher Regelkreis zwischen Insulinsekretion im Pankreas und Leptinsekretion im Fettgewebe

sein, daß Leptin auch beim Menschen ein „negative feedback signal" für die Insulinsekretion darstellt und für die gestörte Glukosehomöostase bei Adipösen mitverantwortlich ist.

Ein weiteres Merkmal der progredient gestörten β-Zellfunktion ist eine vermehrte Proinsulin-Sekretion in Verhältnis zu maturem Insulin. Dieses Verhältnis wächst mit dem Alter und ist ein guter prospektiver Marker für die Entwicklung eines Typ-2-Diabetes zumindest in Japanoamerikanern (Kahn et al. 1996). Es ist zum jetzigen Zeitpunkt noch unklar, ob die relativ vermehrte Sekretion von Proinsulin eine pathogenetische Rolle in der progredienten Insuffizienz der β-Zellen des Pankreas hat oder ob es sich nur um einen Marker für diese handelt. Die Entdeckung, daß der Diabetes bei den *fat/fat*-Mäusen durch eine Mutation in der Carboxypeptidase E, ein Enzym der Konversion von Proinsulin zu Insulin, bedingt ist (Naggert et al. 1995), hat diesem Forschungsgebiet neue Bedeutung verschafft.

Studien an Mäusen, die defizient für den β-Zell-spezifischen Glukose-Transporter GLUT2 sind und einen Diabetes entwickeln (Guillam et al. 1997), deuten auf eine mögliche Rolle von GLUT2 in der gestörten β-Zell-Funktion hin. Tiermodelle für Diabetes haben jedoch nur eine geringe Reduktion von GLUT2 ergeben. Da die Transportkapazität der β-Zellen für Glukose den Schlüsselschritt für den Glukose-Metabolismus um den Faktor 50 bis 100 übersteigt, ist eine limitierende Rolle für GLUT2 in der β-Zell-Funktion unwahrscheinlich. Diese Aussage wird auch durch transgene Mäuse gestützt, bei denen GLUT2 nur stark reduziert ist und nicht vollständig fehlt, und die keinen Diabetes entwickeln.

Ein weiteres Kandidatenprotein in der Genese der gestörten β-Zell Funktion ist das mitochondriale Enzym FAD-abhängige Glyzerolphosphatdehydrogenase. Eine verringerte Aktivität dieses Enzyms konnte in mehreren Tiermodellen für Diabetes als auch in Patienten mit Typ-2-Diabetes nachgewiesen werden. Die Relevanz dieser Beobachtung für die Genese der gestörten β-Zell-Funktion ist jedoch noch unklar.

Letztlich ist nicht bekannt, was der inadäquat niedrigen Insulin-Antwort der β-Zellen auf einen Glukosereiz zugrundeliegt. Die Forschung in diesem Gebiet der Diabetologie ist durch mehrere Probleme erschwert. Zum einen gibt es keine Pankreasbiopsien, so daß über die Verhältnisse der β-Zellen bei Patienten mit Diabetes keine direkten Aussagen gemacht werden können. Viele Theorien stützen sich daher auf die Studien an Tiermodellen mit der inhärenten Problematik der Übertragbarkeit auf die Verhältnisse beim Menschen. Trotz dieser Probleme sind, wie erwähnt, mittlerweile mehrere denkbare Pathomechanismen für die Genese der gestörten β-Zellfunktion vorgeschlagen worden. Ähnlich den Verhältnissen bei der Insulinresistenz sind auch bei der gestörten Insulinsekretion ein Teil der gefundenen Veränderungen sekundär, d. h. durch die Hyperglykämie bedingt. Auch in diesem Zusammenhang spricht man von Glukosetoxizität. Aufgrund der Tatsache, daß eine gestörte β-Zellfunktion ein charakteristisches Merkmal fast aller Patienten mit Typ-2-Diabetes ist, wäre die Aufklärung der pathophysiologischen Zusammenhänge jedoch von großer Bedeutung, besonders für die Prävention und Therapie des Typ-2-Diabetes.

Zeitlicher Ablauf der gestörten Stoffwechselvorgänge bei Typ-2-Diabetes

Von den seltenen Fällen einer monogenetischen Insulinresistenz, die durch Mutationen im Insulinrezeptor bedingt sind, und den Patienten mit monogenetischem β-Zell-Defekt im Rahmen von Mutationen beispielsweise im Glukokinase-Gen ist abzuleiten, daß sowohl eine Insulin-Resistenz als auch ein β-Zelldefekt per se zum manifesten Diabetes führen kann. Beim polygen bedingten, manifesten Typ-2-Diabetes besteht jedoch, wie erwähnt, in aller Regel sowohl eine Insulinresistenz als auch ein β-Zell-Defekt. Umstritten ist, welche dieser beiden Störungen in der Pathogenese des Diabetes zuerst auftritt und somit bei der genetischen Betrachtung eine potentiell größere Rolle spielt.

Zur Klärung dieser Frage werden Personen, die eine erhöhte Wahrscheinlichkeit haben, an einem Typ-2-Diabetes zu erkranken, untersucht und mit Normalprobanden verglichen. Eine erhöhte Erkrankungswahrscheinlichkeit haben, wie bereits erwähnt, Pima-Indianer, Verwandte ersten Grades von Typ-2-Diabetikern und Personen, bei denen bereits eine gestörte Glukosetoleranz, jedoch noch kein manifester Diabetes besteht. Des weiteren wird versucht, Rückschlüsse von der Pathophysiologie in Tiermodellen mit diabetischer Stoffwechsellage (u. a. die „obese Zucker rat", „GK rat", etc.) auf die Verhältnisse beim Menschen zu ziehen.

Obwohl die Kontroverse, welche Störung die primäre in der Entstehung des Typ-2-Diabetes ist, seit über 20 Jahren andauert, scheint die Mehrzahl der Autoren davon auszugehen, daß bei den meisten

Patienten zunächst eine periphere Insulinresistenz besteht. Erst im weiteren Verlauf der Krankheit kommt es dann zu einer progredienten Dysfunktion der pankreatischen β-Zellen und damit zum manifesten Diabetes.

Abbildung 4.21a,b zeigt die Glukose- und Insulinspiegel im Verlauf eines oralen Glukosetoleranztests bei Normalpersonen, Patienten mit gestörter Glukosetoleranz und bei Typ-2-Diabetikern mit Nüchternglukosewerten kleiner oder größer 150 mg/dl. Man erkennt, daß Patienten mit gestörter Glukosetoleranz deutlich höhere Insulinspiegel aufweisen als Normalpersonen und daß es erst bei Progression der Erkrankung zu erniedrigten Insulinspiegeln kommt. Dies weist darauf hin, daß zunächst die Insulinresistenz im Vordergrund steht, daß aber im weiteren Verlauf eine progrediente Störung der Insulinsekretion zur Manifestation der Erkrankung führt.

Abbildung 4.22 zeigt Längsschnitt-Daten von Kindern, deren Eltern an einem Typ-2-Diabetes erkrankten. Man erkennt, daß die gestörte Insulinresistenz und nicht die Insulinsekretion der Entwicklung des manifesten Diabetes um bis zu 15 Jahre vorausgeht. Kurz vor der Entstehung der Nüchternhyperglykämie findet sich sogar eine Phase mit erhöhter Insulinsekretion. Es ist daher wahrscheinlich, daß in der überwiegenden Mehrzahl der Typ-2-Diabetiker die Insulinresistenz der primäre Defekt ist. Dennoch ist eine gestörte β-Zellfunktion Voraussetzung für die Entstehung eines manifesten Diabetes, denn ein Großteil der Patienten mit peripherer Insulinresistenz entwickelt nie einen Diabetes.

Eine andere Theorie besagt, daß der primäre Defekt, der letztlich zum Diabetes führt, eine übermäßig hohe Insulin-Antwort der β-Zellen auf einen Glukosereiz ist (Zawalich 1995). Dies würde bedeuten, daß die Hyperinsulinämie zeitlich vor der peripheren Insulinresistenz aufträte und diese zumindest zum Teil sogar bedingen würde. In Tiermodellen des Typ-2-Diabetes, beispielsweise der „obese Zucker rat" oder hypothalamusgeschädigten Mäusen, gibt es in der Tat Hinweise darauf, daß ein Hyperinsulinismus vor der peripheren Insulinresistenz nachweisbar sein kann. Unterstützt wird die These auch durch neuere Daten über normotensive Übergewichtige ohne Diabetes, bei denen häufiger eine übermäßige Insulinsekretion als eine periphere Insulinresistenz gefunden wurde (Ferrannini et al. 1997).

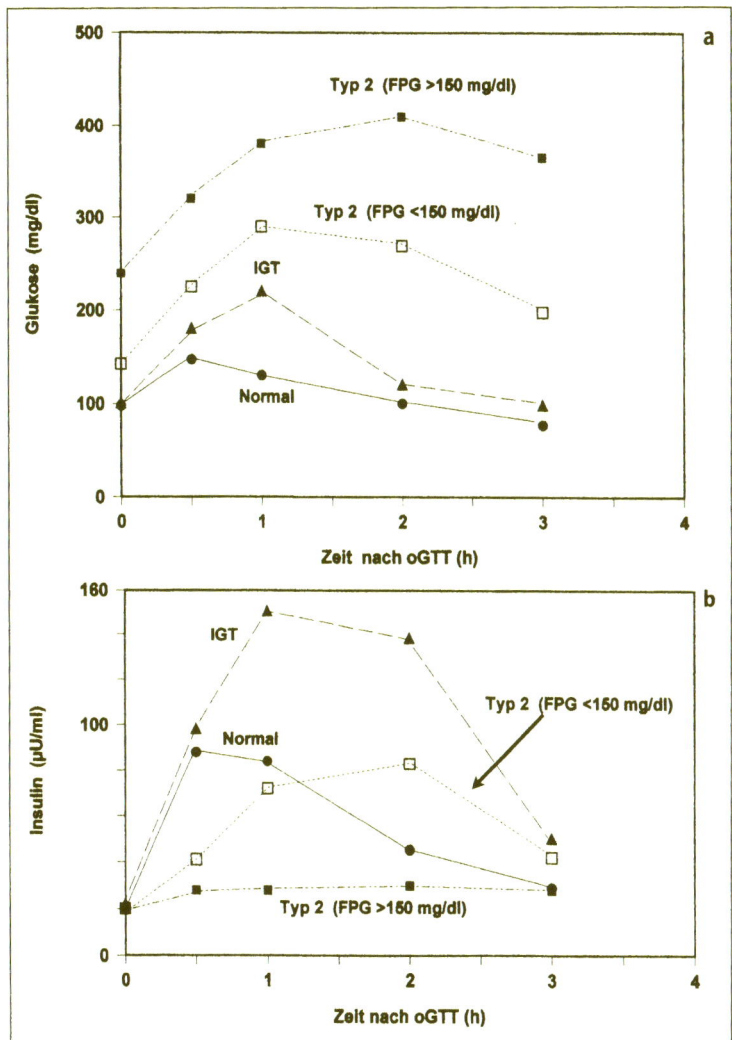

Abb. 4.21. a Glukose- und **b** Insulinspiegel bei Personen mit normalen Gluko-sespiegeln nach einem oralen Glukosetoleranztest (*oGTT*) mit 75 g Glukose, Personen mit gestörter Glukosetoleranz (Impaired Glukose Tolerance *IGT*) und Typ-2-Diabetikern mit Nüchternglukosespiegeln (Fasting Plasma Glucose *FPG*) < oder > als 150 mg/dl. (Daten von Reaven et al. 1976)

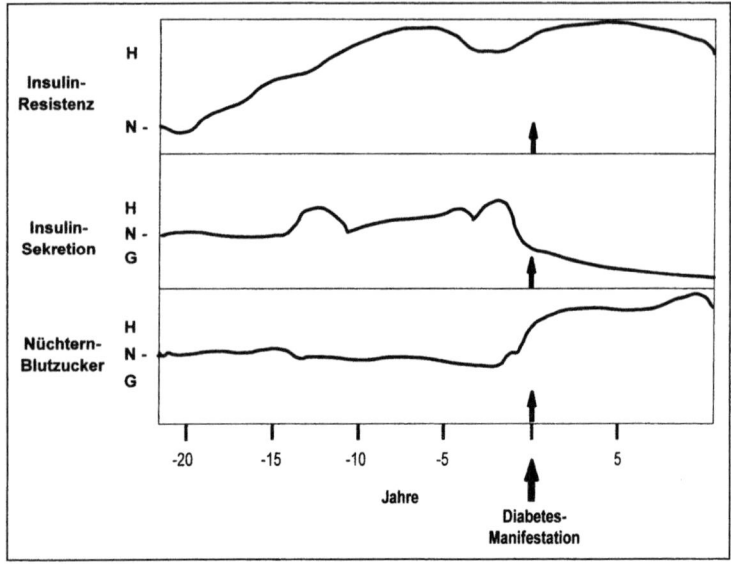

Abb. 4.22. Entstehung des Typ-2-Diabetes. Insulinresistenz, Insulinsekretion und Nüchternglukosespiegel in Kindern von Typ-2-Diabetikern. *N* normal; *H* hoch; *G* gering. (Daten von Kahn 1994)

Genetik des Typ-2-Diabetes

Wie bereits zu Anfang dieses Kapitels erwähnt, spielt die Genetik in der Entstehung des Typ-2-Diabetes eine große Rolle. Dies geht aus Familienstudien, insbesondere der fast 100%igen Konkordanz zwischen monozygoten Zwillingen, und der unterschiedlichen Prävalenz des Diabetes zwischen verschiedenen Rassen hervor. Große Anstrengungen werden daher unternommen, die in der Pathogenese des Typ-2-Diabetes beteiligten Gene zu identifizieren. Hierfür bedient man sich hauptsächlich zweier Ansätze. Zum einen handelt es sich dabei um die Untersuchung von Kandidatengenen („forward genetics"), von denen man weiß oder vermutet, daß sie im Glukosestoffwechsel eine Rolle spielen. Diese Kandidatengene werden dann bei Diabetikern auf Mutationen hin untersucht, bzw. mittels Polymorphismen eine mögliche Assoziation mit Diabetes analysiert. Eine weitere Möglichkeit ist die Überexpression oder der „knockout" von Kandidaten-genen im Tiermodell und eine anschließende Analyse der entstehen-den Veränderungen im Glukosestoffwechsel. Der zweite Ansatz ist der Versuch, genetische Marker zu identifizieren, die zwischen Diabe-tikern und Nichtdiabetikern unterschiedlich verteilt sind, sog. Linka-ge-Analysen. Linkage-Analysen werden auch in Tieren angewendet, die als Modell für den menschlichen Diabetes dienen, um diabetoge-ne Gene zu lokalisieren. Anschließend sollen dann die dem „linkage" zugrundeliegenden Proteine identifiziert werden („reverse gene-tics"). Bei monogenetisch bedingten Erkrankungen war diese Tech-nik des „reverse genetics" oft erfolgreich, bei polygenetischen Krank-heiten wie dem Typ-2-Diabetes stecken sie noch in den Anfängen. Obwohl in Tiermodellen des Typ-2-Diabetes und zum Teil auch in der Analyse menschlicher Populationen mittels Linkage-Analyse mehrere potentiell wichtige Regionen identifiziert wurden, stehen eindeutige Erfolge der „reverse genetics" beim Diabetes jedoch noch aus. Im folgenden soll daher nur auf die Untersuchungen bezüglich der Kandidatengene ausführlicher eingegangen werden.

Kandidatengene für die Entwicklung einer Insulinresistenz
- Insulinrezeptor,
    - Insulinbindungsstelle (α-Untereinheit),
    - Tyrosinkinase-Aktivität (β-Untereinheit),
- Substrate für den Insulinrezeptor,
    - IRS-I,
- Glukoseverwertung,
    - GLUT4,
    - Glykogensynthase,
    - Hexokinase II,
- Andere,
    - rad,
    - Glukagonrezeptor,
    - Fatty acid binding protein (FABG),
    - β_3-adrenerger Rezeptor,
    - Tumor-Nekrose-Faktor α (TNF–α).

Es existieren mehrere Kandidatengene, die in der Entwicklung einer Insulinresistenz eine Rolle spielen könnten. Mehrere Mutationen konnten im Insulinrezeptor-Gen nachgewiesen werden. Mutationen in der α-Untereinheit interferieren mit der Insulinbindung oder der Internalisation des Rezeptors, Mutationen in der β-Untereinheit verringern die Tyrosinkinase-Aktivität des Rezeptors. Nur ca. 1–2% der Patienten, die unter dem alten Begriff des nicht-insulinabhängigen Diabetes mellitus zusammengefaßt wurden, waren jedoch Träger einer solchen Mutation. Gemäß der neuen Klassifikation der WHO werden diese Patienten unter dem Oberbegriff „Genetische Defekte der Insulin-Wirkung" geführt und nicht mehr dem eigentlichen Typ-2-Diabetes zugerechnet. Im Gen für das IRS-I wurden Polymorphismen nachgewiesen, die jedoch in der Studie von Grant et al. bei Typ-2-Diabetikern gleich verteilt waren wie bei Normalpersonen. In einer neueren Analyse von Patienten der „United Kingdom Prospective Diabetes Study" zeigte sich hingegen, daß der Polymorphismus an Position 972 des IRS-I-Gens bei Diabetikern signifikant häufiger vorkam als bei Kontrollpersonen (Zhang et al. 1996). IRS-I ist somit sowohl in pathophysiologischen Untersuchungen (s. Abb. 4.14) als auch in genetischen Untersuchungen eine mögliche pathogenetische Rolle in der Entwicklung des Typ-2-Diabetes zugeschrieben worden.

Obwohl GLUT4 eine sehr wichtige Rolle im Glukosestoffwechsel zukommt und erniedrigte Konzentrationen in Adipozyten, bzw. eine verringerte Translokation in Muskelzellen mit der Genese des Typ-2-Diabetes in Verbindung gebracht werden (s. oben), sind bisher keine relevanten Mutationen oder Polymorphismen im Gen für GLUT4 nachgewiesen worden. Im Gen für Glykogensynthase konnte bei Finnen ein Polymorphismus nachgewiesen werden, der mit Typ-2-Diabetes kosegregierte. Allerdings handelt es sich dabei um eine Veränderung in einem Intron und die Kosegregation konnte in anderen Volksgruppen nicht nachgewiesen werden. Im Gen für Hexokinase II konnten mehrere Mutationen nachgewiesen werden. Es handelt sich jedoch überwiegend um seltene Mutationen und die einzige häufige Mutation, $Gln_{142}His$, kosegregiert nicht mit Diabetes. Ob das mittels Subtraktionsklonieren (s. oben) gefundene „rad" bei der Genese des Typ-2-Diabetes eine Rolle spielt, ist noch unklar. In 4,6% der Franzosen mit Typ-2-Diabetes konnte eine Mutation im Gen für den Glukagonrezeptor nachgewiesen werden (Hager et al. 1995). Inwieweit dieser Beobachtung in der Genese des Diabetes im allgemeinen eine Bedeutung zukommt, müssen zukünftige Untersuchungen zeigen. Bei Pima-Indianern konnte nachgewiesen werden, daß ein Polymorphismus im „fatty acid binding protein" mit einer erhöhten

Insulinresistenz kosegregiert (Baier et al.). Ein vielversprechendes Kandidatengen ist der β_3-adrenerge Rezeptor. Es konnte eine Mutation nachgewiesen werden, $Trp_{64}Arg$, die mit Hyperinsulinämie, Insulinresistenz, abdomineller Adipositas, Hypertonie und früher Manifestation des Typ-2-Diabetes assoziiert zu sein scheint (Walston et al. 1995). Die Rolle dieses Rezeptors in der Entwicklung einer Adipositas wird auch durch Studien an Mäusen unterstützt, die defizient für den β-Adrenorezeptor sind. Obwohl vermutet wird, daß die erhöhte Sekretion von TNF$-\alpha$ bei Adipositas mittels parakriner Mechanismen eine Insulinresistenz begünstigen könnte (s. oben), sind bisher keine Mutationen oder Polymorphismen im TNF$-\alpha$-Gen gefunden worden, die eine Rolle beim Diabetes spielen könnten.

Insgesamt verläuft die Analyse der Kandidatengene der Insulinresistenz enttäuschend. Nur bei wenigen Patienten mit Typ-2-Diabetes konnten Mutationen oder Polymorphismen in einem der Kandidatengene nachgewiesen werden. Weitere Untersuchungen müssen zeigen, inwieweit vielversprechende frühe Untersuchungen im Glukagon-Rezeptorgen, FABP und β3-adrenergen Rezeptorgen bestätigt werden können.

Kandidatengene für die Entwicklung einer gestörten Insulinsekretion
- Glukose-„Messung" in der β-Zelle:
    - Glukokinase,
    - GLUT2.
- Insulinsynthese und -sekretion:
    - Mitochondrien.
- Insulin,
- andere:
    - Inselzell-Amyloid-Polypeptid-Gen,
    - Glucagon-like-peptide-1-Rezeptor,
    - glukokinaseregulierendes Protein,
    - Islet-1,
    - Prohormonkonvertase-Gen.

Tabelle 4.2 listet die Unterformen des Diabetes, die gemäß der neuesten Klassifikation der WHO als „genetische Defekte der β-Zellfunktion" bezeichnet werden.

Mehrere Mutationen konnten im Glukokinase-Gen nachgewiesen werden. Glukokinase spielt durch die Phosphorylierung der Glukose eine wichtige Rolle als „Glukose-Sensor" in den β-Zellen und Muta-

Tabelle 4.2. Genetische Defekte der β-Zell Funktion

Frühere Bezeichnung	Veerbungs-modus	Genetischer Defekt	Funktion	Klinik	Häufigkeit (% aller Diabetiker)
MODY 1	Autosomal dominant	HNF-4α	Regulation von HNF-1α	Früher Beginn Ausgeprägt	<0,0001
MODY 2	Autosomal dominant	Gluko-kinase	Glukose-Sensing (β-Zelle)	Früher Beginn Mild	<0,2
MODY 3	Autosomal dominant	HNF-1α	Transkrip-tionsfaktor (Leber und β-Zelle)	Früher Beginn Ausgeprägt	1–2
MODY	Autosomal dominant	HNF-1β	Transkrip-tionsfaktor	Unbekannt	sehr selten
Mitochon-drischer Diabetes	Mütterliche Übertra-gung	Mitochon-drische tR-NA^{LEU}	Mitochon-drienfunk-tion	Häufig neu-rologische Defekte	1–3

HNF „Hepatocyte Nuclear Factor"

tionen im Glukokinase-Gen führen zu einer verminderten Insulinse-kretion auf einen Glukosereiz hin. Diese Form der defekten β-Zell-funktion, früher als MODY2 bezeichnet, zeichnet sich durch einen sehr milden klinischen Verlauf aus. So findet sich meist nur eine leichte Nüchternhyperglykämie bzw. gestörte Glukosetoleranz. Eine Insulin-Therapie ist nur in 2% der Fälle notwendig und Gefäßkom-plikationen sind selten. Bei Patienten mit „klassischem" Typ-2-Dia-betes sind bisher keine Mutationen im Glukokinase-Gen gefunden worden. Ein weiterer genetischer Defekt der β-Zellfunktion, früher als MODY3 bezeichnet, ist durch Mutationen im Gen für „Hepato-cyte Nuclear Factor 1α" (HNF-1α) auf Chromosom 12 bedingt (Ya-magata et al. 1996). HNF-1α ist ein Transkriptionsfaktor, der die Ex-pression mehrerer Gene in der Leber moduliert und in der β-Zelle als schwacher Transaktivator für das Insulingen wirkt. Die genauen Zusammenhänge, wie Mutationen im Gen für HNF-1α zu einem Diabetes führen, sind noch nicht geklärt. Die Ausprägung des Diabe-

tes ist wesentlich stärker als bei Patienten mit Mutationen im Glukokinase-Gen und ähnlich wie bei Patienten, bei denen ein Defekt im
Gen für HNF-4α, früher als MODY1 bezeichnet, nachgewiesen wurde. Patienten mit Mutationen im HNF-1α– oder HNF-4α-Gen zeichnen sich durch stärkere Nüchternhyperglykämien und die Notwendigkeit einer Insulintherapie in bis zu 30% der Fälle aus. Auch sind
vaskuläre Komplikationen häufiger als bei Patienten mit Mutationen
im Glukokinase-Gen. Bei HNF-4α handelt es sich um ein Mitglied
der Steroid- bzw. Schilddrüsen-Hormonrezeptor-Familie. HNF-4α
reguliert die Expression von HNF-1α, was vermutlich auch das ähnliche klinische Bild bedingt. Mutationen im HNF-4-Gen sind sehr
selten. Vor kurzem konnte gezeigt werden, daß auch Mutationen im
HNF1β-Gen zu einem Diabetes führen können (Horikawa et al.
1997), wobei keine Angaben über den Phänotyp gemacht wurden,
der aber vermutlich dem bei Mutationen im HNF1α-Gen entsprechen dürfte. Häufiger als in hepatischen nukleären Faktoren wurden
Mutationen in mitochondrialer DNA, speziell dem mitochondrialen
Gen für die Leuzin-Transfer-RNA, gefunden. Die folgende Übersicht
listet einige Charakteristika dieser Diabetes-Form auf. Der Defekt in
den Mitochondrien führt zu Ausfällen besonders in solchen Zellen,
die einen hohen Energieverbrauch haben. Zu diesen zählt auch die
pankreatische β-Zelle, so daß es zu einem progredienten Defekt der
Insulinsekretion kommt. Da der mitochondriale Defekt auch in anderen Zellen evident ist, tritt der mütterlich vererbte Diabetes sehr
häufig mit anderen Symptomen, vor allem neurologischen inkl. eines sensorischen Hörschadens, auf.

*Charakteristika des genetisch bedingten Defektes der β-Zellfunktion, der durch Muta-
tionen in mitochondrialer DNA verursacht wird*

Häufigkeit (% aller Diabetiker)	1–2% (in Holland und Japan)
Phänotyp	Meist keine periphere Insulinresistenz, Manifestation typischerweise vor dem 40. Lebensjahr, häufig Übergang zu Insulinabhängigkeit
Vererbungsmodus	Mütterlich, >50% betroffener Mütter entwickeln Diabetes oder gestörte Glukosetoleranz
Sensorischer Hörverlust	Mehrzahl der Diabetiker

Charakteristika des genetisch bedingten Defektes der β-Zellfunktion, der durch Mutationen in mitochondrialer DNA verursacht wird (Forts.)

Inselzellantikörper	Negativ (in der Mehrzahl der Fälle)
Body-Mass-Index	Meist <25kg/m^2
Krankheitsbeginn	Typischerweise <40 Jahre
Andere Befunde	Progredienter Defekt der Insulinsekretion, Mehrorgandefekt (EEG-Abweichungen, Proteinurie, neuromuskuläre Symptome etc.)

Bezüglich der genetischen Defekte der β-Zell-Funktion sind also Mutationen in verschiedenen Genen als kausal für den Diabetes gefunden worden. Beim „klassischen" Typ-2-Diabetes stehen solche Erfolge noch aus. Die Aufzählung oben listet weitere Kandidatengene für die Entwicklung einer gestörten Insulinsekretion auf. Im Gen für GLUT2 ist bisher nur eine relevante Mutation nachgewiesen worden. Die Substitution $Val_{197}Ile$ führt zu einem völligen Verlust der Glukosetransporter-Aktivität (Mueckler et al. 1994). Diese Mutation scheint jedoch sehr selten zu sein. Bei einigen Diabetikern wurden Mutationen in mitochondrialer DNA gefunden. Ähnlich wie die Mutationen im Glukokinase-Gen werden Mutationen mitochondrialer DNA jetzt unter die genetischen Defekte der β-Zellfunktion zusammengefaßt. Mutationen im Insulin-Protein sind sehr selten. In 5% von Afroamerikanern mit Typ-2-Diabetes, jedoch nur in 1% der Kontrollen, wurde eine 8-Basenpaare-Insertion im Insulinpromoter nachgewiesen (Olansky et al.). Die Relevanz dieser Beobachtung in anderen Populationen muß noch analysiert werden. Keine relevanten Veränderungen konnten in den Genen für Inselzell-Amyloid-Polypeptid-Gen, Glucagon-like-peptide-1-Rezeptor, Islet-1 (Protein, welches an die Enhancer-Region des Insulingens bindet) oder Prohormonkonvertase-Gen gefunden werden.

Ähnlich wie bei den Kandidatengenen für die Insulinresistenz scheinen bei den Genen für die Insulinsekretion bei der überwiegenden Zahl der Typ-2-Diabetiker keine relevanten Mutationen vorzuliegen. Insgesamt haben also bisher weder die Analysen von Kandidatengenen („forward genetics") noch die Linkage-Untersuchungen („reverse genetics") die Ursache der genetischen Disposition bei der Mehrzahl der Patienten mit Typ-2-Diabetes identifizieren können.

Umweltfaktoren in der Genese des Typ-2-Diabetes

Wie bereits erwähnt, spielen in der Entstehung des Typ-2-Diabetes sowohl genetische als auch Umweltfaktoren eine Rolle. Ein gutes Beispiel für die Bedeutung von Umwelteinflüssen ist die unterschiedliche Prävalenz des Typ-2-Diabetes bei Populationen, die in verschiedenen Ländern siedeln. So zeigt Abb. 4.23 beispielhaft, daß 12% der über vierzigjährigen japanischen Immigranten auf Hawaii einen Typ-2-Diabetes haben, während diese Rate in Hiroshima nur 7% beträgt. Vergleichbare Studien wurden auch an anderen Volksgruppen durchgeführt.

Verschiedene Faktoren, die diese unterschiedliche Prävalenz bedingen könnten, sind in der folgenden Aufstellung gelistet.

Umwelteinflüsse, denen eine Rolle in der Genese des Typ-2-Diabetes zugeschrieben wird
– Adipositas,
– Bewegungsmangel,

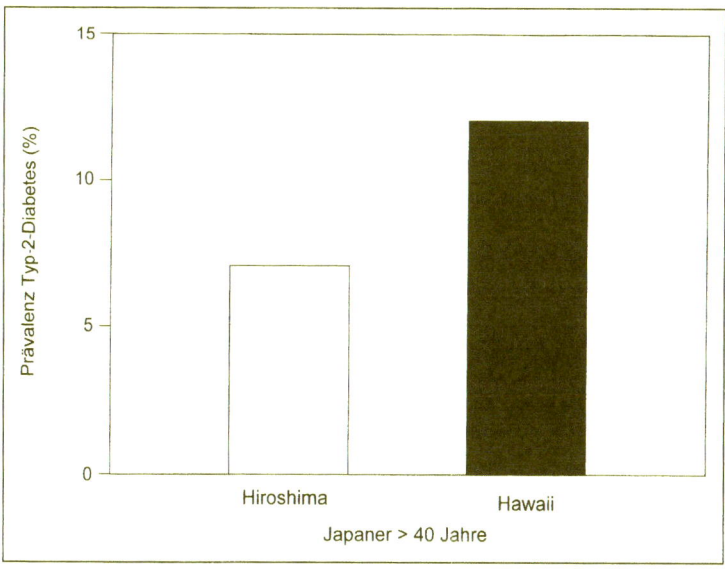

Abb. 4.23. Prävalenz des Typ-2-Diabetes in Japanern, die älter als 40 Jahre sind, in Abhängigkeit vom Wohnort. (Daten von Kawate et al. 1979)

- fettreiche Ernährung,
- Rauchen,
- Geburtsgewicht,
- zu kurze Stillzeit.

Adipositas ist sicher ein entscheidender Umweltfaktor in der Genese des Typ-2-Diabetes, wobei allerdings erwähnt werden muß, daß auch die Adipositas zu einem Teil genetisch determiniert ist. Etwa 80% der Typ-2-Diabetiker sind übergewichtig, d. h. haben einen Body-Mass-Index (BMI) von >25 kg/m².

Abbildung 4.24 zeigt das relative Risiko, an einem manifesten Typ-2-Diabetes zu erkranken in Abhängigkeit vom BMI. Bei einem BMI von >34 kg/m² ist das Risiko, an einem Typ-2-Diabetes zu erkranken, ungefähr 60mal so groß wie bei einem BMI von 22 kg/m².

Abbildung 4.25 zeigt zusammenfassend von 6 klinischen Studien die Inzidenzrate eines manifesten Typ-2-Diabetes bei Patienten mit

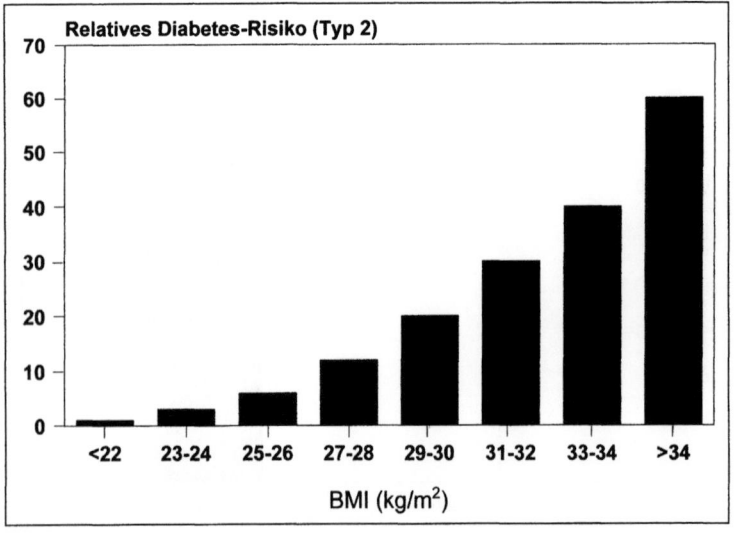

Abb. 4.24. Relatives Risiko, an einem Typ-2-Diabetes zu erkranken in Abhängigkeit vom Body-Mass-Index (BMI). Ein relatives Risiko von 1 wurde einem BMI von 22 zugeschrieben. (Die Daten stammen von der Nurses Health Study; Colditz et al. 1990)

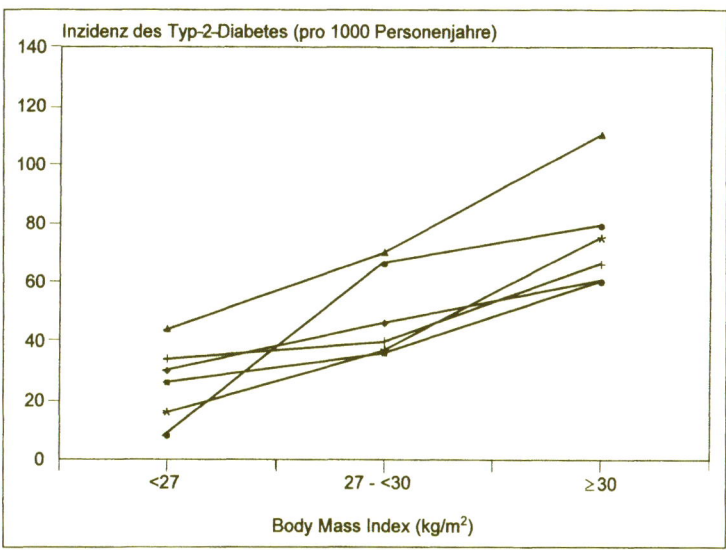

Abb. 4.25. Inzidenz des manifesten Typ-2-Diabetes bei Patienten mit gestörter Glukosetoleranz in Abhängigkeit vom Body-Mass-Index (BMI) in 6 klinischen Studien. (Daten aus Edelstein et al. 1997)

gestörter Glukosetoleranz in Abhängigkeit vom BMI. Man erkennt, daß von den Personen mit einem BMI von größer als 30 kg/m² fast dreimal so viele einen manifesten Diabetes entwickeln wie von den Personen mit einem BMI von kleiner als 27 kg/m².

Mehrere klinische Studien haben ergeben, daß eine geringe körperliche Aktivität zu einem erhöhten Erkrankungsrisiko an Typ-2-Diabetes führt. Abbildung 4.26 zeigt die Prävalenz für Typ-2-Diabetes in Pima-Indianern in Abhängigkeit der körperlichen Aktivität. Bei den Indianern mit geringer körperlicher Aktivität ist die Erkrankungswahrscheinlichkeit etwa dreimal höher als bei denjenigen mit einer hohen Aktivität.

Ein weiterer Umweltfaktor, der die Entstehung eines Typ-2-Diabetes begünstigt, ist eine Ernährung, die reich an Fett, besonders gesättigten Fettsäuren, ist. Diese Form der Ernährung ist wahrscheinlich auch die Hauptursache für die erhöhte Diabetes-Prävalenz in Populationen, die in die USA oder nach Westeuropa emigriert sind (s. oben).

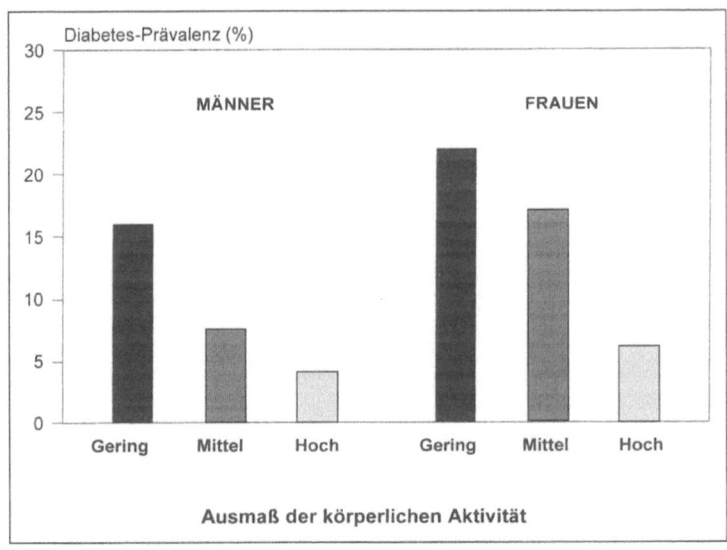

Abb. 4.26. Prävalenz des Typ-2-Diabetes bei Pima-Indianern in Abhängigkeit
von der körperlichen Aktivität. (Daten aus Kriska et al. 1993)

Auch Rauchen scheint ein Risikofaktor für die Entstehung eines
Typ-2-Diabetes zu sein. Die Assoziation zwischen Rauchen und Diabetes ist sicher zum Teil dadurch bedingt, daß sich Raucher im
Durchschnitt fettreicher ernähren und weniger körperlich aktiv
sind, aber es konnte auch gezeigt werden, daß Rauchgewohnheiten
mit Insulinresistenz korrelieren. Epidemiologische Studien ergaben,
daß Rauchen bei Männern und Frauen ein unabhängiger Risikofaktor für Diabetes ist.

Bezieht man das Diabetesrisiko auf das Geburtsgewicht, findet
sich eine U-förmige Beziehung (McCance et al. 1994), d. h. sehr niedriges und sehr hohes Geburtsgewicht korrelieren mit dem Risiko,
später im Leben an einem Diabetes zu erkranken. Ein hohes Geburtsgewicht spiegelt im wesentlichen eine Glukosestoffwechselstö-
rung der Mutter wieder und ist daher ein anderer Ausdruck für das
erhöhte Diabetesrisiko beim Vorliegen erkrankter Familienmitglie-
der. Warum ein niedriges Geburtsgewicht zu einem erhöhten Diabetesrisiko führt, ist weniger klar. Weiterhin konnte bei Pima-India-

nern gezeigt werden, daß ausschließliches Stillen in den ersten beiden Lebensmonaten das Risiko, später an Typ-2-Diabetes zu erkranken, gegenüber den flaschengefütterten Kindern deutlich senkt (Pettitt et al. 1997).

Metabolisches Syndrom

Unter metabolischem Syndrom, im englischen meist als „syndrome X" bezeichnet, versteht man das gleichzeitige Vorliegen mehrerer Erkrankungen bzw. Stoffwechselstörungen bei einem Patienten. Die meisten Autoren beschreiben eine periphere Insulinresistenz als zentrale Stoffwechselstörung des metabolischen Syndroms und vermuten in ihr auch die pathogenetische Ursache des Syndroms. Neuere Untersuchungen stellen die abdominale Adipositas, bzw. den intraabdominellen Fettgehalt, in den Vordergrund und beschreiben die periphere Insulinresistenz lediglich als wichtige Komponente und Marker des metabolischen Syndroms. Untersuchungen zur Pathogenese und Therapie des metabolischen Syndroms sind dadurch behindert, daß es keine einheitliche Definition dieses Symptomenkomplexes gibt. Ohne Zweifel zeichnet sich das metabolische Syndrom durch eine hohe Prävalenz in den westlichen Ländern aus und spielt eine erhebliche Rolle in der kardiovaskulären Mortalität und Morbidität. Die Entwicklung eindeutiger Diagnosekritierien und Therapieziele sind unbedingt vonnöten, um die Erforschung der pathophysiologischen Grundlagen sowie Behandlungsstrategien zu beschleunigen.

Erkrankungen und Stoffwechselstörungen, die am häufigsten mit dem Begriff des metabolischen Syndroms in Zusammenhang gebracht werden
- Zentrale Adipositas,
- Insulinresistenz:
    - gestörte Glukosetoleranz,
    - Typ-2-Diabetes.
- Arterielle Hypertonie,
- Fettstoffwechselstörungen:
    - Hypertriglyzeridämie,
    - erniedrigtes HDL-Cholesterin.
- Hyperurikämie,
- Veränderungen im Gerinnungssystem:
    - erhöhte Plasmaspiegel für Fibrinogen.

Das metabolische Syndrom spielt eine solch wichtige Rolle, weil es die Morbidität und Mortalität an einer Reihe von Erkrankungen deutlich erhöht.

Erkrankungen, für die beim Vorliegen eines metabolischen Syndroms ein erhöhtes Risiko besteht

- Makroangiopathie:
  - Koronare Herzkrankheit,
  - zerebrovaskuläre Erkrankung,
  - arterielle Verschlußkrankheit.
- Mikroangiopathie:
  - Nephropathie,
  - Retinopathie,
  - Neuropathie.
- Thromboembolische Erkrankungen:
  - arteriell,
  - venös.
- Herzinsuffizienz,
- einige Malignome,
- Cholelithiasis,
- obstruktives Schlafapnoe-Syndrom.

Wie bereits erwähnt, weisen Studien neueren Datums auf die zentrale Adipositas als entscheidendes Merkmal des metabolischen Syndroms hin. Zentrale Adipositas ist ein wichtiger Risikofaktor für die Ausbildung der Folgeerkrankungen des metabolischen Syndroms. Abbildung 4.27 zeigt exemplarisch die Ergebnisse der „San Antonio Heart Study". Wenn man in den drei Tertilen für den Body-Mass-Index (BMI) die Patienten nach ihrem Fettverteilungsmuster einteilt, sieht man, daß bei allen drei Tertilen die Patienten mit der androiden oder zentralen Adipositas die höchste Inzidenz für KHK hatten.

Die zentrale Adipositas ist ein wesentlicher Risikofaktor für die Ausbildung einer Insulinresistenz. Auf mögliche pathophysiologische Zusammenhänge zwischen Adipositas und Insulinresistenz wurde bereits eingegangen (s. oben).

Eine arterielle Hypertonie ist sehr häufig bei Typ-2-Diabetikern (Abb. 4.28). Bis zu 40% der Männer und bis zu 53% der Frauen haben unbehandelt einen arteriellen Blutdruck von >160/95 mmHg. Die Erforschung der Ursachen für die Komorbidität von Diabetes

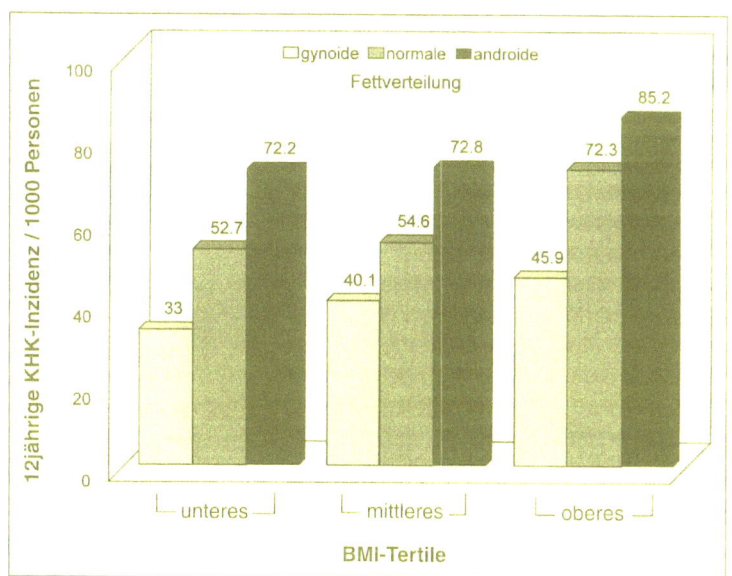

Abb. 4.27. Inzidenz für Koronare Herzkrankheit (KHK) in der San Antonio Heart Study in Abhängigkeit vom Body-Mass-Index (BMI) und dem Fettverteilungsmuster. (Daten aus Mitschel et al. 1990)

und Hypertonie sind zwar Fokus intensiver Bemühungen, eindeutige Ergebnisse stehen jedoch noch aus. Obwohl viele der Typ-2-Diabetiker im Verlauf ihrer Erkrankung eine diabetische Nephropathie entwickeln, kann dies nicht alleinige Ursache für die Häufigkeit der Hypertonie sein, da 71% der Patienten ohne Albuminurie bereits einen Blutdruck >140/90 mmHg haben.

Fettstoffwechselstörungen sind ein zentrales Merkmal des metabolischen Syndroms, aber wenn man die Gesamtheit der Typ-2-Diabetiker betrachtet, finden sich in der Literatur sehr unterschiedliche Angaben zur Prävalenz einer Fettstoffwechselstörung im Vergleich zur Normalbevölkerung. In den meisten Studien zeigt sich aber zumindest, daß das beim metabolischen Syndrom typische Muster der Kombination aus Hypertriglyzeridämie und niedrigem HDL-Cholesterin auch beim Typ-2-Diabetes allgemein häufiger als bei Vergleichskollektiven zu finden ist. Obwohl sich die meisten frühen Stu-

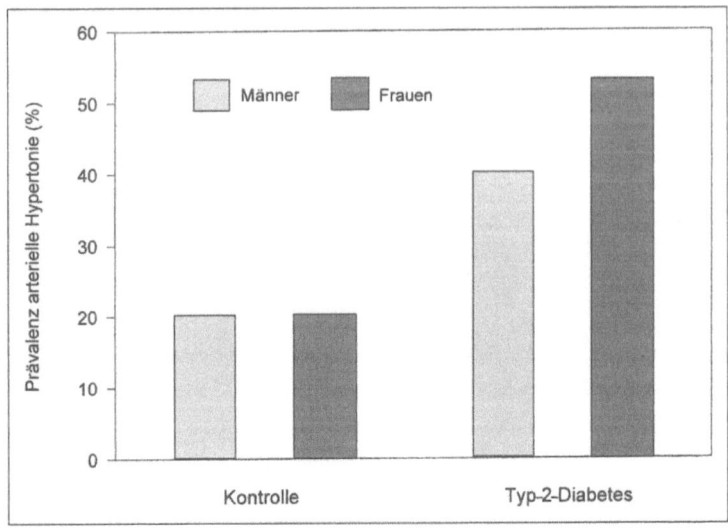

Abb. 4.28. Prävalenz einer arteriellen Hypertonie (RR>160/90 mmHg) bei Männern und Frauen mit Typ-2-Diabetes im Vergleich zu Kontrollkollektiven. (Daten aus Kelleher et al. 1988)

dien mit der Assoziation von LDL-Cholesterin und Atherosklerose beschäftigten, weiß man von neueren Untersuchungen, beispielsweise den MARS (Monitored Atherosclerosis Regression Study, Blankenhorn et al. 1993) und Copenhagen-Male (Abb. 4.29)-Studien, daß die Kombination aus hohen Triglyzeriden und niedrigem HDL-Cholesterin mindestens ebenso häufig bei Atherosklerose vorkommt.

Weiterhin hat die medikamentöse Intervention mit Fibraten, also mit Medikamenten, die das LDL-Cholesterin nur gering senken, jedoch zu deutlichen Veränderungen der HDL- und Triglyzerid-Spiegel führen, gezeigt, daß auch auf diese Weise ein günstiger Effekt auf die Progression der Atherosklerose ausgeübt werden kann (Ericsson et al. 1996, Tenkanen et al. 1995).

Die Ursachen der Hyperlipoproteinämie beim metabolischen Syndrom liegen, wie in Abb. 4.30 schematisch dargestellt, zum Teil in der Peripherie, zum anderen aber auch in der Leber. Die Insulinresistenz, bzw. bei manifestem Diabetes der Insulinmangel, führt zu ei-

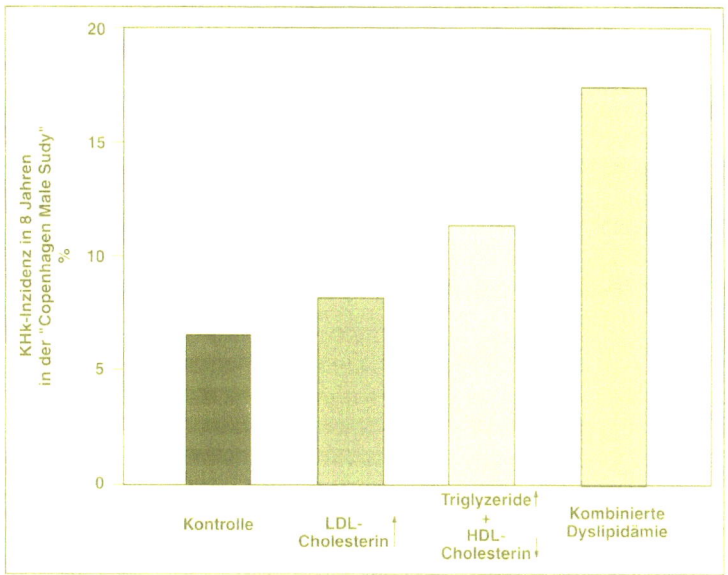

Abb. 4.29. Inzidenz einer Koronaren Herzkrankheit (KHK) in 8 Jahren in Abhängigkeit vom Lipidprofil in der „Copenhagen Male Study". Erhöhtes LDL-Cholesterin bedeutet einen Wert im obersten Fünftel aller Probanden. Hohe Triglyzeride bedeutet einen Wert im obersten Drittel, niedriges HDL-Cholesterin einen Wert im untersten Drittel aller Probanden. Kombinierte Dyslipidämie bedeutet die Kombination aus LDL-Cholesterin im obersten Fünftel, sowie HDL-Cholesterin im untersten Drittel und Triglyzeride im obersten Drittel aller Probanden. *HDL* High Density Lipoproteins, *LDL* Low Density Lipoproteins, *Trig* Triglyzeride. (Daten aus Jeppesen et al. 1997)

nem verringerten Glukoseeinstrom in die Zellen. Dadurch fehlt Glyzerol für die intrazelluläre Synthese von Triglyzeriden. Außerdem kommt es zu einer mangelhaften Suppression der hormonsensitiven Lipase durch Insulin. Insgesamt führen diese Effekte zu einer vermehrten Lipolyse. Der konsekutiv erhöhte Plasmaspiegel an freien Fettsäuren führt zu einer vermehrten Synthese von very low density lipoproteins (VLDL) in der Leber. Seit längerem ist bekannt, daß ein Insulinmangel zu einer verminderten Aktivität der Lipoproteinlipase führt. Neuere Ergebnisse haben gezeigt, daß bei einer Insulinresistenz auch mit normalen oder erhöhten Insulinspiegeln die LPL Ex-

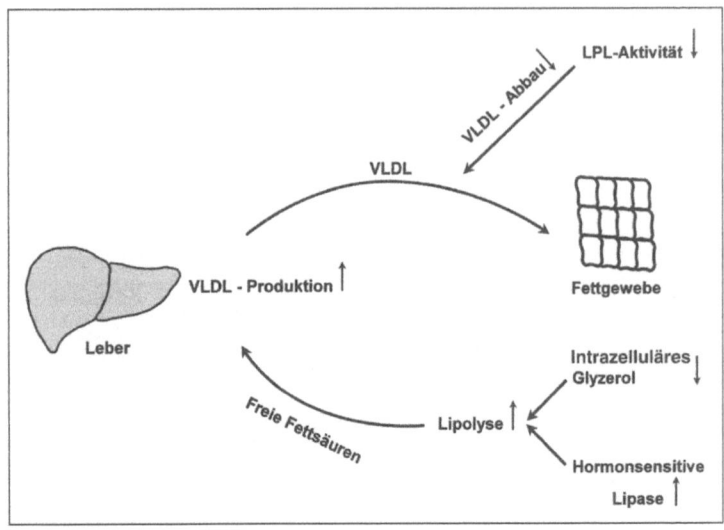

Abb. 4.30. Schematische Darstellung der hepatischen (vermehrte VLDL-Produktion) und peripheren (vermehrte Lipolyse und verringerter Abbau von VLDL) Ursachen der Hyperlipoproteinämie beim metabolischen Syndrom. *LPL* Lipoproteinlipase, *VLDL* Very Low Density Lipoproteins

pression im Fettgewebe reduziert ist (Maheux et al.). Eine verminderte LPL-Aktivität bedingt eine verlängerte Verweilzeit triglyzeridreicher Lipoproteine im Plasma und begünstigt damit die bei Diabetikern häufige Hypertriglyzeridämie.

4.2.3
Symptome und Beschwerden

Im Gegensatz zum Typ 1 bestehen im Frühstadium des Typ-2-Diabetes keine Symptome und Beschwerden. Aus diesem Grund besteht ein Typ-2-Diabetes oft für viele Jahre, bevor es zur Erstdiagnose kommt. Die im symptomlosen Stadium bestehende Hyperglykämie sowie die häufig assoziierte Hyperlipoproteinämie und Hypertonie können jedoch zu erheblichen Veränderungen führen. Die „United Kingdom Prospective Diabetes Study" (UKPDS, s. unten) hat gezeigt, daß bei bis zu 50% der neudiagnostizierten Typ-2-Diabetiker bereits Gewebeschäden nachweisbar sind. Häufig sind es erst mikrovaskuläre (z. B. Beschwerden im Rahmen einer Neuropathie) oder makrovaskuläre (z. B. Angina pectoris bei koronarer Herzkrankheit) Komplikationen, die zur Diagnose eines Typ-2-Diabetes führen. Eine weitere Situation, in der ein zu diesem Zeitpunkt schon länger bestehender Typ-2-Diabetes diagnostiziert wird, ist eine durch ausgeprägte Hyperglykämie bedingte Symptomatik. Wenn der Blutzuckerspiegel über die Nierenschwelle von etwa 180 mg/dl steigt, kommt es zur Glukosurie und durch die osmotische Diurese zur Polyurie und konsekutiv zur Polydipsie. Die Glukosurie führt auch zu einer erhöhten Neigung zu Harnwegsinfekten. Weiterhin neigen Diabetiker aufgrund der Hyperglykämie zu Infektionen der Haut inklusive Pilzbefall.

Wenn ein Typ-2-Diabetes erst im Rahmen vaskulärer Komplikationen oder einer symptomatischen Hyperglykämie diagnostiziert wird, ist die Chance einer Früherkennung vertan. Ziel muß es daher sein, den Typ-2-Diabetes vor dem Auftreten von Symptomen durch regelmäßige Blutzuckerkontrollen, insbesondere bei Risikopersonen, zu diagnostizieren (s. unten).

4.3
Diagnose

4.3.1
Indikation zur Diagnostik

Aus dem oben gesagten geht hervor, daß eine frühzeitige Diagnosestellung des Typ-2-Diabetes, d. h. vor dem Auftreten von Symptomen, von entscheidender Bedeutung für die Reduktion der diabetesbedingten Sekundärkomplikationen und damit der diabetesassoziierten Morbidität und Mortalität ist. Die Herausforderung in diesem Zusammenhang ist, eine Krankheit im symptomlosen Zustand zu diagnostizieren. Um diesem Problem Rechnung zu tragen, trat 1997 eine Expertenkommission zusammen, um die Diagnose-Kriterien des Diabetes zu überarbeiten (s. unten). Eine frühere Erkennung des Typ-2-Diabetes soll nun mit niedrigeren Grenzwerten und genauer definierten Kriterien zu Screening-Untersuchungen erreicht werden. Die Häufigkeit, mit der Blutzuckerbestimmungen zur Früherkennung des Diabetes durchgeführt werden sollen, rich-

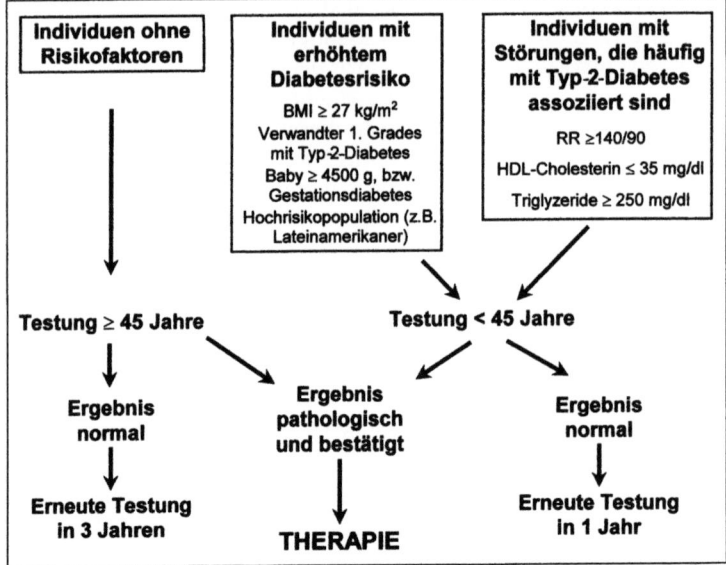

Abb. 4.31. Kriterien zur Diabetes-Testung mittels Bestimmung der Nüchternglukose in asymptomatischen, nicht diagnostizierten Individuen. *BMI* Body-Mass-Index, *HDL* High Density Lipoproteins, *RR* arterieller Blutdruck. (Kriterien des Expert Committee on the Diagnosis and Classification of Diabetes Mellitus 1997)

tet sich dabei nach dem individuellen Risiko, bzw. der Wahrscheinlichkeit des Patienten, an einem Typ-2-Diabetes zu erkranken (Abb. 4.31).

Anamnese, körperliche Untersuchung und technische Verfahren haben daher zunächst die Aufgabe, Individuen zu identifizieren, die ein erhöhtes Diabetes-Risiko haben und daher frühzeitig und engmaschig mittels Blutzuckermessungen untersucht werden müssen, um die Diagnose eines Typ-2-Diabetes vor dem Auftreten von Sekundärkomplikationen stellen und eine adäquate Therapie einleiten zu können. Bei bereits diagnostizierten Diabetikern dienen Anamnese, körperliche Untersuchung und technische Verfahren dann der Früherkennung von Sekundärkomplikationen. Eine gewisse Sonderstellung nehmen die mit Diabetes assoziierten Erkrankungen wie Hyperlipoproteinämie und arterielle Hypertonie ein, da sie sowohl zur Risikostratifizierung beitragen, als auch eine wichtige Rolle in der Entstehung von Sekundärkomplikationen spielen. Sie sollten daher immer Teil des Untersuchungsprogramms sein. Der Unterscheidung in Risikostratifizierung, diabetesassoziierte Störungen und Früherfassung von Sekundärkomplikationen soll im folgenden Rechnung getragen werden.

4.3.2
Anamnese

Die Anamnese dient verschiedenen Funktionen. Sie ist in nichtdiagnostizierten, asymptomatischen Individuen Werkzeug zur Entscheidung, ab welchem Alter und in welchen Abständen eine Blutzuckermessung durchgeführt werden muß, um eine frühzeitige Diabetes-Diagnose nicht zu verpassen. Die Fragen nach mit dem Diabetes häufig assoziierten Störungen dient bei nichtdiagnostizierten Individuen ebenfalls zur Risikostratifizierung, ist aber auch bei bereits bekanntem Typ-2-Diabetes unerläßlich, da die den Diabetes begleitenden Erkrankungen für die Prognose mitentscheidend und häufig gut therapierbar sind. Schließlich ist die Anamnese bei bekanntem Diabetes für die Früherkennung von Sekundärkomplikationen wichtig, wobei eine symptomatische Hyperglykämie ebenfalls als Komplikation anzusehen ist.

Anamnesestrategie bei Typ-2-Diabetes

Fragen zur Risikoabschätzung eines Typ-2-Diabetes
- Bereits früher diagnostizierte Hyperglykämie?
- Verwandte 1. Grades mit Typ-2-Diabetes?
- Todesursache der Verwandten?
- Bei Frauen: Geburtsgewicht der Kinder, Gestationsdiabetes?

Fragen zu häufig mit Diabetes assoziierten Störungen
- Gewicht?
- Arterielle Hypertonie bekannt, morgendliche Kopfschmerzen?
- Fettstoffwechselstörungen bekannt?
- Hyperurikämie bekannt?

Fragen nach Beschwerden möglicher Sekundärkomplikationen
- Arteriosklerotisch bedingte Komplikationen:
  - Koronare Herzkrankheit mit Angina pectoris und Belastungs-dyspnoe? (Kap. 8)
  - Zerebrovaskuläre Erkrankungen mit transitorisch-ischämi-scher Attacke, Amaurosis fugax und Apoplex?
  - Arterielle Verschlußkrankheit mit Claudicatio intermittens?
- Mikrovaskulär bedingte Komplikationen:
  - Parästhesien, Schmerzen, Verdauungsprobleme bei Neuropa-thie? (Kap. 12)
  - Diabetischer Fuß? (Kap. 13)
  - Ödeme und Hypertonie bei Niereninsuffizienz? (Kap. 11)
  - Sehstörungen bei Retinopathie? (Kap. 10)
- Hyperglykämiebedingte Symptome:
  - Polyurie, Nykturie, Polydipsie?
  - Gewichtsverlust, Müdigkeit, Leistungsschwäche?
  - Verschwommenes Sehen?
  - Harnwegsinfektionen?

4.3.3
Körperliche Untersuchung

Die körperliche Untersuchung nimmt im Vergleich zur Anamnese und Labor beim Typ-2-Diabetes eine eher untergeordnete Stellung ein. Auch sie läßt sich unterteilen in solche Untersuchungen, die zur Risikostratifizierung und damit zur Entscheidungshilfe Screening-untersuchung dienen, und solche, die für die Erfassung der Sekun-därkomplikationen des Typ-2-Diabetes wichtig sind.

Strategie der körperlichen Untersuchung

Häufig mit Typ-2-Diabetes assoziierte Erkrankungen (da beim Vorlie-gen eine frühere und häufigere Blutzuckermessung indiziert ist, bzw. bei bekanntem Diabetes eine Therapie der assoziierten Erkrankun-gen für die Prognose mitentscheidend ist)
- Erfassung von Adipositas und Fettverteilung (Körpergröße und -gewicht zur Errechnung des Body-Mass-Index, Messung des Hüften-Taillen-Quotienten zur Erfassung einer zentralen Adipo-sitas,

– arterieller Blutdruck,
– Zeichen einer Fettstoffwechselstörung (Xanthelasmen, Xanthome, Arcus lipoides corneae).

Erfassung von Sekundärkomplikationen
– Kardiovaskulärer Status:
  – Gefäßstatus inkl. peripheren Pulsen und arteriellen Strömungsgeräuschen,
  – Zeichen der Herzinsuffizienz mit Lungenauskultation und Untersuchung auf periphere Ödeme.
– Neurologische Untersuchung:
  – Testen des Vibrationsempfindens mit Stimmgabel,
  – Fußinspektion zur Erfassung neuropathisch-trophischer Störungen
– Augenhintergrundsuntersuchung:
  – Diabetische Retinopathie?
  – Hypertensive Retinopathie?
– Hautinspektion:
  – Entzündungen?
  – Pilzbefall?

Die Häufigkeit der Untersuchung richtet sich danach, ob ein Diabetes bereits bekannt ist. Bei Patienten ohne bekannten Diabetes sollte eine gründliche körperliche Untersuchung auf Erkrankungen, die häufig mit Diabetes assoziiert sind, diesem aber auch vorangehen können, mindestens alle zwei Jahre durchgeführt werden. Bei bekanntem Diabetes sollte die Untersuchung auf assoziierte Erkrankungen bzw. Sekundärkomplikationen mindestens in jährlichen Abständen erfolgen. Bei bereits bekannten Sekundärkomplikationen ist auch eine noch engmaschigere Untersuchung, beispielsweise in 3–6monatigen Abständen zu empfehlen.

4.3.4
Technische Verfahren

Bei den technischen Verfahren kann man zwischen Diagnosestellung, Verlaufskontrolle und Erfassung von Sekundärkomplikationen unterscheiden.

Diagnosestellung

Entscheidend für die Diagnose eines Typ-2-Diabetes ist die Labordiagnostik. Die Indikation zur Diabetes-Diagnostik in asymptomatischen Individuen, bei denen kein Diabetes bekannt ist, wurde bereits in Abb. 4.31 dargestellt.

Die Kriterien für die Diagnose eines manifesten Diabetes bzw. für eine gestörte Glukosetoleranz sind 1997 von einem Expertenkomitee überarbeitet worden. Vor allem der Grenzwert der Nüchternplasmaglukose ist dabei nach unten korrigiert worden. Dafür gab es vor allem 2 Gründe: Zum einen haben fast alle Patienten mit einer Nüchternglukose von über 140 mg/dl, dem alten Grenzwert, einen Zweistundenwert im oralen Glukosetoleranztest (oGTT) von größer 200 mg/dl, aber nur etwa ein Viertel der Patienten mit einem Zweistundenwert im oGTT von über 200 mg/dl hat auch eine Nüchternglukose von über 140 mg/dl. Die beiden Testergebnisse reflektieren daher ein unterschiedliches Ausmaß der Hyperglykämie. Zum anderen soll, wie bereits erwähnt, der niedrigere Grenzwert der Nüchternplasmaglukose und die Betonung dieses Parameters die Diagnostik des Diabetes erleichtern und die Zahl der unerkannten Diabetiker wegen der häufigen Spätschäden verringern. Der Wert von 200 mg/dl im oGTT wurde beibehalten, da mehrere Studien zeigen konnten, daß bei diesem Wert das Risiko für Sekundärkomplikationen des Diabetes stark ansteigt. Mehrere Studien ergaben, daß der Wert von 200 mg/dl im oGTT mit einer Nüchternglukose von 120–126 mg/dl korreliert. Für den neuen Grenzwert von 126 mg/dl hat man sich auch deswegen entschieden, da er in den SI-Einheiten genau 7 mmol/l Glukose entspricht. Die folgende Übersicht zeigt die neuen Kriterien für die Diagnose eines Diabetes mellitus.

Kriterien für die Diagnose eines Diabetes mellitus

1. Symptome eines Diabetes zusammen mit einem sporadischen Glukosewert von ≥200 mg/dl (11,1 mmol/l) in Plasma oder kapillärem Blut, bzw ≥180 mg/dl (10,0 mmol/l) in venösem Vollblut. Als sporadisch wird eine Blutzuckermessung definiert, die zu irgendeiner Tageszeit und ohne Berücksichtigung der letzten Nahrungsaufnahme durchgeführt wird. Als klassische Symptome des Diabetes mellitus werden Polyurie, Polydipsie und unerklärter Gewichtsverlust angesehen;

oder

2. ein Nüchternglukosewert von ≥126 mg/dl (7,0 mmol/l) in Plasma, bzw. ≥110 mg/dl (6,1 mmol/l) in kapillärem oder venösem Vollblut.

Nüchtern wird definiert als fehlende Kalorienzufuhr von mindestens 8 h;

oder

3. ein Zweistunden-Glukosewert während eines oGTTs von ≥ 200 mg/dl (11,1 mmol/l) in Plasma oder kapillärem Blut bzw. ≥180 mg/dl (10,0 mmol/l) in venösem Vollblut.

Der Test sollte dabei entsprechend den Kriterien der WHO mit einem Äquivalent von 75 g Glukose in wäßriger Lösung durchgeführt werden.

Falls keine eindeutige Hyperglykämie mit akuter metabolischer Dekompensation vorliegt, sollten diese Kriterien mittels eines Wiederholungstestes an einem anderen Tag bestätigt werden. Der orale Glukosetoleranztest (oGTT) wird für die routinemäßige klinische Anwendung nicht empfohlen.

Besonders erwähnenswert ist, daß sich die neuen Kriterien vor allem an einer Nüchternplasmaglukose von ≥126 mg/dl (entsprechend einem Blutzuckerwert in Kapillär- oder Vollblut von 110 mg/dl) orientieren und daß der oGTT nicht als Routinetest empfohlen wird. Die Betonung des Nüchternblutzuckers bedingt auch die Einführung eines neuen Terminus technicus, die gestörte Nüchternglukose, im Englischen als „impaired fasting glucose" oder IFT bezeichnet. Tabelle 4.3 gibt einen Überblick über die neuen Richtwerte für die gestörte Glukosetoleranz und den manifesten Diabetes.

Das glykosylierte Hämoglobin, HbA1c, soll aus mehreren Gründen nicht zur Erstdiagnose eines Diabetes eingesetzt werden. Vor allem sind Frühstadien des Typ-2-Diabetes nicht mittels einer Bestimmung des HbA1c erkennbar. Des weiteren ist das Risiko für eine Koronare Herzkrankheit bereits bei Werten im oberen Normbereich des HbA1c signifikant erhöht. Schließlich führen unterschiedliche Meßmethoden zu differierenden Normwerten.

Verlaufskontrolle

Auch wenn die Bestimmung des HbA1c sich nicht zur Erstdiagnose eines Typ-2-Diabetes eignet, so dient es doch als wichtiger Verlaufs-

Tabelle 4.3. Kriterien für normalen Glukosestoffwechsel, gestörte Plasmaglukose bzw. Glukosetoleranz und manifesten Diabetes mellitus

Nüchternblutzucker			2 h-Glukosewert im oGTT	
	Plasma	Kapillär/Vollblut	Plasma	Kapillär/Vollblut
Normal	<110 mg/dl		<140 mg/dl	<140 mg/dl
Gestörte Nüchternglukose	≥110 mg/dl und	noch nicht	≥140 mg/dl und	≥140 mg/dl und
bzw. Glukosetoleranz	<126 mg/dl	definiert	<200 mg/dl	<180 mg/dl
Vorläufige Diagnose eines Diabetes (Diagnose muß wie oben beschrieben bestätigt werden)	≥126 mg/dl	≥110 mg/dl	≥200 mg/dl	≥180 mg/dl

parameter und Therapiekontrolle. Die Urinuntersuchung auf Glukosurie im Rahmen von Patientenselbstkontrolle wird zwar noch häufig durchgeführt, sollte aber aufgrund der wesentlich besseren Sensitivität durch regelmäßige Blutzuckerselbstkontrollen ersetzt werden. Lediglich bei Patienten, die zu einer Blutzuckerselbstmessung nicht in der Lage sind bzw. zu dieser nicht bereit sind, sollte die Urinkontrolle mittels Sticks noch eingesetzt werden.

Erfassung von Sekundärkomplikationen und assoziierten Erkrankungen

Weitere wichtige technische Verfahren in der Diagnostik des Typ-2-Diabetes beziehen sich auf die Erfassung der Sekundärkomplikationen des Diabetes bzw. auf assoziierte Erkrankungen. Bezüglich der technischen Verfahren zur Erfassung mikrovaskulärer (Retinopathie, Nephropathie, Neuropathie und diabetischer Fuß) und makrovaskulärer (KHK, pAVK, Apoplex) Komplikationen wird auf die entsprechenden Kapitel verwiesen.

Aufgrund der häufig bei Diabetes bestehenden Hyper- bzw. Dyslipoproteinämie sollte bei der Erstdiagnostik und bei Verlaufskontrollen auch eine Bestimmung der Plasmalipide erfolgen. Für die Entscheidung über eine Therapieindikation reicht es nicht aus, nur Plasmacholesterin und -Triglyzeride zu messen. Zumindest das

HDL-Cholesterin muß ebenfalls bestimmt werden, um anschließend mittels der Friedewald-Formel das LDL-Cholesterin berechnen zu können. Die Friedewald-Formel erlaubt eine Schätzung des LDL-Cholesterins in mg/dl:

LDL-Cholesterin = (Gesamt-Cholesterin) – (HDL-Cholesterin) – (Triglyzeride/5)

Falls die Konzentrationen in mmol/l angegeben sind, müssen die Triglyzeride durch 2,2 statt durch 5 geteilt werden. Die Formel darf jedoch nur bis zu einem Grenzwert für Triglyzeride von 350 mg/dl angewandt werden, darüber hinaus müssen LDL- und VLDL-Cholesterin mittels Ultrazentrifugation bestimmt werden. Die Bestimmung des LDL-Cholesterins ist wichtig, da sich die meisten Therapie-Kriterien auf den LDL-Wert beziehen. Aufgrund der häufig bestehenden Hyperurikämie beim Typ-2-Diabetes sollte zusätzlich noch der Harnsäure-Spiegel gemessen werden.

Das Vorliegen einer arteriellen Hypertonie sollte mittels Blutdruckmessung, ggf. auch über 24 h zum Nachweis eines fehlenden nächtlichen Blutdruckabfalls, abgeklärt werden. Beim Nachweis einer arteriellen Hypertonie sollte eine Echokardiographie zur Überprüfung auf eine linksventrikuläre Hypertrophie sowie eine Augenhintergrundsuntersuchung stattfinden. Da beim Typ-2-Diabetes eine makrovaskuläre Komplikation mehr als 70mal so häufig zum Tod führt wie eine mikrovaskuläre (s. unten), ist bei bekanntem Diabetes auch eine Untersuchung auf eine Makroangiopathie von großer Bedeutung. Daher sollte beispielsweise in jährlichen Abständen ein Belastungs-EKG durchgeführt werden. Bei Verdacht auf pAVK oder Carotisstenosen sollte eine Doppler-Untersuchung der Beinarterien bzw. Carotiden erfolgen.

4.3.5
Differentialdiagnose

Die Differentialdiagnose des Typ-2-Diabetes ist die Abgrenzung von anderen Diabetesformen. Die folgende Übersicht zeigt die neue ätiologische Klassifikation des Diabetes mellitus gemäß der Tagung der Expertenkommission. Über die zum Teil bereits angesprochenen Änderungen hinaus ist noch erwähnenswert, daß beim Typ-2-Diabetes die Unterteilung in Übergewichtige (vormals Typ IIA) und Normalgewichtige (vormals Typ IIB) aufgegeben wurde. Der Grund hierfür ist wahrscheinlich, daß bisher keine eindeutigen pathophysiologischen oder genetischen Unterschiede zwischen diesen beiden Gruppen von Typ-2-Diabetikern identifiziert werden konnten. Aus therapeutischer Sicht kann diese Einteilung jedoch beibehalten werden. So richtet sich beispielsweise das Medikament der ersten Wahl in der Diabetestherapie auch nach dem Körpergewicht (s. unten).

Ein häufiges Problem ist die Abgrenzung zum Typ-1-Diabetes bei einer Diabetes-Manifestation im 3. oder 4. Lebensjahrzehnt. Diese Differentialdiagnose ist wichtig, da sich die initiale Therapie von Typ-1- und Typ-2-Diabetikern unterscheidet. Meistens gelingt die Differenzierung anhand der Anamnese, bzw. der initialen Präsentation des Patienten bezüglich Symptomatik, Blutzuckerspiegel, Adipositas, etc. Falls mittels der Klinik eine Einteilung nicht gelingt, steht als weiteres Instrument zur Unterscheidung zwischen Typ-1- und Typ-2-Diabetes die Bestimmung von Inselzell-Antikörpern (ICA) und GAD-Antikörpern (Glutamatsäuredecarboxylase) zur Verfügung (s. Kapitel 3). Vor allem bei scheinbaren Typ-2-Diabetikern, die relativ rasch insulinpflichtig werden, oder bei sich klinisch als Typ 1 manifestierenden älteren Patienten (>40 Jahre), kann eine Bestimmung der ICA- und GAD-Antikörper sinnvoll sein (s. Kap. 3). Im Rahmen der „United Kingdom Prospective Diabetes Study" fanden sich bei 21% der Diabetiker zwischen 25 und 55 Lebensjahren Inselzellantikörper. 94% der Patienten dieser Untergruppe waren nach 6 Jahren insulinpflichtig im Vergleich zu nur 14% der Patienten, bei denen sich keine Autoantikörper nachweisen ließen (Turner et al.).

Eine weitere wichtige Differentialdiagnose ist die des sekundären Diabetes. Im Vordergrund stehen hier Endokrinopathien wie beispielsweise das Cushing-Syndrom, Pankreas-Erkrankungen und der iatrogene Diabetes, insbesondere medikamenteninduziert. Im Rahmen der Differentialdiagnose sekundärer Diabetes stehen Anamnese und körperliche Untersuchung sicher im Vordergrund, bei einigen Patienten ist die Bestimmung von Hormonen indiziert.

4.4
Therapie

4.4.1
Primärprävention

Aufgrund der steigenden Prävalenz des Typ-2-Diabetes sowie der aufwendigen und kostenintensiven Therapie gewinnt die Primärprävention eine zunehmende Bedeutung. Zur Durchführung der Primärprävention gibt es im wesentlichen zwei Ansätze. Der eine basiert auf der Beeinflussung der Gesamtbevölkerung, der andere auf der Identifikation und Therapie von Individuen, die ein erhöhtes Risiko zur Entwicklung eines Typ-2-Diabetes haben.

Strategien zur Primärprävention des Typ-2-Diabetes
– Bevölkerungsbasierter Ansatz (Aufklärung über Ernährung, Bewegung, etc.),
– Identifikation und Therapie von Individuen mit erhöhtem Diabetes-Risiko,
    – Patienten mit gestörter Glukosetoleranz, bzw. gestörter Nüchternglukose,
    – Patienten mit positiver Familienanamnese für Typ-2-Diabetes,
    – Patienten mit deutlich erhöhtem Body-Mass-Index (>30 kg/m²).

Beim populationsbasierten Ansatz handelt es sich um die Aufklärung der Bevölkerung über die Bedeutung von Ernährung, körperlicher Aktivität und Körpergewicht für die Entstehung des Typ-2-Diabetes. Da, wie bereits erwähnt, auch Rauchen, mangelhafte Ernährung Schwangerer und eine zu kurze Stillzeit Umweltfaktoren darstellen, welche die Entstehung eines Typ-2-Diabetes begünstigen können, sollte auch hierüber aufgeklärt werden. Eindeutige Daten zur Wirksamkeit des bevölkerungsbasierten Ansatzes liegen derzeit nicht vor.

Bei dem anderen Ansatz sollen Individuen identifiziert werden, die ein erhöhtes Risiko haben, an einem Typ-2-Diabetes zu erkranken. Hierbei handelt es sich vor allem um Patienten mit gestörter Glukosetoleranz, bzw. gestörter Nüchternglukose. Des weiteren spielen Familienanamnese und Körpergewicht, wie oben ausgeführt, in der Identifikation von gefährdeten Personen eine wichtige Rolle. Der

Ansatz zur Primärprävention bei diesen Patienten ergibt sich aus den Umweltfaktoren, welche die Manifestation eines Typ-2-Diabetes begünstigen können, wie Ernährung, Body-Mass-Index und körperliche Aktivität (s. Abb. 4.24–4.26).

Auf die Ernährungstherapie wird weiter unten eingegangen. Körperliche Aktivität führt unter anderem über eine Erhöhung von insulinstimuliertem Glukosetransport und -Phosphorylierung zu einer Verringerung der Insulinresistenz. Körperliche Aktivität kann auch den Blutdruck erniedrigen und, zumindest zum Teil über eine erhöhte Aktivität der Lipoproteinlipase vermittelt, das Lipidprofil günstig beeinflussen.

Abbildung 4.32 zeigt die Inzidenz eines manifesten Diabetes in einem chinesischen Kollektiv von Individuen mit gestörter Glukosetoleranz in Abhängigkeit von Maßnahmen zur Primärprävention. Die Daten zeigen eine statistisch signifikante Abnahme der Diabetes-Inzidenz in den Interventionsgruppen. Es fand sich kein Unterschied

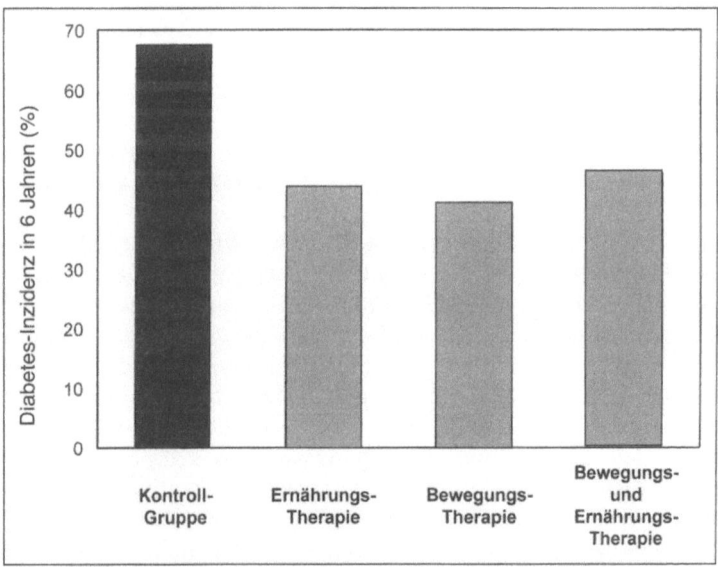

Abb. 4.32. Kumulative Diabetes-Inzidenz über 6 Jahre in einem chinesischen Patientenkollektiv mit gestörter Glukosetoleranz in Abhängigkeit der Strategie zur Primärprävention. (Daten aus Pan et al. 1997)

zwischen normal- und übergewichtigen Patienten. Die Daten zeigen eindeutig, daß eine Primärprävention mittels Ernährungs- oder Bewegungstherapie bei Patienten mit einem erhöhten Diabetes-Risiko zumindest zeitlich begrenzt möglich ist. Zur Wirksamkeit einer medikamentösen Primärprävention liegen derzeit keine eindeutigen Daten vor. Aus diesem Grund ist in Anbetracht der Kosten und der möglichen Nebenwirkungen der Einsatz von Medikamenten zur Primärprävention des Typ-2-Diabetes derzeit abzulehnen.

4.4.2
Therapieziele und Sekundärprävention

Ziel der Therapie ist die Verhinderung der diabetesbedingten Morbidität und Mortalität. Dabei handelt es sich im wesentlichen um mikro- und makrovaskuläre Komplikationen sowie hyper- und hypoglykämische Komata. Eine große prospektive Studie, die „United Kingdom Prospective Diabetes Study" (s. unten), hat gezeigt, daß eine medikamentöse Blutzuckersenkung die Diabetes bedingte Morbidität, zumindest bezüglich der mikrovaskulären Komplikationen, verringert. Bei den Typ-2-Diabetikern ist daher eine möglichst gute Blutzuckereinstellung anzustreben, da die Anzahl der Komplikationen mit dem Nüchternglukose-Spiegel, bzw. dem HbA1c-Wert korreliert.

Tabelle 4.4 faßt die Empfehlungen der „European NIDDM-Policy-Group" zu den Zielwerten der Stoffwechseleinstellung bei Typ-2-Diabetikern zusammen. Der Grenzwert von 140 mg/dl (7.8 mmol/l) zur schlechten Blutzuckereinstellung ergibt sich aus der Tatsache, daß epidemiologische Daten ab diesem Wert eine deutliche Zunah-

Tabelle 4.4. Empfehlungen der „European NIDDM-Policy-Group" zu den Zielwerten der Stoffwechseleinstellung von Typ-2-Diabetikern

	Gut	Grenzwertig	Schlecht
Nüchternglukose im Kapillär/ Vollblut mg/dl (mmol/l)	80–110 (4,4–6,1)	110–140 (6,2–7,8)	>140 (>7,8)
Postprandiale Glukose mg/dl (mmol/l)	80–144 (4,4–8,0)	145–180 (8,1–10)	>180 (>10)
HbA1c %	<6,5	6,6–7,5	>7,5

me der mikrovaskulären Komplikationen vermuten lassen. Die empfohlenen Grenzwerte für den HbA1c-Wert sind unter Vorbehalt zu betrachten, da aufgrund unterschiedlicher Bestimmungsmethoden der Normalwert von Labor zu Labor differiert.

4.4.3
Patientenschulung

Unabdingbar in der Diabetestherapie ist eine konsequente Patientenschulung. Ziel ist ein mündiger Patient, der seine Blutzuckereinstellung selbst kontrolliert und die Therapie entsprechend anpaßt. Von großer Wichtigkeit sind auch professionelle Anleitung zur Ernährungstherapie sowie die Vermittlung der Bedeutung von Gewichtsreduktion und zusätzlicher kardiovaskulärer Risikofaktoren wie Zigarettenrauchen, Hyperlipidämie und arterieller Hypertonie. Die folgende Auflistung gibt einige wichtige Inhalte der Patientenschulung wieder.

Inhalte der Patientenschulung beim Typ-2-Diabetes
- Erklärung des Krankheitsbildes Diabetes,
- bei adipösen Diabetikern Aufklärung über die Wichtigkeit einer Gewichtsreduktion,
- professionelle Ernährungsberatung mit Erlernen von Broteinheiten, etc.,
- Beratung zur körperlichen Aktivität,
- Aufklärung darüber, daß beim Typ-2-Diabetes makrovaskuläre Komplikationen über die Prognose entscheiden und deshalb zusätzliche kardiovaskuläre Risikofaktoren wie Rauchen, Hyperlipidämie und arterielle Hypertonie unbedingt behandelt werden müssen,
- Information über die verschiedenen pharmakologischen Interventionsmöglichkeiten, die korrekte Medikamenteneinnahme, mögliche Nebenwirkungen und bei insulinpflichtigen Diabetikern Schulung bezüglich der Insulintherapie,
- Aufklärung über die Therapieziele, die Wichtigkeit von Selbstkontrollen mittels Blutzuckerbestimmung sowie Anleitung über die korrekte Technik,
- Aufklärung über die Wichtigkeit von regelmäßigen ärztlichen Kontrollen bezüglich Diabeteseinstellung (HbA1c) sowie mikro- und makrovaskulärer Komplikationen.

4.4.4
Ernährungstherapie

Basis jeder Diabetestherapie ist eine Ernährungsumstellung (s. auch Kap. 3 Typ-1-Diabetes). Diese sollte gemäß einer professionellen Ernährungsberatung erfolgen. Bei den übergewichtigen Diabetikern steht eine Gewichtsreduktion mittels hypokalorischer Kost mit im Vordergrund. Wichtig ist auch die Verteilung der Nahrungsaufnahme auf möglichst viele kleine Mahlzeiten, da gezeigt werden konnte, daß dies zu einem niedrigeren mittleren Blutzuckerspiegel und zu einer Glättung der Insulinspiegel führt.

Richtlinien zur Ernährungstherapie beim Typ-2-Diabetes
– Die Nahrung sollte aus 50–60% überwiegend komplexen Kohlenhydraten, 20–30% Fett und 10–15% Protein bestehen.
– Der Anteil von gesättigten Fettsäuren sollte weniger als 10% der Gesamtkalorienzufuhr betragen, der restliche Fettanteil sollte sich auf einfach und mehrfach ungesättigte Fettsäuren verteilen
– Bei adipösen Diabetikern ist eine Gewichtsreduktion mittels hypokalorischer Kost anzustreben.
– Der Alkoholkonsum sollte minimiert werden.
– Die Nahrungszufuhr sollte auf mindestens fünf kleinere Mahlzeiten verteilt werden.

4.4.5
Medikamentöse Therapie

Acarbose

Acarbose ist ein Pseudo-Tetrasaccharid und somit ein kompetitiver Inhibitor der Amylase sowie der α-Glukosidasen Sucrase, Glukoamylase, Isomaltase und Maltase. Die Einnahme von Acarbose zu den Mahlzeiten führt daher zu einer verzögerten Verdauung von Kohlenhydraten. Die Aufnahme von Glukose sowie die Verdauung von Laktose sind ungestört. Die verzögerte Aufspaltung von Kohlenhydraten führt zu einer Verringerung des postprandialen Blutzucker-Anstiegs. Aufgrund seiner Wirkungsweise kann Acarbose mit anderen oralen Antidiabetika wie Sulfonylharnstoffen und Biguaniden kombiniert werden.

Einige Studien haben gezeigt, daß die Gabe von 50–200 mg Acarbose dreimal täglich zu einer Reduktion von Nüchtern- und postprandialem Glukosespiegel sowie den postprandialen Insulinspiegeln führen kann. Eine Multicenter-, placebokontrollierte Studie zeigte, daß die Gabe von Acarbose eine statistisch signifikante Absenkung des HbA1c-Spiegels um ca. 0,7% bewirken kann (Coniff et al.). Acarbose führte dabei zu keiner Gewichtszunahme und zu keinen Hypoglykämien, aber die gastrointestinalen Nebenwirkungen waren im Vergleich zur Placebo-Gruppe signifikant häufiger. Die Wirkungen von Acarbose und dem Sulfonylharnstoff Tolbutamid waren additiv.

Mögliche Nebenwirkungen einer Therapie mit Acarbose
- Flatulenz,
- Meteorismus,
- Diarrhoe,
- Transaminasenanstieg (selten, dosisabhängig, reversibel).

Bezüglich der gastrointestinalen Nebenwirkungen der Acarbose ist es wichtig zu erwähnen, daß diese bei einer niedrigen Anfangsdosis und einer nur vorsichtigen Dosissteigerung verringert werden können. Dieser Effekt beruht vermutlich auf einer Induktion von α-Glukosidasen im Ileum.

Ob eine Therapie mit Acarbose die Zahl der diabetischen Komplikationen verringern kann, wird derzeit auch in der „United Kingdom Prospective Diabetes Study" (s. unten) untersucht, in der seit 1994 Patienten auch für Acarbose randomisiert werden. Aufgrund der häufigen gastrointestinalen Nebenwirkungen sowie der relativ hohen Kosten ist bis zum Vorliegen der Ergebnisse der UKPDS ein Einsatz von Acarbose nicht uneingeschränkt zu befürworten. Eine Erniedrigung der postprandialen Glukose- und Insulinspiegel kann auch durch eine ballaststoffreiche Kost und die Verteilung der Nahrungszufuhr auf mindestens 5 Mahlzeiten (s. oben) erreicht werden.

Biguanide

Biguanide wurden in den 20er Jahren aus Guanidin synthetisiert, dem aktiven Wirkstoff der Pflanze „Galega officinalis", die bereits im Mittelalter zur Behandlung des Diabetes eingesetzt wurde. Die beiden wichtigsten Vertreter der Biguanide, Metformin und Phenformin, wurden in den späten 50er Jahren in die Medizin eingeführt, aber Phenformin in den späten 70er Jahren wegen der Assoziation mit Laktatazidose in vielen Ländern vom Markt zurückgezogen.

Der Haupteffekt von Metformin auf den Glukosestoffwechsel *in vivo* ist die Inhibition der hepatischen Glukoneogenese (Stumvoll et al. 1995). Möglicherweise spielen weitere Faktoren wie eine vermehrte Glukose-Aufnahme in der Peripherie eine zusätzliche Rolle. Die Inhibition der Glukoneogenese geschieht durch eine Verstärkung der Insulin-Wirkung, was dazu führt, daß Biguanide beim Fehlen von Insulin keinen glukosesenkenden Effekt haben. *In vitro* führt Metformin u.a. auch zu einer verstärkten Translokation von GLUT1 und GLUT4 sowie zu einer verringerten Oxidation von Fettsäuren.

Metformin hat einen vergleichbaren glukosesenkenden Effekt in normal- und übergewichtigen Patienten, aber aufgrund seiner Wirkweise und der Tatsache, daß die überwiegende Zahl der klinischen Daten an adipösen Patienten gewonnen wurden, lag hier bislang die Hauptindikation für die Anwendung von Metformin. Die Daten der UKPDS (s. Abb. 4.40) zeigen jedoch, daß Metformin auch in späteren Stadien des Typ-2-Diabetes, nämlich bei Patienten, die bereits die Höchstdosis Sulfonylharnstoffe erhalten, zu einer günstigen Beeinflussung der Glukosespiegel führt und daß dieser günstige Effekt bei schlanken Patienten ebenso groß ist wie bei adipösen. Metformin kann daher auch bei schlanken Typ-2-Diabetikern eingesetzt werden.

Metformin kann mittlerweile sowohl als Monotherapie als auch kombiniert mit Sulfonylharnstoffen oder Acarbose angewendet werden. Ähnlich wie bei Phenformin wird auch bei Metformin in sehr seltenen Fällen eine Laktatazidose als schwerwiegende Nebenwirkung beobachtet, jedoch zeigt sich bei der überwiegenden Zahl der Fälle, daß bei den betroffenen Patienten die Kontraindikationen nicht beachtet wurden. Von großer Wichtigkeit bei der Anwendung von Metformin ist daher die strenge Beachtung der Kontraindikationen, besonders der Niereninsuffizienz. Auch eine regelmäßige Kontrolle der Nierenfunktion ist daher angezeigt.

Kontraindikationen für eine Metformin-Therapie
- Niereninsuffizienz (Serum-Kreatinin-Spiegel >1,3 mg/dl),
- schwere Lebererkrankungen,

- hypoxische Zustände,
- respiratorische Insuffizienz,
- höhergradige Herzinsuffizienz,
- Schock,
- höhergradige periphere Durchblutungsstörungen,
- fieberhafte Erkrankungen,
- Alkoholabusus,
- stark hypokalorische Zustände (z. B. „very low calorie diet"),
- Schwangerschaft,
- Laktatazidose in der Anamnese,
- Anwendung intravenöser Kontrastmittel.

Metformin sollte mit den Mahlzeiten eingenommen werden. Es liegt in Tabletten von 500 und 850 mg vor und sollte einschleichend dosiert werden. Die Maximaldosis liegt bei 2550 mg täglich. Die bei der Therapie mit Metformin beobachteten Nebenwirkungen sind in der folgenden Aufzählung zusammengefaßt.

Mögliche Nebenwirkungen einer Therapie mit Metformin
- Gastrointestinale Nebenwirkungen:
  - Inappetenz,
  - Übelkeit,
  - Erbrechen,
  - Diarrhö,
  - Völlegefühl,
  - Metallgeschmack,
  - Hautallergien (selten),
  - verringerte Absorption von Vitamin B_{12} und Folsäure (sehr selten),
  - Laktatazidose (sehr selten).

Mehrere klinische Studien haben den Effekt von Metformin im Vergleich zu Placebo gezeigt.

Abbildung 4.33a,b zeigt die Ergebnisse einer klinischen Studie zur Anwendung von Metformin. Im Vergleich zu Placebo führte Metformin zu einer deutlichen Senkung der Nüchternglukose-Spiegel und des HbA1c. Auch die Kombinationstherapie von Metformin mit Sulfonylharnstoff war signifikant effektiver als die Monotherapie mit Sulfonylharnstoff. Interessanterweise führte Metformin sowohl als

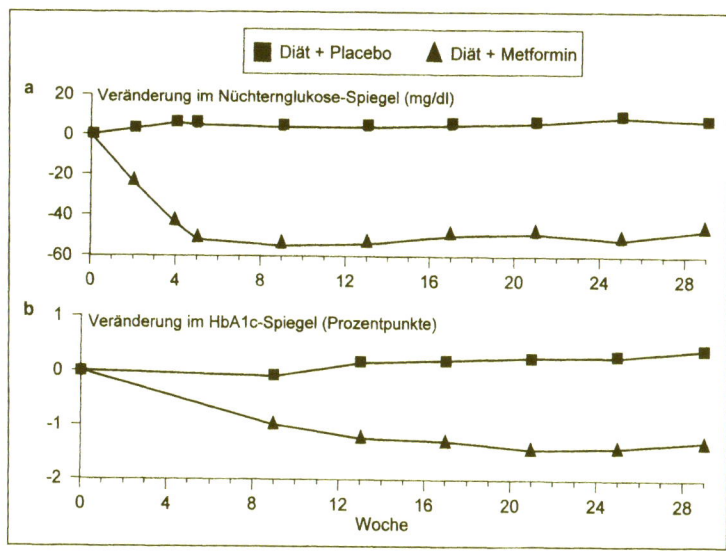

Abb. 4.33 a,b. Klinische Wirksamkeit von Metformin in der Senkung der **a** Nüchternglukose-Spiegel und **b** des HbA1c in übergewichtigen Typ-2-Diabetikern. (Mod. nach DeFronzo, Goodman, and the Multicenter Metformin Study Group 1995)

Monotherapie als auch in Kombination mit Sulfonylharnstoff zu einer signifikanten Reduktion von Plasmacholesterin und -Triglyzeriden (De Fronzo et al. 1995). Die UKPDS (s. unten) hat ebenfalls gezeigt, daß Metformin im Vergleich zu der Therapie mit Sulfonylharnstoffen oder Insulin den gleichen glukosesenkenden Effekt hat. Großer Vorteil von Metformin in der UKPDS war, daß es im Gegensatz zu Sulfonylharnstoff und Insulin nicht zu einer Gewichtszunahme und zu weniger Hypoglykämien führte. In der UKPDS führte eine Mono-Therapie mit Metformin zu einer statistisch signifikanten Senkung der Gesamtmortalität (UKPDS Group 1998, UKPDS 34). In der Kombinationstherapie mit Sulphonylharnstoffen fand sich jedoch eine höhere Mortalität, ein Ergebnis, das weiterer Analyse bedarf. Insgesamt kann aber Metformin als Mittel der ersten Wahl zumindest bei Typ-2-Diabetikern mit Übergewicht angesehen werden.

Sulfonylharnstoffe

Sulfonylharnstoffe sind die am längsten zur oralen Therapie des Typ-2-Diabetes zugelassenen Medikamente. Sie wirken über eine Steigerung der Insulinsekretion aus den β-Zellen des Pankreas. Vor kurzem wurde der Rezeptor für Sulfonylharnstoffe kloniert (Aguilar-Bryan et al. 1995). Es handelt sich dabei um ein regulatorisches Protein, das einen Verschluß der ATP-abhängigen Kalium-Kanäle in den β-Zellen des Pankreas und somit die Insulinsekretion bewirkt. Die physiologische Relevanz des Sulfonylharnstoff-Rezeptors konnte durch den Nachweis von Mutationen im entsprechenden Gen von Patienten mit familiärer Hyperinsulinämie demonstriert werden.

Tabelle 4.5 gibt eine Übersicht über die z. Z. erhältlichen Sulfonylharnstoffe und deren Charakteristika. Ein wichtiges Unterscheidungsmerkmal ist die verschiedene Lipidlöslichkeit der Sulfonylharnstoffe und damit deren biologische Halbwertszeit.

Die wichtigste Nebenwirkung der Sulfonylharnstoffe sind Hypoglykämien. Die anderen Nebenwirkungen, die bei der Therapie mit Sulfonylharnstoffen auftreten können, sind selten.

Nebenwirkungen, die bei der Therapie mit Sulfonylharnstoffen auftreten können
- Hypoglykämien,
- gastrointestinale Beschwerden (selten),
- allergische Hautreaktionen (sehr selten),
- Panzytopenie (sehr selten).

Tabelle 4.5. Charakteristika einiger Sulfonylharnstoff-Präparate

	Sulfonylharnstoff		
Verabreichungsform	Biologische Halbwertszeit	Dosierung	Pro Tag
Tolbutamid	ca. 4 h	0,5–2,0 g	1–3mal
Glisoxepid	ca. 2 h	2,0–16 mg	1–3mal
Gliquidon	ca. 2 h	15–120 mg	1–3mal
Glipizid	ca. 4 h	2,5–30 mg	1–3mal
Glibenclamid	ca. 8 h	1,0–10,5 mg	1–2mal
Glimepirid	ca. 8 h	1,0–6,0 mg	1mal

Die „United Kingdom Prospective Diabetes Study" (s. unten) hat bestätigt, daß die Therapie mit Sulfonylharnstoffen zu einer signifikanten Senkung von Glukose- und HbA1c-Spiegeln führt. Die Wirksamkeit entsprach dabei ungefähr der von Insulin und Metformin. Sulfonylharnstoffe erhöhen jedoch die Plasma-Insulinspiegel. Beim Typ-2-Diabetes findet sich aber initial häufig eine Hyperinsulinämie (s. oben), die durch die Gabe von Sulfonylharnstoffen noch verstärkt wird. Sie sollten daher erst eingesetzt werden, wenn eine Therapie mit Metformin nicht oder nicht mehr zu einer ausreichenden Einstellung führt. Während bislang bei schlanken Diabetikern Sulfonylharnstoffe das Medikament der ersten Wahl waren, gibt es aufgrund der Ergebnisse der UKPDS (s. unten) jedoch Argumente, auch bei diesen Patienten initial Metformin zu verabreichen. Der Grund hierfür ist, daß sich kein Unterschied im blutzuckersenkenden Effekt von Metformin zwischen normal- und übergewichtigen Diabetikern fand und daß Metformin im Gegensatz zu Sulfonylharnstoffen zu einer geringeren Rate an Hypoglykämien und zu keiner Gewichtszunahme führte.

Insulin

Bei den meisten Typ-2-Diabetikern kommt es im Verlauf der Erkrankung zu einer progredienten Erschöpfung der β-Zellfunktion und somit zu einem Sekundärversagen der oralen Antidiabetika. Schließlich liegt ein Insulinmangel und somit die Indikation zu einer Insulintherapie vor. Obwohl bei diesen Patienten das fehlende Insulin exogen zugeführt wird, ist es wichtig zu verstehen, daß die subkutane Applikation von Insulin nicht physiologisch ist und im Vergleich zur Sekretion durch das Pankreas deutliche Nachteile aufweist. Bei der Insulinsekretion durch die β-Zellen wird das Insulin über die Pfortader zunächst der Leber zugeführt. In der Leber unterdrückt das Insulin unter anderem die Glukoneogenese, unterliegt aber auch einem „first-pass-effect". Bei der systemischen Applikation im Rahmen einer Therapie kommt es aufgrund des fehlenden „first-pass-Effektes" zu unphysiologisch hohen Insulinspiegeln im Gefäßsystem und peripheren Geweben. Ein Hyperinsulinismus führt jedoch in aller Regel zu einer deutlichen Gewichtszunahme (s. unten). Weiterhin sind hohe Insulinspiegel mit einer Progression der Atherosklerose assoziiert, wobei allerdings bisher eine kausale Wirkung noch nicht

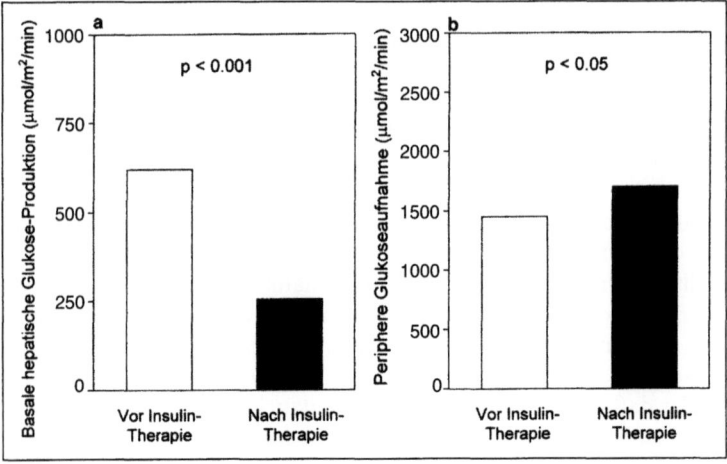

Abb. 4.34. a Hepatischer Glukoseausstrom und b periphere Glukose-Aufnahme vor und nach 6 Monaten einer intensivierten Insulin-Therapie bei Typ-2-Diabetikern. (Mod. nach Floyd et al. 1990)

nachgewiesen werden konnte. Abbildung 4.34a,b zeigt, daß die Hauptwirkung der Insulintherapie bei Typ-2-Diabetikern in einer Unterdrückung der hepatischen Glukoneogenese liegt. Weiterhin kommt es auch zu einer erhöhten Glukose-Aufnahme in peripheren Geweben, dieser Effekt ist jedoch im Vergleich geringer ausgeprägt.

Aufgrund der erwähnten Probleme eines iatrogenen Hyperinsulinismus sollte bei den meisten Typ-2-Diabetikern eine Insulintherapie erst eingeleitet werden, wenn sicher ist, daß mittels Ernährungs- und Bewegungstherapie sowie oraler Antidiabetika keine ausreichende Diabeteseinstellung mehr gelingt. Es ist in diesem Zusammenhang jedoch zu bedenken, daß sich (s. auch Abschnitt Differentialdiagnose) vor allem bei den schlanken Diabetikern jüngeren Alters in ca. 20% der Fälle Autoantikörper nachweisen lassen und daß über 90% dieser Patienten bereits nach 6 Jahren insulinpflichtig sind. Vor allem bei schlanken Diabetikern, die jünger als 55 Jahre sind, ist daher darauf zu achten, den richtigen Zeitpunkt für eine Insulintherapie nicht zu verpassen. Bei diesen Patienten wäre, wie zum Teil beispielsweise in den USA üblich, auch eine primäre Insulintherapie vertretbar.

Bezugnehmend auf die gesamte Gruppe der Typ-2-Diabetiker sollte bei Sekundärversagen unter oralen Antidiabetika zunächst eine Kombinationstherapie, beispielsweise mit Sulfonylharnstoffen und einer einmaligen Insulin-Injektion, durchgeführt werden. Dabei scheint eine abendliche (zwischen 22.00 und 24.00 h) Injektion eines Intermediär-Insulins am günstigsten zu sein.

Vorteile einer Kombinationstherapie mit einer abendlichen Gabe eines Intermediär-Insulins

– Reduziert den Nüchternglukose-Spiegel sowie den postprandialen nach dem Frühstück.
– Wirkt dem sog. Dawn-Phänomen entgegen.
– Unterdrückt die hepatische Glukoseproduktion.
– Einfache Handhabung.

Die Wirksamkeit einer Kombinationstherapie ist in mehreren Studien nachgewiesen worden. Eine Studie neueren Datums verglich beispielsweise die Kombinationstherapie mit einer 2- bis 4maligen Insulingabe. Nach 3 Monaten hatten die Gruppen vergleichbare Reduktionen von Nüchternglukose und HbA1c, die Kombinationstherapie führte jedoch zu einer geringeren Gewichtszunahme und zu niedrigeren Insulinspiegeln (Yki-Jarvinen et al. 1992). Eine mögliche Startdosis ist, abhängig vom Körpergewicht, 5–10 IE für schlanke und 10–15 IE für adipöse Patienten. Die Dosis sollte im folgenden erhöht werden, bis der morgendliche Blutzuckerwert konstant 70–140 mg/dl beträgt. Wenn durch die zusätzliche Gabe von abendlichem Insulin Hypoglykämien während des Tages auftreten, müssen die oralen Antidiabetika reduziert werden.

Falls es zu einer weiteren Erschöpfung der β-Zellen und inadäquat hohen Glukosespiegeln während des Tages kommt, muß von der Kombinationstherapie auf eine alleinige Insulintherapie umgestellt werden. Diese wird in den meisten Fällen mit der Gabe eines Kombinationspräparates aus Intermediär- und Normalinsulin durchgeführt. Dabei werden die Hälfte bis zwei Drittel der Dosis 30 min vor dem Frühstück, der Rest 30 min vor dem Abendessen verabreicht. Als Startdosis für den gesamten Tag werden, abhängig vom Körpergewicht, 0,2–0,5 IE/kg/KG für schlanke und 0,4–0,8 IE/kg/KG für Übergewichtige empfohlen. Häufig muß bei den Übergewichtigen die Dosis auf über 1 IE/kg/KG erhöht werden. Besonders wichtig bei dieser Form der Insulintherapie ist eine Ernährungsberatung des Patienten, um die Wichtigkeit der regelmäßigen und konstanten Nahrungszufuhr zu betonen. Bezüglich einer mehr als 2maligen Insulin-Dosis pro Tag konnten die bisher veröffentlichten Studien beim Typ-2-Diabetes keinen Vorteil nachweisen, so daß die 2malige Gabe eines Mischinsulins derzeit die Standardtherapie darstellt.

Bezüglich der verschiedenen Insuline und deren Applikation wird auf das Kapitel *Typ-1-Diabetes* (Kap. 3) verwiesen. Die möglichen Nebenwirkungen einer Insulintherapie sind, wie bereits erwähnt, das Auftreten von Hypoglykämien sowie eine zum Teil deutliche Gewichtszunahme.

UKPDS (UKPDS Study Group 1998, UKPDS 33) konnte keinen Vorteil einer initialen Insulin-Therapie bei Patienten mit neu diagnostiziertem Diabetes nachweisen. Die UKPDS war nicht dazu angelegt, um zu überprüfen, welchen klinischen Nutzen eine Insulintherapie bei Patienten mit einem Sekundärversagen oraler Antidiabetika bringt. Hierfür wäre eine weitere prospektive Studie notwendig. Bis zum Vorliegen einer solchen Studie ist die Insulintherapie bei diesen Patienten gerechtfertigt.

Studienlage

Die wichtigste Studie zur Überprüfung der Therapie des Typ-2-Diabetes ist die „United Kingdom Prospective Diabetes Study" (UKPDS). Abbildung 4.35 zeigt das Studiendesign (Turner et al. 1996).

In der Studie wurden neu diagnostizierte Typ-2-Diabetiker im Alter von 25 bis 65 Jahren für 3 Monate einer initialen Ernährungstherapie zugeführt. Anschließend wurden die Patienten mit Nüchternglukosewerten zwischen 108 und 270 mg/dl (6–15 mmol/l) zur konventionellen (Ernährungstherapie) oder intensivierten (medikamentösen) Therapie randomisiert. Die intensivierte Therapie wurde bei den normalgewichtigen Patienten entweder mit Sulfonylharnstoffen oder mit Insulin durchgeführt. Ein Teil der übergewichtigen Patienten wurde mit Biguaniden behandelt. Seit 1994 wird ein Teil der rekrutierten Patienten auch mit Acarbose behandelt. Die folgende Auflistung faßt die Fragen zusammen, die mit Hilfe der UKPDS-Studie beantwortet werden sollten.

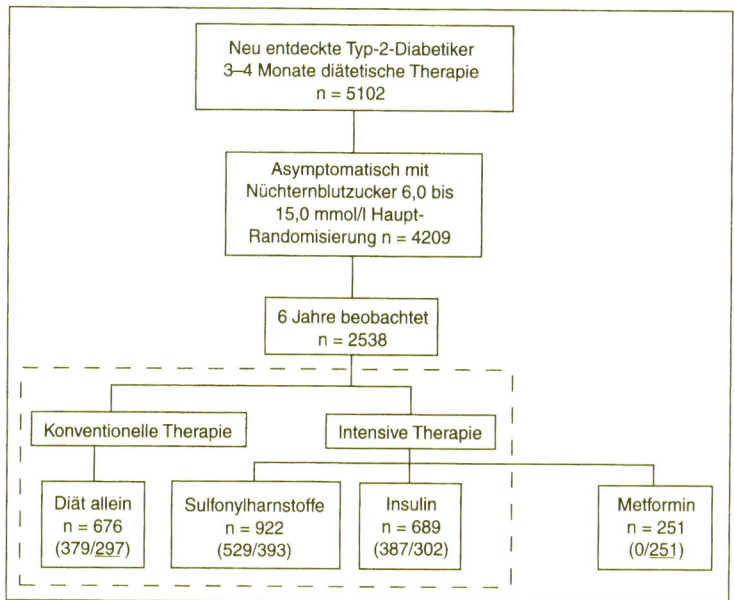

Abb. 4.35. Studiendesign und Anzahl der eingeschlossenen Patienten nach 9 Jahren mittlerer Beobachtungsdauer der „United Kingdom Prospective Diabetes Study". Die Zahlen in Klammern geben jeweils die Anzahl der Nicht-Übergewichtigen und der Adipösen an. (Nach Turner et al. 1996)

Fragen, die mit Hilfe der „United Kingdom Prospective Diabetes Study" beantwortet werden sollten

1. Kann eine intensivierte Therapie des Typ-2-Diabetes im Vergleich mit der konventionellen Therapie bei einer mittleren Beobachtungsdauer von 11 Jahren einen Rückgang der mikro- und makrovaskulären Ereignisse um 15% (mit einer Irrtumswahrscheinlichkeit von kleiner 1%) bewirken?

2. Gibt es Unterschiede zwischen den verschiedenen Medikamenten (Sulfonylharnstoffe, Insulin, Metformin)?
   - Gibt es Unterschiede in der Wirksamkeit der Medikamente bezüglich des Auftretens mikro- oder makrovaskulärer Komplikationen?

– Gibt es Unterschiede im Nebenwirkungsprofil der Medikamente (Übergewicht, Hypoglykämien, etc.)?

Die folgende Auflistung faßt die Ergebnisse der UKPDS zusammen.

Nach einer mittleren Beobachtungszeit von 11 Jahren vorliegende Ergebnisse der United Kingdom Prospective Diabetes Study

– Die intensive Therapie führte zu einem 11% niedrigeren HbA1c-
Wert (7,0 vs 7,9%, Abb. 4.37).
– Die intensive Therapie führte zu einer signifikanten 25%igen Ver-
ringerung der mikrovaskulären Komplikationen (p = 0,0099).
– Es zeigte sich eine 16%ige Reduktion an Myokardinfarkten, die je-
doch gerade nicht statistisch signifikant war (p = 0,052).
– Metformin führte in der Mono-Therapie zu einer signifikanten
Senkung der Gesamtmortalität (36%, p = 0,011).
– Bezüglich der Blutzuckereinstellung fanden sich keine signifikan-
ten Unterschiede zwischen Metformin, Sulfonylharnstoffen oder
Insulin.
– Bei adipösen Patienten war Metformin ebenso effektiv wie Sulfonylharnstoffe oder Insulin in der Senkung der Nüchternglukose-
spiegel, führte aber zu weniger Hypoglykämien (Abb. 4.38) und
zu einer geringeren Gewichtszunahme (Abb. 4.39).
– Ca. 50% der neu diagnostizierten Typ-2-Diabetiker der UKPDS
hatten bereits mit Diabetes assoziierte Gewebsschäden.
– Nur 17% der neu diagnostizierten Typ-2-Diabetiker konnten mit
einer Ernährungstherapie ihre Nüchternglukose-Spiegel unter
108 mg/dl (6 mmol/l) senken. Zwei Drittel dieser Patienten über-
schritten diesen Grenzwert wieder innerhalb der ersten 3 Jahre.
– 29% der Patienten hatten während der Beobachtungszeit einen mit
Diabetes assoziierten klinischen Endpunkt (Abb. 4.36). Davon waren
20% makrovaskulärer und 9% mikrovaskulärer Genese. 9% der Patienten hatten einen tödlichen klinischen Endpunkt, dabei waren
makrovaskuläre Komplikationen 70mal häufiger als mikrovaskuläre.
– Trotz Intensivierung und Kombination der medikamentösen
Therapie kam es im Beobachtungszeitraum zu einem kontinuier-
lichen Anstieg von Nüchternglukose und HbA1c.

Während in der Frühphase der UKPDS nur übergewichtige Patienten mit Metformin behandelt wurden, liegen seit kurzem auch Daten

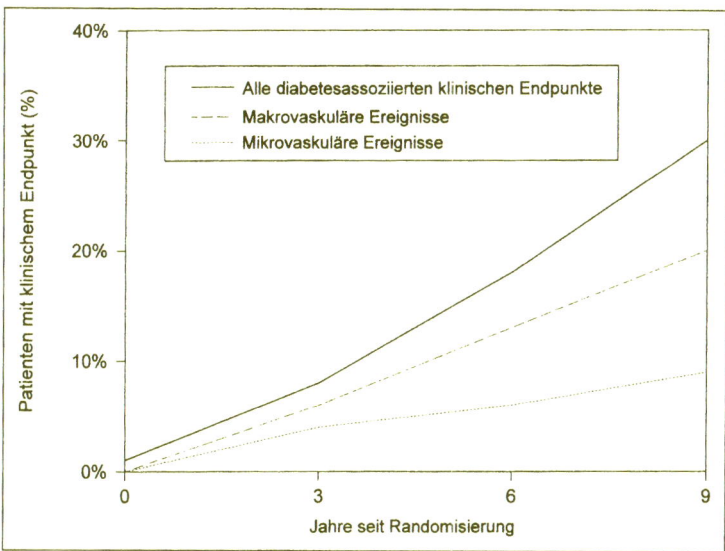

Abb. 4.36. Anzahl der Studienpatienten, die während 9 Jahren Beobachtungszeit mit dem Diabetes assoziierte Komplikationen entwickelten. (Mod. nach Turner et al. 1996)

zur Gabe von Metformin in schlanken Typ-2-Diabetikern vor. Aus einer kürzlich veröffentlichten Analyse geht hervor, daß die zusätzliche Gabe von Metformin in Patienten, die bereits mit der Höchstdosis Sulfonylharnstoffe therapiert wurden, im Vergleich zur Monotherapie zu einer signifikanten Verminderung der Nüchternglukosespiegel und des HbA1c führte. Während in der ausschließlich mit Sulfonylharnstoffen behandelten Gruppe 37% im Verlauf von 3 Jahren eine schwere Hyperglykämie entwickelten, waren es in der Kombinationsgruppe nur 7%. Besonders bemerkenswert ist, daß die zusätzliche Gabe von Metformin in schlanken Diabetikern genauso effektiv war wie in übergewichtigen. Die bisher gängige Praxis, Metformin nur den adipösen Typ-2-Diabetikern zukommen zu lassen, erscheint daher fraglich. Im Gegenteil: Aufgrund der Tatsache, daß Metformin in der UKPDS genauso effektiv war wie Sulfonylharnstoffe oder Insulin, jedoch zu weniger Hypoglykämien und zu keiner Gewichtszunahme führte, könnte Metformin in der Behandlung

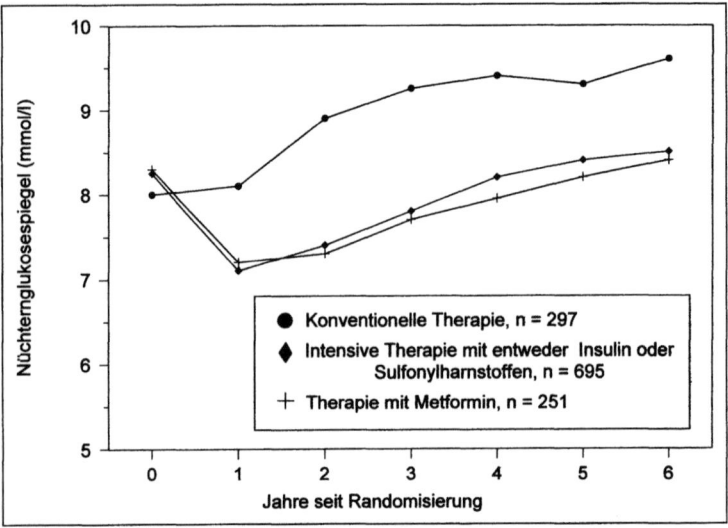

Abb. 4.37. Nüchternglukose-Spiegel in adipösen Patienten unter Ernährungstherapie (♦), Therapie mit Sulfonylharnstoffen oder Insulin (●) oder Therapie
mit Metformin (+). (Daten von Turner et al. 1995)

schlanker als auch übergewichtiger Diabetiker das Medikament der
ersten Wahl darstellen (Abb. 4.40a,b).

Eine wichtige prospektive Studie, die den Zusammenhang zwischen Diabetes und anderen Risikofaktoren und kardiovaskulärer
Mortalität untersucht hat, ist das „Multiple Risk Factor Intervention
Trial" (MRFIT). Die folgende Auflistung faßt die wichtigsten Ergebnisse der MRFIT-Studie zusammen.

*Ergebnisse im 12jährigen Beobachtungszeitraum des „Multiple Risk Factor Interven-
tion Trial"*

1. Korrigiert für Alter, Cholesterin-Spiegel, Blutdruck und Nikotin-
   konsum, ist das Risiko eines kardiovaskulären Todes bei Diabetikern im Vergleich zu Nichtdiabetikern um den Faktor 3 erhöht.
2. Cholesterin-Spiegel, systolischer Blutdruck und Zigarettenrauchen sind bezüglich der kardiovaskulären Mortalität prädiktive
   Faktoren sowohl für Diabetiker als auch für Nichtdiabetiker.

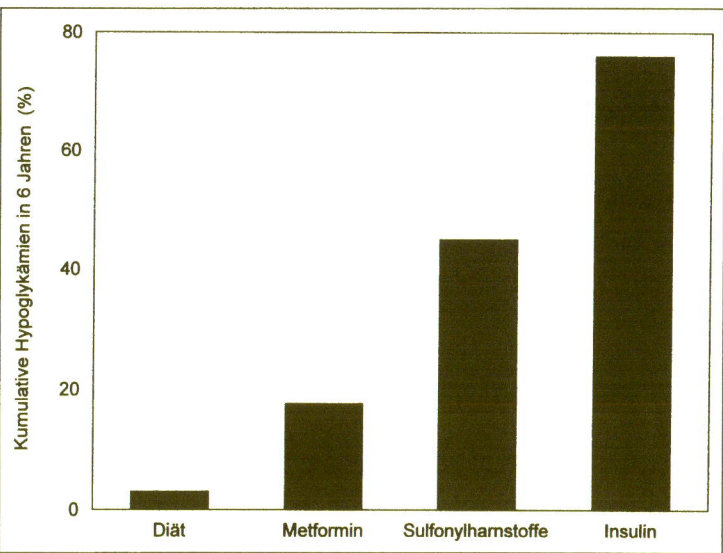

Abb. 4.38. Kumulative Anzahl hypoglykämischer Episoden in 6 Jahren Beobachtungszeit in der United Kingdom Prospective Diabetes Study in Abhängigkeit von der Therapie. (Daten von Turner et al. 1995)

3. Beim Vorliegen weiterer Risikofaktoren stieg die kardiovaskuläre
   Mortalität bei den Diabetikern steiler an als bei Nichtdiabetikern
   (Abb. 4.41).

Die MRFIT-Studie zeigt, daß das Vorliegen eines Diabetes der ge-
wichtigste prädiktive Faktor der kardiovaskulären Mortalität ist, da
Diabetiker dreimal häufiger an kardiovaskulären Komplikationen
versterben als Nichtdiabetiker. Zusätzlich verdeutlicht die MRFIT
Studie die Bedeutung von Hypercholesterinämie, arterieller Hypertonie und Zigarettenrauchen für die kardiovaskuläre Mortalität bei
Diabetikern.

Therapie weiterer kardiovaskulärer Risikofaktoren beim Typ-2-Diabetes

Die Ergebnisse der UKPDS haben gezeigt, daß bei Diabetikern makrovaskuläre Komplikationen 70mal häufiger zu Todesfällen führen

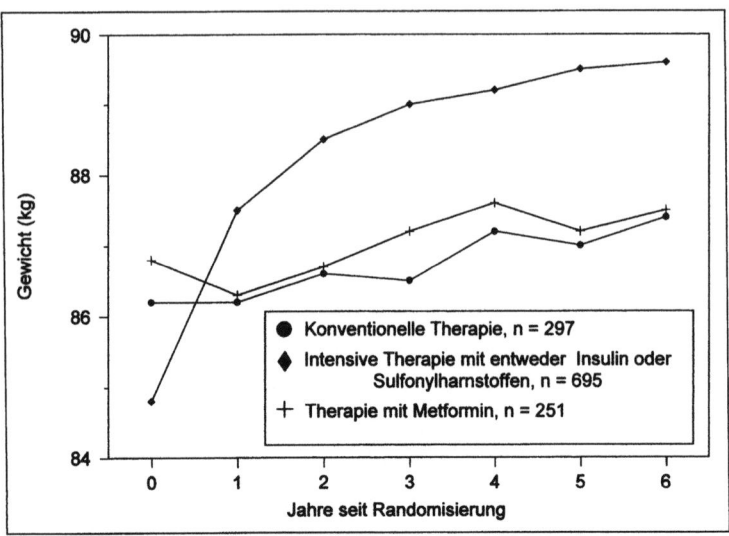

Abb. 4.39. Verlauf des Körpergewichtes in 6 Jahren Beobachtungzeit bei adipösen Patienten in der United Kingdom Prospective Diabetes Study in Abhängigkeit von der Therapie. Ernährungstherapie, Therapie mit Sulfonylharnstoffen oder Insulin oder Therapie mit Metformin. (Daten von Turner et al. 1995)

als mikrovaskuläre. Die Prävention von Herzinfarkt, Schlaganfall und peripherer arterieller Verschlußkrankheit ist daher für die Prognose der Diabetiker von entscheidender Bedeutung. Die intensive Therapie der Hyperglykämie in der UKPDS führte jedoch nicht zu einer statistisch signifikanten Reduktion der makrovaskulären Komplikationen. Um so wichtiger ist daher bei Diabetikern die konsequente Therapie der weiteren kardiovaskulären Risikofaktoren.

Nicht zuletzt aufgrund der Daten der MRFIT-Studie, die bei Nikotinabusus als zusätzlichen Risikofaktor eine deutliche Erhöhung des kardiovaskulären Mortalitätsrisikos bei Diabetikern offenbarte (Abb. 4.41), müssen Typ-2-Diabetiker im Rahmen der Schulung unmißverständlich darauf hingewiesen werden, daß eine vollständige Nikotinkarenz für ihre Prognose von mitentscheidender Bedeutung ist.

Da auch das Vorliegen einer arteriellen Hypertonie das kardiovaskuläre Risiko bei Diabetikern signifikant erhöht, muß diese konse-

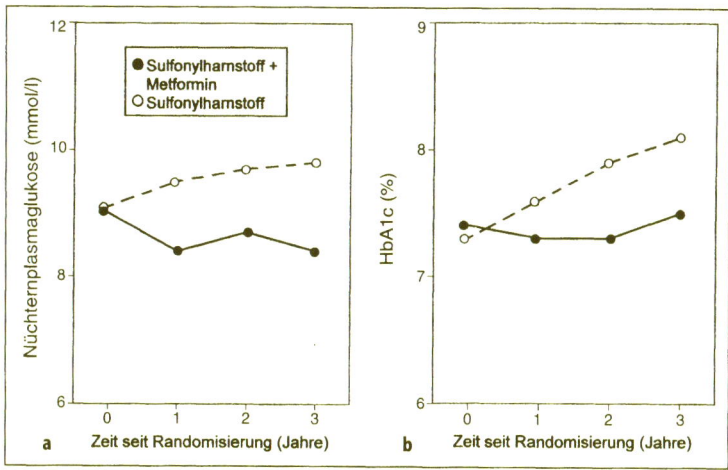

Abb. 4.40 a,b. Plasmaspiegel von **a** Nüchternglukose und **b** HbA1c in 3 Jahren nach Randomisierung zu Sulfonylharnstoffen plus Metformin oder Sulfonyl-harnstoff-Monotherapie in der United Kingdom Prospective Diabetes Study. (Mod. nach Wright et al. 1998)

quent therapiert werden. Abbildung 4.42 zeigt das von der „working group on hypertension in diabetes" des „National High Blood Pressure Education Program" in einer Konsensus-Konferenz vorgeschlagene Therapieschema bei Diabetikern mit arterieller Hypertonie. Erwähnenswert ist dabei auch, daß der angestrebte Blutdruckwert < als 130/85 mmHg beträgt.

Der Effekt einer antihypertensiven Therapie wurde in der UKPDS bewiesen (UKPDS Study group 1998, UKPDS 38). Eine intensivere blutdrucksenkende Therapie führte zu einem niedrigeren Blutdruck (144/82 vs. 154/87). Dies bedingte eine Reduktion von Diabetes-bezogenen Endpunkten (–24%, p = 0,0046) und Todesfällen (–32%, p = 0,019), in Schlaganfällen (–44%, p = 0,013) und in mikrovaskulären Endprodukten (11–56%, p = 0,0092). Dabei zeigte sich kein signifikanter Unterschied zwischen Captopril und Atenolol (UKPDS Study Group 1998, UKPDS 39). Aufgrund der Ergebnisse anderer Studien gelten ACE-Hemmer jedoch weiter als antihypertensive Medikamente der ersten Wahl bei Diabetikern.

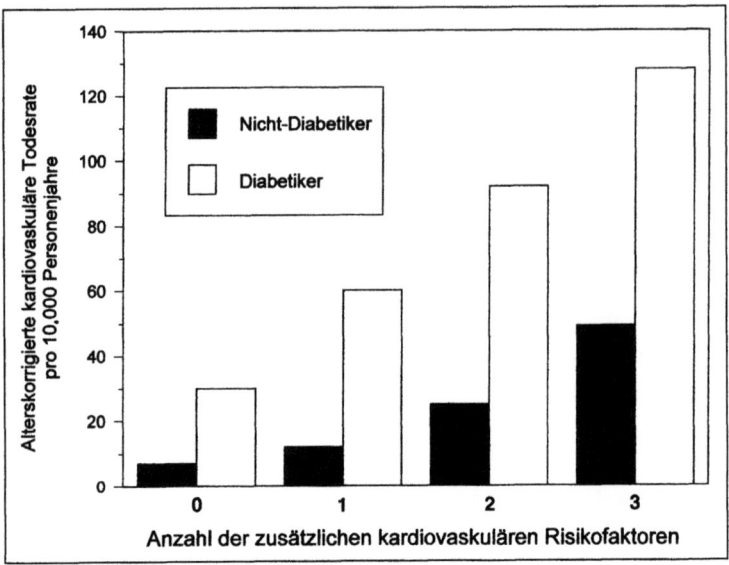

Abb. 4.41. Alterskorrigierte kardiovaskuläre Sterblichkeit in Abhängigkeit von der Anzahl der Risikofaktoren Hypercholesterinämie, arterielle Hypertonie und Zigarettenrauchen bei Diabetikern und Nicht-Diabetikern im „Multiple Risk Factor Intervention Trial". (Mod. nach Stamler et al. 1993)

Bei Diabetikern mit nachgewiesener koronarer Herzkrankheit sollte jedoch aufgrund der Herabsetzung des Infarktrisikos unbedingt ein Versuch mit einem β-Blocker erfolgen. So konnte in einer klinischen Studie gezeigt werden, daß bei Patienten mit Typ-2-Diabetes und koronarer Herzkrankheit die Gabe eines β-Blockers innerhalb von 3 Jahren zu einer Reduktion der Gesamtmortalität von 44% und der kardiovaskulären Mortalität von 42% führt (Jonas et al. 1996).

Die Bedeutung einer antihypertensiven Therapie wird auch durch eine weitere klinische Studie belegt. Typ-2-Diabetiker mit einer isolierten systolischen Hypertonie wurden entweder mit dem Diuretikum Chlorthalidon oder mit Placebo behandelt. Nach 5 Jahren war die Zahl kardiovaskulärer Komplikationen wie Myokardinfarkt oder Apoplex in der Diuretika-Gruppe um 34% niedriger als in der Placebogruppe (Abb. 4.43).

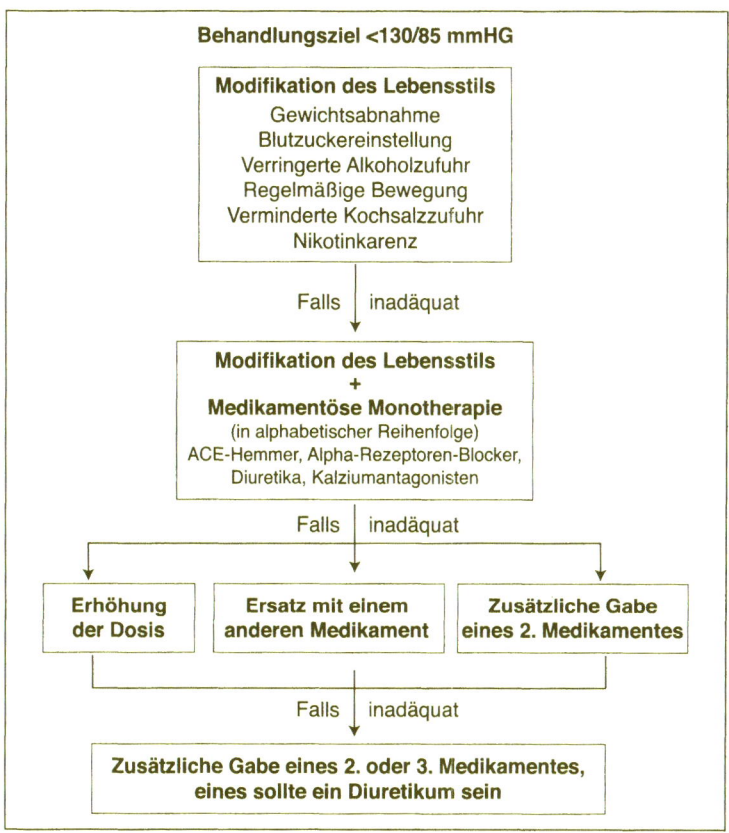

Abb. 4.42. Therapie-Algorithmus bei Diabetikern mit arterieller Hypertonie gemäß des „National High Blood Pressure Education Program Working Group Report on Hypertension in Diabetes". (Mod. nach Hypertension 1994, 23: 145)

Die kardiovaskuläre Mortalität steigt auch bei Diabetikern in Abhängigkeit vom Serum-Cholesterinspiegel, so daß eine Hypercholesterinämie konsequent therapiert werden muß. Die europäische Atherosklerose-Gesellschaft empfiehlt beim Vorliegen eines weiteren Risikofaktors einen LDL-Cholesterin-Spiegel von 135–155 mg/dl. Beim Vorliegen zweier oder mehrerer zusätzlicher Risikofaktoren sollte der LDL-Cholesterin-Spiegel zwischen 115 und 135 mg/dl liegen. Neueste

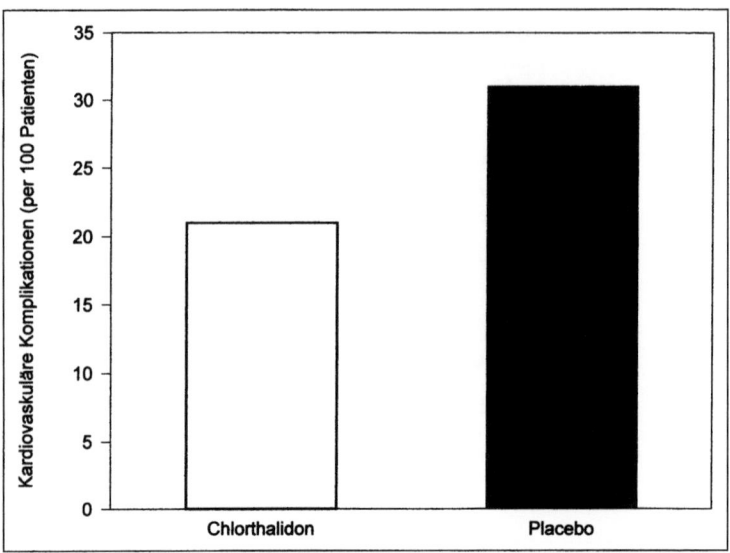

Abb. 4.43. Einfluß einer antihypertensiven Therapie mit Chlorthalidon auf die Rate kardiovaskulärer Ereignisse in 5 Jahren bei Patienten mit Typ-2-Diabetes und isolierter systolischer Hypertonie. (Daten aus Curb et al. 1996)

Studienergebnisse zeigen sogar, daß beim Vorliegen einer koronaren Herzkrankheit eine weitere Senkung des LDL-Cholesterins auf <100 mg/dl einen weiteren prognostisch günstigen Effekt liefert. Untergruppen-Analysen, beispielsweise der „Scandinavian Simvastatin Survival Study" (Abb. 4.44) oder der „CARE-Studie", haben gezeigt, daß eine Senkung des LDL-Cholesterins zu einer Senkung der kardiovaskulären Morbidität und Mortalität auch bei Diabetikern führt.

Ein im Vergleich mit der Normalbevölkerung größerer Prozentsatz von Diabetikern hat die Konstellation eines niedrigen HDL-Cholesterins und erhöhter Triglyzeride. Neueste Studienergebnisse zeigen, daß auch diese Patienten von einer Senkung des LDL-Cholesterins profitieren. 1999 werden zwei Studien veröffentlicht werden, die prüfen, ob eine Therapie mit Fibraten ebenfalls zu einer Senkung der kardiovaskulären Morbidität führt. Da sich Fibrate auf die Fettstoffwechselstörung mit Hypertriglyzeridämie und niedrigem HDL-Cholesterin günstig auswirken, könnten sich aus diesen Studien gerade

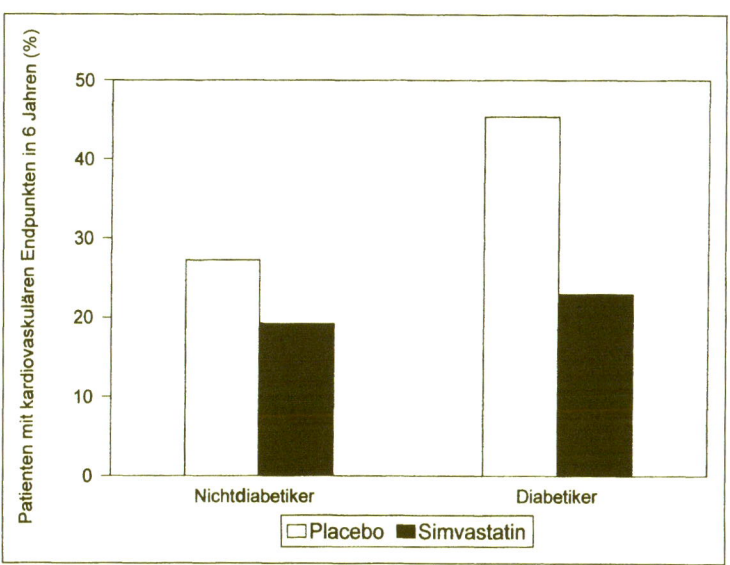

Abb. 4.44 Anzahl der Patienten mit kardiovaskulären Endpunkten innerhalb von 6 Jahren Beobachtungszeitraum in der „Scandinavian Simvastatin Survival Study". (Daten aus Pyörälä et al. 1997)

für Diabetiker wichtige Schlüsse ergeben. Des weiteren laufen Studien, welche die Wirkung von Atorvastatin, einem neueren potenten Cholesterin-Synthese-Hemmer, und den Einfluß einer Erhöhung des HDL-Cholesterins auf die kardiovaskuläre Morbidität untersuchen.

4.4.6
Therapiekontrolle

Entscheidend für eine erfolgreiche Diabetes-Behandlung ist die regelmäßige Kontrolle und entsprechende Therapieanpassung. Von mindestens ebenso großer Bedeutung ist die Früherkennung und Behandlung mikrovaskulärer und makrovaskulärer Komplikationen.

Unerläßlich in der Therapiekontrolle ist die Mitarbeit des Patienten. Bei jedem Diabetiker muß eine Schulung durchgeführt werden (s. oben) und die Bedeutung der selbständigen Blutzuckerkontrollen verdeutlicht werden. Bei der Therapie mit Insulin ist zumindest eine morgendliche Bestimmung des Nüchternblutzuckers notwendig. Zu Beginn der Therapie sowie bei Therapieanpassungen ist selbstverständlich eine häufigere Messung zur Erfassung von Blutzuckerspitzen bzw. Hypoglykämien indiziert. Die Patienten sollten angehalten werden, Buch über die Ergebnisse sowohl der Blutzucker- als auch, falls angezeigt, der Blutdruckselbstmessungen zu führen und diese dem behandelnden Arzt in regelmäßigen Abständen vorzulegen. Aufgrund der heute zur Verfügung stehenden relativ preiswerten, verläßlichen und genauen Meßgeräte bzw. optisch ablesbaren Teststreifen zur Blutzuckerbestimmung sollten diese in den allermeisten Fällen verwendet und die ungenaue Bestimmung der Uringlukose mittels Sticks auf Patienten beschränkt werden, die nicht in der Lage oder unmotiviert sind, Blutzucker-Selbstbestimmungen durchzuführen. Die zweite wichtige Methode zur Überprüfung der Diabetestherapie ist die Messung des HbA1c. Diese sollte in ca. 12wöchigen Abständen erfolgen. Bei unbefriedigenden Werten (s. oben) muß eine Intensivierung der Diabetestherapie versucht werden. Dabei sollten die Patienten darüber aufgeklärt werden, daß eine zusätzliche Therapie mit Sulfonylharnstoffen oder Insulin zu einer Gewichtszunahme führen kann.

Von großer Bedeutung ist die Früherkennung mikro- und makrovaskulärer Komplikationen (s. auch Kap. 8). Zur Erfassung einer Retinopathie sind regelmäßige Augenhintergrundsuntersuchungen beim Ophthalmologen durchzuführen. Es empfiehlt sich eine Untersuchung pro Jahr, bei bereits vorhandener diabetischer Retinopathie höheren Grades öfter. Zur Erfassung einer beginnenden diabetischen Nephropathie sollte regelmäßig ein 24-h-Sammelurin auf Mikroalbuminurie untersucht werden. Dabei sollte zur Überprüfung der Nierenfunktion auch eine Kreatinin-Clearance gemessen werden, die wesentlich sensitiver ist als eine Serum-Kreatinin-Messung. Auch die neurologische Untersuchung zur Erfassung einer diabetischen Neuropathie gehört zu den Routinekontrollen und sollte mindestens einmal jährlich durchgeführt werden. Eine einfache und billige Methode ist die Messung des Vibrationsempfindens mit einer geeichten Stimmgabel. Bei Verdachtsmomenten kann auch die wesentlich aufwendigere Messung der Nervenleitgeschwindigkeit durchgeführt werden. Zur neurologischen Untersuchung gehört auch die Inspektion der Füße, um einen beginnenden diabetischen Fuß (s. Kap. 13) frühzeitig erkennen und behandeln zu können.

Tabelle 4.6. Therapiekontrollen beim Typ-2-Diabetes

Art der Kontrolle	Parameter	Häufigkeit
Diabetes-Einstellung	BZ-Messung	Bei jedem Besuch, bei Insulin-Therapie, tägliche Selbstmessung
	HbA1c	Alle 12 Wochen
MikrovaskuläreKomplikationen		
	Augenhintergrund	Alle 12 Monate, bei höhergradiger Retinopathie häufiger
	Mikroalbuminurie	Alle 6 Monate
	Vibrationsempfinden	Alle 6 Monate
	Fußinspektion	Bei bekannter Neuropathie bei jedem Arztbesuch
Makrovaskuläre Komplikationen		
	Vaskuläre Anamnese und Untersuchung	Bei jedem Arztbesuch
	Belastungs-EKG	Alle 12 Monate
	Doppler-Untersuchung	Bei klinischem Verdacht

Die Daten der UKPDS haben zweifelsfrei gezeigt, daß die Prognose der Typ-2-Diabetiker entscheidend vom Auftreten makrovaskulärer Komplikationen abhängt, da diese mehr als 70mal so häufig wie mikrovaskuläre Komplikationen zum Tod führen. Bei jedem Arztbesuch sollte daher in der Anamnese nach Angina pectoris, Belastungsdyspnoe, Schwindel, Amaurosis fugax, etc. gefragt werden. In der körperlichen Untersuchung ist auf Zeichen der Herzinsuffizienz, periphere Pulse und Strömungsgeräusche der Carotiden zu achten. Einmal im Jahr sollte ein Belastungs-EKG, bei Verdachtsmomenten ein Carotis-Doppler bzw. ein Doppler der Beingefäße durchgeführt werden (Kontrollen s. Tabelle 4.6).

4.4.7
Ausblick: zukünftige Therapie-Möglichkeiten

Die klinische Erfahrung lehrt, daß im Verlauf eines Typ-2-Diabetes eine orale Medikation oft nicht ausreichend ist. Die dann durchgeführte Insulintherapie ist aufgrund der unphysiologischen systemi-

schen Hyperinsulinämie und der konsekutiven Gewichtszunahme
ebenfalls mit Problemen behaftet. Aufgrund dieser Tatsache und der
zunehmenden Prävalenz des Typ-2-Diabetes werden erhebliche Anstrengungen unternommen, die Palette medikamentöser Therapien
zu erweitern. Im folgenden sollen einige der wichtigsten For-
schungsschwerpunkte angesprochen werden. Bezüglich neuerer
therapeutischer Möglichkeiten in der Insulintherapie, inkl. oraler
Insuline und Inselzell-Transplantation wird auf Kap. 3 verwiesen.
Mögliche zukünftige Strategien, mikrovaskuläre Komplikationen zu
verhindern, beispielsweise mit Medikamenten wie Aminoguanidin
gegen die sog. „Advanced Glycation Endproducts", werden in den
entsprechenden Kapiteln besprochen.

Mögliche zukünftige Therapeutika in der Behandlung des Typ-2-Diabetes
- Troglitazone,
- Glucagon-like peptide,
- Gentherapie,
- Repaglinide.

Etwa 80% der Typ-2-Diabetiker sind adipös und leiden unter einer
Insulinresistenz, die wie erwähnt in der Pathophysiologie des Typ-2-
Diabetes eine mitentscheidende Rolle spielt. Medikamente, welche
die Insulinresistenz herabsetzen könnten, wären daher ein wichtiges
Mittel zur Therapie des Typ-2-Diabetes. Die hepatische Komponente
der Insulinresistenz kann mit Metformin (s. oben) zumindest teilweise behandelt werden, für die Therapie der peripheren Insulinresistenz stehen jedoch bislang keine überzeugenden Therapeutika zur
Verfügung. Aus diesem Grund wurde in den letzten Jahren den Thiazolidindionen, bzw. dem derzeit wichtigsten Vertreter dieser Sub-
stanzgruppe, Troglitazone, viel Beachtung geschenkt. In-vitro- und
In-vivo-Daten haben gezeigt, daß Troglitazone die Insulinsensitivität
im peripheren Gewebe verbessern kann. Neuere Ergebnisse haben
zudem gezeigt, daß Troglitazone auch die Insulinsekretion der pankreatischen β-Zellen verbessern kann. Abbildung 4.45a,b faßt die beiden wichtigsten Effekte von Troglitazone in vivo zusammen.
    Troglitazone war ursprünglich als lipidsenkende Substanz ent-
wickelt worden, es zeigte sich jedoch frühzeitig, daß es die periphere
Insulinsensitivität verbessern kann. Mittlerweile ist auch der molekulare Wirkmechanismus des Troglitazone zumindest teilweise auf-

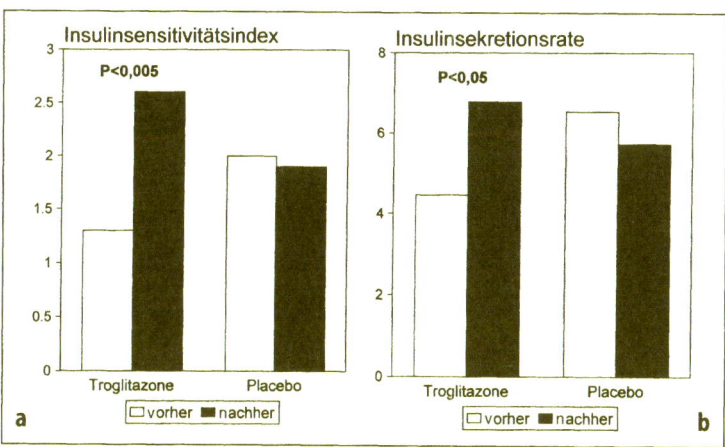

Abb. 4.45. a Insulinsensitivitätsindex ($10^{-5}min^{-1}pM^{-1}$) und **b** Insulinsekretionsrate (korrigiert für Insulinsensitivitätsindex, pmol/min×$10^{-5}min^{-1}pM^{-1}$) vor und nach 12 Wochen Gabe von 400 mg Troglitazone pro Tag (n 14) oder Placebo (n 7) in Patienten mit gestörter Glukosetoleranz. (Daten aus Cavaghan et al. 1997)

geklärt worden. Troglitazone bindet intrazellulär an den sog. „Peroxisome Proliferator-Activated Receptor γ" oder PPARγ. Bei PPAR handelt es sich um Mitglieder der Steroidhormon-Rezeptor-Familie. Sie binden intrazellulär an ihre Liganden, bilden mit dem „Retinoid X Rezeptor" Heterodimere und werden nach dieser Aktivierung als Transkriptionsfaktoren aktiv. Dabei binden die Heterodimere an sog. „Peroxisome Proliferator Response Elements" (PPREs), Erkennungssequenzen in den Promotoren verschiedener Gene. PPAR kommt in mehreren Isoformen vor. PPARα wird vornehmlich in der Leber exprimiert, beispielsweise durch Fibrate aktiviert und reguliert u.a. die Expression von Apolipoprotein C-III. PPARγ wird hauptsächlich in Adipozyten exprimiert. Ein Prostaglandin-Metabolit ist bisher als natürlicher Ligand von PPARγ identifiziert worden. PPARγ kann durch Troglitazone aktiviert werden. Welche Gene durch Troglitazone aktiviert werden, ist noch Gegenstand der Forschung. Ein Gen, welches bereits identifiziert wurde und im Glukosestoffwechsel eine wichtige Rolle spielt (s. oben) ist GLUT4 (Wu et al.). Neuere Daten zeigen zudem, daß Troglitazone auch einen positiven Effekt auf die Insulinresistenz hat, der unabhängig vom Fettgewebe ist (Burant et al. 1997; Abb. 4.46).

Effekt einer Therapie mit Troglitazone
- Verringerung der Insulinresistenz,
- Verstärkung der Glukose-induzierten Insulinsekretion der pankreatischen β-Zellen,

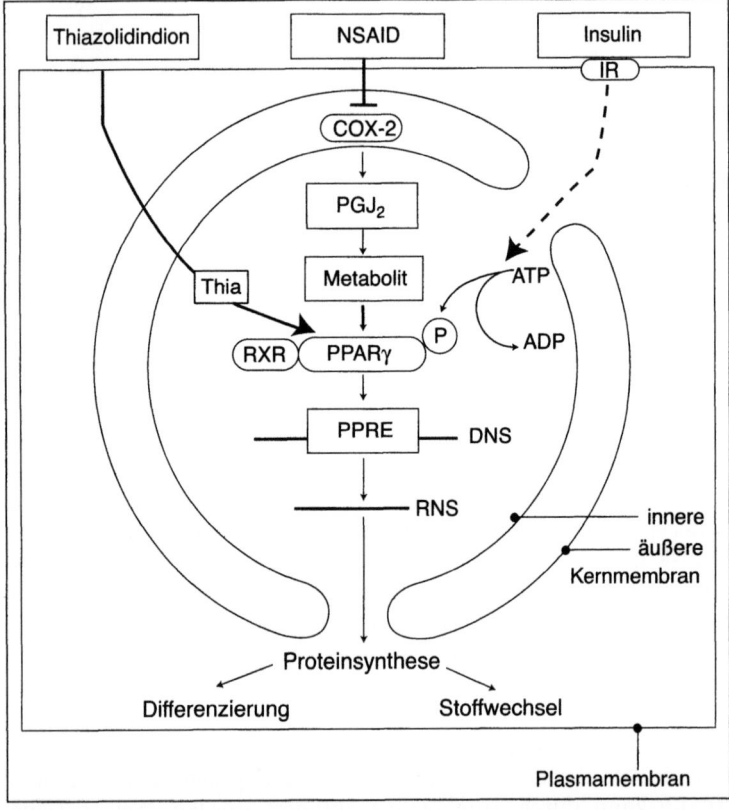

Abb. 4.46. Wirkung von Thiazolidindionen wie beispielweise Troglitazone auf die Genexpression in Insulin-empfindlichen Zellen. *COX-2* Cyclooxygenase 2; *IR* Insulin-Rezeptor; *NSAID* Non Steroidal Anti Inflammatory Drugs; *P* Phosphat; *PGJ₂* Prostaglandin J₂; *PPARγ* Peroxisome Proliferator Activated Receptor; *PPRE* Peroxisome Proliferator Response Elements; *RXR* Retinoid-X-Rezeptor

- Erhöhung von HDL-Cholesterin und Erniedrigung von Plasma-Triglyzeriden,
- Inhibition der Proliferation glatter Muskelzellen,
- Inhibition der Aktivierung von Monozyten-Makrophagen.

Zusätzlich zum Einfluß auf den Glukosestoffwechsel konnten noch andere Effekte einer Aktivierung von PPARγ gezeigt werden. So kommt es durch die Induktion verschiedener Gene, die eine Rolle im Fettstoffwechsel spielen, zu einem günstigen Einfluß auf die Lipoprotein-Spiegel. PPARγ-Agonisten können auch die Aktivierung von Monozyten-Makrophagen inhibieren, was möglicherweise einen positiven Effekt auf die Progression der Atherosklerose haben könnte (Ricote et al. 1998). Ebenfalls günstig auf die Atherosklerose könnte sich die Fähigkeit von Troglitazone auswirken, das Wachstum von glatten Muskelzellen und Intima-Hyperplasie zu unterdrücken.

Von Bedeutung in vivo ist noch, daß in klinischen Studien eine signifikante Wirkung von Troglitazone bei ca. 75% der behandelten Patienten gesehen wurde, so daß man zwischen „Respondern" und „Nicht-Respondern" differenzieren muß. Vor kurzem wurde Troglitazone nach dem Bekanntwerden sehr seltener Fälle von fulminanter Hepatitis unter Therapie mit Troglitazone vom Deutschen Markt zurückgezogen. Trotzdem bleiben Aktivatoren von PPARγ aufgrund ihres Wirkmechanismus und der Tatsache, daß sie die periphere Insulinresistenz herabsetzen können, eine vielversprechende Substanzklasse in der zukünftigen Therapie des Typ-2-Diabetes.

Eine weitere Substanz, die sich aufgrund ihres Wirkmechanismus möglicherweise zur Diabetestherapie eignet, ist Glucagon-Like Peptide I (GLP-I). GLP-1 ist ein gastrointestinales Hormon, das nach einer kohlenhydrat- oder fettreichen Mahlzeit in den L-Zellen des unteren Verdauungstraktes sezerniert wird. Die physiologische Bedeutung von GLP-1 in vivo wurde vor kurzem auch an Knockout-Mäusen für den GLP-1-Rezeptor demonstriert, welche eine deutliche Hyperglykämie entwickeln (Scrocchi et al. 1996). Das ähnlich wie GLP-1 wirkende gastrointestinale Hormon „Gastric Inhibitory Peptide" (GIP) ist in physiologischen Situationen aufgrund der höheren Plasmakonzentrationen das wahrscheinlich wichtigere Hormon, verliert aber bei Diabetikern seine Wirksamkeit. Im Gegensatz dazu kann GLP-1 auch noch in fortgeschrittenen Stadien des Typ-2-Diabetes seine Wirkung entfalten.

Nachgewiesene Effekte einer Applikation von GLP-1 in vivo
- Glukoseabhängige Stimulation der Insulinsekretion,
- Inhibition der Glukagon-Sekretion,
- Verlangsamung der Magenentleerung.

In-vivo-Studien mittels subkutaner Applikation von GLP-1 in Typ-2-Diabetikern haben ergeben, daß GLP-1 glukoseabhängig zu einer Stimulation der Insulinsekretion und zu einer Inhibition der Glukagonsekretion führt. Des weiteren kommt es zu einer Verlangsamung der Magenentleerung. Abbildung 4.47 zeigt die In-vivo-Effekte einer GLP-1-Applikation in Typ-2-Diabetikern, die als Sekundärversager einer Sulfonylharnstoff-Therapie eingestuft wurden. Man erkennt, daß die vermehrte Insulinsekretion (oben) und die verringerte Glukagonsekretion (Mitte) zu einer Normalisierung der Glukosespiegel führt (unten).

Eine weitere günstige Eigenschaft von GLP-1 ist, daß es nicht zur Entwicklung einer Tachyphylaxie kommt. Da die Wirkungen von GLP-1 durch Glukose vermittelt werden, kommt es auch in höheren Dosen nicht zu hypoglykämischen Episoden. Ein weiterer Vorteil von GLP-1 ist auch, daß es seine Wirkung noch entfalten kann, wenn es bereits zum Sekundärversagen von Sulfonylharnstoffen gekommen ist.

Günstige Eigenschaften von GLP-1
- Keine Entwicklung einer Tachyphylaxie,
- keine Induktion von Hypoglykämien,
- wirksam auch in fortgeschrittenen Stadien des Typ-2-Diabetes.

Der Nachteil von GLP-1, der bisher einem klinischen Einsatz entgegensteht, ist die kurze Halbwertszeit. GLP-1 wird durch die Dipeptidylpeptidase IV inaktiviert, so daß eine subkutane Applikation mindestens alle 2 h erfolgen müßte. Mehrere Strategien werden derzeit entwickelt, diese Problematik zu umgehen. Zum einen wird versucht, Analoga von GLP-1 zu synthetisieren, die nicht durch Proteolyse inaktiviert werden. Vor kurzem wurden Daten über eine Tablette veröffentlicht, die sich an die Wangenschleimhaut bindet und zu ähnlichen Plasmaprofilen zu führen scheint wie die subkutane Applikation. Schließlich werden Wege gesucht, die endogene Sekretion von GLP-1 im Darm zu stimulieren. GLP-1 und Analoga könnten da-

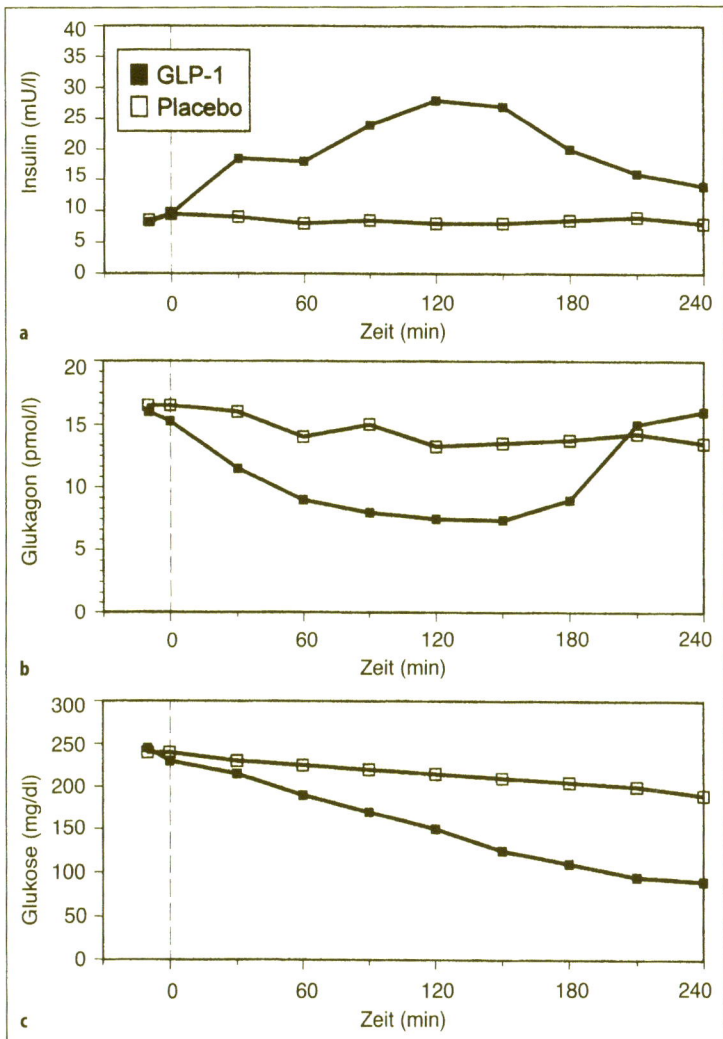

Abb. 4.47a-c. Effekt einer subkutanen Applikation von 1,2 pmol/kg/min Gluca-gon-Like Peptide I (GLP-1) im Vergleich zu Placebo auf die Plasmaspiegel von **a** Insulin **b** Glukagon **c** Glukose in Typ-2-Diabetikern mit Sekundärversagen von Sulfonylharnstoffen. (Mod. nach Nauck et al. 1993)

her in naher Zukunft das Repertoire medikamentöser Therapien bei Typ-2-Diabetes erweitern.

Langfristig besteht auch die Hoffnung, daß die Gentherapie bei Typ-2-Diabetikern eingesetzt werden kann. Obwohl bereits In-vivo-Experimente an Mausmodellen des Diabetes vorliegen, ist es noch ein langer Weg bis zur Gentherapie des Typ-2-Diabetes. Dafür gibt es vor allem zwei Gründe: Zum einen ist eine genaue Regulation des Glukosestoffwechsels zur Vermeidung von Hypo- und Hyperglyk- ämien notwendig. Dies ist mit den bisher eingesetzten Expressions- strategien der Gentherapie nicht möglich. Zum zweiten handelt es sich beim Typ-2-Diabetes um eine multifaktorielle und heterogene Krankheit, die vermutlich verschiedene Ansätze zur Therapie benö- tigt. Aus diesem Grund (sowie wegen der zu erwartenden Kosten) wird eine Gentherapie beim Typ-2-Diabetes in absehbarer Zeit nicht zum Einsatz kommen.

Repaglinide ist ein orales Antidiabetikum, das in der Gegenwart von Glukose zu einer Insulinausschüttung der β-Zellen führt. Der Wirkmechanismus ist anders als bei den Sulfonylharnstoffen. Ein Hauptvorteil ist die kürzere Halbwertzeit, was eine Einnahme zu den Mahlzeiten mit der geringeren Gefahr einer postprandialen Hypo- glykämie bewirkt. Eine Phase-II-Studie hat die Effektivität und Si- cherheit von Repaglinide in der Therapie des Typ 2 Diabetes belegt (Goldbert et al. 1998).

Zusammenfassung Therapie des Typ-2-Diabetes

Die UKPDS (s. oben) hat einen eindeutigen Effekt der blutzucker- senkenden Therapie auf mikrovaskuläre Komplikationen nachge- wiesen. Bezüglich makrovaskulärer Komplikationen fand sich ein Trend, der z.B. bei Myokardinfarkten mit einem p-Wert von 0,052 ge- rade nicht signifikant war. Der Unterschied im HbA1c zwischen in- tensiv therapierter und Kontrollgruppe war jedoch mit 0,9% wesent- lich geringer als z.B. in der DCCT Studie. Insgesamt ist ein Effekt der blutzuckersenkenden Therapie bezüglich mikrovaskulärer Kompli- kationen gesichert, bezüglich makrovaskulärer Komplikationen wahrscheinlich.

Abbildung 4.48 stellt den Therapie-Algorithmus für normal- und übergewichtige Typ 2 Diabetiker dar. Während bisher Metformin nur bei übergewichtigen Diabetikern als Mittel der ersten Wahl galt,

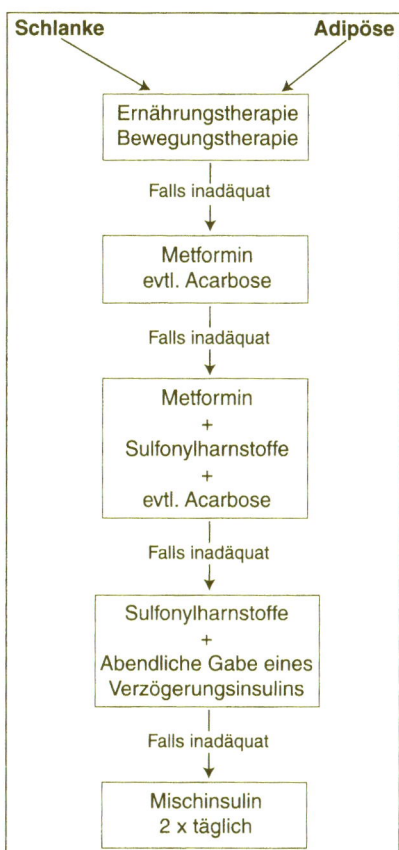

Abb. 4.48 Algorithmus der Behandlung bei normalgewichtigen und adipösen Patienten mit Typ-2-Diabetes. Eine inadäquate Therapie liegt beispielsweise dann vor, wenn der HbA1c-Wert kontinuierlich um mehr als 1% über dem oberen Grenzwert des entsprechenden Labors liegt

ist dies nach den Ergebnissen der UKPDS eigentlich nicht weiter aufrecht zu erhalten (s. oben), so daß ein unterschiedlicher Therapie-Algorithmus bei normal- und übergewichtigen Patienten nicht gerechtfertigt erscheint. Ein Unterschied besteht darin, daß der Diabetes besonders bei jüngeren, schlanken Patienten in bis zu 20% der Fälle autoimmun vermittelt ist und somit innerhalb weniger Jahre zur Insulinpflichtigkeit führt. Ob bei diesen Patienten eine initiale Insulintherapie dem herkömmlichen Vorgehen überlegen ist, wird derzeit in der sogenannten LIDIA-Studie untersucht.

4.4.8
Zusammenfassung

Die UKPDS hat gezeigt, daß die Prognose der Typ-2-Diabetiker entscheidend vom Auftreten makrovaskulärer Komplikationen abhängt, da diese mehr als 70mal so häufig zum Tode führen wie mikrovaskuläre Komplikationen. Es ist überaus wichtig, die anderen kardiovaskulären Risikofaktoren zu behandeln. So haben Subgruppen-Analysen der 4S- und der CARE-Studie gezeigt, daß eine Senkung des LDL-Cholesterins bei Typ-2-Diabetikern zu einer signifikanten Reduktion der kardiovaskulären Morbidität führt. Ebenso wie eine Hyperlipidämie muß auch eine arterielle Hypertonie wirksam behandelt werden, wobei der Blutdruck kleiner als 130/85 mmHg sein sollte. Selbstverständlich ist auf strenge Nikotinkarenz zu achten. Zumindest bis wirksamere Medikamente zur Therapie des Typ-2-Diabetes vorliegen, ist eine Behandlung der anderen kardiovaskulären Risikofaktoren, sowie eine Früherkennung und Therapie makrovaskulärer Veränderungen von entscheidender Bedeutung für die Prognose der Typ-2-Diabetiker.

4.4.9
Notfall

Die Notfälle bei Patienten mit Typ-2-Diabetes sind durch Stoffwechselentgleisungen im Rahmen der Krankheit oder der Therapie bedingt.

Notfallsituationen bei Typ-2-Diabetikern
- Hyperosmolares Koma (s. unten),
- ketoazidotisches Koma (typisch für Typ-1-Diabetes, s. Kap. 3),
- symptomatische Hypoglykämie im Rahmen der Therapie (s. Kap. 3 und 7).

Bei einer extremen Entgleisung des Glukosestoffwechsels mit Hyperglykämie kann es entweder zum ketoazidotischen oder hyperosmolaren Koma kommen, wobei jedoch auch Mischformen vorkommen. Während das ketoazidotische Koma typischer für den Typ-1-Diabetes ist, kommt das hyperosmolare Koma häufiger beim Typ 2 vor.

Initiiert wird das hyperosmolare Koma durch eine ausgeprägte Hyperglykämie mit osmotischer Diurese und folglich Polyurie. Ist der Patient nicht in der Lage, den Flüssigkeitsverlust durch Zufuhr zu ersetzen, kommt es zur Dehydratation und konsekutiv zu einer weiteren Zunahme der Insulinresistenz. Da aufgrund der osmotischen Diurese mehr freies Wasser als Kochsalz verloren geht, entsteht eine Hyperosmolarität.

Faktoren, die das Auftreten eines hyperosmolaren Komas begünstigen können
- Weibliches Geschlecht,
- neu diagnostizierter Diabetes,
- Infektion,
- Demenz,
- Aufenthalt in einem Altersheim,
- Peritoneal- oder Hämo-Dialyse,
- Medikamente,
- Diuretika,
- Kortikosteroide,
- β-Blocker.

In einer Studie an 135 Patienten mit hyperosmolarem Koma und 135 Kontrollen waren vor allem 3 Faktoren unabhängige Risikofaktoren für die Entwicklung eines hyperosmolaren Komas: weibliches Geschlecht, neu diagnostizierter Diabetes und Infektion (Wachtel et al. 1987).

Die Diagnose eines hyperosmolaren Komas läßt sich aus Anamnese, Klinik und Labor stellen.

Diagnose eines hyperosmolaren Komas

Anamnese
- Diabetes bekannt?
- Derzeitige Therapie?
- Andere Erkrankungen?
- Demenz?
- Medikamente?

Klinik
- Zeichen der Dehydratation (trockene Zunge, stehende Hautfalten, Anurie)?
- Neurologische Auffälligkeiten (incl. choreatischer Störungen)?
- Zeichen einer Infektion, z. B. Pneumonie?

Labor
- Plasmaglukose mindestens 600 mg/dl, oft größer als 800 mg/dl;
- Plasmaosmolarität mindestens 325 mOsm/l, oft größer 350 mg/dl;
- Bikarbonat nur leicht erniedrigt, typisch bei 15–25 mmol/l;
- Kreatinin deutlich erhöht;
- Infektparameter;
- andere diagnostische Verfahren;
- Blutkulturen;
- Urinkulturen;
- eventuell Liquorkultur;
- Thoraxröntgenaufnahme.

Die Serum-Osmolarität kann mit folgender Formel geschätzt werden:

Serum-Osmolarität in mOsm/l=2×[Na$^+$+K$^+$]+Glukose (mmol/l) + Harnstoff (mmol/l)

Um den Glukosewert in mmol/l zu erhalten, muß man den Wert in mg/dl durch 18 teilen. Um den Harnstoffwert in mmol/l zu erhalten, muß man den Wert in mg/dl durch 2,4 teilen.

Das wichtigste therapeutische Mittel ist eine ausreichende und rasche Rehydratation. Bis zur klinischen Stabilisierung des Patienten wird zunächst 0,9% Kochsalz infundiert. Anschließend kann man 0,45% Kochsalz verabreichen. Das gesamte Flüssigkeitsdefizit beträgt oft mehr als 10 l, 2–3 l sollten in den ersten 1–2 Stunden infundiert werden. Zusätzlich sollte Insulin intravenös gegeben werden. Initial 10–15 IE , dann 0,1 IE/kg/KG/h über Perfusor. Unter dieser Therapie muß aufgrund des durch Insulin vermittelten zellulären Kaliumeinstroms der Plasma-Kaliumspiegel engmaschig kontrolliert und ggf. mittels Substitution korrigiert werden. Sobald der Blutzuckerwert auf 250–300 mg/dl abgesunken ist, sollte zusätzlich 5%ige Glukose infundiert und die Insulinzufuhr gedrosselt werden. Da beim hyperosmolaren Koma im Gegensatz zum ketoazidotischen Koma keine ausgeprägte Azidose mit einem Austausch intrazellulären Kaliums gegen Protonen vorliegt, ist es typischerweise bereits früh in der Therapie notwendig, Kalium zu substituieren. Bei Anzeichen auf eine Infektion muß antibiotisch therapiert werden, typisch sind gramnegative Keime. (Antibiogramm!)

Die Letalität des hyperosmolaren Komas ist gesunken, aber nach wie vor hoch. In der Literatur wird sie mit 12–40% angegeben. Besonders hohe Plasma-Osmolarität, hohes Alter und Aufenthalt in einem Altenpflegeheim sind prognostisch ungünstige Faktoren. Mögliche Komplikationen des hyperosmolaren Komas sind Thromboembolien aufgrund der stark erhöhten Viskosität, Blutungen vermutlich auf dem Boden einer disseminierten intravasalen Gerinnung und akute Pankreatitis.

Literatur

Aguilar-Bryan L, Nichols CG, Wechsler SW, Clement IV JP, Boyd III AE, Gonzalez G, Herrera-Sosa H, Ngu K, Bryan J, Nelson DA (1995) Cloning of the β cell high-affinity sulfonylurea receptor: A regulator of insulin secretion. Science 268: 423–426

Araki E, Lipes MA, Patti ME, Bruning JC, Haag B rd, Johnson RS, Kahn CR (1994) Alternative pathway of insulin signalling in mice with targeted disruption of the IRS-1 gene. Nature 372: 186–190

Baier LJ, Saccettini JC, Knowler WC et al. (1995) An amino acid substitution in the human intestinal fatty acid binding protein is associated with increased fatty acid binding, increased fat oxidation, and insulin resistance. J Clin Invest 95: 1281

Blankenhorn DH, Azen SP, Kramsch DM et al. (1993) Coronary angiographic changes with lovastatin therapy: the Monitored Atherosclerosis Regression Study (MARS). Ann Intern Med 119: 969–976

Boden G, Chen X, Kolaczynski JW, Polansky M (1997) Effects of prolonged hyperinsulinemia on serum leptin in normal human subjects. J Clin Invest 100: 1107–1113

Burant CF, Sreenan S, Hirano KI, Tai TAC, Lohmiller J, Lukens J, Davidson NO, Ross S, Graves RA (1997) Troglitazone action is independent of adipose tissue. J Clin Invest 100: 2900–2908

Chen NG, Swick AG, Romsos DR (1997) Leptin constrains acetylcholine-induced insulin secretion from pancreatic islets of ob/ob mice. J Clin Invest 100: 1174–1179

Coniff RF, Shapiro JA, Seaton TB, Bray GA (1995) Multicenter, placebo-controlled trial comparing acarbose (BAY g5421) with placebo, tolbutamide, and tolbutamide-plus-acarbose in non-insulin-dependent diabetes mellitus. Am J Med 98: 443–451

DeFronzo RA, Goodman AM, and the Multicenter Metformin Study Group (1995) Efficacy of metformin in patients with non-insulin-dependent diabetes mellitus. N Engl J Med 333: 541–549.

De Koning EJP, Morris ER, Hofhuis FMA, Posthuma G, Höppener JWM, Morris JF, Capel PJA, Clark A, Verbeek JS (1994) Intra- and extracellular amyloid fibrils are formed in cultured pancreatic islets of transgenic mice expressing human amyloid polypeptide. Proc Natl Acad Sci USA 91: 8467–8471

Eastman RC, Carson RE, Gordon MR, Berg GW, Lillioja S, Larson SM, Roth J, et al. (1990) Brain Glukose metabolism in non-insulin-dependent diabetes mellitus: a study in Pima Indians using positron emission tomography during hyperinsulinemia with euglycemic clamp. J Clin Endocrinol Metab 71: 1602–1610

Ericsson CG, Hamsten A, Nilsson J, Grip L, Svane B, de Faire U (1996) Angiographic assessment of effects of bezafibrate on progression of coronary artery disease in young male postinfarction patients. Lancet 347: 849–853

Ferrannini E, Natali A, Bell P, Cavallo-Perin P, Lalic N, Mingrone G (1997) Insulin resistance and hypersecretion in obesity. J Clin Invest 100: 1166–1173

Grant PJ, Strickland MH, Mansfield MW (1995) Insulin receptor substrate-1 gene and cardiovascular risk factors in NIDDM [Letter]. Lancet 346: 841–842

Guillam MT, Hümmler E, Schaerer E, Wu JY, Birnbaum MJ, Beermann F, Schmidt A, Deriaz N, Thorens B (1997) Early diabetes and abnormal postnatal pancreatic islet development in mice lacking Glut-2. Nature Genet 17: 327–330

Hager J, Hansen L, Vaisse C, Vionnet N, Philippi A, Poller W, Velho G, Carcassi C, Contu L, Julier C, et al. (1995) A missense mutation in the Glukagon receptor gene is associated with non-insulin-dependent diabetes mellitus. Nature Genet 9: 299–304.

Horikawa Y, Iwasaki N, Hara M, Furuta H, Hinokio Y, Cockburn BN, Lindner T, Yamagata K, Ogata M, Tomonaga O, Kuroki H, Kasahara T, Iwamoto Y, Bell GI (1997) Mutation in hepatocyte nuclear factor-1β gene (TCF2) associated with MODY. Nature Genet 17: 384–385

Hotamisligil GS, Peraldi P, Budavari A, Ellis R, White MF, Spiegelman BM (1996) IRS-1 mediated inhibition of insulin receptor tyrosine kinase activity in TNF-α and obesity-induced insulin resistance. Science 271: 665–668

Jonas M, Reicher-Reiss H, Boyko V, Shotan A, Mandelzweig L, Goldbourt U, Behar S (1996) Usefulness of beta-blocker therapy in patients with non-insulin dependent diabetes mellitus and coronary artery disease. Bezafibrate Infarction Prevention (BIP) Study Group. Am J Cardiol 77: 1273–1277

Kahn SE, Leonetti DL, Prigeon RL,boyko EJ, Bergstom RW, Fujimoto WY (1996) Proinsulin levels predict the development of non-insulin-dependent diabetes mellitus (NIDDM) in Japanese-American men. Diabet Med 13 Suppl: S63-S66

Kirchgessner TG, Uysal KT, Wiesbrock SM, Marino MW, Hotamisligil GS (1997) Tumor necrosis factor-α contributes to obesity-related hyperleptinemia by regulating leptin release from adipocytes. J Clin Invest 100: 2777–2782

Kulkarni RN, Wang ZL, Wang RM, Hurley JD, Smith DM, Ghatei MA, Withers DJ, Gardiner JV, Bailey CJ, Bloom SR (1997) Leptin rapidly suppresses insulin release from insulinoma cells, rat and human islets and, in vivo, in mice. J Clin Invest 100: 2729–2736

Leahy JL (1990) Natural history of β-cell dysfunction in NIDDM. Diabetes Care 13: 992–1010

Maddux BA, Sbraccia P, Kumakura S, Sasson S, Youngren J, Fisher A, Spencer S, Grupe A, Henzel W, Stewart TA, Reaven GM, Goldfine ID (1995) Membrane glycoprotein PC-1 and insulin resistance in non-insulin-dependent diabetes mellitus. Nature 373: 448–451

Maheux P, Azhar S, Kern PA, Chen YDI, Reaven GM (1997) Relationship between insulin-mediated Glukose disposal and regulation of plasma and adipose tissue lipoprotein lipase. Diabetologia 40: 850–858

McCance DR, Pettitt DJ, Hanson RL, Jacobsson LT, Knowler WC, Bennett PH (1994) Birth weight and non-insulin-dependent diabetes: thrifty genotype, thrifty phenotype, or surviving small baby genotype? BMJ 308: 942–945

Mueckler M, Kruse M, Strube M et al. (1994) A mutation of the GLUT2 Glukose transporter gene of a diabetic patient abolishes transport activity. J Biol Chem 37: 17765

Muller HK, Kellerer M, Ermel B, Muhlhofer A, Obermaier-Kusser B, Vogt B, Haring HU (1991) Prevention by protein kinase C inhibitors of Glukose-induced insulin receptor tyrosine kinase resistance in rat fat cells. Diabetes 40: 1440–1448

Naggert JK, Fricker LD, Varlamov O, Nishina PM, Rouille Y, Steiner DF, Carroll RJ, Paigen BJ, Leiter EH (1995) Hyperproinsulinaemia in obese *fat/fat* mice associated with a carboxypeptidase E mutation which reduces enzyme activity. Nature Genet 10: 135

Olansky L, Janssen R, Welling C et al. (1992) Variability of the insulin gene in American blacks with NIDDM. J Clin Invest 89: 1596

Pettitt DJ, Forman MR, Hanson RL, Knowler WC, Bennett PH (1997) Breastfeeding and incidence of non-insulin-dependent diabetes mellitus in Pima Indians. Lancet 350: 166–168

Reynet C, Kahn CR (1993) Rad: A member of the ras family overexpressed in muscle of Type II diabetic humans. Science 262: 1441–1444

Ricote M, Li AC, Wilson TM, Kelly CJ, Glass CK (1998) The peroxisome proliferator-activated receptor-γ is a negative regulator of macrophage activation. Nature 391: 79–82

Roden M, Price TB, Perseghin G, Peterson KF, Rothman DL, Cline GW, Shulman GI (1996) Mechanism of free fatty acid-induced insulin resistance in humans. J Clin Invest 97: 2859–2865

Saghizadeh M, Ong JM, Garvey WT, Henry RR, Kern PA (1996) The expression of TNF–α by human muscle. J Clin Invest 97: 1111–1116

Scrocchi LA, Brown TJ, Maclusky N, Brubaker PL, Auerbach AB, Joyner AL, Drucker DJ (1996) Glucose intolerance but normal satiety in mice with a null mutation in the Glukagon-like peptide 1 receptor gene. Nature Med 2: 1254–1258

Stenbit AE, Tsao TS, Li J, Burcelin R, Geenen DL, Factor SM, Houseknecht K, Katz EB, Charron MJ (1997) GLUT4 heterozygous knockout mice develop muscle insulin resistance and diabetes. Nature Med 3: 1096–1101

Stumvoll M, Nurjhan N, Perriello G, Dailey G, Gerich JE (1995) Metabolic effects of metformin in non-insulin-dependent diabetes mellitus. N Engl J Med 333: 550–554

Tamemoto H, Kadowaki T, Tobe K, Yagi T, Sakura H, Hayakawa T, Terauchi Y, Ueki K, Kaburagi Y, Satoh S, et al. (1994) Insulin resistance and growth retardation in mice lacking insulin receptor substrate-1. Nature 372: 182–186

Tenkanen L, Mänttäri M, Manninen V (1995) Some coronary risk factors related to the insulin resistance sydrome and treatment with gemfibrozil. Circulation 92: 1779–1785

Turner R, Stratton I, Horton V, Manley S, Zimmer P, Mackay IR, Shattock M, Bottazzo GF, Holman R (1997) UKPDS 25: autoantibodies to islet-cell cytoplasm and glutamic acid decarboxylase for prediction of insulin requirement in type 2 diabetes. Lancet 350: 1288–1293

Von-Ferber L, Salzsieder E, Hauner H, Thoelke H, Koster I, Jutzi E, Michaelis D, Fischer U (1993) Diabetes prevalence from health insurance data: evaluation of estimates by comparison with a population-based diabetes register. Diabetes Met 19: 89–95

Wachtel TH, Silliman RA, Lamberton P (1987) Predisposing factors for the diabetic hyperosmolar state. Arch Intern Med 147: 499–501

Walston J, Silver K, Bogardus C et al. (1995) Earlier onset of non-insulin-dependent diabetes mellitus in subjects with a mutation in the β3-adrenergic receptor gene. N Engl J Med 333: 337

Wu Z, Xie Y, Morrison RF, Bucher NLR, Farmer SR (1998) PPARγ induces the insulin-dependent Glukose transporter GLUT4 in the absence of C/EBPα during the conversion of 3T3 fibroblasts into adipocytes. J Clin Invest 101: 22–32

Yamagata K, Oda N, Kaisaki PJ et al. (1996) Mutations in the hepatocyte nuclear factor-1α in maturity-onset diabetes of the young (MODY3). Nature 384: 455–458

Yamagata K, Furuta H, Oda N et al. (1996) Mutations in the hepatocyte nuclear factor-4α gene in maturity-onset diabetes of the young (MODY1). Nature 384: 458–460

Yki-Jarvinen H, Kauppila M, Kujansuu E, et al. (1992) Comparison of insulin regimens in patients with non-insulin-dependent diabetes mellitus. N Engl J Med 327: 1426

Zawalich WS, Kelley GG (195) The pathogenesis of NIDDM: the role of the pancreatic beta cell. Diabetologia 38: 986–999

Zhang Y, Wat N, Stratton IM, Warren-Perry MG, Orho M, Groop L, Turner RC (1996) UKPDS 19: Heterogeneity in NIDDM: separate contributions of IRS-1 and β3-adrenergic-receptor mutations to insulin resistance and obesity respectively with no evidence for glycogen synthase gene mutations. Diabetolgia 39: 1503–1511.

KAPITEL 5

Diabetes und Schwangerschaft

M. S. Klevesath, S. Schiekofer, P. P. Nawroth

5.1	**Fallpräsentation**	270
5.1.1	Blickdiagnose	270
5.1.2	Befunde	270
5.1.3	Therapie und Verlauf	273
5.2	**Klinik**	273
5.2.1	Epidemiologie	273
5.2.2	Entstehung	274
5.2.3	Symptome und Beschwerden	275
5.3	**Diagnose**	278
5.3.1	Anamnese	278
5.3.2	Körperliche Untersuchung	279
5.3.3	Technische Verfahren	279
5.4	**Therapie**	281
5.4.1	Studien	281
5.4.2	Therapiekontrolle	282
5.4.3	Nebenwirkungen	289
5.4.4	Ausblick: zukünftige Möglichkeiten	289
5.5	**Notfall**	289
Literatur		290

5.1
Fallpräsentation

Eine 26jährige, normalgewichtige Patientin aus Rumänien leidet seit ihrem 22. Lebensjahr an einem Diabetes mellitus Typ 1 (ICA positiv). Die Erkrankung wurde in Rumänien mit einer konventionellen Insulintherapie behandelt. Darunter konnte ein HbA1c-Wert von 8,5% (Norm bis 6,1%) erreicht werden. Als die Patientin dann in Deutschland schwanger wurde, setzte der Hausarzt das Insuliab und begann eine orale antidiabetische Therapie mit Euglucon und Glucophage. Unter dieser Therapie verschlechterte sich die Stoffwechseleinstellung und der HbA1c-Wert lag nun bei 9,1%.

HbA1c-Verlauf unter den verschiedenen Therapieregimen

Diabetes-therapie	Konventionelle Insulintherapie	Orale antidiabetische Therapie	Konventionelle Insulintherapie	Intensivierte Insulintherapie
HbA1c	8,4%	9,1%	8,2%	5,9%

5.1.1
Blickdiagnose

Bereits während der Schwangerschaft fiel dem Gynäkologen bei den durchgeführten Ultraschalluntersuchungen im Rahmen der Schwangerschaftsbetreuung das „zu große Kind" auf. Gegen Ende der Schwangerschaft traten Symptome einer Präeklampsie auf und die Patientin erlitt eine Totgeburt in der 38. Schwangerschaftswoche. Das Totgeborene wies ein Geburtsgewicht von 4500 g und schwerste Mazerationen der Haut auf (Abb. 5.1). Die Plazenta wies ebenfalls eine ausgeprägte Hypertrophie auf (Abb. 5.2).

5.1.2
Befunde

Der HbA1c-Wert von 9,1% bestätigte die von der Patientin durchgeführten Blutglukoseselbstkontrollen der vorangegangenen Tage mit Blutglukosewerten zwischen 150–280 mg%.

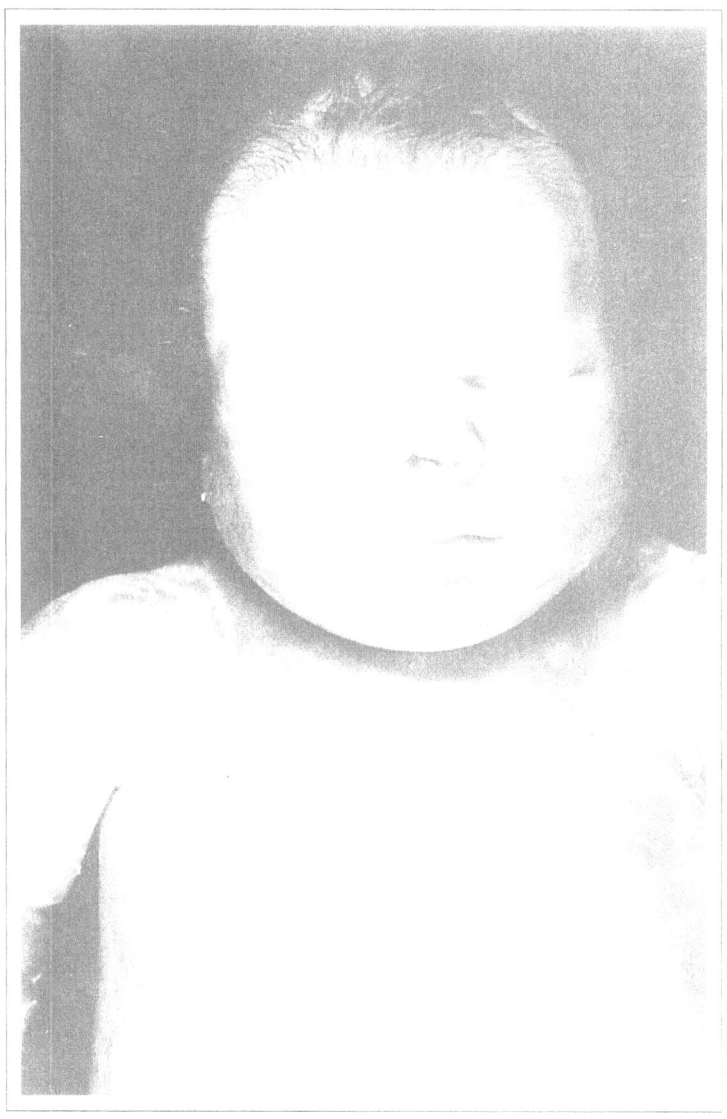

Abb. 5.1. Makrosomie

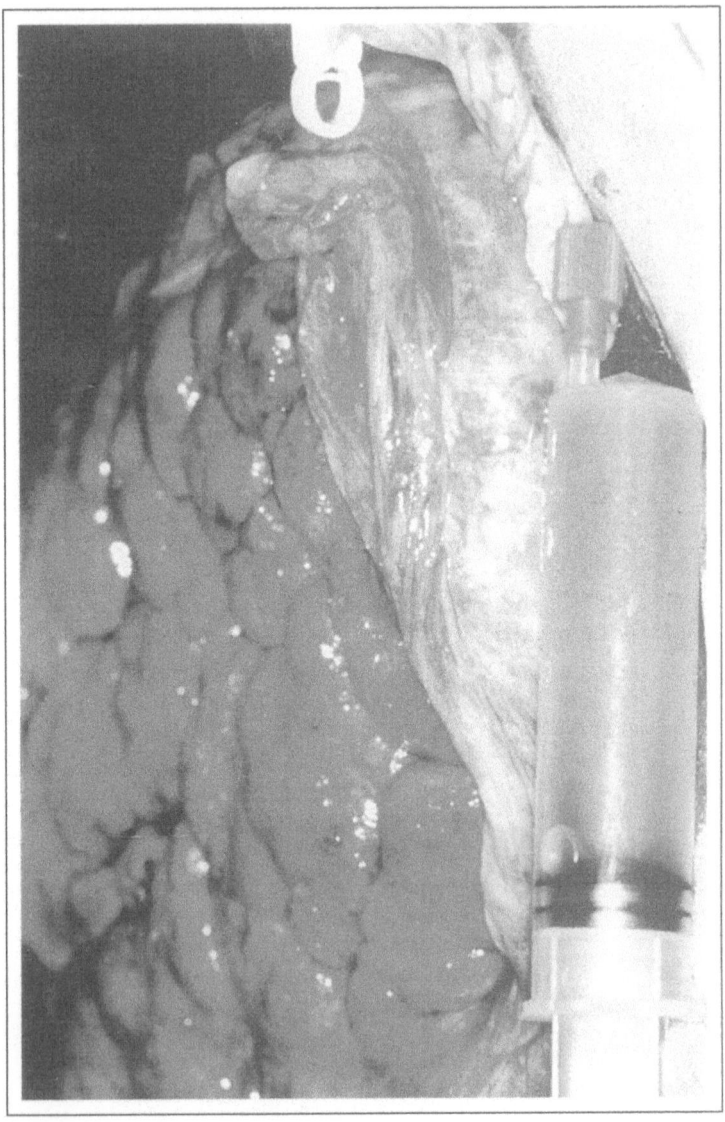

Abb. 5.2. Hypertrophie der Plazenta

5.1.3
Therapie und Verlauf

Nach Aufnahme in die Klinik wurde die Patientin sofort auf eine konventionelle Insulintherapie, danach im Rahmen einer ambulanten Diabetikerschulung auf eine intensivierte Insulintherapie umgestellt. Darunter besserte sich der HbA1c-Wert auf 5,9%.

Unter intensivierter Insulintherapie und ausreichender Schulung, sowie normalem HbA1c-Wert, wurde die Patientin erneut schwanger. Das gesunde Kind wurde termingerecht geboren und wies ein Geburtsgewicht von 3100 g auf.

5.2
Klinik

5.2.1
Epidemiologie

Die Schwangerschaft bei Diabetes mellitus birgt ein erhöhtes Risiko für Mutter und Kind. Durch die verbesserten Möglichkeiten der Blutglukoseeinstellung schwangerer Diabetikerinnen kam es zwar zu einem Abfall von Totgeburten, aber gleichzeitig auch zu einem Anstieg anderer Probleme wie Frühgeburtlichkeit, kongenitale Malformationen und Plazentahypertrophie (Lea et al. 1996). Der schädigende Einfluß der Hyperglykämie setzt in der Mehrzahl der Fälle schon in einem sehr frühen Stadium der Schwangerschaft ein, schon bevor die Schwangerschaft überhaupt diagnostiziert wurde. In Studien konnten an diabetischen Ratten verschiedenste Störungen der Präimplantationsphase nachgewiesen werden. Dies belegt, daß schon eine präkonzeptionelle Normalisierung des Stoffwechsels nötig ist.

Häufigkeit verschiedener Störungen der Präimplantationsphase
bei diabetischen Ratten
- 5fach erhöhte Inzidenz degenerierter Embryos,
- Verminderung der Anzahl teilungsfähiger Blastozyten um 33%,
- Verminderung der inneren Zellmasse des Blastozyten um 20%,
- Aktivierung des Apoptose-Pathways.

5.2.2
Entstehung

Die Makrosomie hat ihre Ursache in der mütterlichen Hyperglyk-
ämie unabhängig vom Ernährungszustand und Alter der Mutter
(Jang et al. 1997). Durch die permanente Hyperglykämie werden die
fetalen β-Zellen des Kindes stimuliert, was zur Hypertrophie und
Hyperplasie der β-Zellen im fetalen Pankreas führt, dadurch zu einem Zustand der konsekutiven Hyperinsulinämie, der letztlich zur
ausgeprägten Lipogenese und Makrosomie führt (Page et al. 1995)
(Abb. 5.3).
  Graviditätsbedingte Stoffwechselveränderungen während der
Schwangerschaft sind hormoneller Genese (Tabelle 5.3). Aufgrund
der im ersten Trimenon gesteigerten Insulinempfindlichkeit besteht

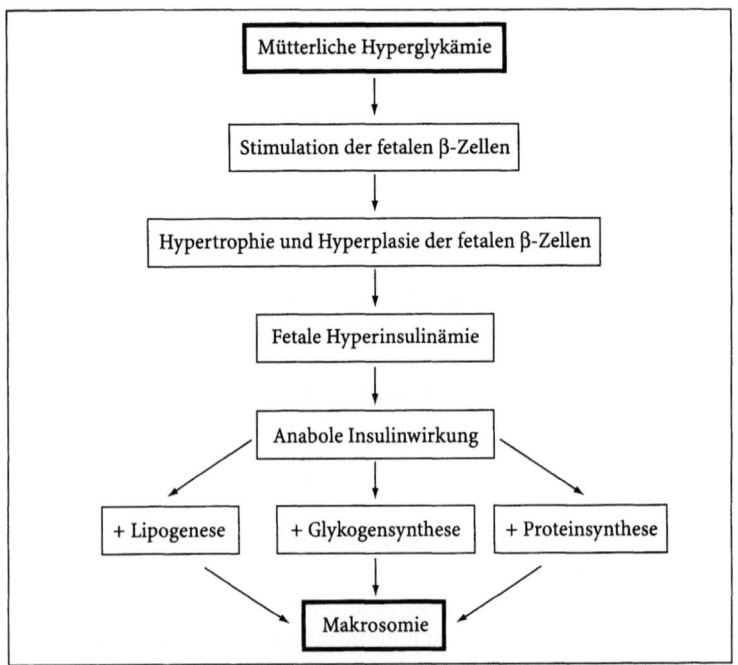

Abb. 5.3. Pathophysiologie der Makrosomie

eine Hypoglykämieneigung. Im 2. und 3. Trimenon entwickelt sich infolge gesteigerter Sekretion kontrainsulinärer Plazentahormone eine Insulinresistenz. Die Kohlenhydrat-Toleranz verschlechtert sich.

Folgen kontrainsulinär wirkender Plazentahormone
- Hydramnion: häufigste Komplikation
- Abort: ca. 15% der schwangeren Diabetikerinnen,
- Spätgestosen: oft auf dem Boden schon bestehender diabetischer Nephropathie, Pyelonephritis und diabetische Angiopathie der Uterusgefäße
- vermehrt vorkommende Infekte der Harnwege, Scheide und Zervix.

5.2.3
Symptome und Beschwerden

Die häufigsten Schwangerschaftskomplikationen Hydramnion, Aborte und schwer beherrschbare Spätgestosen (Präeklampsie und Eklampsie) sind in ihrer Häufigkeit abhängig von der Stoffwechselqualität (Tabelle 5.1).

Tabelle 5.1. Renales Risiko für die diabetische Mutter mit enger Korrelation zur Stoffwechselkontrolle

Referenz	Patientinnen mit eingeschränkter Nierenfunktion	Schwanger-schafts-wochen	Fetales Überleben (%)	Bleibende Beeinträchtigung der Nierenfunktion
Mackie	6	31+1	86	Keine
Mackie	11	36+4	100	?
Kitzmiller	8	?	89	Keine
Jovanovic	8	?	?	Keine
Dicker	2	35+0	100	Keine
Grenfell	?	36+5	100	Keine
Reece	12	36+3	90	Keine
Reece	11	36+3	90	Keine
Biesenbach	5	31+2	40	80%
Purdy	8	?		75%

Zusätzlich werden bei diabetischen Schwangeren eine erhöhte Hypertonieneigung, Plazentainsuffizienz und vorzeitige Wehen beobachtet. Diabetische Spätschäden in Form von Retinopathie und Nephropathie können sich im Verlauf der Schwangerschaft verstärken. Eine gering ausgeprägte, nicht proliferative diabetische Retinopathie verschlechtert sich im Verlauf der Schwangerschaft meist nicht, wohingegen bei einer schweren, proliferierenden Retinopathie oftmals eine Verschlechterung zu beobachten ist. Verschiedene Studien konnten zeigen, daß bei der milden diabetischen Nephropathie häufig ein reversibles Ansteigen der Proteinurie zu beobachten ist, was postpartal wieder verschwindet (Mackie et al. 1996) (s. Tabelle 5.1). Ob es durch eine Schwangerschaft bei Diabetikerinnen zu einer Progredienz der Nephropathie kommt, ist noch nicht endgültig geklärt. Sicher ist jedoch, daß eine bestehende Nephropathie vermehrt zu Spätgestosen (Pfropfgestosen) führt.

Für die Abschätzung des mütterlichen Risikos einer Schwangerschaft bei Diabetes hat sich die Stadieneinteilung nach White (s. oben) in der Klinik als hilfreich erwiesen.

White-Klassifikation des Diabetes mellitus während der Schwangerschaft

A   Schwangerschaftsdiabetes, d. h. pathologische Glukosetoleranz; Normoglykämie durch Diät erreichbar,

B   manifester Diabetes, Diabetesdauer weniger als 10 Jahre bzw. Manifestationsalter über dem 20. Lebensjahr,

C   relativ lange Diabetesdauer (10–20 Jahre) bzw. Manifestationsalter unter dem 20. Lebensjahr,

D   Diabetesmanifestation unter dem 10. Lebensjahr bzw. lange Diabetesdauer (mehr als 20 Jahre), beginnende Retinopathie (background-Retinopathie),

E   Makroangiopathie (Verkalkung der Beckengefäße – radiologische Diagnose),

F   diabetische Nephropathie mit Hypertonie, Nephropathie und proliferative Retinopathie,

G   multiple Komplikationen der Schwangerschaft,

H   koronare Herzkrankheit,

T   Schwangerschaft nach Nierentransplantation.

Das Risiko für die Schwangerschaft nimmt von A bis T stetig zu. Diese Klassifikation berücksichtigt vor allem die Diabetesdauer und das Vorliegen von Gefäßkomplikationen. Allerdings berücksichtigt diese Einteilung nicht den sehr wichtigen Faktor der momentanen Stoffwechseleinstellung.

In Deutschland liegen perinatale Mortalität, Frühgeburtlichkeit und letale Fehlbildungen bei Kindern diabetischer Mütter noch weit über dem sonstigen Bundesdurchschnitt (Abb. 5.4). Die Hyperglykämie während der Zeit der Embryogenese ist ursächlich für die erhöhte Mißbildungsrate bei Kindern diabetischer Mütter verantwortlich, was auch an Tierversuchen gezeigt werden konnte. So fanden sich beispielsweise bei den Nachkommen diabetischer Ratten in bis zu 20% Skelettfehlbildungen, wie caudale Dysgenesie oder Mikrognathie. Diese Fehlbildungsrate konnte durch Insulinbehandlung drastisch reduziert werden (Eriksson et al. 1982). Auch Neuralrohrfehlbildungen, als eine der häufigsten Malformation assoziiert mit diabetischer Embryopathie, konnten bei diabetischen Mäusen 3mal häufiger nachgewiesen werden als bei nichtdiabetischen Tieren. In diesem Zusammenhang scheint das Pax-3-Kontrollgen eine wichtige Funktion auszuüben (Phelan et al. 1997). So fand sich eine signifikant niedrigere Expression dieses Gens bei den Embryonen diabetischer Mäuse.

Als *Fetopathia diabetica* wird die Gesamtheit der durch die diabetische Stoffwechselstörung der Mutter verursachten Syndrome, mit Ausnahme der Mißbildungen, bezeichnet.

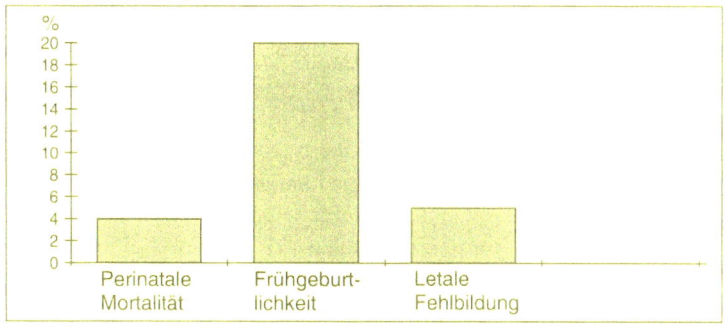

Abb. 5.4. Perinatale Mortalität, Frühgeburtlichkeit und letale Fehlbildungen bei Kindern diabetischer Mütter

Fetopathia diabetica
- Hypoglykämie,
- Hypokalzämie,
- Hypomagnesiämie,
- Hyperbilirubinämie,
- Polyglobulie.

Auch haben Studien gezeigt, daß verschiedene spezifische plazentare Transportproteine in den Plazentas von makrosomen Neugeborenen diabetischer Mütter beeinflußt werden. So konnte gezeigt werden, daß z. B. in den Plazentas makrosomer Neugeborener die Anzahl der System-A-Aminosäuren-Transporter selektiv reduziert sind (Kuruvilla et al. 1994).

Verschiedene Stoffwechselstörungen bedingen die neonatale Morbidität von Kindern diabetischer Mütter. Diese Stoffwechselstörungen treten auch bei äußerlich unauffälligen Kindern auf.

Typische Stoffwechselstörungen bei Neugeborenen diabetischer Mütter
White-Klassifikation
- Makrosomie,
- Cushingoid,
- Hypertrichose,
- Nackenfettpolster,
- Viszeromegalie,
- Zeichen organischer und funktioneller Reifungsstörungen.

5.3
Diagnose

5.3.1
Anamnese

Bei jeder Schwangeren sollte nach dem Vorliegen eines Diabetes mellitus, vor allem auch in der engeren Verwandtschaft, gefragt werden, ebenso nach vorausgegangenen Schwangerschaftsverläufen, Fehlgeburten und dem Gewicht evtl. schon geborener Kinder.

5.3.2
Körperliche Untersuchung

Neben den üblichen körperlichen Untersuchungen spielen in dem hier besprochenen Zusammenhang die Untersuchung auf Ödeme und die Blutdruckmessung, sowie Spiegelung des Augenhintergrundes (schon vor Schwangerschaft) eine besondere Rolle.

5.3.3
Technische Verfahren

Die gynäkologisch-geburtshilfliche Betreuung erfolgt bei schwangeren Diabetikerinnen in kürzeren Abständen als bei Nichtdiabetikerinnen. Diese sind in der Regel Kontrolluntersuchungen in 14tägigen Intervallen. Sie werden durch den Ultraschallbefund und die Kardiotokographie gestützt. Der Gynäkologe dokumentiert diese Befunde im Mutterpaß (s. Übersicht unten).

Die Deutsche Diabetesgesellschaft hat 1992 in ihren veröffentlichten Richtlinien bezüglich Schwangerenscreening gefordert, bei jeder schwangeren Frau ohne bekannten Diabetes mellitus einen „Glucose-Challenge-Test" mit 50 g Glukose in der 24–28. SSW durchzuführen. Liegt die nach 1 h abgenommene Blutglukose höher als 140 mg/dl, so sollte ein oraler Glukosebelastungstest (OGTT) mit 75 g Glukose durchgeführt werden (Hillebrand 1996). Dieser sollte auch durchgeführt werden, wenn anamnestisch Hinweise auf einen Gestationsdiabetes bestehen. Falls sich hierbei ein Gestationsdiabetes diagnostizieren läßt, ist die Schwangerschaft auch durch Komplikationen gefährdet, wie bei bereits bekanntem Diabetes mellitus der Mutter. Aus diesem Grund gelten zur Überwachung dieser Schwangeren ähnliche Forderungen.

Die diabetologisch internistische Betreuung umfaßt neben der strukturierten Schulung und der ausführlichen Untersuchung hinsichtlich vorhandener Sekundärkomplikationen des Diabetes mellitus vor allem eine engmaschige Kontrolle der Glukosewerte (siehe hinten), je nach Risikokonstellation bis zu 2mal wöchentliche Blutdruckmessung, Kontrolle der Nierenwerte und Albumine, sowie Dokumentation des Körpergewichts (wöchentlich).

Apparative fetale Überwachung
- Ultraschalluntersuchung: erfolgt erstmals zwischen 8.-12. SSW, weitere Kontrolluntersuchungen in 14tägigen Abständen, bei Hyper- oder Hypotrophie wöchentlich,
- Kardiotokographie (CTG): erfolgt ab der 32. SSW bei jeder ambulanten Vorstellung (mindestens 1mal wöchentlich), bei Risikoverläufen oder stationär täglich.

Zur Erfassung möglicher Mißbildungen wird das α-Fetoprotein im Serum bestimmt. In der Spätschwangerschaft können durch Hormonbestimmungen die Intaktheit oder Störungen in der fetoplazentaren Entwicklung festgestellt werden. Das HPL (humanes plazentares Laktogen) kann irreführenderweise erhöht sein, trotz unzureichender Plazentafunktion, da bei Diabetikerinnen häufig eine plazentare Hypertrophie zu finden ist. Aus diesem Grund ist die Untersuchung dieses Hormons alleine nicht ausreichend aussagekräftig. Bei kompliziertem Schwangerschaftsverlauf kann zur Bestimmung der Lungenreife des Feten eine Amniozentese durchgeführt werden. Der L:S (Lecithin-Sphingomyelin)-Quotient soll über 1,4 liegen (s. unten).

Laborbestimmungen zur fetalen Überwachung

α-Fetoprotein	Bestimmung in der 16. SSW zur Erfassung möglicher Mißbildungen
HPL, Östriol	HPL und Östriol im Serum
Gesamtöstrogene	Gesamtöstrogene im 24-h-Urin in der Spätschwangerschaft zur Überprüfung der Intaktheit bzw. Störungen der fetoplazentaren Entwicklung
L:S-(Lecithin-Sphingomyelin-)Quotient, C-Peptid, Insulin	Proben werden durch Amniozentese gewonnen, zur Bestimmung der Lungenreifung

Aufgrund der verschiedenen Stoffwechselstörungen, die bei Kindern diabetischer Mütter auftreten, muß jedes Neugeborene einer diabetischen Mutter in besonderer Weise überwacht werden. Dies gilt auch für Neugeborene mit einem Geburtsgewicht oberhalb der 95. Perzentile der Gewichtstragzeitkurven. Die Anwesenheit eines Neonatologen bei der Entbindung einer diabetischen Mutter ist die optimale Regelung. Für Kinder diabetischer Mütter ist eine spezielle Diagnostik zusätzlich zur U1-Untersuchung erforderlich (s. unten).

Zusatzdiagnostik bei Kindern diabetischer Mütter
- Blutglukosebestimmung 30 min., 1 h und 3 h postpartal,
- postnatale Bestimmung von Hämoglobin und Hämatokrit,
- 2 weitere präprandiale Blutglukosebestimmungen in den folgenden Tagen,
- Bestimmung des Serumkalziums am 2. und 3. Tag (auch ohne Auffälligkeiten),
- Bestimmung des Serummagnesiums,
- Bestimmung des Serumbilirubins am 3. und 5. Tag.

5.4
Therapie

5.4.1
Studien

Während der Schwangerschaft sind orale Antidiabetika kontraindiziert (s. Fallpräsentation). Es ist unbedingt rechtzeitig eine Insulintherapie durchzuführen (Simmons et al. 1997). Es liegen zwar nur wenig Studienergebnisse bezüglich oraler antidiabetischer Therapie während der Schwangerschaft vor, aber es scheint unter oraler antidiabetischer Therapie eine Häufung von kongenitalen Malformationen und prolongierten neonatalen Hypoglykämien zu geben (s. unten) (Piacquadio et al. 1991).

Häufigkeit der kongenitalen Fehlbildungen	
Mit oralen Antidiabetika	50%
Ohne orale Antidiabetika	15%

Gehäufte kongenitale Fehlbildungen unter oralen Antidiabetika
- Mißbildungen der Ohren,
- Hydrozele,
- Gefäßanomalien,
- Atrium -und Venrikelseptumdefekt,
- Anenzephalie und andere zerebrale Malformationen,
- vertebrale Malformationen (bevorzugt L1–L3).

Tabelle 5.2. Beschriebene Stoffwechselstörungen unter oralen Antidiabetika

Komplikation	Expositionsgruppe (%)	Kontrollgruppe (%)
Hyperbilirubinämie	67	36
Polyzythämie u. Hyper- viskosität	27	3

Vor allem auch Malformationen, die nicht zu dem typischen Bild der diabetischen Embryopathie gehören, fanden sich gehäuft, z. B. Malformationen der Ohren wurden unter oraler antidiabetischer Therapie bei 25% der Neugeborenen diagnostiziert.

Auch unter den Laborparametern fanden sich signifikant häufiger Störungen, wie Hyperbilirubinämie, Polyzythämie und Hyperviskosität, so daß in der Expositionsgruppe signifikant häufiger Austauschtransfusionen nötig waren (Tabelle 5.2).

Es konnte gezeigt werden (Reece et al. 1996), daß die Inzidenz der Makrosomie eng gekoppelt ist an die Qualität der Stoffwechseleinstellung, wobei besonders die Blutglukosekontrolle im letzten Trimenon ausschlaggebend ist. Studien haben auch die Notwendigkeit der optimalen Blutglukoseeinstellung schon während des ersten Trimenons der Schwangerschaft und zum Zeitpunkt der Konzeption bewiesen (Page et al. 1995)

5.4.2
Therapiekontrolle

Deshalb sollte bei bekanntem Diabetes mellitus der Stoffwechsel bereits präkonzeptionell optimal eingestellt sein. Auf alle Fälle sollte bei der Konzeption eine Normoglykämie vorliegen bzw. der Blutzuckerstoffwechsel möglichst rasch normalisiert werden. Diabetikerinnen sollten schon in der Planungsphase der Schwangerschaft von einem diabeteserfahrenen Arzt betreut und geschult werden (Müller et al. 1995). Falls erforderlich, muß zusätzlich eine Blutdruckeinstellung erfolgen. Mögliche Kontraindikationen sind auszuschließen (s. unten).

Voraussetzung für Schwangerschaft
- Schulung der Patientin,
- optimale Blutglukoseeinstellung, (intensivierte Therapie oder Pumpentherapie),

- Blutdruckeinstellung,
- Ausschluß möglicher Kontraindikationen.

Eine relative Kontraindikation zur Schwangerschaft besteht bei Patientinnen mit fortgeschrittener Nephropathie, schwerer Retinopathie und ausgeprägter peripherer arterieller Verschlußkrankheit der Beckenarterien. Als absolute Kontraindikation gilt die Schwangerschaft nur nach Herzinfarkt (s. unten).

Kontraindikationen zur Schwangerschaft

Relative Kontraindikationen für Schwangerschaft	Absolute Kontraindikation für Schwangerschaft
Fortgeschrittene Nephropathie Schwere Retinopathie Ausgeprägte pAVK der Beckenarterien	Zustand nach Herzinfarkt

Die Therapie ist im Verlauf der Schwangerschaft so durchzuführen, daß die Blutzuckerwerte denen von gesunden Schwangeren entsprechen, d. h. nüchtern BZ 60–100 mg/dl und postprandial <= 140 mg/dl. Der HbA1c sollte während der Schwangerschaft eher im unteren Normbereich liegen, da auch bei nichtdiabetischen Schwangeren die Blutglukosewerte gegenüber Nichtschwangeren erniedrigt sind (s. Therapieziele).

Therapieziele bei schwangeren Diabetikerinnen
- Nüchternblutglukose 60–100 mg/dl,
- postprandiale Blutglukose 1 h <140 mg/dl; 2 h pp <120 mg/dl,
- HbA1c präkonzeptionell im Normbereich,
- HbA1c während der Schwangerschaft im unteren Normbereich (<6%).

Eine notwendige Laserkoagulation am Augenhintergrund ist frühzeitig durchzuführen, um einer durch die Preßwehen während der Geburt ausgelösten Verschlechterung vorzubeugen.

Da sich während der Schwangerschaft der Insulinbedarf ändert (s. unten u. Abb. 5.5) , sollten die Patientinnen engmaschig mit ihrem betreuenden Diabetologen die dokumentierten Blutglukosewerte besprechen und ggf. die Insulindosis anpassen. Je nach Qualität der Stoffwechselkontrolle müssen die Patientinnen in 1–3wöchigen Abständen einbestellt werden. Während der Schwangerschaft können die Werte stark schwanken, vor allem im ersten Trimenon findet sich eine erhöhte Hypoglykämieneigung.

Insulinbedarf während der Schwangerschaft

1. Trimenon	2. und 3. Trimenon
Meist keine Insulinerhöhung nötig, eher gesteigerte Insulinempfindlichkeit, Hypoglykämieneigung.	Der Insulinbedarf steigt kontinuierlich an, als Folge kontrainsulinär wirkender Schwangerschaftshormone. Am Ende der Schwangerschaft kann der Insulinbedarf bis zu 100% über dem Insulinbedarf vor der Schwangerschaft liegen.

Zur Überwachung der Stoffwechselsituation muß die Patientin in 1–4wöchigen Intervallen sich ambulant vorstellen. Zum einen kann bei diesen Terminen die aktuelle Stoffwechselsituation besprochen werden und ggf. eine Insulindosisanpassung vorgenommen werden. Zum andern müssen verschiedene Parameter wie Blutdruck, Körpergewicht, Ödemneigung etc. (s. unten) kontrolliert werden. Glykosyliertes Hämoglobin (HbA1c) sollte während der Schwangerschaft

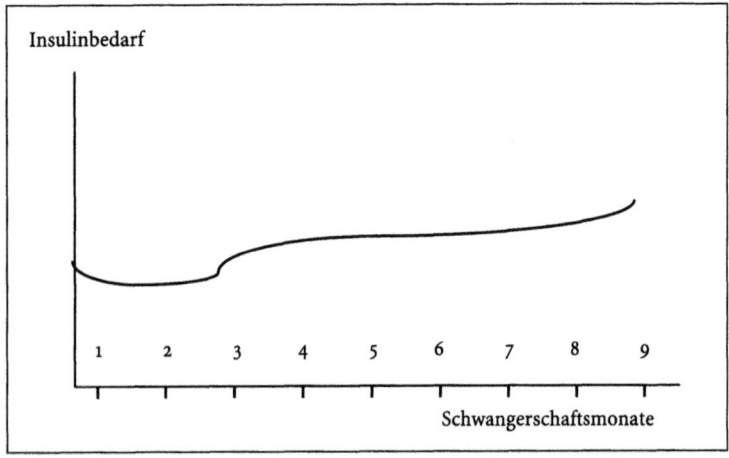

Abb. 5.5. Veränderung des Insulinbedarfs im Verlauf der Schwangerschaft

in 4wöchentlichen Abständen kontrolliert werden, um eine engere
Kontrolle zu gewährleisten. Ggf. können zur Erfassung der Blutglu-
kosesituation der vorangegangenen 2 Wochen auch Fruktosamine
bestimmt werden. Eine Glukosurie ist bei 30% aller nichtdiabetischen Schwangeren physiologisch und ohne Krankheitswert. Augenärztliche Kontrollen sind mit Rücksprache des Augenarztes öfters (alle 3 Monate) durchzuführen. Eine notwendige Laserkoagulation des Augenhintergrundes ist frühzeitig durchzuführen, um evtl.
Verschlechterungen am Augenhintergrund vorzubeugen.

Regelmäßige Kontrolluntersuchungen bei schwangeren Diabetikerinnen

Klinische Parameter	Laborparameter
Körpergewicht (bei jedem Arztbesuch)	Blutglukose (täglich 6mal)
Ödeme (mindestens 1mal wöchentlich)	HbA1c (alle 4 Wochen)
Blutdruck (1mal wöchentlich)	Evtl. Fruktosamine
Augenhintergrund (3monatlich)	Proteinurie/Mikroalbuminurie
	Bakteriurie

Zusätzlich zu den regelmäßig durchgeführten Blutglukose-Selbst-
kontrollen der Patientin und Dokumentation der Werte ist bei Gestosegefahr eine Blutdruck-Selbstmessung durch die Patientin nötig.
Die Häufigkeit der Kontrolluntersuchung ist dem Ausgangsstatus
und Schwangerschaftsverlauf anzupassen.

Regelmäßige Kontrolluntersuchungen durch die Patientin
- Tägliche Blutglukose-Selbstkontrolle und Dokumentation der
  Werte im Blutzuckertagebuch,
- Körpergewicht (bei Gestosegefahr täglich, sonst wöchentlich),
- Blutdruck-Selbstkontrolle (bei Gestosegefahr täglich)

Studien haben gezeigt, daß sich diese Therapieziele in der Regel besser durch gute Patientenschulung, intensivierte Insulintherapie oder
Insulinpumpenbehandlung, regelmäßige Blutglukoseselbstkontrollen mit Insulindosisanpassung durch die Patientin und enge Anbin-
dung an den Diabetologen erreichen lassen (Veciana et al. 1995; Page
et al. 1995; Müller et al. 1995).

   Während der Schwangerschaft sollen häufigere Blutglukoseselbstkontrollen durchgeführt werden, da optimale Werte von gut

Tabelle 5.3. Patientengruppe „mit postprandialer Blutglukosemessung" vs. Patientengruppe „mit präprandialer Blutglukosemessung"

Patientengruppe	Mit postprandialer Blutglukosemessung	Mit präprandialer Blutglukosemessung
HbA1c-Abfall (%)	−3,0 +/− 2,2*	−0,6 +/− 1,6
Geburtsgewicht (g)	3469 +/− 668*	3848 +/− 434

* Signifikanter Abfall ($p < 0.05$)

geschulten Diabetikerinnen eher zu erreichen sind, die 5–10mal am Tag ihren Blutzucker testen. Manche Autoren empfehlen zusätzlich eine nächtliche Blutglukosetestung um 3 Uhr.

Es konnte in Studien die enge Korrelation der postprandialen Blutglukosewerte (1–2 h postprandial) zur Makrosomie der Neugeborenen gezeigt werden. Bei Schwangeren, die einen Gestationsdiabetes entwickelt haben und einer Insulintherapie zugeführt wurden, wurde zwischen der Blutglukoseeinstellung von Diabetikerinnen, die präprandiale Blutglukosekontrollen durchführten und Schwangeren, die postprandiale Blutglukosemessungen (1 h pp) durchführten, verglichen. Hierbei ergab sich nicht nur ein signifikanter Abfall des HbA1c in der Gruppe der postprandial Messenden gegenüber den Schwangeren, die ausschließlich präprandiale Blutglukosemessungen durchführen, sondern auch ein signifikant niedrigeres Geburtsgewicht der Neugeborenen, deren Mütter postprandiale Blutglukosemessungen durchführten (Veciana et al. 1995) (Tabelle 5.3).

Daher sollten bei diabetischen Schwangeren nicht nur Nüchternblutglukosemessungen durchgeführt werden, sondern auch Blutglukosemessungen jeweils 1–2 h nach den Hauptmahlzeiten (Veciana de et al. 1995; Vohr et al. 1997).

Empfehlung zur Blutglukoseselbstkontrolle und Dokumentation während der Schwangerschaft

- Morgens, vor dem Frühstück,
- 1–2 h nach dem Frühstück,
- vor dem Mittagessen,
- 1–2 h nach dem Mittagessen,
- vor dem Abendessen,
- 1–2 h nach dem Abendessen,

- spätabends, vor dem Zubettgehen,
- evtl. nächtliche Blutglukosetestung.

Jede Schwangere sollte zusätzlich an einer strukturierten Diabetikerschulung teilgenommen haben. Diese Schulungen können in der
Regel ambulant durchgeführt werden und haben somit den Vorteil,
die Schwangere in ihrem gewohnten Umfeld zu belassen, um Gelern-
tes selbst anzuwenden (s. Kapitel 3).

Als erfolgreich für die Betreuung der Schwangeren hat sich die
Zusammenarbeit zwischen diabeteserfahrenen Gynäkologen und
Diabetologen erwiesen. Schwangere Diabetikerinnen können heute
bis zur Entbindung ambulant betreut werden und müssen nicht
mehr monatelang vor der Entbindung stationär aufgenommen werden.

Interdisziplinäre Betreuung der schwangeren Diabetikerin
- Regelmäßige ärztliche Konsultationen beim Diabetologen und
  Gynäkologen,
- frühzeitige Vorstellung in der Entbindungsklinik,
- intensives fetales Monitoring,
- gut etablierte Zusammenarbeit Gynäkologe-Diabetologe.

Der betreuende Gynäkologe kann durch häufige Ultraschalluntersuchungen frühzeitig Mißbildungen und gestörtes fetales Wachstum
entdecken. Erfahrung ist nötig, um die optimale Entbindungsart
und den Zeitpunkt festzulegen. Außerdem sollte die Entbindungsklinik über Erfahrung mit der schwierigen metabolischen Kontrolle
während der Geburt besitzen und Diabetologen hinzuziehen, um
den Blutzucker zu kontrollieren. Ein Neonatologe sollte das Neugeborene nach der Geburt untersuchen. Makrosome Neugeborene
sollten von einem neonatologischen Zentrum betreut werden.

Mit Einsetzen der Wehentätigkeit und während der Geburt sinkt
der Insulinbedarf ab. Unmittelbar nach Entbindung erfolgt eine weitere abrupte Senkung des Insulinbedarfs, und auch im Wochenbett
ist der Insulinbedarf noch verringert, er kann sogar niedriger sein
als vor der Schwangerschaft. Deshalb liegt während der Geburt und
unmittelbar nach der Geburt eine erhöhte Hypoglykämiegefahr vor.
Aus diesem Grund sind gerade mit Einsetzen der Geburt und in der
postpartalen Phase regelmäßige BZ-Selbstkontrollen mit Anpassung

der Insulindosis unbedingt notwendig. Ein stabiler, endgültiger Insulinbedarf stellt sich erst 2–3 Wochen postpartal ein.

Insulinbedarf während der Geburt und postpartal

Wehentätigkeit	Postpartal
Insulinbedarf nimmt allmählich ab, aufgrund der Uterusmuskelkontraktionen	Drastischer Abfall des Insulinbedarfs nach der Geburt, teilweise niedriger als vor Schwangerschaft Erneute Stabilisierung ca. 2–3 Wochen postpartal

Während der Schwangerschaft soll auf eine ausgewogene Ernährung geachtet werden. Vor allem in der zweiten Schwangerschaftshälfte ist auf einen ausreichenden Kaloriengehalt der Nahrung zu achten. Als Faustregel gilt, je nach körperlicher Aktivität, die Formel:

Bedarf an kcal pro Tag während der Schwangerschaft
– Prägravides Idealgewicht in kg mal 30–40 = kcal pro Tag
– Minimum 1500 kcal pro Tag.

Die Gewichtszunahme während der Schwangerschaft sollte 10–15 kg nicht überschreiten.

Eine Ketonurie, vor allem im ersten Morgenurin, kann auf einen unzureichenden Kohlenhydratgehalt der Nahrung (oder auf eine nächtliche Unterzuckerung) hindeuten. Die Ernährungsempfehlungen bei Schwangeren mit bekanntem Diabetes mellitus folgen den allgemeinen Richtlinien der Diabetestherapie.

Ernährungsempfehlungen bei Diabetes mellitus

Kohlenhydrate	50–55%; Faserstoffe ca. 30 g/Tag
Eiweiß	15% (reich an pflanzlichem Eiweiß)
Fett	30–35%; bevorzugt mehrfach ungesättigte Fettsäuren (>50%)
Zuckeraustauschstoffe	Fructose, Xylit, Sorbit <30 g/Tag

5.4.3
Nebenwirkungen

Bei einer optimalen Stoffwechseleinstellung besteht, gerade auch während des ersten Trimenons, eine erhöhte Gefahr der Hypoglykämie. Es fanden sich bislang jedoch keinerlei Hinweise, daß dies für das Ungeborene schädlich sein könnte.

5.4.4
Ausblick: zukünftige Möglichkeiten

Da eine Assoziation besteht zwischen oxidativem Streß bei diabetischer Stoffwechsellage und gestörter Embryogenese, wurde an Tierversuchen der Einfluß von antioxidativen Substanzen, wie Vitamin E, auf die Schwangerschaft untersucht. Dabei zeigte sich, daß bei den diabetischen Tieren mit Vitamin-E-Behandlung eine Reduktion der Malformationsrate (v.a. Mikrognathie) erreicht werden konnte (Simán et al. 1997). Dies sind möglicherweise zukünftige präventive Therapieansätze bei der Behandlung diabetischer Schwangerer, doch es fehlen klinische Studien.

5.5
Notfall

Falls es ambulant – weder durch eine intensivierte Insulintherapie noch durch eine Insulinpumpentherapie – nicht gelingt, eine normnahe Blutglukoseeinstellung zu erreichen, ist eine stationäre Aufnahme indiziert. Auch andere internistische Indikationen können zur Klinikeinweisung führen.

Indikationen zur stationären Aufnahme
- Trotz Schulung, ICT oder Pumpentherapie keine ausreichend gute Stoffwechsellage,
- schwere Hypoglykämien,
- Ketoazidose,
- andere internistische Indikationen (z. B. akute Pyelonephritis).

Es ist nicht prinzipiell indiziert, eine schwangere Diabetikerin auf eine Insulinpumpentherapie umzustellen. Eine eindeutige Therapieindikation zur Insulinpumpentherapie ist auch hier nur gegeben durch ein sog. Dawnphänomen, d. h. frühmorgendlichen Blutgluko-seanstieg, der durch eine intensivierte Insulintherapie nicht ausrei-chend zu beherrschen ist. Eine weitere Indikation wäre evtl. der Brittle Diabetes oder der Wunsch der Patientin.

Indikationen zur Insulinpumpentherapie
- Dawn-Phänomen,
- Brittle Diabetes,
- individueller Therapiewunsch.

Kontraindikationen
- Unzuverlässigkeit, mangelnde Motivation der Patientin,
- Psycholabilität und Eßstörung (Anorexia nervosa, Bulimie),
- Alkoholkrankheit und Drogenabhängigkeit,
- fehlende Schulung.

Die Therapie der schweren Hypoglykämie unterscheidet sich nicht von der Behandlung der nichtschwangeren Diabetikerin, allerdings sollte bei Zustand nach sehr schwerer Hypoglykämie die Patientin dem Gynäkologen vorgestellt und evtl. kurzfristig stationär über-wacht werden.

Literatur

Dornhorst A, Girling JC (1995) Management of gestational diabetes mellitus. N Engl J Med 333: 1281–1282

Eriksson U, Dahlström E, Larsson KS, Hellerström C (1982) Increased inci-dence of congenital malformations in the offspring of diabetic rats and their prevention by maternal insulin therapy. Diabetes 31: 1–6

Fritsche A, Schmülling R (1995) Gestationsdiabetes wird häufig zu spät erkannt. Forschung und Praxis 200: 19–22

Hillebrand B (1996) Schwangerschaft und Diabetes. Ernährungsumschau 43: 40–43

Jang HC, Cho NH, Min Y-K, Han IK, Jung KB, Metzger BE (1997) Increased macrosomia and perinatal morbidity independent of maternal obesity and advanced age in korean women with GDM. Diabetes Care 20: 1582–1588

Kuruvilla AG, D'Souza SW, Glazier JD, Mahendran D, Maresh MJ, Sibley CP (1994) Altered activity of the system of amino acid transporter in microvil-lous membrane vesicles from placentas of macrosomic babies born to dia-betic women. J Clin Invest 94: 689–695

Lea RG, McCracken JE, McIntyre SS, Smith W, Baird JD (1996) Disturbed development of the preimplantation embryo in the insulin-dependent diabetic BB/E rat. Diabetes 45: 1463–1470

Mackie ADR, Doddridge MC, Gamsu HR, Brudenell JM, Nicolaides KH, Drury PL (1996) Outcome of pregnancy in patients with insulin-dependent diabetes mellitus and nephropathy with moderate renal impairment. Diabetic Medicine 13: 90–96

Müller UA, Hunger-Dathe W, Kobes M, Reuber E, Kirchner D (1995) Qualität der Stoffwechseleinstellung bei Typ-I-Diabetikern ein Jahr nach Teilnahme an einem strukturierten Behandlungsprogramm für intensivierte konventionelle Insulintherapie. Diabetes und Stoffwechsel 4: 9–13

Page RCL, Kirk BA, Fay T, Wilcox M, Hosking DJ, Jeffcoate WJ (1995) Is macrosomia associated with poor glycaemic control in diabetic pregnancy. Diabetic Medicine 13: 170–174

Phelan SA, Ito M, Loeken MR (1997) Neural tube defects in embryos of diabetic mice. Diabetes 46: 1189–1197

Piacquadio K, Hollingsworth DR, Murphy H (1991) Effects of in-utero exposure to oral hypoglycaemic drugs. Lancet 338: 866–869

Reece EA, Eriksson UJ (1996) The pathogenesis of diabetes-associated congenital malformations. Obstetrics and gynecology clinics of north america 23: 29–45

Siman CM, Eriksson UJ (1997) Vitamin E decreases the occurrence of malformations in the offspring of diabetic rats. Diabetes 46: 1054–1061

Simmons D, Robertson S (1997) Influence of maternal insulin treatment on the infants of women with gestational diabetes. Diabetic Medicine 14: 762–765

Steinhart JR, Sugarman JR, Connell FA (1997) Gestational diabetes is a herald of NIDDM in navajo women. Diabetes Care 20: 943–947

Veciana de M, Major CA, Morgan MA, Asrat T, Toohey JS, Lien JM, Evans AT (1995) Postprandial versus preprandial blood glucose monitoring in women with gestational diabetes mellitus requiring insulin therapy. N Engl J Med 333: 1237–1241

Vohr BR, McGarvey ST (1997) Growth patterns of large-for-gestational-age and appropriate-for-gestational-age infants of gestational diabetic mothers and control mothers at age 1 year. Diabetes Care 20: 1066–1072

KAPITEL 6

Gestationsdiabetes

M. S. Klevesath, S. Schiekofer, P. P. Nawroth

6.1	**Fallpräsentation**	294
6.1.1	Blickdiagnose	294
6.1.2	Befunde	294
6.1.3	Therapie und Verlauf	294
6.2	**Klinik**	295
6.2.1	Entstehung	295
6.2.2	Epidemiologie	296
6.2.3	Symptome und Beschwerden	296
6.3	**Diagnose**	298
6.3.1	Indikation zur Diagnostik	298
6.3.2	Anamnese	298
6.3.3	Technische Verfahren	299
6.4	**Therapie**	301
6.4.1	Therapieziele	301
6.4.2	Therapie	301
6.4.3	Therapiekontrollen	301
6.4.4	Nebenwirkungen und Komplikationen	302
Literatur		302

6.1.
Fallpräsentation

6.1.1
Blickdiagnose

Bei einer 34jährigen, erstgraviden, übergewichtigen Schwangeren
(BMI 29), fiel dem betreuenden Frauenarzt in der 24. Schwangerschaftswoche die Makrosomie des Kindes auf. Die Schwangerschaft
verlief bislang unauffällig. Insbesondere fand sich keine Glukosurie,
Hypertonie oder Proteinurie. Auf gezieltes Nachfragen berichtete die
Patientin jedoch über das Vorkommen von Diabetes mellitus Typ 2
in ihrer Familie.

6.1.2
Befunde

Zur weiteren Diagnostik führte der betreuende Gynäkologe einen
sog. Screeningtest mit 50 g Glukose durch. Bei der einmaligen Blutglukosebestimmung 60 min nach oraler Gabe fand sich ein Wert von
150 mg/dl im kapillären Vollblut, was den Verdacht auf einen Gestationsdiabetes verstärkte.

Zur weiteren Diagnostik überwies der betreuende Gynäkologe
seine Patientin nun an eine diabetische Fachambulanz. Hier wurde
ein oraler Glukosetoleranztest mit 75 g Glukose durchgeführt. Da
sich bei diesem Test 2 h nach Glukosebelastung ein Blutglukosewert
von 210 mg/dl ergab, war die Diagnose Gestationsdiabetes gesichert.

Als Verlaufsparameter wurde der HbA1c-Wert bestimmt. Es ergab sich ein leicht erhöhter Wert von 6,3% (Norm <6,2).

6.1.3
Therapie und Verlauf

Mit der Patientin wurden zunächst die Bedeutung einer normogly-
kämischen Stoffwechselsituation während der Schwangerschaft und
die Risiken einer diabetischen Stoffwechsellage besprochen. Danach
erhielt die Patientin eine ausführliche Ernährungsberatung, bei der
auch individuelle Ernährungsgewohnheiten erfaßt wurden. Zunächst wurde nun ein rein diätetischer Threapieversuch unternom-

men, wobei die Patientin 3–4mal täglich Blutglukoseselbstbestim-
mungen und Dokumentation der Werte durchzuführen hatte. Ein er-
neuter ambulanter Vorstellungstermin wurde auf wenige Tage später
vereinbart.

Beim folgenden ambulanten Vorstellungstermin zeigte sich, daß
unter Einhaltung einer speziellen Diät (keine Süßigkeiten, Mahlzeiten über den Tag hinweg verteilt etc.) Blutglukosewerte im Normbereich erreicht werden konnten, so daß zu diesem Zeitpunkt keine Insulinbehandlung nötig war.

Es zeigten sich im weiteren Verlauf der Schwangerschaft zunächst
unter diesem rein diätetischen Therapieregime normale Blutglukosewerte mit HbA1c-Werten im unteren Normbereich. Im 3. Trimenon
der Schwangerschaft war dann jedoch eine alleinige diätetische Therapie nicht mehr ausreichend, und es mußte zusätzlich eine Insulinbehandlung begonnen werden. Darunter war der restliche Schwangerschaftsverlauf unproblematisch und die Geburt des gesunden Kindes
verlief ohne Komplikationen und termingerecht.

6.2
Klinik

6.2.1
Entstehung

In den ersten Monaten der Schwangerschaft bleibt die Glukosetoleranz unverändert. Aufgrund plazentarer Hormone wie Östrogen, Ge-
stagen und vor allem HPL (Human Placental Lactogen) entwickelt
sich jedoch in der zweiten Schwangerschaftshälfte dann allmählich
eine Insulinresistenz mit konsekutiver Verschlechterung der Glukosetoleranz. Parallel zur Insulinresistenz nehmen basale und stimulierte Insulinsekretion um das 2–3fache zu (Abb. 6.1). Wenn die Se-
kretionskapazität der pankreatischen β-Zellen nicht mehr ausreicht,
manifestiert sich ein Gestationsdiabetes in Anbetracht der individuell unterschiedlichen Insulinsensitivität (Übergewicht). Definitions-
gemäß handelt es sich um ein Krankheitsbild, das erstmals während
der Schwangerschaft auftritt.

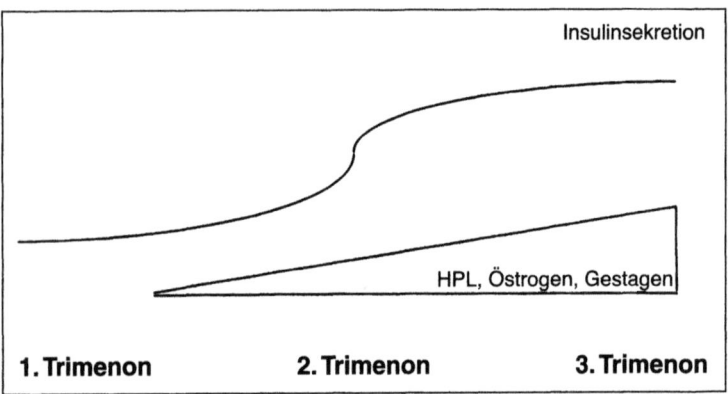

Abb. 6.1. Steigender Insulinbedarf im Verlauf der Schwangerschaft aufgrund kontrainsulinär wirkender Hormone

6.2.2
Epidemiologie

Die Häufigkeit des Gestationsdiabetes wird in der Literatur mit 0,15–12,3% (Hadden 1985) bis 19,2% (Beischer et al. 1991) angegeben. Ursachen dieser großen Schwankungen liegen wohl an der verschiedenen Zusammensetzung der untersuchten Populationen, unterschiedlichen diagnostischen Kriterien und Testmethoden als auch unterschiedlichen konstitutionellen und ethnischen Faktoren. Ein Gestationsdiabetes wurde in der weißen Bevölkerung gegenüber Schwarzen, Hispaniern (Nahum et al. 1993) und Asiaten (Beischer et al. 1991) seltener beobachtet. Wiederum existieren andere Studien, die zeigen, daß die schwarze Bevölkerung kaum gefährdet ist durch Gestationsdiabetes (Greene 1997). Im westeuropäischen Patientengut tritt der Gestationsdiabetes in unterschiedlicher Ausprägung bei 2%–5% aller Schwangeren auf.

6.2.3
Symptome und Beschwerden

Der Gestationsdiabetes birgt mütterliche und fetale Risiken ähnlich einem bereits vor der Schwangerschaft bestehenden Diabetes melli-

tus. Die mütterlichen Risiken liegen in einer Häufung von Schwangerschaftskomplikationen (s. auch Kap. 5) (Jang et al. 1997):
- Harnwegsinfekte,
- Gestose,
- Hydramnion,
- Sectio caesarea.

Auch die Risiken für das Kind sind ähnlich den Risiken bei bereits vor der Schwangerschaft bekanntem mütterlichen Diabetes mellitus (Jang et al. 1997; Vohr et al. 1997; Page et al. 1996):
- Makrosomie,
- perinatale Stoffwechselstörungen (Hypoglykämie, Hyperbilirubinämie, Hypokalzämie).

Diese Risiken sind verantwortlich für die erhöhte pränatale Mortalität und perinatale Morbidität beim Gestationsdiabetes (Dornhorst et al. 1995). Eine zusätzliche Gefahr beim Gestationsdiabetes besteht vor allem darin, daß er zum einen in seiner Häufigkeit unterschätzt wird (ca. 2–5%!) und zum anderen das mütterliche und kindliche Risiko unterschätzt wird.

Unterschätzt wird des weiteren die Manifestation eines Typ-2-Diabetes-mellitus nach vorausgegangenem Gestationsdiabetes. So konnte in Studien gezeigt werden, daß Frauen mit vorausgegangenem Gestationsdiabetes 16 Jahre post partum ein dreifach erhöhtes Diabetesrisiko haben (30% vs. 10%) (Dornhorst et al. 1995). Im Verlauf des gesamten späteren Lebens entwickeln mehr als die Hälfte der Gestationsdiabetikerinnen einen Diabetes mellitus, meist Typ 2 (Fritsche et al. 1995; Steinhardt et al. 1997). Deshalb ist es besonders wichtig, übergewichtige Gestationsdiabetikerinnen auf die Notwendigkeit einer Gewichtsreduktion und regelmäßiger sportlicher Betätigung post partum hinzuweisen. In Studien konnte gezeigt werden, daß eine Insulintherapie während der Schwangerschaft das Risiko, post partum eine Adipositas zu entwickeln, eher verringert und nicht wie häufig vermutet, erhöht (Simmons et al. 1997). Auch die Kinder von Frauen mit Gestationsdiabetes entwickeln als Adoleszente vermehrt eine gestörte Glukosehomeostase und zwei Prozent weisen bereits im Alter von 10–16 Jahren einen Diabetes mellitus Typ 2 auf (Hillebrand 1996).

6.3
Diagnose

6.3.1
Indikation zur Diagnostik

Da der Gestationsdiabetes häufig asymptomatisch verläuft, kann die
Diagnose nur durch gezielte Anamnese und diagnostische Maßnahmen gestellt werden. Aufgrund seiner Manifestation in der zweiten
Hälfte der Schwangerschaft wird von der WHO (Dornhorst et al.
1995) und der Deutschen Diabetes-Gesellschaft ein Screeningtest bei
jeder Schwangeren gefordert. Dieser Screeningtest sollte zwischen
der 24–28. Schwangerschaftswoche durchgeführt werden und bei Risikopatientinnen bereits vor der 24. Schwangerschaftswoche (Naylor
et al. 1997).

Bisher gibt es keine internationalen einheitlichen Kriterien für
Screening und Diagnose des Gestationsdiabetes. Die Deutsche Diabetes-Gesellschaft empfiehlt in ihren Richtlinien die Durchführung
eines Screeningtests mit 50 g Glukose oral bei allen Schwangeren in
der 24.–28. Schwangerschaftswoche und eine einmalige Blutglukosebestimmung nach 60 min. Liegt der Blutzucker dabei im kapillären Vollblut über 140 mg/dl (7,8 mmol/l), so besteht der Verdacht auf
einen Gestationsdiabetes, und es muß ein oraler Glukosetoleranztest
mit 75 g Glukose durchgeführt werden. Hierbei erfolgen Blutentnah-
men nüchtern, sowie 60 und 120 min nach Glukosegabe. Die Diagnose ist gesichert, wenn 2 oder 3 Blutzuckerwerte bestimmte
Grenzwerte überschreiten (s. folgende Übersicht).

6.3.2
Anamnese

Die Anamnese hilft bei der Identifizierung von Risikopatientinnen.

Risikopatientinnen für einen Gestationsdiabetes
- Auffällige Schwangerschaftsanamnese (Makrosomie, Hydramnion),
- auffällige Geburtsanamnese (Fehlgeburten, Totgeburten, Kinds-
  gewicht >4000 g),
- Diabetes mellitus Typ 2 in der Familie,

- Übergewicht von mehr als 20%,
- Glukosurie in der ersten Schwangerschaftshälfte (bis 24. Woche),
- Hypertonie, Proteinurie,
- Lebensalter über 30 Jahre.

6.3.3
Technische Verfahren

Screening und Diagnoseschema für Gestationsdiabetes (nach ADA)

Zeitpunkt der Blutentnahme	Grenzwerte der Blutentnahme mg/dl (mmol/l)
Nüchtern	90 (5,0)
Nach 60 min	190 (10,6)
Nach 120 min	160 (8,9)

Der Screeningtest mit 50 g Glukose hat den Vorteil, daß er unabhängig von Tageszeit und vorangegangenen Mahlzeiten durchgeführt werden kann. Dies macht ihn praktikabel für den Praxisablauf. Beim oralen Glukosetoleranztest müssen hingegen verschiedene Punkte bei der Durchführung beachtet werden:
- drei Tage vor dem Test normale kohlenhydratreiche Kost (150–250 g pro Tag),
- keine vorherige Beschränkung der körperlichen Aktivität,
- Nüchternperiode vor dem Test: ca. 10 h,
- Grenzwert: Nüchtern-BZ kapillär <110 mg/dl (Plasmaglukose <127 mg/dl).

Außerdem unterliegt der Test bestimmten Störfaktoren, die ein falsches Ergebnis bedingen können.

Erhöhte BZ-Werte oder falsch positiv
- Medikamente: Wehenhemmer (Partusisten), Steroide, Azetolamid, Thiazide,
- Akromegalie, Phäochromozytom, M. Cushing, Hyperthyreose,
- Bettruhe während des oGTT,
- entzündliche oder konsumierende Erkrankungen,
- Ulcus, M. Crohn, akutes Abdomen, Leberfunktionsstörungen,
- frischer Herzinfarkt, frischer Apoplex, Hirnödem,
- Magenresektion.

Falsch negativ
- alle Arten von Resorptionsstörungen,
- körperliche Arbeit vor dem oGTT.

Im Gegensatz zu den Richtlinien der WHO und der Deutschen Diabetes-Gesellschaft hat die American Diabetes Association (ADA) 1997 nicht nur neue Diagnosekriterien für den Diabetes mellitus erarbeitet, sondern auch neue Diagnoseempfehlungen für den Gestationsdiabetes gefordert. So wird in den USA ein generelles Screening auf einen Gestationsdiabetes nicht mehr empfohlen, sondern nur noch bei erhöhtem Risiko (s. oben). Des weiteren wird in den USA z. B. 100 g Glukose zum oralen Glukosetoleranztest verwendet und nicht 75 g wie in den meisten europäischen Ländern. Die Diagnose Gestationsdiabetes wird dort gestellt, wenn jeweils 2 der 4 Plasma-Glukose-Werte, die während des Tests anfallen, die unten genannten Werte treffen oder übertreffen. Ob sich die von der ADA vorgeschlagenen Diagnoseempfehlungen bezüglich Gestationsdiabetes in Deutschland durchsetzen werden, ist noch unklar.

Screening und Diagnoseschema für Gestationsdiabetes

Zeitpunkt der Plasma-Glukose-Gabe	Grenzwerte für 50 g Screening-Test mg/dl (mmol/l)	Grenzwerte für 100 g Diagnose-Test mg/dl (mmol/l)
Nüchtern	–	105 (5,8)
Nach 1 h	140 (7,8)	190 (10,6)
Nach 2 h	–	165 (9,2)
Nach 3 h	–	145 (8,1)

6.4
Therapie

6.4.1
Therapieziele

Die Therapieziele beim Gestationsdiabetes sind ähnlich denen bei Schwangeren mit bereits bekanntem Diabetes mellitus (s. Kap. 5):
– Nüchternblutglukose 60–100 mg/dl,
– postprandiale Blutglukose 1 h <140 mg/dl; 2 h pp <120 mg/dl,
– HbA1c präkonzeptionell im Normbereich,
– HbA1c während der Schwangerschaft im unteren Normbereich (<6%).

6.4.2
Therapie

Beim Gestationsdiabetes ist zunächst ein rein diätetischer Therapieversuch sinnvoll (Hillebrand) wobei auch hierbei regelmäßige postprandiale Blutglukoseselbstkontrollen unerläßlich sind (de Veciana et al. 1995; Dornhorst et al. 1995):
– schnell resorbierbare Kohlenhydrate meiden,
– Mahlzeiten über den Tag hinweg verteilen (d. h. keine 2–3 Hauptmahlzeiten, sondern 5–7 kleinere Mahlzeiten),
– BE begrenzen (jedoch keine Reduktionsdiät während der Schwangerschaft).

Falls eine Ernährungstherapie allein nicht ausreicht, ist ein frühzeitiger Beginn mit Insulintherapie unbedingt notwendig, um normnahe Blutglukosewerte zu erreichen. Orale Antidiabetika sind in der Schwangerschaft kontraindiziert, da unter ihnen vermehrt Malformationen beobachtet wurden (Piacquadio et al. 1991).

6.4.3
Therapiekontrollen

– siehe Kap. 5.

6.4.4
Nebenwirkungen und Komplikationen

– siehe Kap. 5.

Literatur

Beischer NA, Oats JN, Henry OA, Sheedy MT, Walstab JE (1991) Incidence and severity of gestational diabetes melitus according to country of birth in women living in australia. Diabetes 40 (Suppl. 2): 35–38

de Veciana M, Major CA, Morgan MA, Asrat T, Toohey JS, Lien JM, Evans AT (1995) Postprandial versus preprandial blood glukose monitoring in women with gestational diabetes mellitus requiring insulin therapy. N Engl J Med 19: 1237–1241

Dornhorst A, Girling JC (1995) Management of gestational diabetes mellitus. N Engl J Med 19: 1281–1282

Festa A, Schernthaner G (1995) Klinische Relevanz des Gestationsdiabetes. Pathophysiologie, Epidemiologie, Screening, Diagnose und Therapie. Diabetes und Stoffwechsel. 4: 21–29

Fritsche A, Schmülling R (1995) Gestationsdiabetes wird häufig zu spät erkannt. Forschung und Praxis 200: 19–22

Greene MF (1997) Screening for gestational diabetes mellitus. N Engl J Med 22: 1625–1626

Hadden DR (1985) Geographic, ethnic and racial variations in the incidence of gestational diabetes mellitus. Diabetes 34 (Suppl 2.): 8–12

Hillebrand B (1996) Schwangerschaft und Diabetes. Ernährungsumschau 43: 40–43

Jang HC, Cho NH, Min YK, Jung KB, Metzger BE (1997) Increased macrosomia and perinatal morbidity independent of maternal obesity and advanced age in korean women with GDM. Diabetes Care (vol. 20) 10: 1582–1588

Nahum GG, Huffaker BJ (1993) Racial differences in oral glucose screening test results: Establishing race-specific criteria for abnormality in pregnancy. Obstet Gynecol 81: 517–522

Naylor CD, Sermer M, Chen E, Farine D (1997) Selective screening for gestational diabetes mellitus. N Engl J Med 22: 1591–1596

Page RCL, Kirk BA, Fay T, Wilcox M, Hosking DJ, Jeffcoate WJ (1996) Is macrosomia associated with poor glycaemic control in diabetic pregnancy. Diabet Med 13: 170–174

Piacquadio K, Hollingsworth DR, Murphy H (1991) Effects of in-utero exposure to oral hypoglylcaemic drugs. Lancet 338: 866–869

Simmons D, Robertson S (1997) Influence of maternal insulin treatment on the infants of women with gestational diabetes. Diabet Med 14: 762–765

Steinhardt JR, Sugarman JR, Connell FA (1997) Gestational diabetes is a herald of NIDDM in Navajo women. High rate of abnormal glucose tolerance after GDM. Diabetes Care (vol. 20) 6: 943–947

The expert committee on the diagnosis and classification of diabetes mellitus (1997) Report of the expert committee on the diagnosis and classification of diabetes mellitus. Diabetes Care (vol. 20) 1183–1197

Vohr BR, McGarvey ST (1997) Growth patterns of large-for-gestational-age and appropriate-for-gestational-age infants of gestational diabetic mothers and control mothers at age 1 year. Diabetes Care (vol. 20) 7: 1066–1072

.

KAPITEL 7

Iatrogene Hypoglykämien

B. Isermann, M. S. Klevesath, P. P. Nawroth

7.1   **Fallpräsentation**   306

7.1.1   Anamnese.   306
7.1.2   Untersuchungsbefund.   306
7.1.3   Laborbefunde   306
7.1.4   Therapie und Verlauf   307

7.2   **Klinik**   307

7.2.1   Epidemiologie   307
7.2.2   Entstehung   308
7.2.2.1 Insulin.   311
7.2.2.2 Glukagon   312
7.2.2.3 Adrenalin   312
7.2.2.4 Andere Hormone der Gegenregulation   313
7.2.2.5 Störung der Gegenregulation beim Diabetiker.   313
7.2.2.6 Zerebrale Glukopenie   315
7.2.2.7 Ursachen der Hypoglykämie bei Diabetikern   319
7.2.2.8 Psychosoziale Aspekte.   325
7.2.3   Symptome und Beschwerden.   326

7.3   **Diagnose**   328

7.3.1   Anamnese.   328
7.3.2   Technische Verfahren   329
7.3.3   Differentialdiagnose.   330

7.4   **Therapie.**   334

7.4.1   Patientenschulung   334
7.4.2   Insulinanaloga   334

7.4.3   Insulinpumpe.   335
7.4.4   Diabetische Gastroparese   336

7.5   Notfall   338

Literatur   340

7.1
Fallpräsentation

7.1.1
Anamnese

Eine 30jährige Patientin mit einem seit dem 6. Lebensjahr bekannten Diabetes mellitus 1 stellt sich in der Sprechstunde wegen häufiger, in letzter Zeit mehrfach täglich auftretender Hypoglykämien vor. Dabei sei es in letzter Zeit auch vermehrt zu schweren Hypoglykämien gekommen, wobei die Patientin auf Fremdhilfe angewiesen war. Der Diabetes mellitus wird im Rahmen einer intensivierten Insulintherapie behandelt. Dabei spritzte die Patientin Basal-Insulin morgens 33 E und abends 8 E, Normal-Insulin bei Bedarf zusätzlich. Die Blutzuckerwerte, die die Patientin selber bestimmte, hätten im Normbereich gelegen, waren jedoch nicht dokumentiert worden. Weitere Vorerkrankungen bestanden nicht.

7.1.2
Untersuchungsbefund

173 cm große, 73 kg schwere Patientin, Blutdruck 120/70 mmHg, regelmäßiger Puls, Herzfrequenz 72/min, Fußpulse gut tastbar, Muskeleigenreflexe seitengleich, Vibrationsempfinden an der unteren Extremität 7/8 beidseits. Im Augenarztbefund kein Hinweis auf eine diabetische Retinopathie verneint.

7.1.3
Laborbefunde

Der postprandiale Blutzucker beträgt 86 mg/dl. Der HbA1c-Wert beträgt 5,8% (Norm bis 6,1%). Das Albumin im Urin beträgt 2 mg/l

(Norm bis 20 mg/l). Glukose und Azeton sind im Urin nicht nachweisbar. Das Routinelabor, einschließlich Kreatinin, Harnstoff, Triglyceride, Cholesterin, ist unauffällig.

7.1.4
Therapie und Verlauf

Es erfolgte eine Umstellung der Insulintherapie mit einer Reduktion und gleichmäßigeren Verteilung des Basal-Insulin (morgens 16 E, spätabends 12 E). Da die berufliche Situation nur eine unregelmäßige Nahrungsaufnahme erlaubte, wurde die Patientin gleichzeitig auf ein Insulinanalogon (Insulin lispro) umgestellt und die Menge dieses schnellverfügbaren Insulins erhöht (morgens 1,5 E pro BE, mittags 1 E pro BE, abends 1,5 E BE). Die Patientin nahm an einer strukturierten ambulanten Schulung teil, und zusätzlich wurde mit der Patientin das Prinzip der ICT (intensivierte konventionelle Insulintherapie) in der Sprechstunde durchgesprochen. Außerdem wurde der Patientin Glucagon (GlucaGen HypoKit) rezeptiert und mit dem Lebensgefährten die Anwendung durchgesprochen.

Schwere Hypoglykämien konnten durch die Umstellung der Insulintherapie und die Schulung der Patientin verhindert werden. Dennoch konnte eine gute Stoffwechselkontrolle beibehalten werden, wobei der HbA1c-Wert nach einem Jahr 6,0% betrug.

7.2
Klinik

7.2.1
Epidemiologie

Bei Patienten mit einer Insulintherapie, aber auch einer Sulphonylharnstofftherapie, hängt die Häufigkeit der Hypoglykämien wesentlich von der Schulung und der Stabilität der Stoffwechselkontrolle, gemessen am Blutzuckertagesprofil oder am HbA1c-Wert, ab.

In der DCCT-Studie, in der an über 1400 Patienten der Einfluß der Stoffwechselkontrolle, gemessen am HbA1c-Wert, untersucht wurde, zeigte sich parallel zu einer Verbesserung des HbA1c-Wertes auch eine Zunahme schwerer Hypoglykämien, d.h. Hypoglykämien, bei denen der Patient auf Fremdhilfe angewiesen war (Abb. 7.1). An-

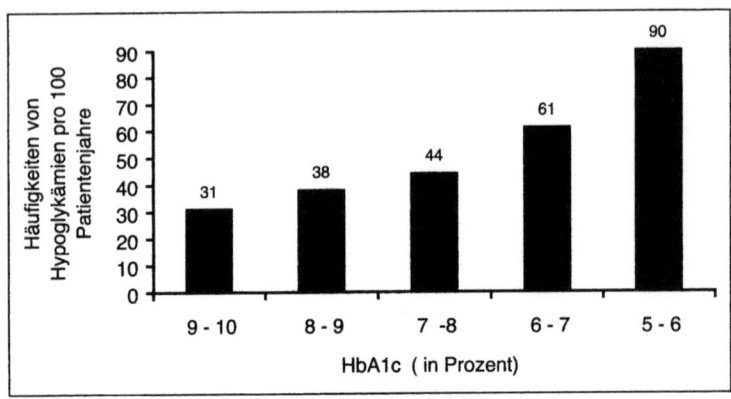

Abb. 7.1. Einfluß der Blutzuckerkontrolle auf die Häufigkeit der Hypoglykämien. (Mod. nach The Diabetes Control and Complications Trial Research Group 1997)

dere Untersuchungen, bei denen es zu einer Verbesserung des HbA1c-Wertes nach intensiver Patientenschulung kam, ergaben hingegen, daß es bei adäquater Patientenschulung nicht zu einem signifikanten Anstieg von schweren Hypoglykämien (mit Krankenhauseinweisung) kommt.

Hypoglykämien scheinen beim Typ-2-Diabetiker insgesamt seltener zu sein. Für Typ-2-Diabetiker mit Insulintherapie konnte jedoch eine ähnliche Hypoglykämiehäufigkeit wie für Typ-1-Diabetiker gezeigt werden (Hepburn et al. 1993).

7.2.2
Entstehung

Die klassische Definition der Hypoglykämie ist die Whipplesche Trias:
1. typische Symptome der Hypoglykämie,
2. pathologisch erniedrigter Blutglukosespiegel,
3. Reversibilität der Symptome nach Zufuhr von Glukose.

Allgemein wird ein Blutzucker <60 mg/dl als pathologisch angesehen, jedoch gibt es hier starke individuelle Schwankungen.

Beim Gesunden wird der Blutzuckerspiegel in einem engen Bereich von 60–100 mg/dl nüchtern und von bis zu 140 mg/dl postprandial konstant gehalten.

Blutzucker, Normalwerte (Kapillarblut)
– Blutzucker, nüchtern 60–100 mg/dl,
– Blutzucker, postprandial bis 140 mg/dl.

Exogene und endogene Glukosequellen verhindern dabei ein Absinken des Blutzuckerspiegels.

In Ruhe beträgt der Glukosebedarf 2,2 mg/kg/min, wovon ca. 60% vom Gehirn verbraucht werden. Spätestens 5 h nach dem Essen beginnt die postabsorptive Phase, in der der Glukosebedarf zunächst durch vorhandene endogene Glukosespeicher gedeckt wird.

Glukosespeicher beim Erwachsenen
– 15–20 g freie Glukose,
– ca. 70 g (24–130 g) Glykogen.

Dieser Vorrat kann den Glukosebedarf für 3–8 h decken. Anschließend ist die Glukoneogenese für die Aufrechterhaltung eines ausreichenden Blutglukosespiegels entscheidend.

Glukogenolyse und Glukoneogenese finden in der Leber (80%) und den Nieren (jeweils 10%) statt. Nach längerem Fasten nimmt der Anteil der Nieren an der Glukoseproduktion bedeutend zu: Nach 50 Tagen Fasten beträgt der Anteil der renalen Glukoneogenese 50%. Tierexperimentell konnte auch nach zweistündiger Hypoglykämie eine Zunahme des Anteils der renalen Glukoneogenese auf 60% gezeigt werden (s. Abb. 7.2).

Bei niedrigen Blutzuckerwerten werden verschiedene gegenregulatorische Mechanismen aktiviert, um eine ausreichende Glukoseversorgung durch die Glykogenolyse und Glukoneogenese zu gewährleisten (Abb. 7.3).

Für die Freisetzung gegenregulatorischer Hormone werden sowohl zerebrale als auch extrazerebrale Mechanismen diskutiert. Auf der einen Seite wird angenommen, daß die Leber eine dominante Rolle bei der Aktivierung der hormonellen Gegenregulation spielt, doch sprechen neuere Ergebnisse für eine Aktivierung der hormonellen Gegenregulation im ZNS (Biggers et al. 1989; Maggs et al. 1997).

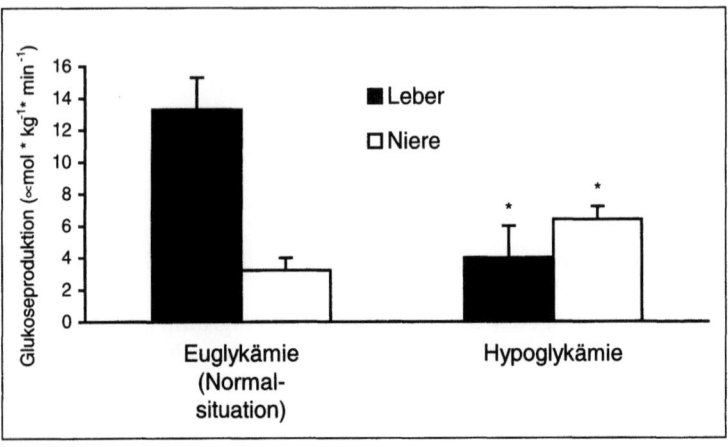

Abb. 7.2. Glukoseproduktion von Leber und Niere während Euglykämie und Hypoglykämie. *p <0,01 gegenüber Euglykämie. (Mod. nach Cersosimo et al. 1997)

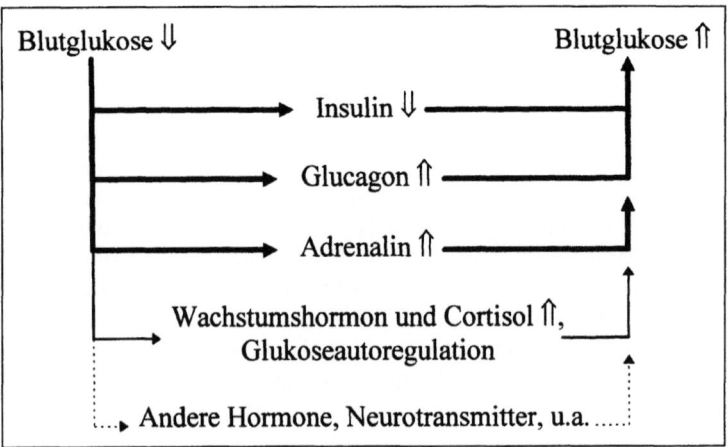

Abb. 7.3. Gegenregulatorische Mechanismen (beim Gesunden). (Mod. nach Cryer 1993)

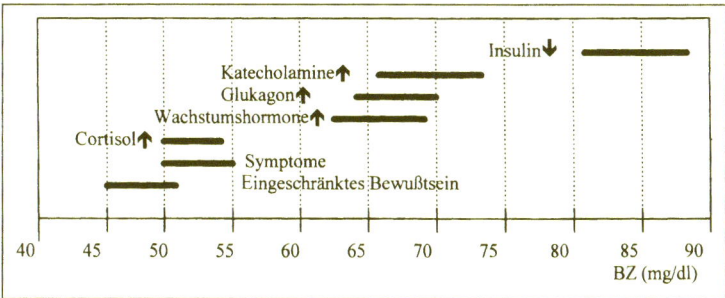

Abb. 7.4. Die Gegenregulation und Symptome bei der Hypoglykämie in Abhängigkeit des Blutzuckerspiegels. Der *schwarze Strich* markiert den Bereich der jeweiligen „Blutzuckerschwelle". (Mod. nach Schwartz et al. 1987 und Mitrakou et al. 1993)

Hinweise auf die Bedeutung des ZNS bei der hormonellen Gegenregulation
- Freisetzung gegenregulatorischer Hormone bei isolierter ZNS-Hypoglykämie,
- fehlende Gegenregulation bei isolierter ZNS-Euglykämie,
- bei isolierter Hypoglykämie im ventralen medialen Hypothalamuskern
    - kommt es zu einem Anstieg der Blutglukose,
    - kommt es zu einem Anstieg des Adrenalin (um 600%),
    - kommt es zu einem Anstieg des Noradrenalin (um 400%),
    - kommt es zu einem Anstieg des Glukagon (um 200%).

Die Blutzuckerschwelle der Gegenregulation, d. h. die Blutzuckerwerte, bei denen die gegenregulatorischen Hormone freigesetzt werden, liegt über der Blutzuckerschwelle für das Auftreten von Beschwerden und Symptomen der Hypoglykämie (Abb. 7.4).

7.2.2.1
Insulin

Beim Gesunden ist die Abnahme des Insulinspiegels der erste und wichtigste gegenregulatorische Mechanismus. Bei abfallendem Insulinspiegel wird keine Glukose mehr für die Glykogensynthese in der Leber verwendet. Gleichzeitig entfällt die Hemmung der hepatischen Glukogenolyse und Glukoneogenese. Eine bestehende Hyper-

insulinämie verhindert hingegen die Mobilisation endogener Glukosespeicher, so daß bei einer relativen Hyperinsulinämie die gestörte
endogene Glukoseproduktion nur durch eine exogene Glukosezufuhr ausgeglichen werden kann (Abb. 7.5).

7.2.2.2
Glukagon

Die Glukagonfreisetzung ist bei fehlender Suppression der Insulinfreisetzung der wichtigste gegenregulatorische Mechanismus. Glukagon wirkt vor allem in der Leber und ist dort der potenteste physiologische Stimulator der Glykogenolyse und Glukoneogenese, so
daß es innerhalb von wenigen Minuten zu einem Anstieg der Blutglukosekonzentration kommt.

7.2.2.3
Adrenalin

Die Aktivierung des vegetativen Nervensystems führt zu einer Freisetzung von Adrenalin insbesondere aus dem Nebennierenmark.
Adrenalin führt zu einer Aktivierung verschiedener Mechanismen
und somit zu einem Anstieg des Blutzuckers (Clutter et al. 1988;
s. auch unten).

Adrenalinwirkung	Rezeptor
⇑ hepatische Glykogenolyse und Glukoneogenese	(β2)
⇓ Insulinfreisetzung	(α)
⇑ Glukagonfreisetzung	(β?)
⇓ Peripherer Glukoseverbrauch	(β?)

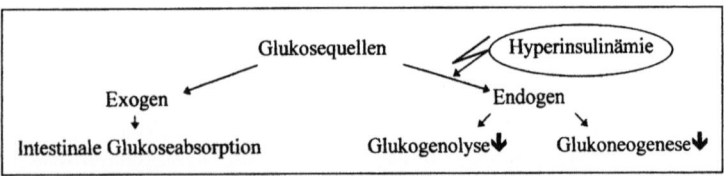

Abb. 7.5. Einfluß der Hyperinsulinämie auf den Glukosehaushalt

Die Wirkung des Noradrenalins, das aus den postganglionären Neuronen des Sympathikus freigesetzt wird, entspricht der des Adrenalins. Die Adrenalin- und Noradrenalinfreisetzung ist während des Schlafens vermindert (Jones et al. 1998).

7.2.2.4
Andere Hormone der Gegenregulation

Die Wachstumshormon- und Kortisolfreisetzung trägt nur unwesentlich zur Korrektur einer akuten Hypoglykämie bei. Wachstumshormone führen initial eher zu einem weiteren Absinken der Blutglukose, und erst nach einigen Stunden läßt sich eine Erhöhung der Blutglukose nachweisen. Ebenso kann eine Wirkung des Kortisols erst nach 2–3 h nachgewiesen werden, weshalb diese Hormone nur bei prolongierten Hypoglykämien eine Rolle spielen sollen (De Feo et al.; 1989). Das pankreatische Polypeptid, das unter vagaler Kontrolle steht, wird parallel mit Adrenalin und Noradrenalin freigesetzt, ist aber für die Gegenregulation eher unbedeutend.

7.2.2.5
Störung der Gegenregulation beim Diabetiker

Bei Diabetikern kommt es in Abhängigkeit von der Krankheitsdauer zunächst zu einer gestörten Glukagonfreisetzung und später auch zu einer Störung der adrenergen Gegenregulation.

Störung der Hypoglykämiegegenregulation in Abhängigkeit von der Diabetesdauer

Glukagondefizit	Nach ca. 5 Jahren
Gestörte Adrenalinfreisetzung	Nach ca. 10 Jahren

In Folge eines relativen Hyperinsulinismus, unter Umständen verstärkt durch eine gestörte Gegenregulation, kommt es beim Diabetiker zum Fehlen eines Blutzuckeranstiegs und somit zur Hypoglykämie (Abb. 7.6).

Bei einem isolierten Fehlen des Glukagons wird die Adrenalinfreisetzung zum wichtigsten gegenregulatorischen Mechanismus, wobei Adrenalin die fehlende Glukagonwirkung zum Teil kompensieren kann (Abb. 7.7).

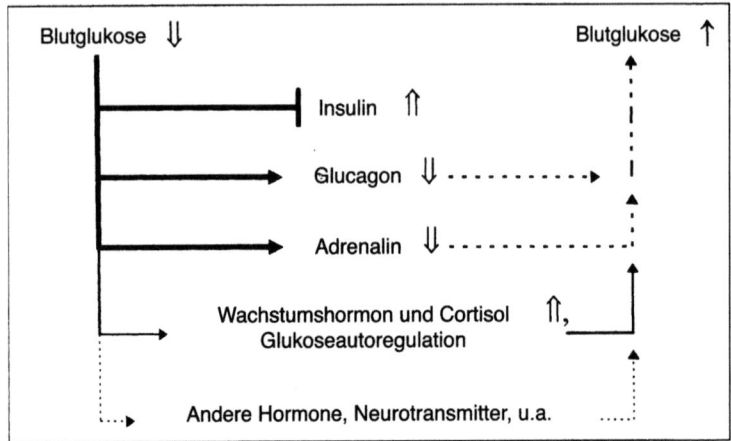

Abb. 7.6. Gegenregulatorische Mechanismen beim Diabetiker mit relativem Hyperinsulinismus. (Mod. nach Cryer 1993)

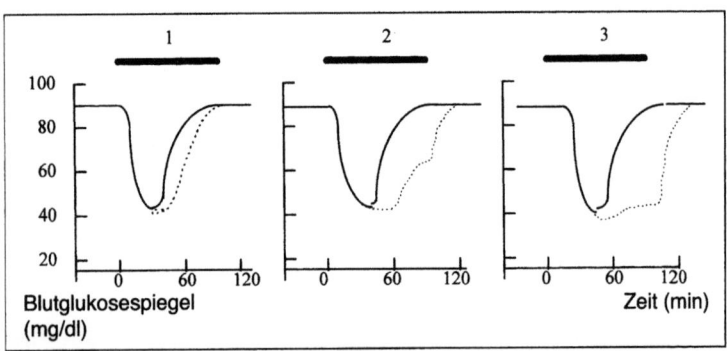

Abb. 7.7. Wirksamkeit von Glukagon und Adrenalin bei der Gegenregulation. Blutzuckerspiegel während einer Insulininfusion (dicker Balken). Die durchgezogene Kurve entspricht der physiologischen Gegenregulation, die gestrichelte Kurve dem Verlauf des Blutzuckers bei pharmakologischer Ausschaltung der Adrenalinfreisetzung (1), der Glukagonfreisetzung (2) und sowohl der Glukagon- als auch der Adrenalinfreisetzung (3). (Modifiziert nach Cryer 1981)

Beim Diabetiker mit gestörter Gegenregulation lassen sich sowohl der Glukagon- als auch der Adrenalinspiegel durch andere Stimuli, aber nicht durch Hypoglykämie, erhöhen. Es liegt also eine spezifische Störung der Gegenregulation vor. Während Glukagon ganz ausfällt, kann Adrenalin noch freigesetzt werden, jedoch erst bei subnormalen Blutzuckerwerten. Bei verspäteter Adrenalinfreisetzung fehlen die Warnsymptome, so daß der Patient nicht durch sein Verhalten (Nahrungsaufnahme) der Gefahr entgegenwirken kann (s. Abb. 7.8). Die gestörte vegetative Reaktion bei gleichzeitigem Fehlen der Glukagonfreisetzung im Rahmen einer Hypoglykämie führt zu einer Zunahme der Hypoglykämien beim Diabetiker (siehe unter Spätschäden „hypoglycemia unawareness").

7.2.2.6
Zerebrale Glukopenie

Die Störung der Glukosehämostase bei einem relativen Hyperinsulinismus und eine insuffiziente Gegenregulation führen beim Diabetiker zu pathologisch niedrigen Blutzuckerwerten. Während einer Hypoglykämie ist somit die Versorgung des ZNS mit Glukose nicht gewährleistet.

Glukoseaufnahme in das ZNS

Die Aufnahme der Glukose über die Bluthirnschranke in das ZNS ist insulinunabhängig und wird durch den Glukosetransporter (GLUT1) reguliert (Boyle 1997; s. Abb.7.9).

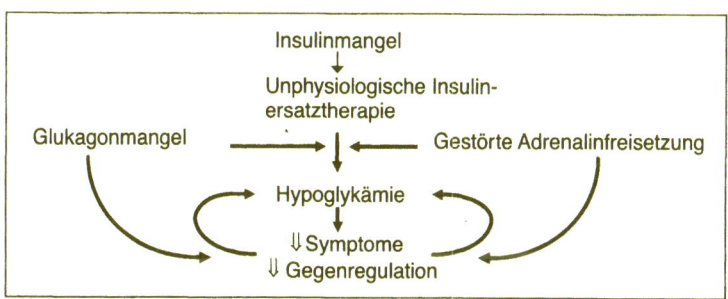

Abb. 7.8. Entstehung der Hypoglykämien bei gestörter Gegenregulation

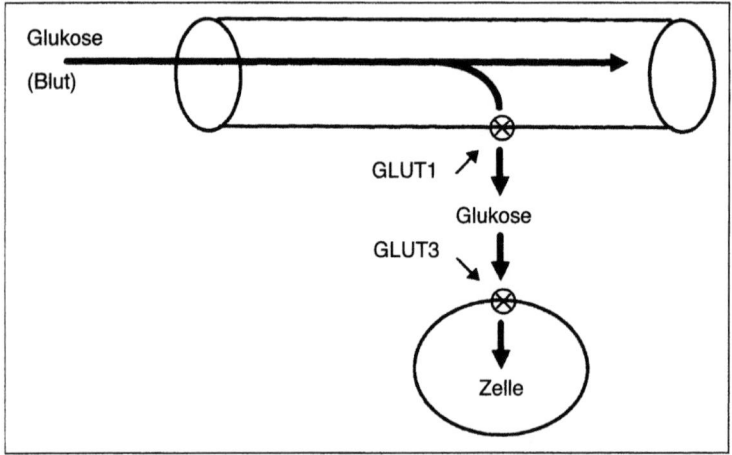

Abb. 7.9. Glukosetransport in das ZNS. *GLUT1* Glukosetransport über die Blut-hirnschranke, *GLUT3* Glukosetransport in die Zellen des ZNS. (Mod. nach Boyle 1997)

Die Anzahl der GLUT1-Transporter kann kurzfristig nicht geän-dert werden. Bei normalen Blutzuckerspiegeln kann der GLUT1-Transporter ungefähr die doppelte Menge der benötigten Glukose über die Bluthirnschranke transportieren. Der GLUT1-Transporter ist also nur zur Hälfte ausgelastet und der Glukosemetabolismus des ZNS bestimmt die zerebrale Glukoseaufnahme. Bei niedrigen Blut-zuckerspiegeln wird der GLUT1-Transporter zum limitierenden Faktor für die zerebrale Glukoseaufnahme, so daß eine zerebrale Glukopenie resultiert. Bei konstant niedrigen Bluzuckerwerten, z.B. bei sehr „straff" eingestellten Diabetikern mit konstant niedrigen Blutzuckerwerten, erhöht sich langfristig die Anzahl der GLUT1-Transporter, so daß es trotz auffallend niedriger Blutzuckerwerte nicht zur zerebralen Glukopenie kommen muß. Der Glukosetrans-port in die Zellen (Neurone oder Gliazellen) erfolgt überwiegend durch den GLUT3-Transporter, der jedoch nicht geschwindigkeits-bestimmend für die Glukoseaufnahme in das ZNS ist.

Kurzfristig führt bei sinkenden Blutzuckerwerten eine Steigerung der zerebralen Durchblutung zu einer verbesserten zerebralen Glu-koseutilisation (s. Abb. 7.10).

Tierexperimentell konnte ein Anstieg der zerebralen Durchblutung bei sinkenden Blutzuckerwerten nachgewiesen werden (Gomez et al. 1992).

Zerebrale Durchblutung in Abhängigkeit vom Blutzuckerspiegel:

Blutzucker	Durchblutung
50–55 mg/dl	Signifikanter Anstieg der zerebralen Durchblutung
<30 mg/dl	Maximale Steigerung der Durchblutung (um 36%)

Umgekehrt konnte bei reduzierter zerebraler Durchblutung z. B. infolge einer Arteriosklerose und Hypoglykämie eine Zunahme der Hypoglykämiesymptome und der gegenregulatorischen Hormone nachgewiesen werden (Debrah et al. 1996). Diese Ergebnisse stützen die klinischen Beobachtungen, daß die zerebrale Arteriosklerose zur Manifestation hypoglykämischer Symptome prädisponiert (Abb. 7.11).

Alternative Energiequellen des ZNS

Da das Gehirn des Erwachsenen auf Glukose angewiesen ist, ist ein ausreichender Blutzuckerspiegel für die Funktion des ZNS absolut

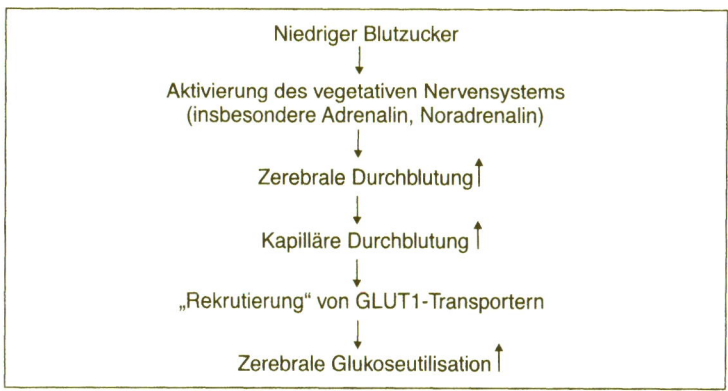

Abb. 7.10. „Rekrutierung" von GLUT1-Transportern während einer Hypoglykämie

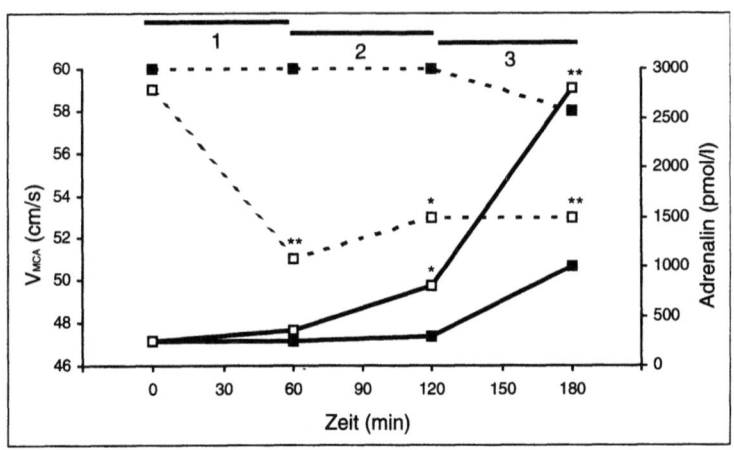

Abb. 7.11 Einfluß der zerebralen Durchblutung auf die hormonale Gegenregulation. Die zerebrale Durchblutung V_{MCA} (--), gemessen an der Durchblutung der A. cerebri media, wird pharmakologisch durch Koffein vermindert. Das Plasmaadrenalin (——) spiegelt die hormonale Gegenregulation bei Hypoglykämie wieder. Probanden waren euglykämisch (*1*, BZ = 90 mg/dl), oder hypoglykämisch (*2*, BZ = 70 mg/dl, und *3*, BZ = 50 mg/dl). Mit Koffein (❑) kommt es zu einer signifikanten Abnahme der zerebralen Durchblutung und zu einer signifikanten Zunahme des Plasmaadrenalins. ■ = Placebo, $*p$ <0,01, $**p$ <0,001. (Mod. nach Debrah et al. 1996)

notwendig. Perinatal und in der frühen Kindheit kann das Gehirn auch Ketonkörper und verzweigtkettige Aminosäuren verwerten und ist somit besser bei Glukosemangel vor einer Schädigung geschützt. Im Gehirn des Erwachsenen läßt sich erst nach längerem Fasten (>40 Tage) ein Ketonkörpermetabolismus von 80–90% nachweisen. Neben den Ketonkörpern konnten noch andere potentielle Energiequellen für das ZNS nachgewiesen werden.

Potentielle Energiequellen des ZNS-Metabolismus
- Ketonkörper,
- Laktat,
- Fettsäuren,
- Glyzerol,
- Aminosäuren (insb. Valin, Leuzin, Isoleuzin).

Die Verwertung „alternativer" Energiequellen durch das ZNS schützt das ZNS vor einer potentiellen Schädigung und ermöglicht trotz dauerhaft niedriger Blutzuckerwerte eine Aufrechterhaltung der ZNS-Funktionen. Auch bei akuten Hypoglykämien kann eine Verwertung von Ketonkörpern nachgewiesen werden, wobei die Bedeutung dieses Ketonkörpermetabolismus noch unklar ist (Amiel 1997).

Schädigung des ZNS

Bei einem kurzfristigen, deutlichen Abfall der Blutglukose kommt es zunächst zu metabolischen, später auch zu morphologischen Veränderungen der Neurone (Beyer 1991). Anders als bei der Hypoxie kommt es hierbei zu einer selektiven Schädigung der Neurone (Abb. 7.12).

7.2.2.7
Ursachen der Hypoglykämie bei Diabetikern

Die Ursachen der Hypoglykämie beim Patienten mit Diabetes mellitus sind vielfältig (s. Übersicht).

Ursachen einer Hypoglykämie bei Patienten mit Diabetes mellitus

Patienten mit relativem Hyperinsulinismus
- Medikamentenüberdosierung,
- unzureichende Nahrungsaufnahme,
- ungeplante physische Aktivität,
- beschleunigte Insulinresorption (z.B. Massage, Sonnenbad),
- Akkumulation von Antidiabetika (Niereninsuffizienz),
- Erkrankungen mit Durchfall oder Erbrechen,
- autonome Neuropathie (diabetische Gastroparese).

Andere Ursachen
- Alkoholgenuß (Hemmung der hepatischen Glukoseproduktion),
- ACE-Hemmer und andere Medikamente,
- autonome Neuropathie (gestörte adrenerge Gegenregulation).

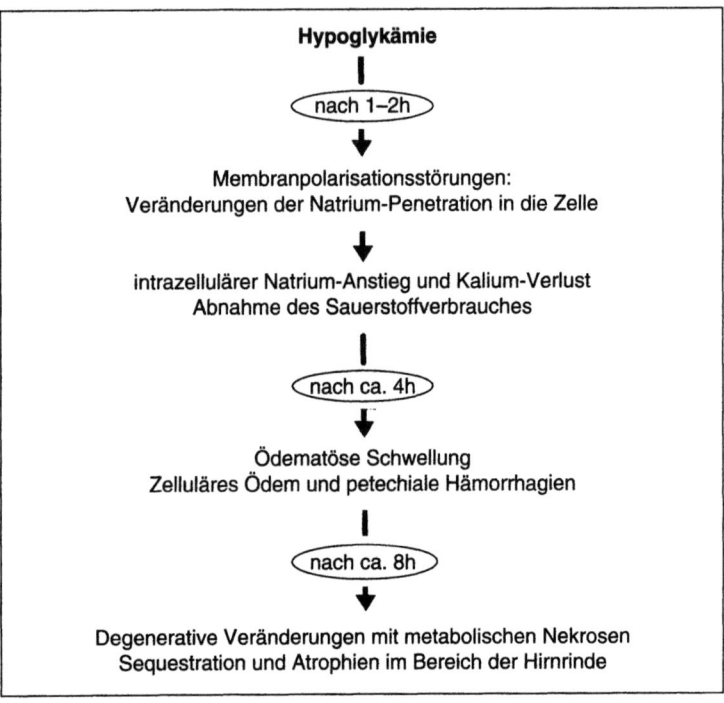

Abb. 7.12. Veränderungen neuronaler Zellen im ZNS bei anhaltender Hypoglykämie

Relativer Hyperinsulinismus

Therapiefehler und Nebenwirkung. Therapiefehler (Medikamentenüberdosierung, unzureichende Nahrungsaufnahme) sind häufige Situationen, die zu einem relativen Hyperinsulinismus und somit zu einer Hypoglykämie führen.

Seitdem die Bedeutung eines HbA1c-Wertes nahe des Normbereichs für die Vermeidung des Auftretens bzw. der Progredienz diabetischer Folgeschäden erkannt worden ist, hat die „schärfere" Stoffwechselkontrolle der Diabetiker zu einer Zunahme der Hypoglykämien geführt (Klein et al. 1997).

Die Ergebnisse der DCCT-Studie haben gezeigt, daß es bei Patienten mit Diabetes mellitus wesentliche Prädiktoren einer Hypoglykämie gibt (The Diabetes Control and Complications Trial Research Group 1997).

Prädiktoren von Hypoglykämien bei Diabetes mellitus
– Vorausgegangene schwere Hypoglykämien,
– lange Diabetesdauer,
– Abnahme des HbA1c-Wertes.

Störungen der Nieren- und Leberfunktion. Beim Typ-2-Diabetes kann es außerdem bei eingeschränkter Nieren-, aber auch Leberfunktion zu einer Akkumulation der Sulfonylharnstoffe kommen. Die resultierenden Hypoglykämien verlaufen oft protrahiert. Entscheidend sind der Metabolismus und die Halbwertszeit des Wirkstoffes (s. Tabelle 7.1)

Gliquidon ist derzeit erste Wahl bei der Therapie des Nicht insulinpflichtigen Typ 2 Diabetes mellitus mit Niereninsuffizienz. Glimepirid niedrig dosiert (1 mg einmal pro Tag) ist nach neueren Untersuchungen gleichwertig (Rosenkranz 1996).

Bei fortgeschrittener Niereninsuffizienz verringert sich zunächst die Insulinelimination und damit der Insulinbedarf, so daß die Hypoglykämiegefahr weiter steigt. Bei der terminalen Niereninsuffizienz kann der Insulinbedarf infolge der Katabolie wieder steigen.

Insulinart. Unterschiede in der Wirkung von tierischem und humanem Insulin, die bei Insulinwechsel zu hypoglykämischen Zwischen-

Tabelle 7.1. Metabolismus oraler Antidiabetika vom Sulfonylharnstofftyp (Auswahl)

Sulphonylharnstoff	Elimination		Halbwertszeit in h	Aktive Metaboliten
	hepatisch	renal		
Glibenclamid	50%	50%	7	wenig
Glibornurid	23–33%	30–72%	6	ja
Glisoxepid	14–26%	70–82%	1,5	ja
Gliquidon	95%	5%	2	nein
Glimepirid	55%	45%	2,5	ja

fällen führen sollen, spielen keine Rolle (MacLeod et al. 1995, Altman et al. 1998). Eher kann die Rückbildung von Resorptionsstörungen infolge von Lipodystrophien, die bei Verwendung von tierischen Insulinen gehäuft auftreten und sich nach der Umstellung auf humanes Insulin zurückbilden, zu einer besseren „Wirksamkeit" des Humaninsulins führen.

Pramlintide, ein synthetisches Analoga des humanen Amylin, hat nach bisherigen Untersuchungen keinen Einfluß auf die Hypoglykämiehäufigkeit (Thompson et al. 1998).

Erkrankungen des Verdauungstraktes. Bei der diabetischen Gastroparese kommt es zu einem verzögerten Transport des Speisebreis aus dem Magen in den Dünndarm und somit zu einer verzögerten Resorption der zugeführten Kohlenhydrate. Bereits zugeführtes Insulin oder durch Sulphonylharnstoffe freigesetztes Insulin führt infolge des relativen Hyperinsulinismus zu einem Absinken des Blutzuckers und u.U. zu einer Hypoglykämie. Ebenso kann es bei Erkrankungen mit Erbrechen oder Durchfall zu einer fehlenden oder unzureichenden Resorption der Kohlenhydrate und somit zum Hyperinsulinismus kommen.

Andere Ursachen der Hypoglykämie bei Diabetikern

Medikamente. Eine Reihe von Medikamenten können eine Hypoglykämie auslösen, bzw. begünstigen.

Übersicht über Medikamente mit blutzuckersenkender Wirkung:

Blutzuckersenkende Wirkung nachgewiesen

Häufig verwendet und deutliche Blutzuckersenkung	Selten verwendet, aber deutliche Blutzuckersenkung	Häufig verwendet, aber keine deutliche Blutzuckersenkung
Insulin	Pentamidin	Salizylate
Sulfonylharnstoffe	Quinin	Sulfonamide
Alkohol		

Blutzuckersenkende Wirkung möglich:

Antihypertensiva	β_2-adrenerge Antagonisten, ACE-Hemmer, α-Blocker
Analgetika und NSAID	Indomethazin, Azetaminophen, Propoxyphen, Penylbutazon, Penicilamin
Gicht-Therapeutiker	Colchizin, Sulfinpyrazone
Lipid-Senker	Clofibrat, Bezafibrate
Antibiotika	Chloramphenicol, Ketoconazole, Para-aminosalicylsäure, Pentamidin, Quinin
Neuroleptika	Haloperidol
Andere	Perhexilene, MAO-Hemmer

Für ACE-Hemmer konnte eine signifikante Erhöhung von Hypoglykämien, die zur Klinikeinweisung führten, gezeigt werden, wobei der Mechanismus unbekannt ist. Diskutiert wird eine erhöhte Insulinsensitivität (Herings et al. 1995 (Abb. 7.13)). In der United Kingdom Prospective Diabetes Study (UKPDS) würde aber keine Veränderung der Hypoglykämiehäufigkeit in Abhängigkeit von der antihypertensiven Therapie (u.a. mit Captopril und/oder Atendol) gefunden (UKPDS-Group, 1998).

Hypoglykämien bei Gebrauch von an sich blutzuckerunwirksamen Medikamenten treten meist in Verbindung mit anderen Medikamenten, insbesondere Sulphonylharnstoffen, auf.

Übersicht über mögliche Mechanismen der blutzuckersenkenden Wirkung verschiedener Medikamente (Pandit et al. 1993)

Pentamidin	Kurzfristig verstärkte Insulinfreisetzung infolge toxischer Wirkung auf die β-Zellen des Pankreas (langfristig wird die Entstehung eines Diabetes mellitus begünstigt)
Quinin	Verstärkte Insulinfreisetzung, Hemmung der hepatischen Glukoneogenese
Salizylate	Verminderung der Proteinbindung der Sulphonylharnstoffe, Beeinflussung des Insulinmetabolimus, Hemmung der Glukoneogenese
Acetaminophen	Wie Salizylate, zusätzlich hepatotoxischer Effekt
Sulfamethoxyzole	Verstärkte Insulinfreisetzung
β_2-adrenerge Antagonisten	Verstärkte Insulinwirkung, Hemmung der Glukagonwirkung

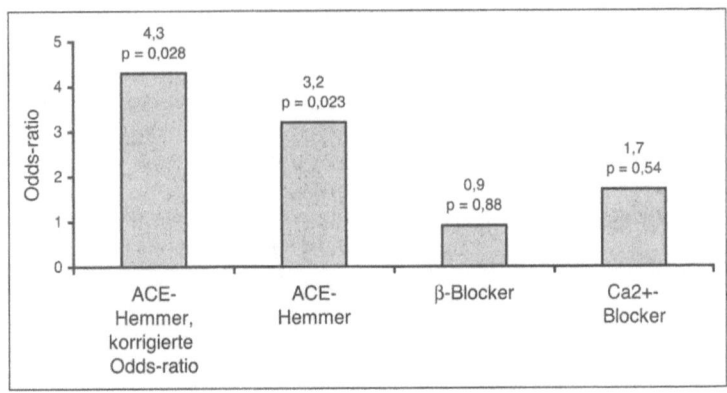

Abb. 7.13. Odds-Ratio für schwere Hypoglykämien in Abhängigkeit von der antihypertensiven Therapie. Der Odds-Ratio bei ACE-Hemmertherapie bleibt auch nach Korrektur für Diabetesdauer, Diabetestherapie und Nierenfunktion signifikant erhöht. (Modifiziert nach Morris 1997)

Übersicht über mögliche Mechanismen der blutzuckersenkenden Wirkung verschiedener Medikamente (Pandit et al. 1993) (Forts.)

ACE-Hemmer	Erhöhte Insulinsensitivität (?), erhöhte Bradykininspiegel (?)
α-Blocker	Verstärkte, glukoseabhängige Insulinfreisetzung
Phenylbutazon, Dicumarol	Verlängerung der Halbwertszeit der Sulphonylharnstoffe durch Enzyminhibition in der Leber
Fibrate	Verstärkte Insulinsensitivität, verminderte Glukagonfreisetzung
MAO-Hemmer	Verstärkte Insulinfreisetzung (Hydrazin-Gruppe)
Octreotid	Verminderte Glucagon- und Wachtumshormonfreisetzung

Die genaue Medikamentenanamnese, die Beachtung möglicher Wechselwirkungen und die gegebenenfalls erforderliche Modifikation der Therapie sind deshalb wichtiger Bestandteil bei der Abklärung von Hypoglykämien.

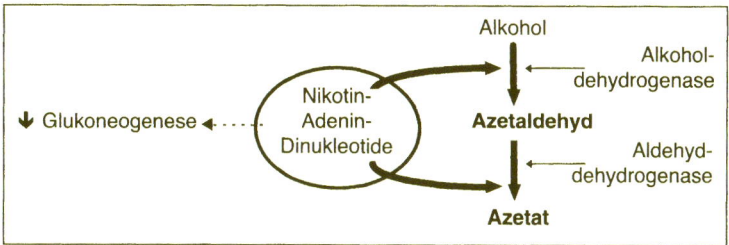

Abb. 7.14. Hemmung der Glukoneogenese durch Alkohol. Bei dem Alkoholabbau in den Hepatozyten wird Nikotin-Adenin-Dinukloetid (NAD) verbraucht; der NAD-Mangel führt zu einem Substratmangel und damit Verminderung der Glukoneogenese

Alkohol. Alkohol führt zu einer Hemmung der Glukoneogenese, wohingegen die Glykogenolyse nicht beeinflußt wird. Deshalb treten Hypoglykämien erst verspätet – wenn die Glykogenspeicher aufgebraucht sind – auf. Zu einer Hemmung der Glukoneogenese kommt es vermutlich infolge eines Verbrauches an Nicotinamid-Adenin-Dinukleotiden beim Abbau von Alkohol zu Azetat (Lecavalier et al. 1989; s. Abb. 7.14).

Der Einfluß von Alkohol auf die gegenregulatorischen Hormone ist nur zum Teil geklärt (Kolaczynski et al. 1988).

Einfluß von Alkohol auf gegenregulatorische Hormone

Glukagonfreisetzung	?
Adrenalinfreisetzung	verspätet
Kortisolfreisetzung	vermindert
Wachstumshormonfreisetzung	vermindert

7.2.2.8
Psychosoziale Aspekte

Der Einfluß des Verhaltens auf die Hypoglykämiehäufigkeit ist nicht ausreichend geklärt. Umgekehrt konnte eine negative psychosoziale Wirkung von Hypoglykämien auf folgende Faktoren nachgewiesen werden:
- Stimmung (Ängstlichkeit, depressive Verstimmung),
- Persönlichkeit (Verschlossenheit, Zurückgezogenheit),
- soziale Integration (Arbeitsplatzprobleme, soziale Desintegration),

– Handhabung des Diabetes mellitus (unzureichende Krankheits-
verarbeitung).

Der Persönlichkeit kommt hierbei eine besondere Bedeutung zu, da
sie auf der einen Seite das Verhalten des Diabetikers vorgibt, auf der
anderen Seite durch die Erfahrungen rezidivierender Hypoglykämi-
en mit geprägt wird. So kann es, bei entsprechender Primärpersön-
lichkeit, zu einem Circulus vitiosus kommen, in dem sich die Hypoglykämien und das Verhalten des Patienten negativ beeinflussen
(Gold et al. 1997).

7.2.3
Symptome und Beschwerden

Die Symptome der Hypoglykämie werden in vegetativ-autonome
und neuroglykopenische Symptome aufgeteilt.

Symptome der Hypoglykämie

Vegetative Symptome		Neuroglykopenische Symptome
Sympathikus	Parasympathikus	
Unruhe	Heißhunger	Kopfschmerzen
Schwitzen	Übelkeit	Müdigkeit
Tremor	Erbrechen	Sprachstörungen (z.B. Dysarthrie)
Sympathikus	Parasympathikus	
Blässe	Speichelfluß	Sehstörungen (z.B. Diplopie)
Hypertonus	Schwäche	Schwindel
Palpitationen		Motorische oder sensible fokale Defizite
Herzrhythmus-		Automatismen (Grimassieren, Schmatzen)
störungen		
Mydriasis		
Reizbarkeit		Verwirrtheit
Nervosität		Epileptische Anfälle
Speichelfluß		Koma

Die Symptome Heißhunger und Schwitzen werden durch Atropin,
nicht aber durch adrenerge Antagonisten, blockiert und sind des-

halb cholinerg (Towler et al. 1993). Die vegetativen Symptome sollten deshalb nicht vereinfacht als „adrenerg" bezeichnet werden.

Prinzipiell unterscheiden sich die Hypoglykämien bei Diabetikern nicht von denen bei Nichtdiabetikern. Jedoch hängt der
Schwellenwert für das Auftreten der Symptome von der Diabeteseinstellung ab. Bei einer schlechten Einstellung können bereits bei BZ-
Werten von 100 mg/dl deutliche Symptome auftreten. Umgekehrt
kommt es bei rezidivierenden Hypoglykämien zu einer verspäteten
oder verminderten Gegenregulation (s. „hypoglycemia unawareness").

Ursachen einer gestörten Gegenregulation
– Hochregulation der zerebralen GLUT1-Transporter,
– Glukagondefizit,
– gestörte Adrenalinfreisetzung,
– verminderte Kortisolfreisetzung.

Während die Regulation der GLUT1-Transporter von der Blutzukkerkontrolle beeinflußt wird, hängt die Verminderung der Glukagon- und Adrenalinfreisetzung wesentlich von der Diabetesdauer ab
(s. oben).

Neben der Erkrankungsdauer des Diabetes mellitus können die
Symptome der Hypoglykämie auch durch andere Faktoren verstärkt
oder abgeschwächt werden.

Zunahme der Symptome bei	Abnahme der Symptome bei
Alkohol	ß-Blocker
Anorexie	Polyneuropathie
Hypoxie	Chronisch niedrigen Blutzuckerwerten
	Lange bestehendem Diabetes

Komplikationen

Der Einfluß von rezidivierenden Hypoglykämien auf die kognitiven
Leistungen ist letztlich unklar. Nach neueren Untersuchungen hat der
Diabetes per se unabhängig von der Diabetesdauer keinen wesentlichen Einfluß, jedoch konnten bei Patienten mit rezidivierenden Hypoglykämien kognitive Defizite und neuropsychatrische Veränderun-

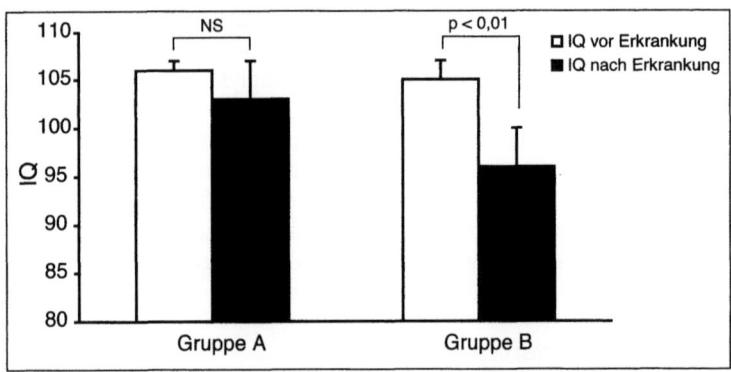

Abb. 7.15. Wechsler-IQ-Test bei Patienten mit DM Typ 1 vor Erstmanifestation des Diabetes und nach 11 Jahren *(Gruppe A)* bzw. 13 Jahren *(Gruppe B)* Diabetesdauer. Patienten der Gruppe A hatten keine schweren Hypoglykämien, Patienten der Gruppe B hatten mindestens 5 schwere Hypoglykämien erlebt. *NS* nicht signifikant. (Mod. nach Langan et al. 1991)

gen in folgenden Bereichen gezeigt werden (Blackman et al. 1992; Biessels et al. 1994; Wredling et al. 1990; s. auch Abb. 7.15):

– Feinmotorik,
– Kurzzeitgedächtnis,
– Assoziationsgedächtnis,
– Konzentrationsvermögen,
– räumliches Vorstellungsvermögen.

Bei Patienten mit Typ 1 Diabetes mellitus und rezidivierenden schweren Hypoglykämien sind zerebrale kortikale Atrophien, als Ausdruck morphologischer Veränderungen, im NMR signifikant häufiger (Perros et al. 1997).

7.3
Diagnose

7.3.1
Anamnese

Die Hypoglykämien werden anamnestisch nach dem Schweregrad eingeteilt:

Leichte Hypoglykämie	Patient kann sich selbst helfen und ist ansprechbar, kooperativ und orientiert.
Mittelschwere Hypoglykämie	Patient kann noch schlucken, ist aber auf Fremdhilfe angewiesen.
Schwere Hypoglykämie	Patient ist unkooperativ, zentrale Ausfälle bis zum Koma.

Ist ein Diabetes mellitus, der mit Insulin oder mit Sulphonylharnstoffen behandelt wird, bekannt, so ist die Medikamentenanamnese wichtig. Therapiefehler, z.B. Verwechslung von Insulinen bzw. Tabletten, die oft nach Therapieumstellung auftreten, sind häufig.

Da der Anteil der nächtlichen Hypoglykämien mit 55% sehr hoch ist (Veneman et al. 1993), sollte nach diesen spezifisch gefragt werden.

Hinweise auf nächtliche Hypoglykämien
– Unruhiger Schlaf,
– nächtliche Schweißausbrüche,
– kein erholsamer Schlaf,
– „durchgewühlte" Bettwäsche,
– morgendliche Hyperglykämien,
– morgendliche Kopfschmerzen,
– Partneranamnese.

7.3.2
Technische Verfahren

Blutzuckerbestimmung

Liegen Symptome oder Beschwerden einer Hypoglykämie vor, ist eine sofortige Therapie wichtiger als der Nachweis eines niedrigen Blutzuckers. Werte, die der Patient während einer Hypoglykämie bestimmt, sollten zudem mit Vorsicht interpretiert werden, da die üblichen Meßgeräte im unteren Meßbereich nur unzuverlässig funktionieren.

7.3.3
Differentialdiagnose der Hypoglykämie

Bei bekanntem Diabetes mellitus. Bei einem bekannten Diabetes mellitus, der mit Insulin oder Sulphonylharnstoffen behandelt wird, treten Hypoglykämien meist infolge von Therapiefehlern oder als Nebenwirkung der Therapie auf. In Einzelfällen, insbesondere bei einem seit langem bestehenden Diabetes mellitus, müssen Synkopen anderer Genese (kardiale Erkrankungen, zerebrale Durchblutungsstörungen) ausgeschlossen werden.

„Pseudohypoglykämien". Bei der Abklärung von Hypoglykämien ist zu beachten, daß bei der Blutzuckerbestimmung aus venösem Blut falsch niedrige Werte gemessen werden können, wenn es infolge einer zu späten Plasmaseparation zu einer intrazellulären Glykolyse kommt. Diese sogenannten „Pseudohypoglykämien" können bei Patienten mit Leukozytose oder Polyzythämie besonders ausgeprägt sein.

„Prämetabolisches Syndrom" (Sonderform der Hypoglykämie: reaktive Späthypoglykämien im Vorstadium des Diabets Typ 2). Bei den meist adipösen Patienten kommt es bei einer latenten Insulinresistenz und einer gestörten Insulinsekretion zu einer geringgradigen Erhöhung des Insulinspiegels. Die Entstehung der Hypoglykämien wird auf eine gestörte Insulinfreisetzung zurückgeführt (Abb. 7.16).

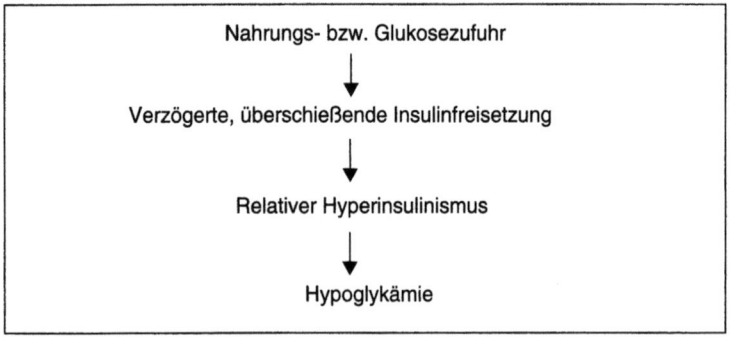

Abb. 7.16. Entstehung der reaktiven Späthypoglykämien

Im 5-h-oGTT steigen die Blutzuckerwerte in den ersten 2 h pathologisch an, niedrige Blutzuckerwerte fallen erst nach 3–5 h auf. Dementsprechend werden Symptome ca. 3–5 h nach einer meist kohlenhydrathaltigen Mahlzeit beschrieben (Abb. 7.17).

Charakteristika des 5-h-oGTT beim prämetabolischen Syndrom
- normale bis leicht erhöhte Nüchternblutzuckerwerte,
- 1–2 h postprandial: überhöhte Blutzuckerwerte,
- 3–5 h postprandial: Hypoglykämien.

Der Nachweis von Hypoglykämien schließt eine gestörte Glukosetoleranz also nicht aus. Chalew et al. (1990) konnten nur bei 1 von 8 Patienten mit einer gestörten Glukosetoleranz und Hypoglykämiesymptomen signifikant niedrigere Blutzuckerwerte nachweisen. Jedoch waren die Blutspiegel der gegenregulatorischen Hormone bei den Patienten mit einer gestörten Glukosetoleranz signifikant erhöht, was für eine Veränderung des Schwellenwertes bei diesen Patienten spricht. Wie häufig es zu reaktiven Späthypoglykämien im Vorstadium des Typ 2 Diabetes mellitus kommt, ist nicht geklärt, zumal sich Beschwerden durch regelmäßige Nahrungszufuhr vermeiden lassen.

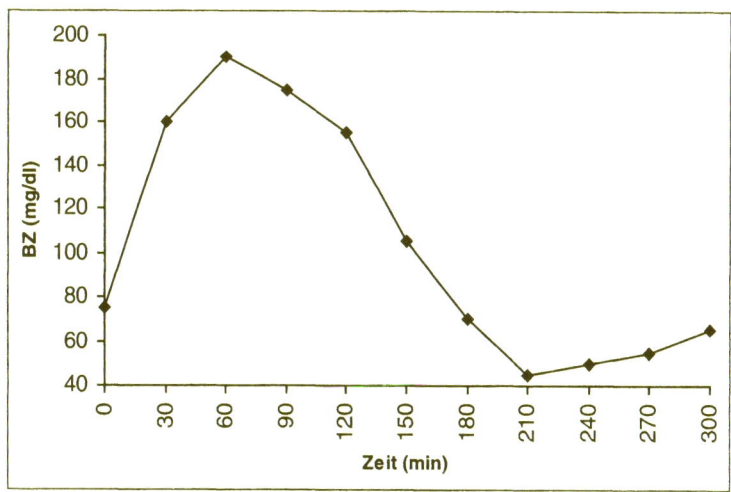

Abb. 7.17. Blutzuckerwerte bei Patienten mit „prämetabolischem Syndrom" im 5-h-oGTT. (Mod. nach Chalew et al. 1990)

Therapeutisch sind bei diesen Patienten die gleichen diätetischen Maßnahmen wie beim manifesten Typ-2-Diabetiker zu beachten.

Tabellarische Übersicht. Im folgenden ist die Differentialdiagnose der Hypoglykämie zusammengefaßt (siehe Übersicht). Die Hypoglykämien werden in Nüchternhypoglykämien und postprandiale Hypoglykämien eingeteilt, wobei für die diagnostische Unterscheidung dieser beiden Hypoglykämieformen die Durchführung eines oGTT entscheidend ist (Tabelle 7.2).

Bei den postprandialen Hypoglykämien treten die Symptome nur nach der Einnahme von Mahlzeiten auf. Bei beiden Hypoglykämieformen können sowohl neuroglykopenische als auch vegetative Symptome auftreten.

Differentialdiagnose der Nüchternhypoglykämie
- Pankreaserkrankungen:
    - Insulinom,
    - Nesidioblastose,
    - diffuse Insellzellhyperplasie,
    - Insellzelladenomatose.
- Hypoglycaemia factitia:
    - Insulin,
    - Sulphonylharnstoffe.
- Autoimmunhypoglykämien:
    - Autoantikörper gegen Insulin,
    - Autoantikörper gegen Insulinrezeptoren,
    - Autoantikörper mit β-zellstimulierender Wirkung.
- Tumorhypoglykämien.

Tabelle 7.2. Differentialdiagnose der Hypoglykämie

Hypoglykämieformen	Symptome (im Bezug zur letzten Mahlzeit)	Symptome
Nüchternhypo-glykämien	Postabsorptive Phase (ca. 5 h oder später)	Typisch neuroglykope-nisch
Postprandiale Hy-poglykämien	Absorptive Phase (innerhalb 2–3 h)	Typisch vegetativ

- Endokrinologische Erkrankungen:
  - Panhypopituitarismus,
  - isolierter Wachstumshormonmangel,
  - isolierter ACTH-Mangel,
  - Morbus Addison,
  - Hypothyreose.
- Andere schwere Erkrankungen:
  - Nierenversagen,
  - Sepsis,
  - Leberversagen,
  - dilatative Kardiomyopathie,
  - Kachexie,
  - Anorexie.
- Medikamente:
  - Insulin,
  - Sulphonylharnstoffe,
  - Alkohol.

Differentialdiagnose der postprandialen Hypoglykämie
- Magenentleerungsstörungen:
  - Zustand nach Magenoperation.
- Enzymdefekte:
  - Glykogenspeicherkrankheiten,
  - Störung der Glukoneogenese,
  - Störung der Fettsäureoxidation,
  - Galaktosämie,
  - Fruktoseintoleranz,
  - Ahornsirupkrankheit.
- Genuß von Gin und Tonic.
- Toxine (Ackee fruit, Pilztoxine).
- Postprandiale Pseudohypoglykämien.

Enzymdefekte, die zu Hypoglykämien führen können, manifestieren sich üblicherweise im Kindesalter.

Enzymdefekte, die zu Hypoglykämien führen können
- Glykogenspeicherkrankheiten:
  - Glykogen-Synthetase-Mangel,
  - Debranching-Enzym-Mangel,

- Phosphorylase-Mangel,
- Phosphorylase-Kinase-Mangel,
- Glukose-6-Phosphatase-Mangel.
- Störung der Glukoneogenese:
  - Fruktose-1-6-Diphosphatase Defekt,
  - Phosphoenolpyruvat-Carboxykinase-Defekt.
- Störung der Fettsäureoxidation:
  - Carnitin-Mangel,
  - Medium-chain-acyl-CoA-Dehydrogenasemangel,
  - Long-chain-acyl-CoA-Dehydrogenasemangel,
  - Long-chain-acyl-CoA-Carnitin-Transferase-Mangel,
  - Long-chain-3-OH-acyl-CoA-Dehydrogenase-Mangel,
  - Short-chain-3-OH-acyl-CoA-Dehydrogenase-Mangel.

7.4
Therapie

7.4.1
Patientenschulung

Die Schulung der Patienten mit Diabetes mellitus ist ein wesentlicher Bestandteil der Therapie. Sie besteht in:
- strukturiertem Schulungsprogramm,
- häufigem Selbstmessen,
- Früherkennung der Symptome,
- Erkennung und Vermeidung der Risikofaktoren,
- Einbeziehung von Angehörigen/Freunden.

Durch die intensive Patientenschulung läßt sich bei den gut eingestellten Diabetikern eine Abnahme schwerer Hypoglykämien erreichen (Abb. 7.18).

7.4.2
Insulinanaloga

Der Stellenwert der Insulinanaloga (Insulin humalog, Insulin aspart) in der Therapie des insulinpflichtigen Diabetes mellitus ist noch nicht abschließend geklärt. In einigen Studien, u.a. auch in der

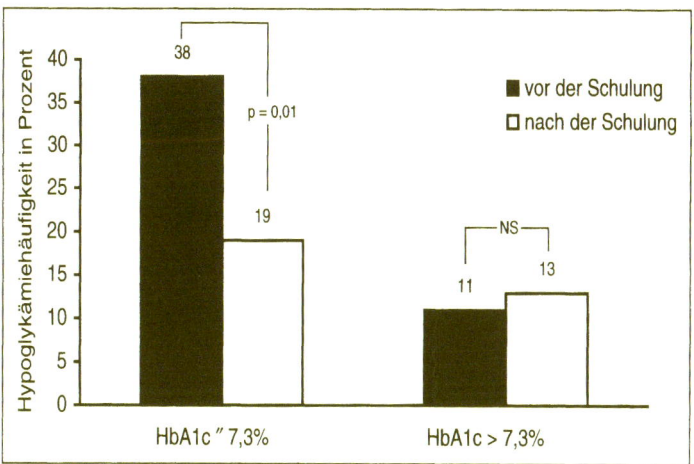

Abb. 7.18. Häufigkeit schwerer Hypoglykämien (%) vor und nach Patienten-schulung in Abhängigkeit vom HbA1c-Wert. Bei Patienten mit guten HbA1c-Werten läßt sich eine signifikante Abnahme der Hypoglykämien beobachten. (Mod. nach Müller et al. 1995)

größten Cross-over-Studie zur Untersuchung der Insulinanaloga, konnte eine signifikante Abnahme der Hypoglykämiehäufigkeit gezeigt werden. Andere Studien zeigten keine Änderung der Hypoglykämiehäufigkeit (Hollemann u. Hoekstra 1997). Eine kumulative Metaanalyse der bisher durchgeführten Studien ergab eine Abnahme schwerer Hypoglykämien um 30% bei Verwendung der schnell-wirkenden Insulinanaloga (Brunelle et al. 1998) (Abb. 7.19).

7.4.3
Insulinpumpe

Die klassischen Indikationen zur Pumpentherapie beinhalten nicht die Hypoglykämien. Einige Studien haben aber eine Abnahme der Hypoglykämiehäufigkeit bei Diabetikern, die auf eine Insulinpumpe umgestellt wurden, gezeigt. Ein Vergleich verschiedener Patienten-gruppen ist schwierig, da Diabetiker mit Insulinpumpe in der Regel sehr gut motiviert sind und deshalb verschiedene Therapiestrategi-

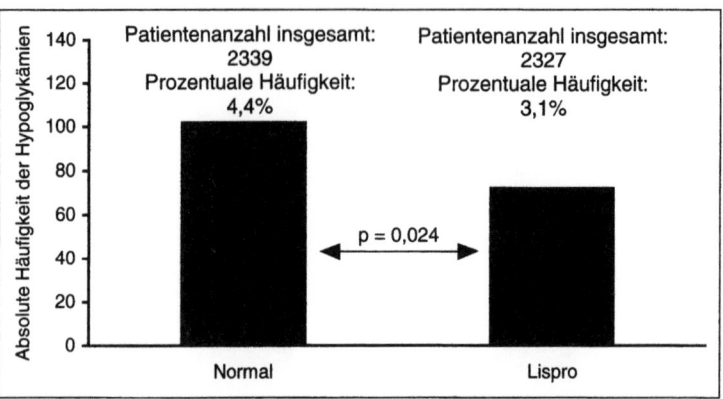

Abb. 7.19. Häufigkeit von schwereren Hypoglykämien bei Verwendung von Normalinsulin und schnellwirksamen Insulinanaloga (Lispro). (Mod. nach Brunelle et al. 1997)

en sehr gut umsetzen können. Zudem wird bei jeder Einstellung auf eine Insulinpumpe eine intensive Schulung durchgeführt, so daß neben dem „Pumpeneffekt" auch ein „Schulungseffekt" besteht. In einer Cross-over-Studie konnte jedoch eine signifikante Abnahme der Hypoglykämiehäufigkeit über einen Zeitraum von einem Jahr bei Patienten mit einer Insulinpumpe im Vergleich zu Patienten mit einer intensivierten konventionellen Insulintherapie gezeigt werden (Bode et al. 1996; s. auch Abb. 7.20).

7.4.4
Diabetische Gastroparese

Liegt eine Gastroparese vor, so ist eine Verbesserung der Blutzuckerkontrolle zur Vermeidung einer Progression anzustreben. Durch mehrere, gleichmäßig über den Tag verteilte Mahlzeiten kann oft eine Verbesserung erreicht werden. Alternativ kann eine medikamentöse Therapie versucht werden.

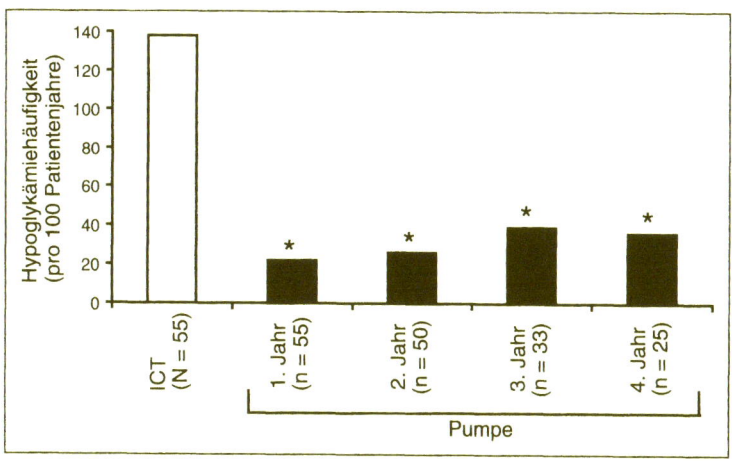

Abb. 7.20. Häufigkeit schwerer Hypoglykämien in Abhängigkeit von der Therapieform bei 55 Diabetikern. Nach einem Jahr intensivierter konventioneller Insulintherapie *(ICT)* wurden die Patienten auf eine Insulinpumpentherapie umgestellt *("Pumpe")*. Der HbA1c-Wert war unter beiden Therapieformen nicht signifikant unterschiedlich (ICT vs. Pumpe: 7,7% vs. 7,4%). Mittleres Follow-up der Pumpenpatienten: 3,1 Jahre. *$p < 0,01$. (Mod. nach Bode 1996)

Medikamentöse Therapie der diabetischen Gastroparese

5-HT4-Antagonisten	Cisaprid
Dopamin-Antagonisten	Metoclopramid, Domperidon
Cholinergika	Bethanechol
Motilide	Abkömmlinge der Makrolid-Antibiotika (Erythromycin-Analoga, derzeit in klinischen Studien)

Nach den derzeitigen Daten scheint Cisaprid praktisch allen anderen Prokinetika an Effektivität überlegen zu sein. In therapierefraktären Fällen kann der Magen elektrisch stimuliert werden, wobei die Schrittmacher laparoskopisch implantiert werden können. Bei Patienten mit Gastroparese ist vor operativen Eingriffen eine längere

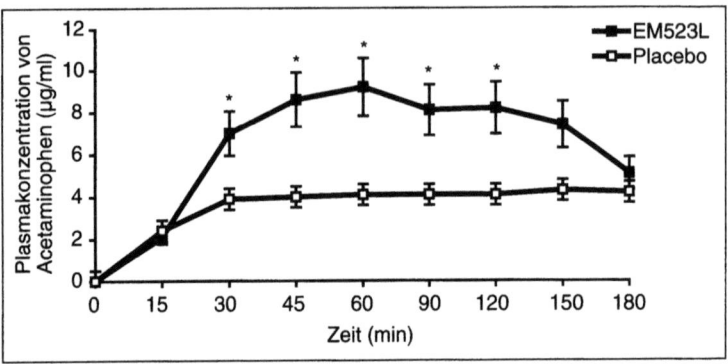

Abb. 7.21. Plasmakonzentration von Acetaminophen als Marker der Magenentleerung bei Patienten mit Typ-1-Diabetes und Magenentleerungsstörungen mit
Placebo und dem Erythromycinderivat EM523L. *p <0,05. (Mod. nach Mastaka
et al. 1997)

Nüchtern-Phase notwendig, um eine vollständige Entleerung des
Magens sicherzustellen.

7.5
Notfall

Wegen der potentiellen Gefährdung des ZNS während der Hypoglykämie hat die sofortige Glukosezufuhr mit dem Ziel einer Normalisierung des Blutzuckers Priorität. Die Form der Glukosezufuhr
hängt vom Schweregrad der Hypoglykämie ab.

Bei leichten Hypoglykämien kann sich der Patient durch kohlenhydrathaltige Nahrung (z.B. Fruchtsaft, Obst) selbst helfen. Bis zur
Verbesserung der Symptome müssen die Maßnahmen wiederholt
werden. Bei unzureichendem Effekt, Insulinüberdosierung oder bei
Vorliegen einer Gastroparese muß der Patient, wie bei mittelschwe-
ren Hypoglykämien, potentere, d.h. schneller resorbierbare, Kohlenhydrate zu sich nehmen. Es eignen sich Traubenzucker oder stark
kohlenhydrathaltige Getränke (z.B. Cola oder Limonade). Bei fehlenden Glykogenspeichern sind die schnell verfügbaren Kohlenhydrate auch rasch verbraucht und es besteht die Gefahr einer erneuten
Unterzuckerung. Deshalb hat bei Besserung der Symptome sofort

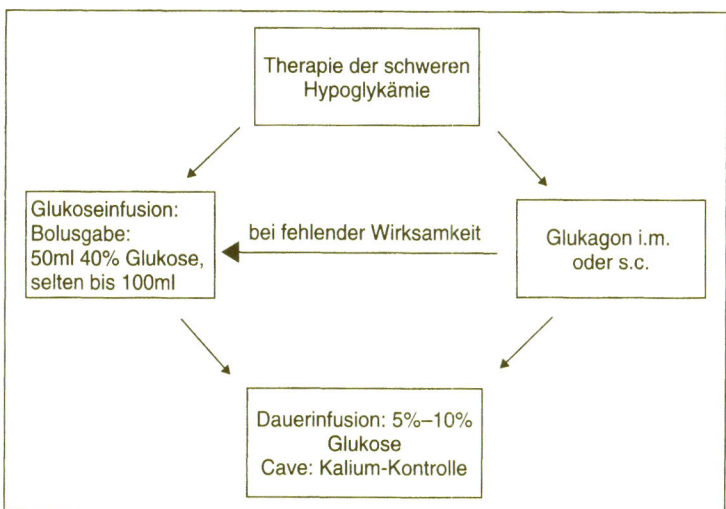

Abb. 7.22. Akuttherapie der schweren Hypoglykämie

eine weitere Nahrungsaufnahme zu erfolgen. Die Therapie der schweren Hypoglykämie ist in Abb. 7.22 zusammengefaßt.

Die Glukagontherapie kann auch von Angehörigen der Patienten durchgeführt werden. Entsprechende „Hypokits" sind erhältlich. Durch Induktion der Glykogenolyse kommt es innerhalb weniger Minuten zum Blutzuckeranstieg, der in einigen Fällen aber nur unzureichend ist. Zu den Nebenwirkungen einer Glukagontherapie gehört Erbrechen mit Aspirationsgefahr.

Versagen der Glukagontherapie
- Fehlende Wirksamkeit des Glukagons bei Hyperinsulinämie,
- fehlende hepatische Glykogenspeicher bei Lebererkrankungen,
- kürzere Halbwertszeit des Glukagons im Vergleich zum Insulin.

Nach Normalisierung des Blutzuckers sollte dieser durch eine Glukosedauerinfusion für mehrere Stunden über 150 mg/dl gehalten werden, bis die Glykogenspeicher wieder aufgefüllt sind. Wichtig, vor allem bei gleichzeitiger Hyperinsulinämie, ist die Kontrolle des

Kaliumspiegels. Je nach Klinik ist die intensivmedizinische Betreuung notwendig.

Literatur

Amiel SA: Hypoglycaemia in diabetes mellitus--protecting the brain. Diabetologia 1997, 40 Suppl 2:S62-8

Biessels GJ, Kappelle AC, Bravenboer B, Erkelens DW, Gispen WH: Cerebral function in diabetes mellitus. Diabetologia 1994, 37(7):643-50

Biggers DW, Myers SR, Neal D, Stinson R, Cooper NB, Jaspan JB, Williams PE, Cherrington AD, Frizzell RT: Role of brain in counterregulation of insulin-induced hypoglycemia in dogs. Diabetes 1989, 38(1):7-16

Blackman JD, Towle VL, Sturis J, Lewis GF, Spire JP, Polonsky KS: Hypoglycemic thresholds for cognitive dysfunction in IDDM. Diabetes 1992, 41(3):392-9

Bode BW, Steed RD, Davidson PC: Reduction in severe hypoglycemia with long-term continuous subcutaneous insulin infusion in type I diabetes. Diabetes Care 1996, 19(4):324-7

Boyle PJ: Alteration in brain glucose metabolism induced by hypoglycaemia in man. Diabetologia 1997 Jul;40 Suppl 2:S69-74

Brunelle BL, Llewelyn J, Anderson JH Jr, Gale EA, Koivisto VA: Meta-analysis of the effect of insulin lispro on severe hypoglycemia in patients with type 1 diabetes. Diabetes Care 1998, 21(10):1726-31

Cersosimo E, Molina PE, Abumrad NN: Renal glucose production during insulin-induced hypoglycemia. Diabetes 1997, 46(4):643-6

Chalew SA, Mersey JH, Kowarski AA: Evidence for elevated glucose threshold in patients with impaired glucose tolerance and symptoms of hypoglycemia during OGTT. Diabetes Care 1990, 13(5):507-12

Clutter WE, Rizza RA, Gerich JE, Cryer PE: Regulation of glucose metabolism by sympathochromaffin catecholamines. Diabetes Metab Rev 1988, 4(1):1-15

De Feo P, Perriello G, Torlone E, Ventura MM, Fanelli C, Santeusanio F, Brunetti P, Gerich JE, Bolli GB: Contribution of cortisol to glucose counterregulation in humans. Am J Physiol 1989, 257(1 Pt 1):E35-42

Debrah K, Sherwin RS, Murphy J, Kerr D: Effect of caffeine on recognition of and physiological responses to hypoglycaemia in insulin-dependent diabetes. Lancet 1996, 347(8993):19-24

Gold AE, Deary IJ, Frier BM: Hypoglycaemia and non-cognitive aspects of psychological function in insulin-dependent (type 1) diabetes mellitus (IDDM). Diabet Med 1997, 14(2):111-8

Gomez B, Garcia-Villallon AL, Frank A, Garcia JL, Monge L, Dieguez G: Effects of hypoglycemia on the cerebral circulation in awake goats. Neurology 1992, 42(4):909-16

Hepburn DA, MacLeod KM, Pell AC, Scougal IJ, Frier BM: Frequency and symptoms of hypoglycaemia experienced by patients with type 2 diabetes treated with insulin. Diabet Med 1993, 10(3):231-7

Herings RM, de Boer A, Stricker BH, Leufkens HG, Porsius A: Hypoglycaemia associated with use of inhibitors of angiotensin converting enzyme. Lancet 1995, 345(8959):1195-8

Holleman F, Hoekstra JB: Insulin lispro. N Engl J Med 1997, 337(3):176-83

Klein BE, Klein R, Moss SE: Risk of hypoglycemia in users of human insulin. The Wisconsin Epidemiologic study of Diabetic Retinopathy. Diabetes Care 1997, 20(3):336-9

Kolaczynski JW, Ylikahri R, Harkonen M, Koivisto VA: The acute effect of ethanol on counterregulatory response and recovery from insulin-induced hypoglycemia. J Clin Endocrinol Metab 1988, 67(2):384-8

Lecavalier L, Bolli G, Cryer P, Gerich J: Contributions of gluconeogenesis and glycogenolysis during glucose counterregulation in normal humans. Am J Physiol 1989, 256(6 Pt 1):E844-51

II Diabetische Spätschäden

KAPITEL 8

Diabetes und koronare Herzkrankheit

B. Isermann, S. Schiekofer, M. Haass, P. P. Nawroth

8.1   Fallpräsentation   346

8.1.1   Anamnese   346
8.1.2   Untersuchungsbefunde   347
8.1.3   Laborbefunde   347
8.1.4   Technische Verfahren   347
8.1.5   Verlauf   348

8.2   Klinik   349

8.2.1   Epidemiologie   349
8.2.2   Entstehung   357
8.2.2.1 Hyperglykämie   357
8.2.2.2 Hypertonie   362
8.2.2.3 Hyperlipidämie   362
8.2.2.4 Rauchen   366
8.2.2.5 Hyperkoagulabilität   366
8.2.2.6 Thrombozytendysfunktion   368
8.2.2.7 Endotheldysfunktion   370
8.2.2.8 Zytokine   371
8.2.2.9 Diabetische Nephropathie   372
8.2.2.10 Insulin   374
8.2.2.11 Hyperhomocyst(e)inämie   375
8.2.2.12 Diabetische autonome Polyneuropathie   376
8.2.2.13 Diabetische Kardiomyopathie   379
8.2.3   Symptome und Beschwerden   380
8.2.3.1 Bedeutung der diabetischen
         autonomen Polyneuropathie   381
8.2.3.2 Bedeutung der diabetischen Kardiomyopathie   382
8.2.3.3 Krankheitsverlauf   383

8.3   **Diagnose**   386

8.3.1   Indikation zur Diagnostik   386
8.3.2   Anamnese   387
8.3.3   Körperliche Untersuchung   387
8.3.4   Nichtinvasive Untersuchungsmethoden   387
8.3.5   Invasive Untersuchungsmethoden   392
8.3.6   Differentialdiagnose   395

8.4   **Therapie.**   396

8.4.1   Konservative Therapie.   396
8.4.2   Interventionelle Therapie   405
8.4.3   Therapiekontrolle   408

8.5   **Notfall**   409

Literatur   412

8.1
Fallpräsentation

8.1.1
Anamnese

Eine 69jährige Patientin mit Typ-1-Diabetes mellitus, Erstdiagnose vor 42 Jahren, stellt sich im Rahmen eines Routinebesuches in der Sprechstunde vor. Seit 3–4 Wochen sei es vermehrt zu „Herzrasen" sowie „Luftnot" bei körperlicher Belastung (z. B. Treppensteigen) gekommen. Pektangiöse Beschwerden bestehen nicht.

Vor 2 Jahren sei ein „stummer" Myokardinfarkt (intramuraler HWI) diagnostiziert worden (Enzymanstieg, Herzrhythmusstörungen, T-Negativierung in III). Tachyarrhythmien waren mehrfach beobachtet worden. Wegen einer diabetischen Retinopathie waren wiederholte Laserkoagulationen durchgeführt worden. Ferner sind eine diabetische Neuropathie mit diabetischer Gastroparese und eine diabetische Nephropathie (Stadium der Mikroalbuminurie) bei der Patientin bekannt. Weitere Risikofaktoren: arterielle Hypertonie,

Dyslipidämie. Bisherige Medikation: ASS 100 mg 1-0-0, Ramipril 5 mg 1-0-0, Doxazosin 2 mg 1-0-0, Furosemid 40 mg 1-0-0.

8.1.2
Untersuchungsbefunde

69jährige Patientin in gutem Allgemein- und Ernährungszustand (163 cm, 66,4 kg). Keine Zyanose, keine peripheren Ödeme, keine Dyspnoe. Keine Halsvenenstauung. Herzaktionen regelmäßig mit einer Frequenz von 70 min^{-1}, 1/6-Systolikum mit pm über dem Erbschen Punkt. Auskultation und Perkussion der Lunge unauffällig. Strömungsgeräusch über der A. carotis links auskultierbar, ansonsten unauffälliger peripherer Pulsstatus. Blutdruck 100 zu 80 mmHg. Vibrationsempfinden an der unteren Extremität 3/8 beidseits. Diabetische Retinopathie mit Visusminderung auf 10%.

8.1.3
Laborbefunde

Postprandialer Blutzuckerwert 189 mg/dl, HbA1c-Wert 7,1% (Norm bis 6,1%). Fettwerte: TG 337 mg/dl, Gesamtcholesterin 270 mg/dl, HDL-C 35 mg/dl, LDL-C 168 mg/dl und VLDL 67 mg/dl. Albuminurie 183 mg/dl (Norm bis 20 mg/dl). Im Normbereich lagen LDH, GOT, GPT, CK, TNI, Kreatinin, Harnstoff sowie das übrige Routinelabor.

8.1.4
Technische Verfahren

Steiltyp, Sinusrhythmus, Frequenz 89 min^{-1}, AV-Block 1° (PQ-Zeit 220 ms), QTc-Zeit 413 ms, negatives T in III, abgeflachtes T in aVL und V2, leichte aszendierende ST-Senkung in V4, RS-Umschlag in V4 und V5.

Belastungs-EKG

Wegen peripherer Erschöpfung Abbruch nach einer Minute bei 50 W, dabei keine Veränderung zum Ruhe-EKG. Herzfrequenz von 79 auf 120, Blutdruck von 115/70 mmHg auf 160/65 mmHg.

Echokardiographie

Normal großer, konzentrisch hypertrophierter linker Ventrikel mit global guter systolischer Pumpfunktion bei hyperdynamischen Wandbewegungen. Keine regionalen Kontraktionsstörungen. Regelrechter Herzklappenbefund.

Herzkatheteruntersuchung

Koronare 3-Gefäßerkrankung mit guter linksventrikulärer Funktion. PTCA der LCX-Stenose (90–99%ige Stenose) und PTCA mit Stent-Implantation der RCA (75%–90%ige Stenose). Ferner periphere, mindestens 50%ige Stenose der LAD (Abb. 8.1).

8.1.5
Verlauf

Nach Stent-Implantation prophylaktisch ASS 100 mg 1-0-0 sowie zusätzlich für 4 Wochen Ticlopidin 250 mg 1-0-1. Optimierung der In-

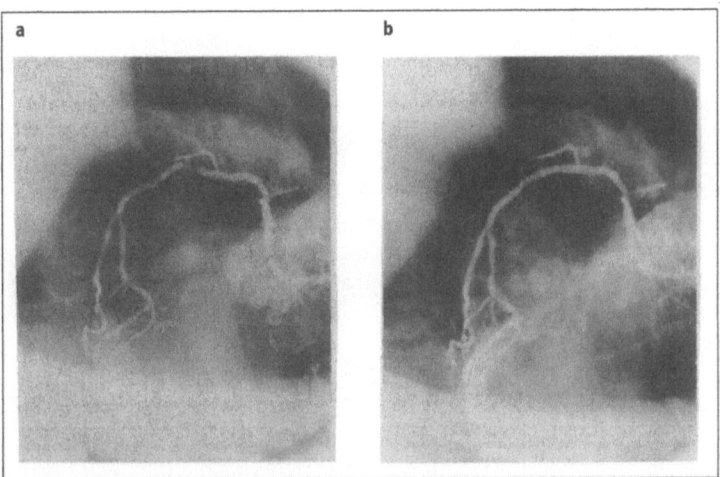

Abb. 8.1. a Angiographischer Befund des rechten Koronargefäßes, **b** Zustand nach Stent-Implantation

sulintherapie mit Absinken des HbA1c-Wertes auf 6,2%. Unter Therapie der Dyslipidämie mit Fenofibrat Normalisierung der Blutfette.
Außerdem Metoprolol 50 mg 1-0-0. Nach PTCA und Stentimplanta-
tion ist die Patientin beschwerdefrei.

8.2
Klinik

8.2.1
Epidemiologie

Seit Einführung der Insulin- und Antibiotikatherapie haben die akuten, oft tödlichen Komplikationen (insbesondere Coma diabeticum)
bei Diabetikern an Bedeutung verloren. Gefäßerkrankungen sind
bestimmend für Morbidität und die Mortalität des Diabetikers geworden (Abb.8.2). Klinische und epidemiologische Untersuchungen,
Todesursachen- und Autopsiestatistiken zeigen, daß Diabetiker häu-

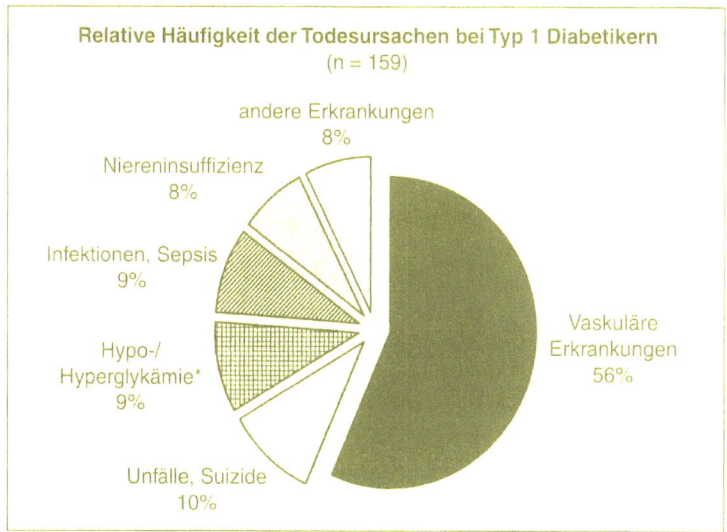

Abb.8.2. Relative Häufigkeit der Todesursachen bei Typ-1-Diabetikern. *Einschließlich nicht näher bezeichneter Komplikationen des Diabetes mellitus.
(Mod. nach Lehsten et al. 1995)

figer und früher an der Arteriosklerose erkranken. Bei den makroangiopathischen Gefäßveränderungen stellt die koronare Herzkrankheit (KHK) die bedrohlichste Folgeerkrankung dar.

Andere makrovaskuläre Erkrankungen, insbesondere des ZNS, machen nur 15% der Todesfälle aus. Nach 9jährigem Follow-up waren in der UKPDS (United Kingdom Prospective Diabetes Study) Todesfälle infolge einer KHK 70mal häufiger als tödliche mikroangiopatische Erkrankungen (Turner et al. 1996).

Bei Typ-1-Diabetikern ist in über 50% der Fälle die Todesursache vaskulärer Genese, und die kardiovaskuläre Mortalität ist im Vergleich zu Nichtdiabetikern 3–6fach erhöht. Wesentlicher prognostischer Faktor ist die Erkrankungsdauer (s. auch Abb. 8.2).

Bei Typ-2-Diabetikern beträgt die jährliche Todesrate mehr als das Doppelte im Vergleich zu Nichtdiabetikern. Die durchschnittliche Lebenserwartung ist bei Typ-2-Diabetikern um 5 bis 10 Jahre verkürzt. In mindestens 50% ist die Todesursache die KHK (Abb. 8.3).

In Abhängigkeit vom Alter nimmt die Häufigkeit der KHK sowohl bei Diabetikern als auch bei Nichtdiabetikern zu, wobei das relative Risiko unabhängig vom Alter bei Diabetikern ungefähr um das 3fache höher liegt (Abb. 8.3). Auch für Typ-2-Diabetiker höheren Alters (älter als 75 Jahre) besteht eine erhöhte Exzess-Mortalität in beiden Geschlechtern (Sinclair et al. 1997).

Frauen haben normalerweise, d. h. beim Fehlen von weiteren kardiovaskulären Risikofaktoren, ein niedrigeres Risiko, an einer KHK zu erkranken. Dieser „natürliche Schutz" vor arteriosklerotischen Erkrankungen für Frauen wird durch den Diabetes mellitus aufgehoben. Daraus ergibt sich für diabetische Frauen ein höheres relatives Risiko für eine Manifestation der KHK als für diabetische Männer (Abb. 8.4).

Ergebnisse der Framingham-Studie zeigten, daß auch bei Nichtdiabetikern Unterschiede im Blutzuckerspiegel, gemessen am HbA1c Wert, die Prävalenz kardiovaskulärer Erkrankungen beeinflussen. Bei Männern und vor allem bei Frauen (Nichtdiabetiker) in der oberen HbA1c-Quartile war die Prävalenz kardiovaskulärer Erkrankungen signifikant erhöht (Singer et al. 1992; s. auch Abb. 8.5).

Bei Diabetikern nimmt die Inzidenz der KHK-Erkrankungen und KHK-Mortalität in Abhängigkeit von der Stoffwechselkontrolle, gemessen am HbA1c-Wert, weiter zu (Kuusisto et al. 1994; s. auch Abb. 8.6).

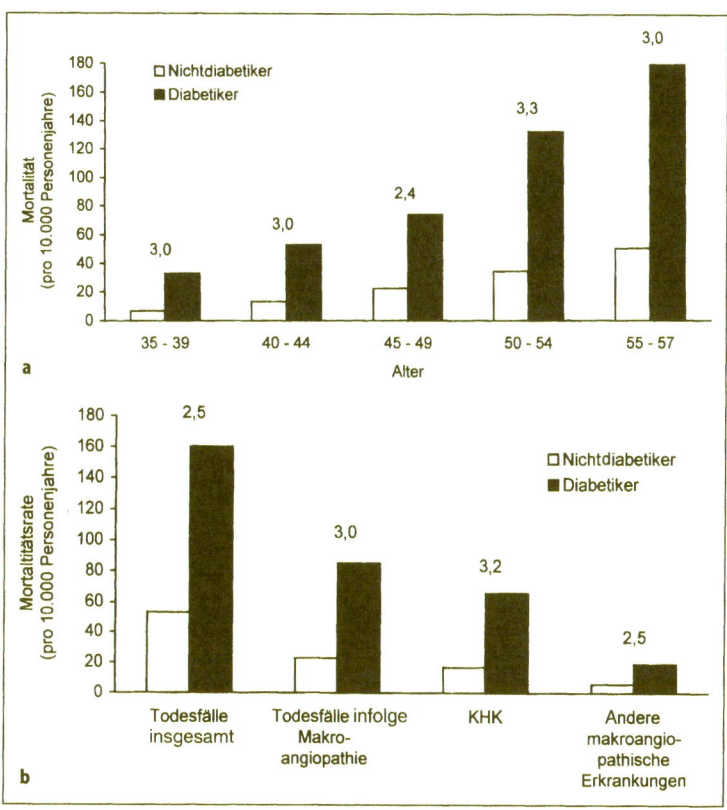

Abb. 8.3 a KHK-Mortalität bei männlichen Typ 2 Diabetikern und Nichtdiabeti-kern (*Säulen*) und relatives KHK-Mortalitätsrisiko für männliche Diabetiker (*Zahlenwerte*) in Abhängigkeit vom Alter, *n*=347.978. **b** Mortalität bei männli-chen Diabetikern und männlichen Nichtdiabetikern (*Säulen*). Anteil der kar-diovaskulären Erkrankungen und relatives Mortalitätsrisiko für männliche Diabetiker (*Zahlenwerte*) altersangepaßte Daten, *n*=347.978. (Mod. nach Stam-ler et al. 1993)

Da beim Diabetiker auch ohne Vorliegen weiterer Risikofaktoren die Mortalität der KHK um ein mehrfaches erhöht ist, müssen beim Diabetiker diabetesspezifische Risikofaktoren vorliegen. In diesem Zusammenhang wird der Diabetes mellitus häufig als – statistisch –

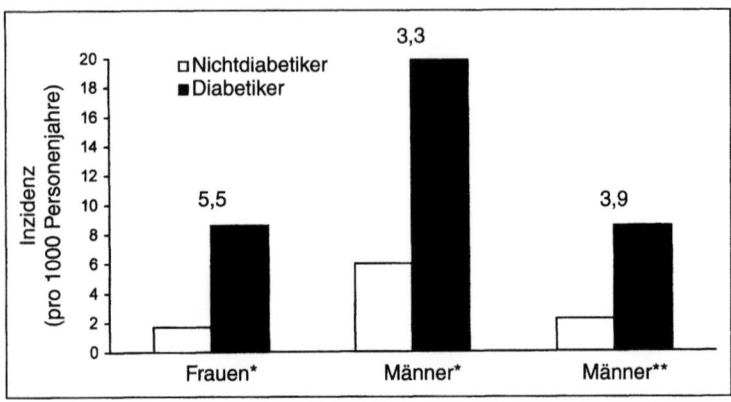

Abb. 8.4. Inzidenz der KHK bei Diabetikern und Nichtdiabetikern in verschiedenen Studien. Die Zahlenwerte über den Säulen geben das relative KHK-Risiko an. (Mod. nach *Folsom et al. 1997; **Stamler et al. 1993)

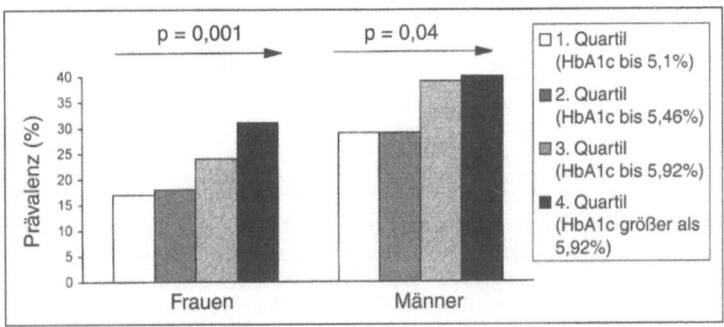

Abb. 8.5. Prävalenz kardiovaskulärer Erkrankungen in der Framingham Heart Study in Abhängigkeit vom HbA1c-Wert bei Nichtdiabetikern. (Mod. nach Singer et al. 1992)

„unabhängiger Risikofaktor" bezeichnet. Die Hyperglykämie kann dabei direkt die Entstehung der Arteriosklerose begünstigen, oder zusammen mit weiteren metabolischen Störungen, die das metabolische Syndrom des Typ-2-Diabetes mellitus kennzeichnen und atherogen sind, auftreten.

Der Einfluß „klassischer" Risikofaktoren auf die kardiovaskuläre Mortalitätsrate bei Diabetikern und Nichtdiabetikern wurde unter anderem in der MRFIT-Studie (Multiple Risk Factor Intervention Trial) untersucht.

„Klassische" Risikofaktoren der KHK
- Hypertonie,
- Dyslipidämie,
- Adipositas,
- Rauchen.

Die erhöhte kardiovaskuläre Mortalität des Diabetikers nimmt beim Vorliegen einer oder mehrerer dieser Risikofaktoren weiter zu (Stamler et. 1993, Abb. 8.7). In der PROCAM-Studie war die Inzidenz des Myokardinfarktes für Diabetiker mit gleichzeitiger Hypertonie und Hyperlipidämie 15fach gegenüber dem Kontrollkollektiv und 7fach gegenüber Diabetikern ohne einen weiteren Risikofaktor erhöht (Assmann et al. 1989)

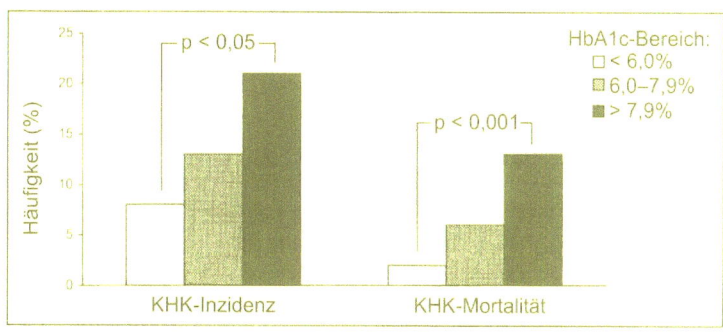

Abb. 8.6. Inzidenz kardiovaskulärer Erkrankungen und Todesfälle in Abhängigkeit vom HbA1c-Wert Nichtdiabetiker und Typ 2 Diabetiker; Alter 65-74 Jahre; n =1.298.(Mod. nach Kuusisto et al. 1994)

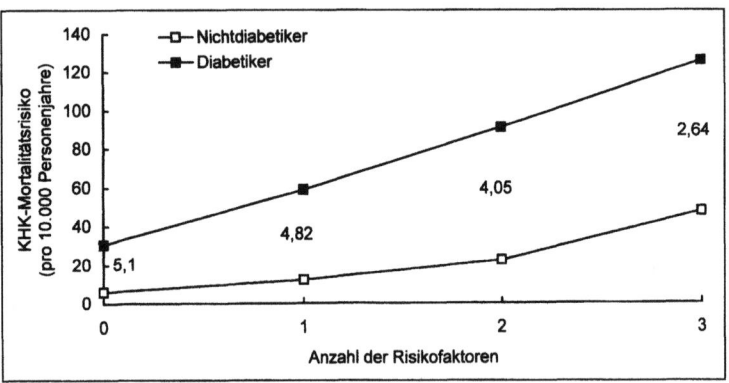

Abb. 8.7. KHK-Mortalität bei männlichen Diabetikern und männlichen Nichtdiabetikern (*Kurven*) und relatives KHK-Mortalitätsrisiko für männliche Diabetiker (*Zahlenwerte*) in Abhängigkeit von der Anzahl der Risikofaktoren (Hypertonie, Hypercholesterinämie, Rauchen). Altersangepaßte Daten, $n = 347.978$. (Mod. nach Stamler et al. 1993)

Bereits vor Manifestation des Typ-2-Diabetes mellitus läßt sich dieses KHK-Risikoprofil, häufig zusammen mit einer Insulinresistenz und einer gestörten Glukosetoleranz („impaired fasting glucose") bei den betroffenen Patienten nachweisen. Bei der Diagnosestellung des Diabetes mellitus haben bereits über 90% der Diabetiker mindestens einen weiteren kardiovaskulären Risikofaktor (Abb. 8.8). Der genaue pathophysiologische Zusammenhang ist noch unklar. Die von Kaplan gewählte Bezeichnung für diesen Symptomkomplex als „das tödliche Quartett" hebt die prognostische Bedeutung hervor (Kaplan 1989).

Aufgrund des schleichenden Beginns des Typ-2-Diabetes mellitus und der häufig verspätet gestellten Diagnose sind die Patienten bereits vor Diagnosestellung den multiplen atherogenen Risikofaktoren des metabolischen Syndromes ausgesetzt. Somit ist die Inzidenz der KHK bereits bei der Erstdiagnose des Typ-2-Diabetes mellitus erhöht (Abb. 8.9). Umgekehrt wird bei 10% der Diabetiker erst bei Auftreten eines Herzinfarktes der Diabetes mellitus erkannt. Die neuen Grenzwerte für die Diagnose eines Diabetes mellitus (Nüch-

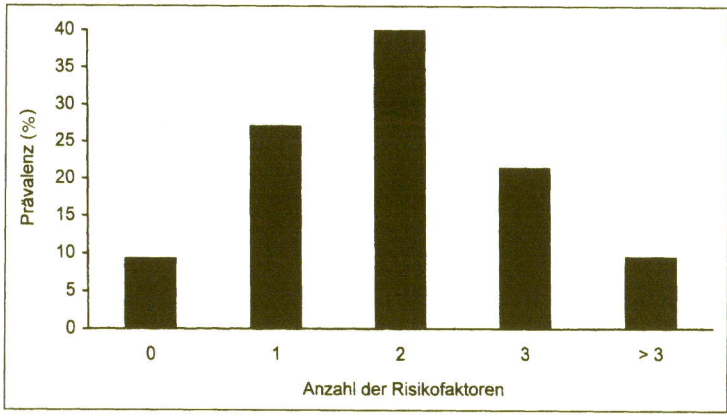

Abb. 8.8. Prävalenz (%) von Risikofaktoren (Hypertonie, Hypercholesterin-ämie, Hypertriglyzeridämie, Adipositas, Rauchen) der KHK bei Erstdiagnose eines Diabetes mellitus Typ 2, $n = 1.139$, Alter 30–55 Jahre. (Mod. nach Hanefeld et al. 1996)

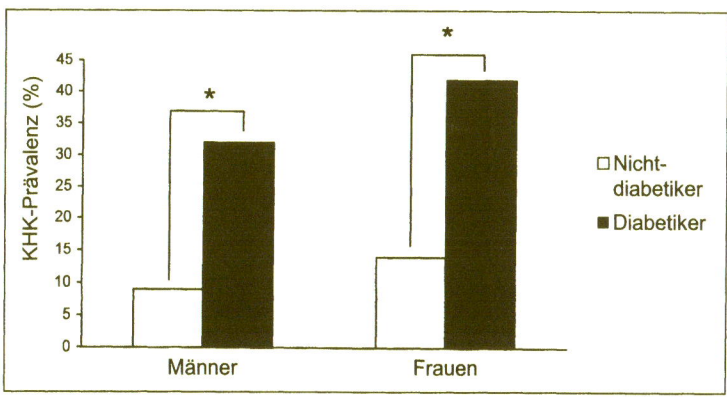

Abb. 8.9. Prävalenz der KHK bei Diagnosestellung des Typ 2 Diabetes mellitus ($n = 133$) im Vergleich zu einem Kontrollkollektiv ($n = 144$). Alter 45–64 Jahre. (Mod. nach Uusitupa et al. 1985)

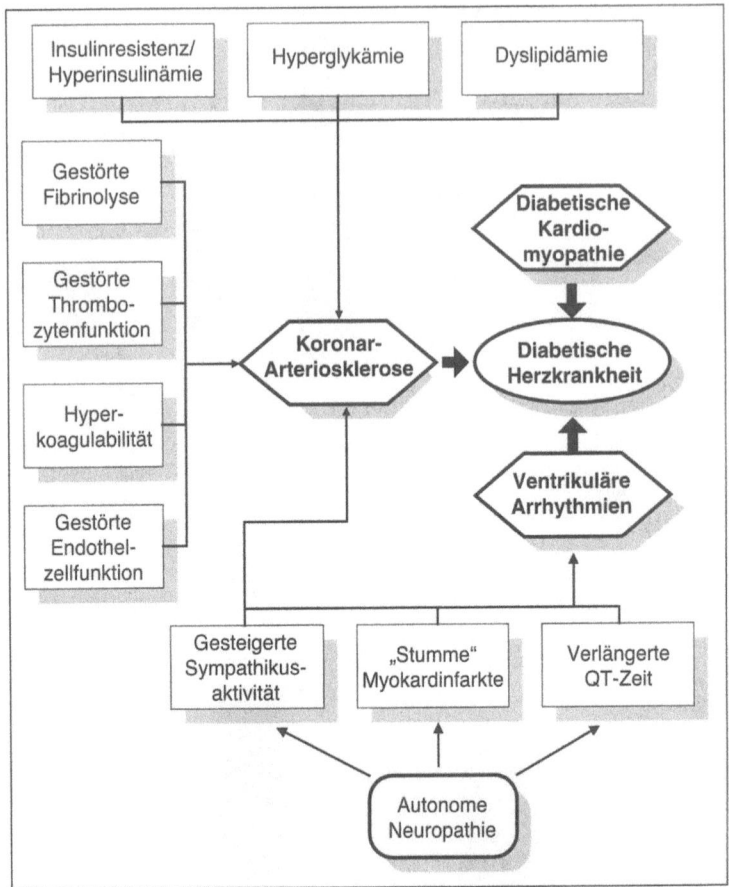

Abb. 8.10. Pathogenetische Faktoren der diabetischen Herzkrankheit

ternblutzucker ≥ 126 mg/dl [Plasma] bzw. ≥ 110 mg/dl [kapillär]) sollen ermöglichen, Diabetiker frühzeitig zu erkennen (Abb. 8.10).

Bei Typ-1-Diabetikern, bei denen es das metabolische Syndrom in vergleichbarer Form nicht gibt, wird oft der diabetischen Nephropathie als Marker der meist begleitenden Arteriosklerose eine besondere Bedeutung beigemessen. Ebenso wie beim Typ-2-Diabetiker ist die konstante Mikroalbuminurie ein Marker der diffusen Gefäßschädigung.

8.2.2
Entstehung

Die Mediatoren und molekularen Mechanismen, die zur Entstehung einer Arteriosklerose führen, sind beim Diabetiker und Nichtdiabetiker ähnlich (Abb. 8.10). Der Verlauf der arteriosklerotischen Erkrankung und somit der koronaren Herzkrankheit wird aber kompliziert durch den akzelerierten Verlauf, durch die vermehrte Glykierung von Proteinen und Lipiden und schließlich durch weitere Folgeerkrankungen (s. Übersicht unten; Hasenfuss 1995; s. auch Kap. 2).

Pathophysiologische Faktoren der beschleunigten disseminierten Arteriosklerose bei Diabetikern
1. Hyperglykämie,
2. Hypertonie,
3. Hyperlipidämie,
4. Rauchen,
5. Hyperkoagulabilität,
6. Thrombozytenfunktion,
7. Endotheldysfunktion,
8. Zytokine,
9. diabetische Nephropathie,
10. Insulin,
11. Hyperhomocyst(e)inämie,
12. oxidativer Streß.

Bei der Entstehung der diabetischen Herzkrankheit sind neben der beschleunigten, disseminierten Arteriosklerose spezifische diabetische Folgeerkrankungen (autonome Neuropathie, diabetische Kardiomyopathie) bedeutend (Abb. 8.10).

8.2.2.1
Hyperglykämie

Die Gefäßfunktion, gemessen an der maximalen Gefäßdilatation, wird wesentlich durch eine Hyperglykämie beeinträchtigt. Bei Typ-

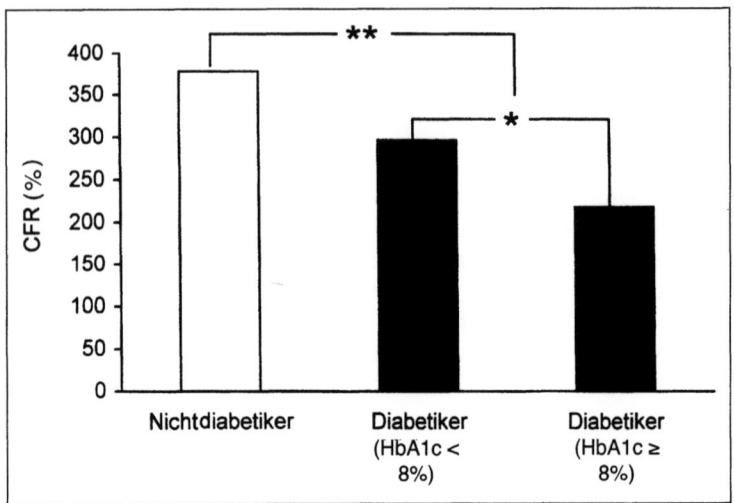

Abb. 8.11. Gefäßdilatation angiographisch unauffälliger Koronargefäße nach Dipyridamolgabe. Dargestellt ist die prozentuale Zunahme des Blutflusses gegenüber dem Ausgangswert (*CFR* Coronary Flow Reserve) bei 31 Typ-2-Diabetikern und 16 Nichtdiabetikern. *$p=0{,}05$, **$p=0{,}01$. (Mod. nach Yokoyama et al. 1998)

2-Diabetikern ist die Gefäßfunktion schlechter als bei Nichtdiabetikern, und nimmt bei schlecht eingestellten Diabetikern weiter ab (s. Abb. 8.11; Yokoyama et al. 1998).

Die Hyperglykämie führt zu verschiedenen Stoffwechselstörungen, die letztlich eine diffuse Gefäßschädigung verursachen (Abb. 8.12).

AGEs

Nichtenzymatische Glykierung von Proteinen und Lipiden führt zur Entstehung der heterogenen Gruppe der „Advanced Glycation End Products" (AGE). Die altersabhängige Akkumulation der AGEs in der Gefäßwand ist bei Diabetikern beschleunigt. Bei der AGE-Bildung enstehen Sauerstoffradikale, die die Quervernetzungen extrazellulärer Matrix, „quenching" von Stickoxid und Schädigung der DNA begünstigen. AGEs binden an spezifische Rezeptoren (RAGE),

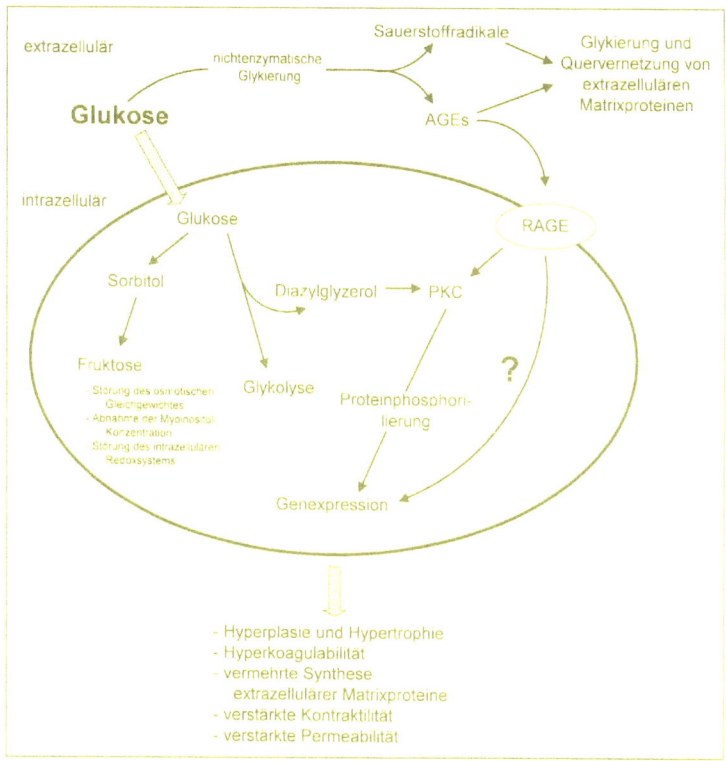

Abb. 8.12. Einfluß der Hyperglykämie auf die Entstehung der Arteriosklerose. *AGE* Advanced Glycation End Products, *RAGE* Rezeptor für AGE, *PKC* Protein-Kinase C. (Mod. nach Feener u. King 1997)

die auf verschiedenen Zellen, so auch auf Endothelzellen, glatten Muskelzellen und Monozyten, nachgewiesen werden können. Aktivierung der Monozyten durch die AGE-RAGE-Bindung kann zur Freisetzung von TNF-α, PDGF, IGF-1 und Expression von Leukozytenadhäsionsmolekülen führen.

Sorbitol

Hyperglykämie führt zu einer Sorbitolakkumulation (via Aldose-Reduktase) und schließlich zu einer vermehrten Fruktosebildung (via Sorbitol-Dehydrogenase). Daraus resultieren eine Zunahme des osmotischen Drucks und eine Abnahme der Myoinositolkonzentration. Desweiteren verbraucht die Aldose-Reduktase NADPH, ein wichtiges Koenzym für die Bildung von NO aus Arginin. Auf der anderen Seite entsteht durch die Sorbitol-Dehydrogenase vermehrt $NADH^+$, wodurch die Bildung von O_2^- durch Reduktion von PGG_2 zu PGH_2 (via Prostaglandin-Hydroperoxidase) begünstigt wird. Insgesamt kommt es intrazellulär zu einer Zunahme freier Sauerstoffradikale bei gleichzeitiger Abnahme des NO-Gehaltes (s. Abb. 8.13; Giugliano et al. 1995).

Proteinkinase C

Hyperglykämie führt zu einer Zunahme der Diazylglyzerol-Konzentration unter anderem in Zellen des Gefäßes. Diazylglyzerol ist der geschwindigkeitsbestimmende Kofaktor der Proteinkinase C. In Versuchen mit diabetischen Ratten konnte eine verstärkte Aktivierung der Proteinkinase C Isoformen β-I und β-II nachgewiesen werden. Der Proteinkinase C wird eine Schlüsselfunktion bei der Regulation des Zellwachstums, der Permeabilität, der Kontraktilität und der Synthese extrazellulärer Matrix zugeschrieben.

Isoformen der Proteinkinase C, die abhängig vom Gewebe durch Hyperglykämie aktiviert werden

Proteinkinase C Isoform	Ort der Aktivitätssteigerung
β-I	Nierenglomeruli
β-II	Aorta, Herz, Retina

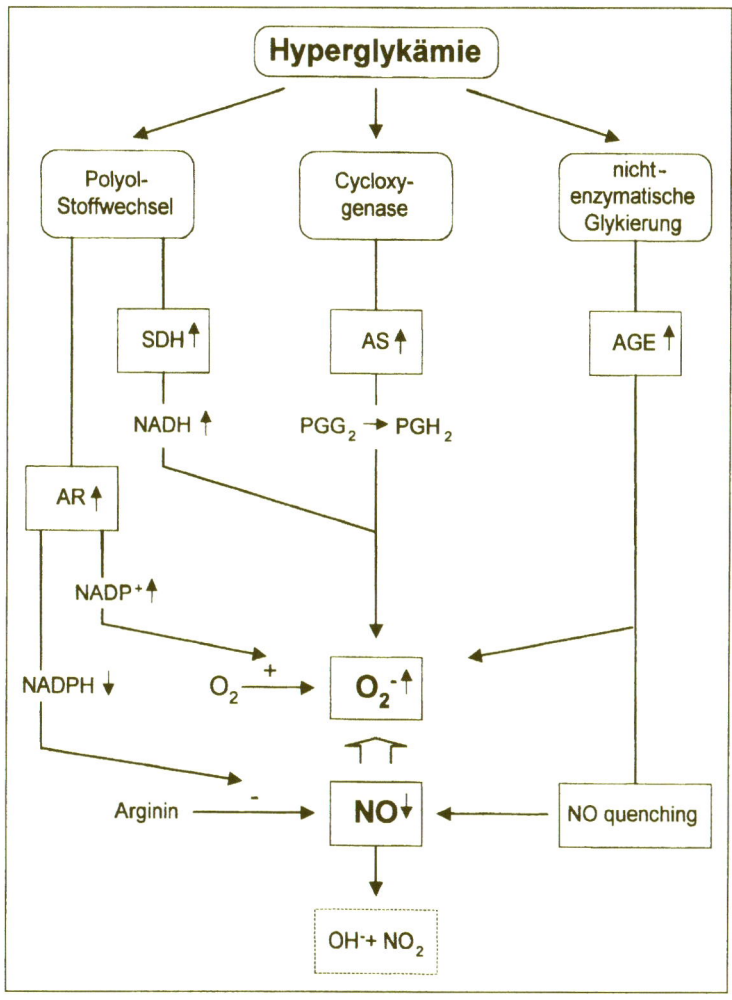

Abb. 8.13. Mögliche Stoffwechselwege, die bei Hyperglykämie zur Entstehung von freien Sauerstoffradikalen bei gleichzeitiger Abnahme von NO (Stickoxid) führen. *AR* Aldose-Reduktase, *SDH* Sorbitol-Dehydrogenase, *AS* Arachidon-säure, *PGG$_2$* Prostaglandin G$_2$, *PGH$_2$* Prostaglandin H$_2$; *AGE* Advanced Glycation End Products, die In-vivo-Bedeutung der Entstehung von OH$^\bullet$ (Hydroxyl-Radikal) und NO$_2$ (Stickstoff-Dioxid) ist noch unklar. (Mod. nach Giugliano et al. 1995)

8.2.2.2
Hypertonie

Neben der Hyperglykämie ist die Hypertonie ein Risikofaktor für die Entstehung der Arteriosklerose, insbesondere der KHK, und trägt somit wesentlich zur Morbidität und Mortalität der Diabetiker bei (Wang et al. 1996). Bei Patienten mit Insulinresistenz wird die Entstehung der Hypertonie oft auf eine vermehrte Na^+-Resorption in der Niere und eine Aktivierung des Sympathikus bei erhöhten Insulin-Plasmaspiegeln zurückgeführt. Die Relevanz dieses Erklärungsansatzes ist jedoch unklar, da sich weder bei Insulinompatienten noch bei gesunden Kontrollpersonen während hyperinsulinämischer, euglykämischer Clamp-Versuche ein Blutdruckanstieg nachweisen läßt. Auch die Bedeutung des Insulins als Mediator des Gefäßtonus (arteriell und venös) ist umstritten (Giugliano et al. 1995).

Die Nierenfunktion ist hingegen für die Entstehung der Hypertonie des Diabetikers bedeutend. In Abhängigkeit von der Nierenfunktion kommt es bei Typ-1- und Typ-2-Diabetikern zu einem Anstieg des Blutdruckes (Abb. 8.14).

8.2.2.3
Hyperlipidämie

Der Lipoproteinmetabolismus des Typ-2-Diabetes mellitus ist durch zwei typische Störungen charakterisiert.

Dyslipidämie bei Typ-2-Diabetikern und unzureichend eingestellten Typ-1-Diabetikern
- Erhöhte Konzentration triglyceridreicher Lipoproteine (insbesodere VLDL), nüchtern und postprandial,
- niedrige Konzentration von HDL-Cholesterin.

Die fehlende Insulinwirkung resultiert in einer vermehrten Freisetzung freier Fettsäuren aus dem Fettgewebe. Die vermehrt anfallenden freien Fettsäuren werden in der Leber zur VLDL-Synthese, die bei fehlender Insulinwirkung gesteigert ist, verwendet, wobei vermehrt $VLDL_1$, eine triglyzeridreiche Subklasse der VLDL Lipoproteine entsteht (Taskinen et al. 1998).

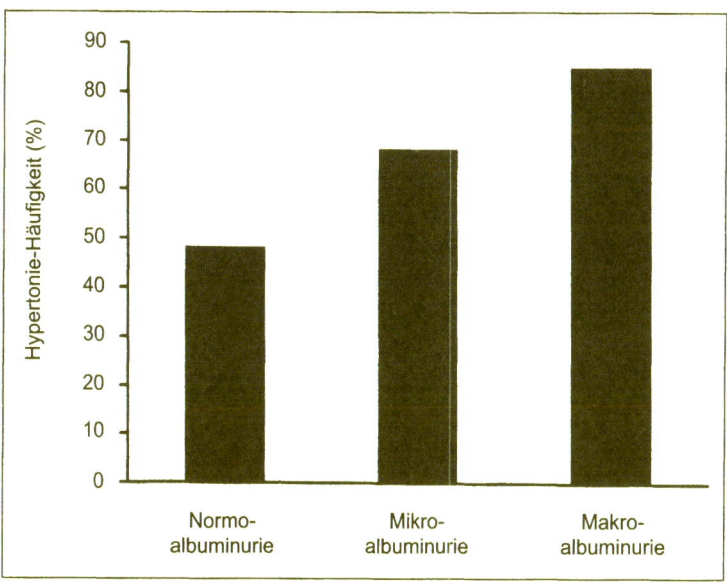

Abb. 8.14. Häufigkeit einer arteriellen Hypertonie bei Typ-2-Diabetikern in Abhängigkeit von der Albuminurie. (Mod. nach Gall et al. 1991)

Die Aktivität der Lipoproteinlipase ist bei Typ-2-Diabetikern reduziert, so daß die triglyzeridreichen VLDLs, die bei einer Insulinresistenz oder bei einem Insulinmangel vermehrt anfallen, weniger abgebaut werden (Abb. 8.15).

Die Hypertriglyzeridämie führt letztlich auch zu einer Abnahme des HDL-Cholesterins. Die Akkumulation triglyzeridreicher Lipoproteine resultiert, vermittelt durch CETP, in einem verstärkten Austausch von Triglyzeriden und Cholesterin-Estern und somit zu einer Anreicherung von Triglyzeriden in den HDL-Partikeln. Auf der einen Seite ist die katabolische Rate triglyzeridreicher HDL-Cholesterine erhöht, auf der anderen Seite werden die Triglyzeride der HDL-Partikel durch die hepatische Lipase, die beim Typ-2-Diabetes mellitus eine erhöhte Aktivität zeigt, vermehrt abgebaut, so daß es insgesamt zu einer Abnahme des protektiven HDL-Cholesterin kommt.

HDL-Cholesterin enthält entweder nur das Apolipoprotein apoA-I (LpA-I) oder neben diesem noch apoA-II (LpA-II). Bei Diabetikern mit KHK ist die LpA-I:A-II-Konzentration vermindert (Syvänne et al. 1995). Dem LpA-I:A-II wird eine Bedeutung für den reversen Cholesterintransport und somit eine protektive Wirkung zugeschrieben, wobei die genaueren pathophysiologischen Zusammenhänge noch nicht geklärt sind.

Das Bild der Dyslipidämie des Typ-2-Diabetikers und des schlecht eingestellten Typ-1-Diabetikers wird durch das Überwiegen kleiner, dichter LDL-Partikel (Gruppe B) ergänzt, deren vermehrtes Vorkommen ebenfalls auf gesteigerte Aktivität der hepatischen Lipase berüht. Bei Nichtdiabetikern mit vermehrten kleinen, dichten LDL-Partikeln konnte ein 3,6fach erhöhtes KHK-Risiko gezeigt werden

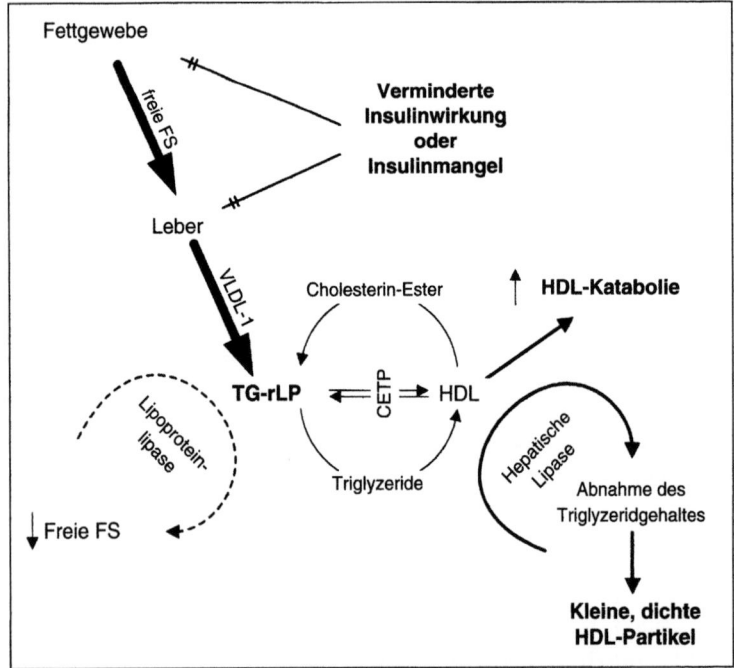

Abb. 8.15. Störung des Fettstoffwechsels bei verminderter Insulinwirkung bzw. Insulinmangel. *FS* freie Fettsäuren; *VLDL-1* Very Low Density Lipoprotein (Subtyp 1); *TG-rLP* Triglyzeridreiche Lipoproteine; *CETP* Cholesteryl Ester Transfer Protein; *HDL* High Density Lipoprotein

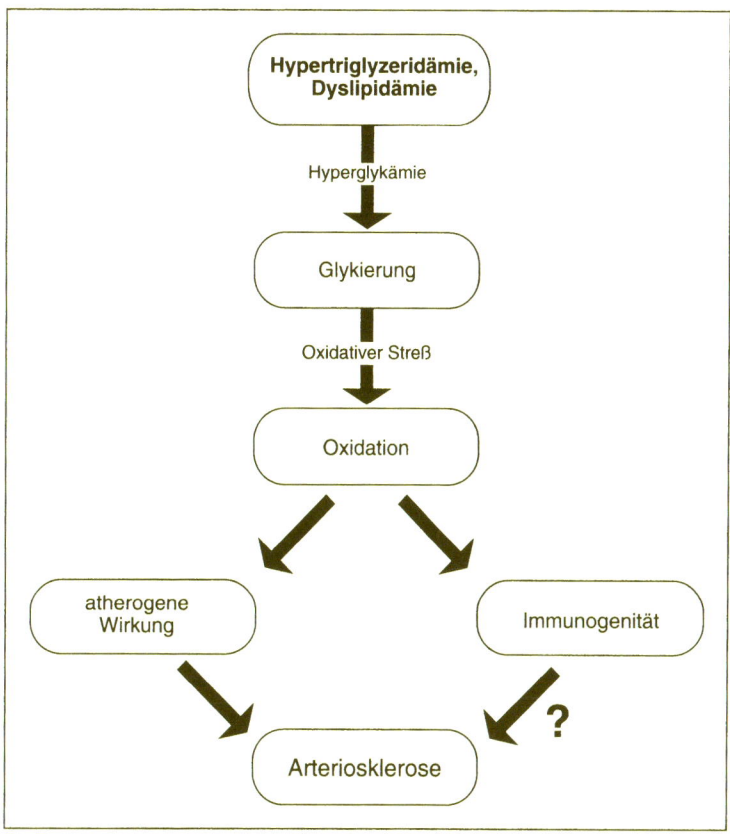

Abb. 8.16. Einfluß der Dyslipidämie, Hyperglykämie und des oxidativen Stresses auf die Entstehung der Arteriosklerose

(Lamarche et al. 1997). Entsprechende Untersuchungen bei Diabetikern fehlen bisher.

Des weiteren ist Lp (a) ein potentieller Risikofaktor für die Entstehung der KHK, dessen Plasmaspiegel bei Typ-1-Diabetikern abhängig von der Blutzuckereinstellung erhöht ist.

Die Bedeutung der Dyslipidämie für die kardiovaskuläre Mortalität bei Diabetikern konnte in verschiedenen epidemiologischen Studien belegt werden. Neben dem charakteristischen Lipoproteinmuster führt die Glykierung der Lipoproteine zu einer vermehrten Oxidation und somit zu einer verstärkten Atherogenität dieser Lipoproteine. Zudem werden die oxidierten Lipoproteine immunogen, was möglicherweise die Entstehung arteriosklerotischer Plaques begünstigt (Abb. 8.16; Lopes-Virella et al. 1996).

8.2.2.4
Rauchen

Rauchen erhöht die Mortalität bei Diabetikern 2- bis 3fach, hauptsächlich infolge kardiovaskulärer Erkrankungen. Bei gleichzeitiger Niereninsuffizienz ist das Risiko besonders hoch, möglicherweise aufgrund einer Nikotinakkumulation (Orth et al. 1997).

8.2.2.5
Hyperkoagulabilität

Effekte der Hyperglykämie auf verschiedene Faktoren der Gerinnung, die insgesamt zu einer thrombophilen Diasthese bei Diabetikern führen, konnten nachgewiesen werden (Abb. 8.17; Ceriello 1993).

Die Abnahme der Antithrombin-III-Aktivität ist auf eine nichtenzymatische Glykierung des Lysinrestes, der für die Bindung zwischen Antithombin III und Heparin wichtig ist, zurückzuführen (Ceriello 1990).

Bei Diabetikern, aber auch bei Patienten mit Insulinresistenz ohne manifesten Typ-2-Diabetes, ist die PAI-1-Plasmakonzentration (Plas-

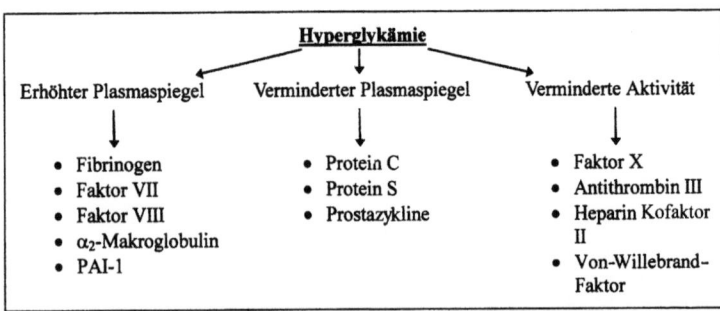

Abb. 8.17. Einfluß der Hyperglykämie auf einzelne Faktoren der Gerinnung

minogen Activator Inhibitor-1) erhöht (Gray et al. 1993, Abb. 8.18).
Verschiedene Faktoren und lokale Reize führen zu einer Erhöhung
der PAI-1-Konzentration:
– Tumor-Nekrose-Faktor α (TNF-α),
– Hyperinsulinämie,
– Insulinvorläufer,
– AGE-Proteine,
– arteriosklerotische Plaques (lokal),
– Gefäßschäden nach Ballon-Dilatation (lokal).

Ob ein Zusammenhang zwischen der erhöhten PAI-1-Plasmakon-
zentration und der verminderten fibrinolytischen Aktivität bei Diabetikern besteht, ist aufgrund einer dualen PAI-1-Wirkung noch
nicht geklärt. Niedrige PAI-1-Werte schützen im Tiermodell vor
Thrombose und in vitro vermindert PAI-1 die Fibrinolyse. Auf der
anderen Seite konnte eine hemmende Wirkung des PAI-1 auf die Migration glatter Muskelzellen gezeigt werden, woraus eine verminderte Neointimabildung und eine geringere Lumenabnahme nach Gefäßschäden resultiert (Carmeliet et al. 1997). Insofern ist die Erhöhung der PAI-1-Plasmakonzentration vorerst als Marker der gestör-

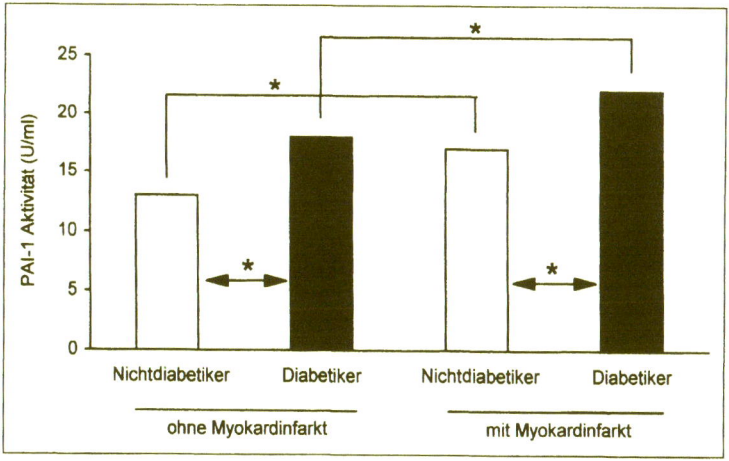

Abb. 8.18. PAI-1-Aktivität bei Nichtdiabetikern und Diabetikern (Typ 1 und 2)
ohne bzw. mit Myokardinfarkt. *p=0,0001. (Mod. nach Gray et al. 1993)

ten Interaktion des Gerinnungs- und Fibrinolysesystems bei Diabetikern, evtl. im Sinne eines Gefäßschutzes, zu werten.

8.2.2.6
Thrombozytendysfunktion

Bei Diabetikern ist der Anteil zirkulierender aktivierter Thrombozyten (gemessen an einer Erhöhung des β-Thromboglobulin und des Platelet Factor 4) erhöht. Zudem zeigen Thrombozyten von Diabetikern eine verstärkte Adhäsions- und Aggregationsneigung nach Stimulierung mit verschiedenen Agonisten. Bei Diabetikern ist die Aktivität des Arachidonsäurestoffwechsels und damit die Thromboxan-A_2-Synthese erhöht (Davi et al. 1990). Thromboxan A_2 ist ein potenter Thrombozytenaktivator und Vasokonstriktor. Nach Interaktion aktivierter Thrombozyten und geschädigter Endothelzellen werden verschiedene prothrombotische und vasokonstriktive Faktoren sowie Wachstumsfaktoren freigesetzt, die zu einer Proliferation der Myointima und zu einer vermehrten Matrixbildung, und somit letztlich zur Bildung von arteriosklerotischen Plaques führen (Aronson et al. 1996; s. auch Tabelle 8.1).

Tabelle 8.1. Wachstumsfaktoren, die bei der Thrombozyten-Endothel-Interaktion freigesetzt werden und die Entstehung der Arteriosklerose begünstigen

Abkürzung und Name von Wachstumsfaktoren		Syntheseort
PDGF	platelet-derived growth factor	α-Granula der Thrombozyten, glatte Muskelzellen, Endothel
TGF-β	transforming growth factor β	α-Granula der Thrombozyten, glatte Muskelzellen, Endothel
EDRF	endothelium derived relaxing factor	Endothel
ET-1	endothelin-1	Endothel
HS	heparan sulfate	Endothel, glatte Muskelzellen
IGF-1	insulin-like growth factor-1	Glatte Muskelzellen, Endothel
bFGF	basic fibroblast growth factor	Glatte Muskelzellen, Endothel

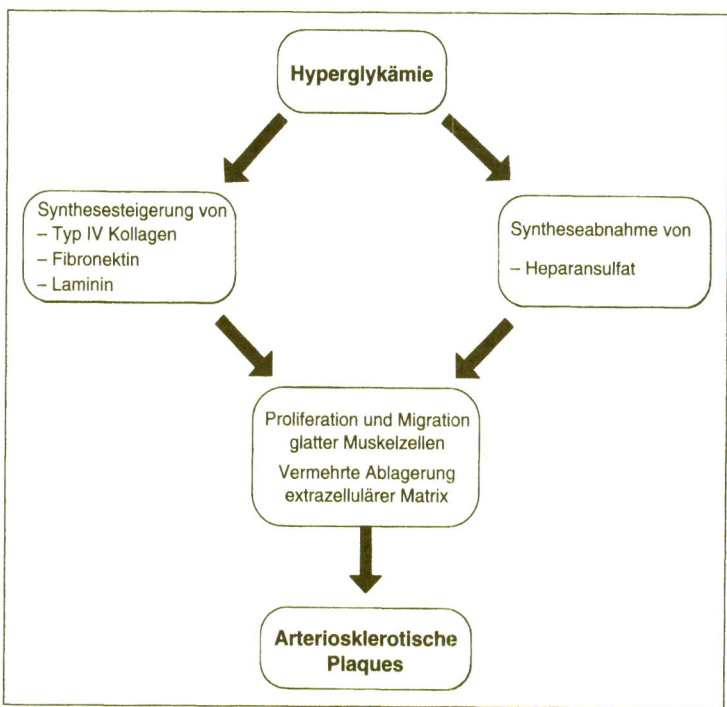

Abb. 8.19. Einfluß der Hyperglykämie auf die extrazelluläre Matrix

PDGF stellt einen Proliferationsreiz für ruhende, d. h. kontraktile glatte Muskelzellen, dar. Neben PDGF ist noch ein weiterer Trigger-Faktor erforderlich, den möglicherweise IGF-1 darstellt. Die Expression des IGF-1 wird durch Insulin, selbst ein nur schwacher mitogener Faktor, stimuliert, so daß IGF-1 bei einer Hyperinsulinämie infolge Insulinresistenz potentiell an Bedeutung gewinnt. In atherosklerotischen Plaques kann eine erhöhte IGF-1-Konzentration nachgewiesen werden.

TGF-β reguliert die extrazelluläre Matrixproduktion, die die Intimahyperplasie in fortgeschrittenen Stadien der Arteriosklerose charakterisiert. In Tierversuchen mit diabetischen Ratten konnte die

TGF-β Produktion durch eine Insulintherapie und damit verbesserte Blutzuckerwerte supprimiert werden. Auch die Expression anderer Wachstumsfaktoren (bFGF, TGF-α) wird durch eine Hyperglykämie beeinflußt.

Die Zusammensetzung der extrazellulären Matrix, die die Zellmigration, -proliferation und die Matrixproduktion durch postranslationelle Kontrolle von Wachstumsfaktoren und Signale des Zytoskelettes reguliert, wird durch Hyperglykämie beeinflußt. Insbesondere Heparansulfat ist ein potenter Hemmer der Proliferation glatter Muskelzellen. Glykosylierung von Matrixkomponenten, wie Kollagen IV, Laminin und Vitronektin, vermindert die Bindung an Heparansulfat und führt so zu einem verstärkten Heparansulfatabbau. Bei einer Abnahme des negativ geladenen Heparansulfats wird weniger Antithrombin III gebunden, so daß eine Thrombophilie resultiert (Abb. 8.19).

8.2.2.7
Endotheldysfunktion

Die Integrität und Funktionalität des Endothels ist bei Diabetikern deutlich beeinträchtigt. Bereits bei asymptomatischen jungen Typ-1-Diabetikern läßt sich eine endotheliale Dysfunktion nachweisen (Clarkson et al. 1996). Insbesondere die Stickoxid(NO, EDRF)-vermittelte Gefäßrelaxation ist beim Diabetiker vermindert, wobei AGEs und oxidativer Streß pathogenetisch bedeutend sind (Tabelle 8.2).

Therapie mit Antioxidantien führt zu einer Normalisierung des NO-Gehaltes bei Diabetikern. Der therapeutische Effekt der ACE-Hemmer könnte auch auf eine vermehrte Freisetzung von NO aus dem Endothel infolge einer verlängerten Wirkungsdauer von Bradykinin zurückzuführen sein (Moncada et al. 1993).

Auch andere Regulationsfaktoren des Endothels sind bei Diabetikern in ihrer Funktion gestört. Die Prostazyklin-Synthese ist beim Diabetes mellitus reversibel gestört, und die Prepro-Endothelin-Transkription kann durch Insulin und AGE-Proteine gesteigert werden. Ferner ist die Endothelzellregeneration gestört, so daß glatte Muskelzellen nach einer Endothelschädigung länger vor Mitogenen und Thrombozyten ungeschützt sind.

Tabelle 8.2. Arteriosklerotische Effekte der Endotheldysfunktion bei Diabetes mellitus

Endotheldysfunktion	Arteriosklerotischer Effekt
NO-Inaktivierung	Vasokonstriktion Verstärkte Thrombozytenaggregation und -adhäsion Vermehrte Proliferation der glatten Muskelzellen
Verminderte PGI_2-Synthese	Vasokonstriktion Verstärkte Thrombozytenaggregation
Verminderte Thrombo-modulinsynthese	Hyperkoagulabilität
Vermehrte Endothelin-1 Synthese	Vasokonstriktion Vermehrte Proliferation der glatten Muskelzellen
Vermehrte Tissue-Factor-Synthese	Hyperkoagulabilität
Gestörte Endothel-regeneration	Nach Endothelzellschädigung fehlender Schutz gegenüber Mitogenen und Thrombozyten

8.2.2.8
Zytokine

Verschiedene vasoaktive Zytokine und Peptide werden bei Diabetikern verstärkt exprimiert:

Vasoaktive Zytokine und Peptide	
VEGF	Vascular Endothelial Growth Factor
Angiotensinogen	
Prä-Pro-Endothelin	
TNF-α	Tumor Necrosis Factor α
TGF-β	Transforming Growth Factor β

Ein Anstieg der retinalen VEGF-Konzentration durch Hyperglykämie mit einem konsekutiven Anstieg der Gefäßpermeabilität und

Neovaskularisation deutet auf eine pathophysiologische Bedeutung des VEGF bei der Entstehung der diabetischen Retinopathie hin.

Bei Diabetikern zeigen die Gefäße ein verstärktes Ansprechen auf Angiotensin II. Daraus resultieren ein verstärktes Wachstum und Migration glatter Muskelzellen und eine verstärkte Expression atherogener Gene. Angiotensin II fördert die Entstehung von Superoxid-Radikalen, wodurch der Stickoxidgehalt abnimmt und die Makrophageninfiltration gefördert wird (Abb. 8.20).

Auch die Prä-Pro-Endothelin-Expression wird durch Angiotensin II, ebenso wie durch Insulin, in Endothelzellen gesteigert und begünstigt eine Progression der Arteriosklerose.

8.2.2.9
Diabetische Nephropathie

Bei dialysepflichtigen Diabetikern kommt es häufiger zur Neumanifestation einer koronaren Herzkrankheit als bei dialyspflichtigen Nichtdiabetikern. Darüber hinaus findet sich eine höhere kardiovaskuläre Mortalität im Vergleich zu nichtdiabetischen Dialysepatienten (Foley et al. 1997, Abb. 8.21). Hingegen sind kardiologische Befunde, die ein Fortschreiten der Kardiomyopathie bzw. ein Herzver-

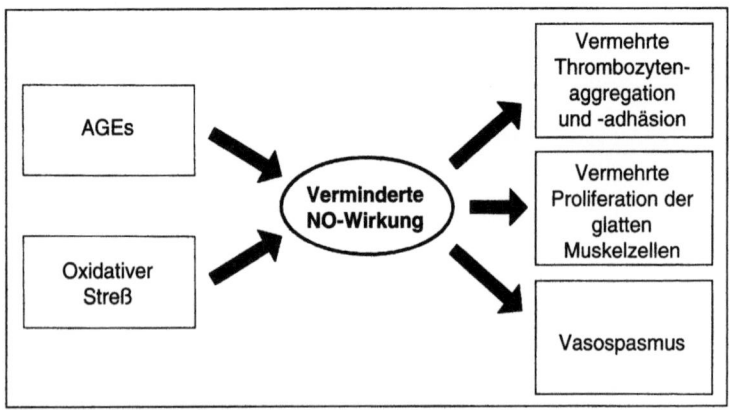

Abb. 8.20. Entstehung und Bedeutung der verminderten NO(Stickoxid)-Wirkung bei Diabetikern. *AGE* Advanced Glycation Endproducts

sagen belegen, bei dialysepflichtigen Diabetikern nicht häufiger als bei einem entsprechendem Kontrollkollektiv (Abb. 8.21).

Bei Vorliegen einer Niereninsuffizienz ändert sich das Risikoprofil, so daß sich die Risikofaktoren des Typ-1-Diabetikers denen des metabolischen Syndroms des Typ-2-Diabetikers angleichen (Tabelle 8.3).

Tabelle 8.3. Risikofaktoren bei Typ-1-Diabetikern mit normaler oder gestörter Nierenfunktion

Risikofaktor	Normale Nierenfunktion	Gestörte Nierenfunktion
Hypertonus	–	+ +
Hypercholesterinämie	– / +[1]	+ +
Hypertriglyzeridämie	– / +[1]	+ +
remnant Lipoproteine	– / +[1]	+ +
niedriges HDL-Cholesterin	– / +[1]	+ +
Hyperinsulinämie	– / +[2]	+ +[2]
Hyperhomozyst(e)imämie	–	+ +

[1] nur bei unzureichender Stoffwechsellage erhöht;

[2] pathogenetische Bedeutung umstritten, Hyperinsulinämie nur bei gleichzeitiger, autoimmunologischer Insulinresistenz

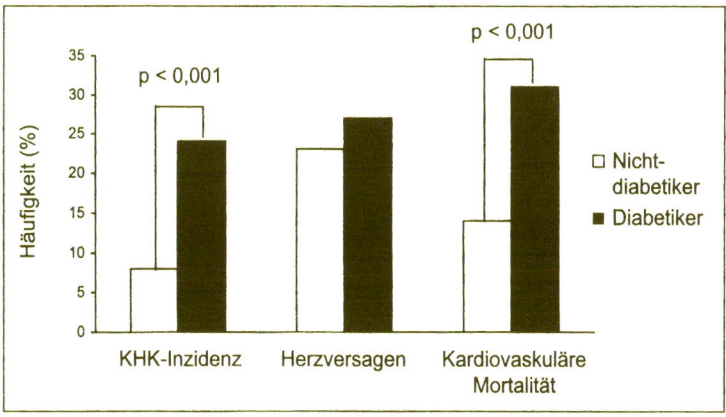

Abb. 8.21. Prozentuale Häufigkeit kardialer Erkrankungen bei dialysepflichtigen Typ-1- und Typ-2-Diabetikern ($n = 116$) und Nichtdiabetikern ($n = 317$). (Mod. nach Foley et al. 1997)

Sowohl bei Typ 1 als auch bei Typ-2-Diabetikern mit Mikroalbuminurie besteht eine endotheliale Dysfunktion, gemessen an einer
Erhöhung des Thrombomodulins. Die Mikroalbuminurie, als Marker
einer diffusen Endothelzellschädigung, ist nicht kausal für die Entstehung der Arteriosklerose (Mattock et al. 1998). Bei gestörter Nierenfunktion wird die Progression der Arteriosklerose durch Akkumulation von AGEs begünstigt. Außerdem führt der bei Niereninsuffizienz
auftretende „Carbonylstreß" zur Bildung von AGEs (unabhängig von
der Hyperglykämie).

8.2.2.10
Insulin

Die Bedeutung der Hyperinsulinämie und der Insulinresistenz für
die Progression der Arteriosklerose ist nicht abschließend geklärt.
Da das Endothel ein insulinsensitives Gewebe ist, können Störungen
der Insulinhomöostase die Endothelfunktion beeinflüssen.

Auf der einen Seite wird die Hypertrophie und Hyperplasie glatter
Muskelzellen und die vermehrte Synthese von Matrixproteinen auf
die proliferative Wirkung des Insulins zurückgeführt. Diese Annahme stützt sich auf In-vitro-Versuche, die eine mitogeneWirkung sowie eine Steigerung der Proteinsynthese nachweisen, wobei sich diese Effekte nur bei supraphysiologischen Insulinkonzentrationen erzielen lassen.

Auf der anderen Seite hat Insulin vasodilatatorische Eigenschaften, die vermutlich durch Stickoxid, das selbst antiatherogene Eigenschaften hat, vermittelt werden. Durch eine Störung dieses Gleichge-
wichts der atherogenen und antiatherogenen Eigenschaften des Insulins bei einer gestörten Insulinhomöostase, insbesondere bei einer
Insulinresistenz, könnte die Entstehung der Arteriosklerose begünstigt werden. Eine verminderte Stickoxidproduktion infolge einer
Schädigung der Endothelzellen oder eine Abnahme des Stickoxidge-
haltes durch vermehrt auftretende Sauerstoffradikale kann die antiatherogene Wirkung des Insulins bei Diabetikern vermindern. Ein
Fehlen der antiatherogenen Wirkung könnte auch auf eine fehlende
Aktivierung der Phosphatidylinositol-3 (PI 3)-Kinase bei Insulinresistenz mit einem Überwiegen des MAPK (mitogen-activated protein kinase)-Stoffwechselweges bei einer Insulinresistenz zurückzuführen sein (Abb. 8.22).

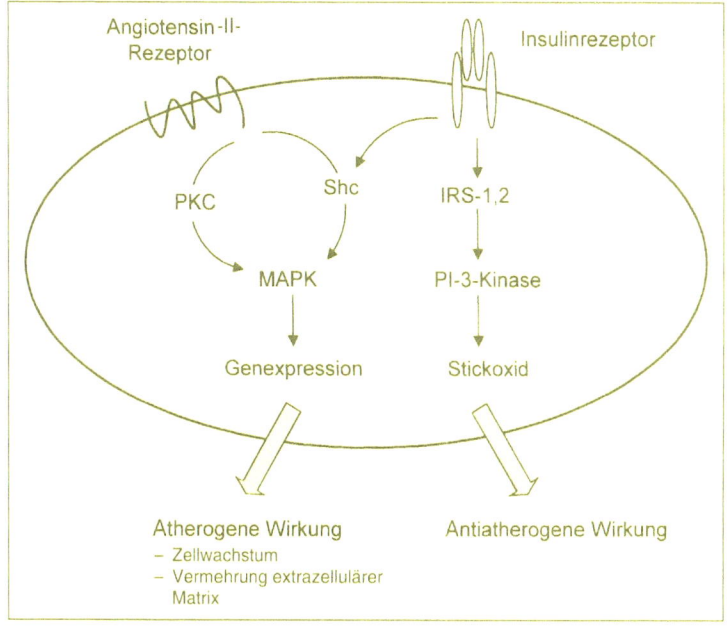

Abb. 8.22. Atherogene und antiatherogene Wirkung des Insulins. Aktivierung des Insulinrezeptors führt zur Phosphorylierung intrazellulärer Botenstoffe (z.B. „insulin receptor substrate-1" (*IRS-1*), IRS-2 oder *Shc*). Es resultiert eine Aktivierung von Signalwegen, die unter anderem zu einer Aktivierung der „mitogen-activated protein kinase" (*MAPK*) und Phosphatidylinositol-3-Kinase (*PI-3-Kinase*) führen. Die Aktivierung der PI-3-Kinase ist bei Vorliegen einer Insulinresistenz vermindert. Die MAPK wird auch durch Angiotensin II via Proteinkinase C (*PKC*) und Shc aktiviert. (Mod. nach Feener u. King 1997)

8.2.2.11
Hyperhomocyst(e)inämie

Hyperhomocyst(e)inämie ist ein weiterer Risikofaktor für die Entstehung der Arteriosklerose. Eine thermolabile Form der Methylen-Tetrahydrofolsäure-Reduktase führt zu einer Erhöhung des Homocyst(e)inspiegels und erhöht das KHK-Risiko 3fach (Kluijtmans et al. 1996). Bei Typ-1-Diabetikern konnte eine Erhöhung des Plasma-Homocystein-Spiegels nachgewiesen werden, die mit einer endothelialen Dysfunktion (gemessen am Thrombomodulin) korreliert (s. Abb. 8.23; Hofmann et al. 1997). Es gibt zunehmend Hinweise, daß die Hyperhomocyst(e)inämie ein Risikofaktor für das Entstehen sowohl der Makro- als auch der Mikroangiopathie ist.

8.2.2.12
Diabetische autonome Polyneuropathie

Die autonome diabetische Neuropathie ist ein wesentlicher Risikofaktor der diabetischen Herzkrankheit, insbesondere des plötzlichen

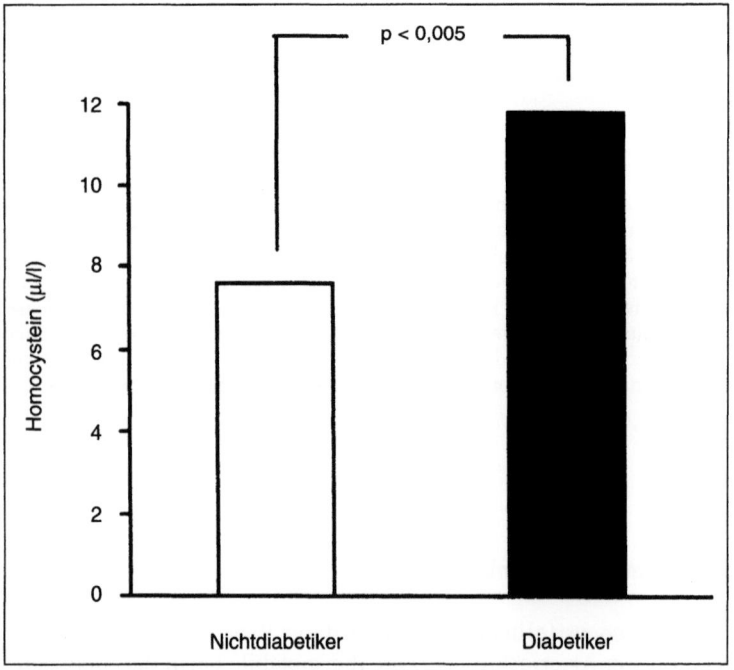

Abb. 8.23. Homocyst(e)in-Plasma-Spiegel bei Typ-1-Diabetikern ($n = 60$) und Nichtdiabetikern ($n = 38$). (Mod. nach Hofmann et al. 1997)

Herztodes. Primär kommt es zu einer Schädigung des Parasympathikus und konsekutiv zu einem Überwiegen des Sympathikus. Im Verlaufe der Erkrankung, mit einer Latenz von ungefähr 5 Jahren, werden auch die Nervenfasern des Sympathikus geschädigt, und es treten die Symptome der orthostatischen Dysregulation auf. Parallel zu der Schädigung der vegetativen Nervenfasern kommt es zu einer gestörten Wahrnehmung kardialer Symptome (Abb. 8.24).

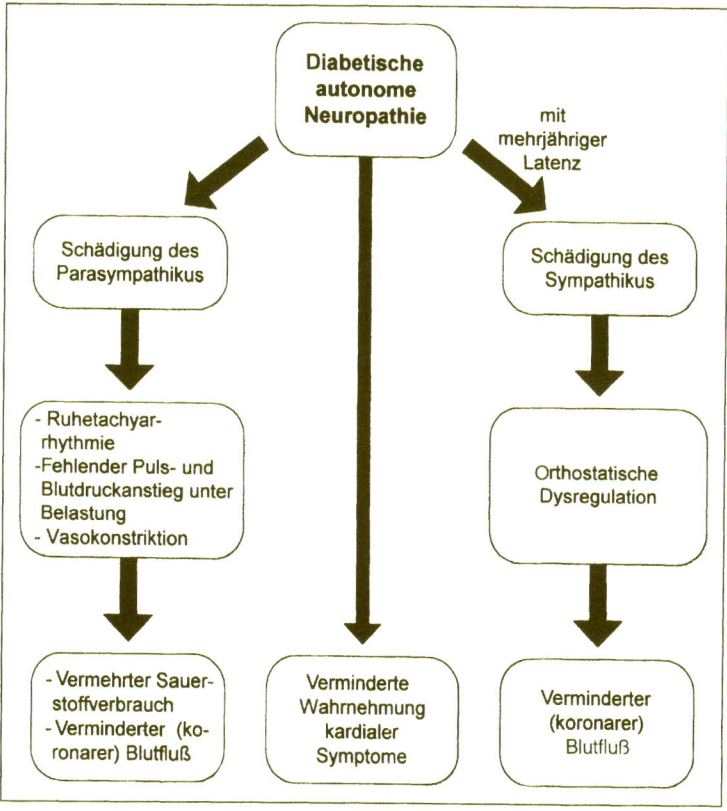

Abb. 8.24. Pathophysiologische Bedeutung der diabetischen autonomen Neuropathie

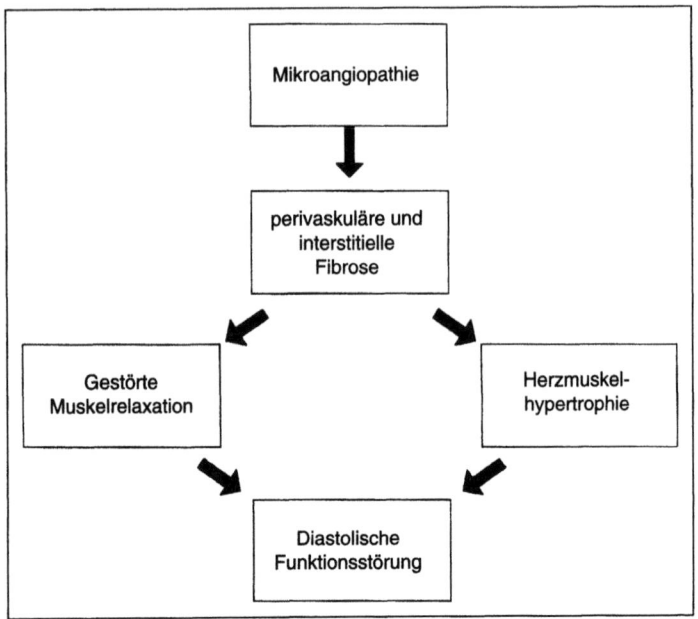

Abb. 8.25. Mögliche Bedeutung der Mikroangiopathie für die Entstehung der diabetischen Kardiomyopathie

Die diabetische Polyneuropathie führt auf der einen Seite zu einer verminderten Wahrnehmung kardialer Beschwerden (Ambepityia et al. 1990; Murray et al. 1990). Auf der anderen Seite lassen sich elektrophysiologische Veränderungen, insbesondere eine Prolongierung des QT-Intervalls sowie eine Herzfrequenzstarre mit verminderter Herzfrequenzvariabilität, nachweisen. Letztere sind Marker für die elektrophysiologische Instabilität des Myokards, die mit einem erhöhten Risiko für ventrikuläre Arrhythmien und plötzlichen Herztod einhergeht (Sawicki et al. 1996; Jank 1996; Abb. 8.25).

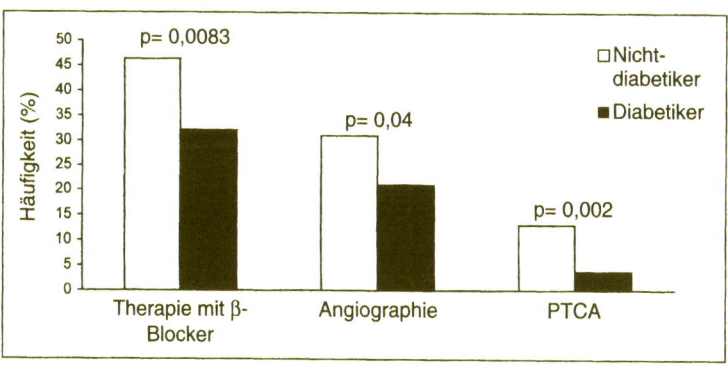

Abb. 8.26. Unterschiede in der Diagnostik und Therapie zwischen Diabetikern und Nichtdiabetikern mit instabiler Angina pectoris ($n = 324$). (Mod. nach Fava et al. 1997)

8.2.2.13
Diabetische Kardiomyopathie

Definition der diabetischen Kardiomyopathie
Funktionsstörung des Myokards mit oder ohne systolische Dysfunktion bei *fehlendem* Nachweis von:
- atherosklerotischen Veränderungen der epikardialen Herzkranzgefäße,
- Hypertonie,
- Erkrankungen der Herzklappen.

Die Pathogenese der diabetischen Kardiomyopathie ist letztlich nicht geklärt. Da der Befund einer diabetischen Kardiomyopathie jedoch am ehesten mit dem Auftreten mikroangiopathischer Komplikationen, und weniger mit dem Auftreten der autonomen Neuropathie, der Krankheitsdauer oder der Stoffwechselkontrolle assoziiert ist, wird der Mikroangiopathie eine entscheidene pathophysiologische Rolle zugeschrieben (Abb. 8.24 und 8.25).

Befunde der mikro- und makroskopischen Pathologie unterstreichen die pathophysiologische Rolle der Mikroangiopathie bei der

Entstehung der diabetischen Kardiomyopathie (s. auch Übersicht; Grossman u. Messerli 1996; Abb. 8.25).

Pathologische Befunde der diabetischen Kardiomyopathie

Makroskopische Befunde	Mikroskopische Befunde	Elektronenmikroskopische Befunde
Muskelhypertrophie Hartes, sklerotisches Muskelgewebe	verdickte Basalmembranen Intimaproliferation der Arteriolen Kapilläre Mikroaneurysmen Fokale Myokardfibrose	Verlust kontraktiler Myokardstrukturen Glykoproteinablagerung

Zusammenfassung

Beim Diabetes mellitus führen die zahlreichen, an verschiedenen Punkten angreifenden arteriosklerotischen Risikofaktoren letztlich zu einer disseminierten Arteriosklerose (s. Abb. 8.10). Dies betrifft nicht nur das häufigere Auftreten einer Mehrgefäßerkrankung, sondern auch die Erkrankung kleinerer Gefäße. Die Gefäßerkrankung wird weiter durch spezifische Folgeerkrankungen des Diabetes mellitus beeinflußt.

8.2.3
Symptome und Beschwerden

Bei Vorliegen einer KHK sind die Beschwerden und Symptome des Diabetikers mit denen des Nichtdiabetikers vergleichbar (s. Übersicht unten). „Stumme" Verlaufsformen sind infolge einer diabetischen autonomen Polyneuropathie jedoch häufiger.

Typisch ist ein retrosternaler oder linksthorakaler Schmerz oder Druckgefühl, welche u. U. in die Schultern, Arme, Unterkiefer oder Oberbauch ausstrahlen. Ausgelöst werden die Beschwerden durch körperliche oder psychische Belastung, aber auch durch Kälte oder einen vollen Magen (Roemheld-Syndrom).

Diabetische autonome Neuropathie

Verlaufsform der KHK	Charakteristika
Stabile Angina pectoris (AP)	Regelmäßig, z. B. durch Belastung, auslösbar Besserung in Ruhe Nitratsensibel
Instabile Angina pectoris (AP)	Jede erstmals auftretende AP Ruhe-AP Zunehmende Häufigkeit, Intensität und Dauer der AP-Anfälle innerhalb der letzten 4 Wochen
Myokardinfarkt	Vernichtungsgefühl und Todesangst Vegetative Symptome: Übelkeit, Erbrechen, Schweißausbruch Dyspnoe, Schwächegefühl

8.2.3.1
Bedeutung der diabetischen autonomen Polyneuropathie

„Stumme" Herzinfarkte kommen bei Diabetikern in 10%–20% der Fälle vor und sind damit mehr als doppelt so häufig wie bei Nichtdiabetikern (Airaksinen u. Koistinen 1992). Deshalb sind auch bei weniger spezifischen Symptomen EKG- und serologische Kontrollen, evtl. auch eine Koronarangiographie, zum Ausschluß einer KHK notwendig.

die Therapie der KHK beim Diabetiker oft weniger effektiv, d. h. vor allem konsequent, durchgeführt wird (Abb. 8.26; Fava et al. 1997).

Studien, die diesbezüglich einen Zusammenhang zur diabetischen autonomen Neuropathie herstellen, liegen nicht vor, doch dürfte die fehlende Schmerzsymptomatik zu diesem Therapiedefizit beitragen. Gerade deshalb ist eine sorgfältige Untersuchung zum Ausschluß einer KHK beim Diabetiker erforderlich.

8.2.3.2
Bedeutung der diabetischen Kardiomyopathie

Bei Diabetikern ohne klinische Hinweise auf eine KHK ist die systolische linksventrikuläre Funktion vergleichbar mit der von Nichtdiabetikern. Diastolische Funktionsstörungen lassen sich bei 1/3 bis 2/3 der asymptomatischen Diabetiker nachweisen (Abb. 8.27). Ein gleichzeitig bestehender Hypertonus verschlechtert die Myokardfunktion weiter, die diastolische Funktionsstörung läßt sich jedoch auch bei fehlender Hypertonie nachweisen (Grossman et al. 1996;

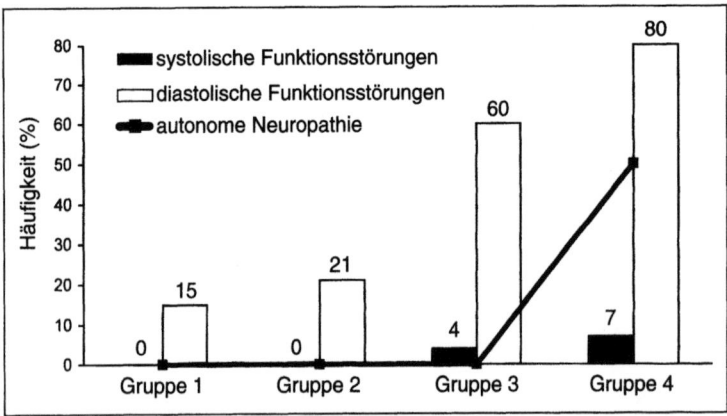

Abb. 8.27. Häufigkeit systolischer und diastolischer Funktionsstörungen und der autonomen Neuropathie bei Typ-1-Diabetikern ($n = 125$). Gruppe 1: Krankheitsdauer <3 Jahre; Gruppe 2: Krankheitsdauer >3 Jahre, ohne Mikroangiopathie; Gruppe 3: 1 mikroangiopathische Komplikation; Gruppe 4: 2 oder mehr mikroangiopathische Komplikationen. Nur bei Patienten der Gruppe 4 wurde eine autonome Neuropathie diagnostiziert. (Mod. nach Illan et al. 1992)

Riggs et al. 1990). Bei der häufigen, präexistierenden Kardiomyopathie bei Diabetikern ist die kompensatorische Hyperkontraktilität und die regionale Auswurfleistung des nicht betroffenem Myokards nach einem Myokardinfarkt und somit die Kompensationsmöglichkeit verringert (Woodfield 1996). Die diabetische Kardiomyopathie, als primäre Schädigung des Myokards begünstigt systolische Funktionsstörungen des Herzens und führt damit zu einer schlechteren Prognose des Diabetikers bei konsekutiven ischämischen oder hypertonen Herzerkrankungen.

8.2.3.3
Krankheitsverlauf

Patienten mit Diabetes mellitus leiden nicht nur häufiger an einer KHK, sondern auch nach klinischer Manifestation ist die Prognose für Diabetiker schlechter als für Nichtdiabetiker. Dies betrifft sowohl die kurzfristige (4 Wochen) (Chun et al. 1997) als auch die langfristige Prognose (1 Jahr) (Fava et al. 1997; Taylor et al. 1992; Abb. 8.28 und 29).

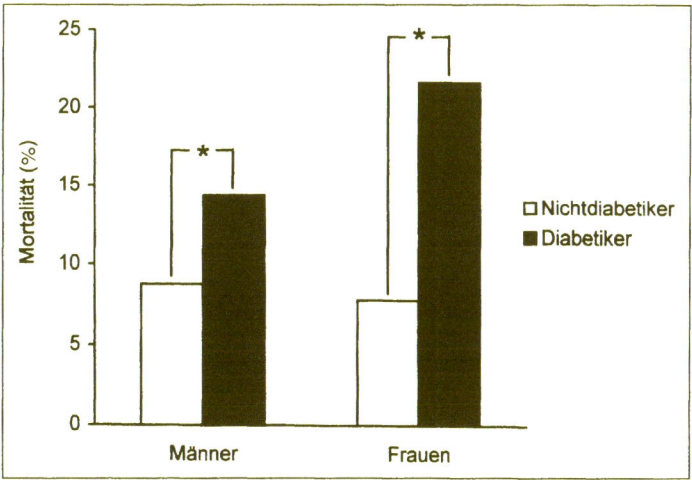

Abb. 8.28. 28-Tage-Mortalität bei Diabetikern (Typ 1 und Typ 2) und Nichtdiabetikern nach einem ersten Myokardinfarkt; Zeitraum von 1988–1992, $n = 4065$, davon 620 Diabetiker, $*p < 0{,}005$. (Mod. nach Miettinen et al. 1998)

Eine wesentliche Ursache der schlechten, kurzfristigen Prognose für Diabetiker nach Myokardinfarkt ist die erhöhte Inzidenz systolischer Funktionsstörungen.

Ursachen einer erhöhten Krankenhausmortalität nach Myokardinfarkt bei Diabetikern. (Nach Jacoby u. Nesto 1992)
- Hohe Inzidenz systolischer Funktionsstörungen,
- hohe Inzidenz von Reinfarkten,
- häufiger kardiogener Schock,
- stärkere Infarktausdehnung,
- rezidivierende Ischämien,
- Herzrhythmusstörungen,
- hohe Prävalenz arteriosklerotischer Veränderungen an Nicht-Infarktgefäßen,
- häufiger Myokardruptur,
- Nierenfunktionsstörungen.

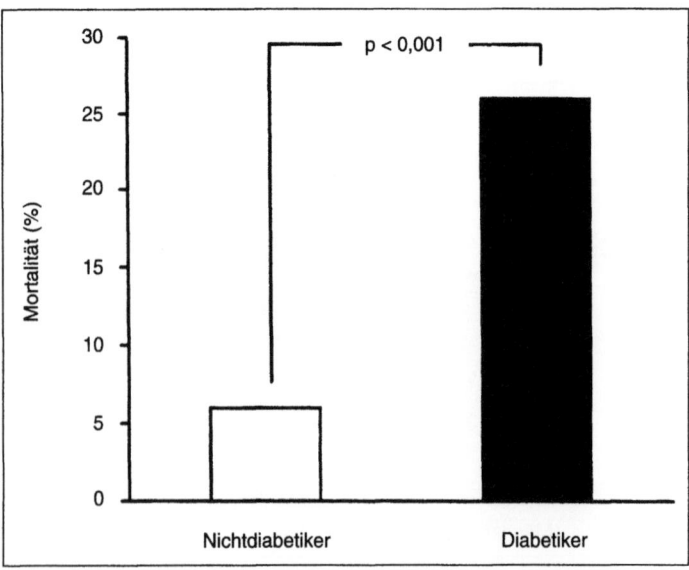

Abb. 8.29. Sechsjahres-Mortalität (kardiale Ursachen) bei Diabetikern ($n = 27$) und Nichtdiabetikern ($n = 153$) nach initialer Thrombolyse und frühzeitiger Revaskularisierung. (Mod. nach Taylor et al. 1992)

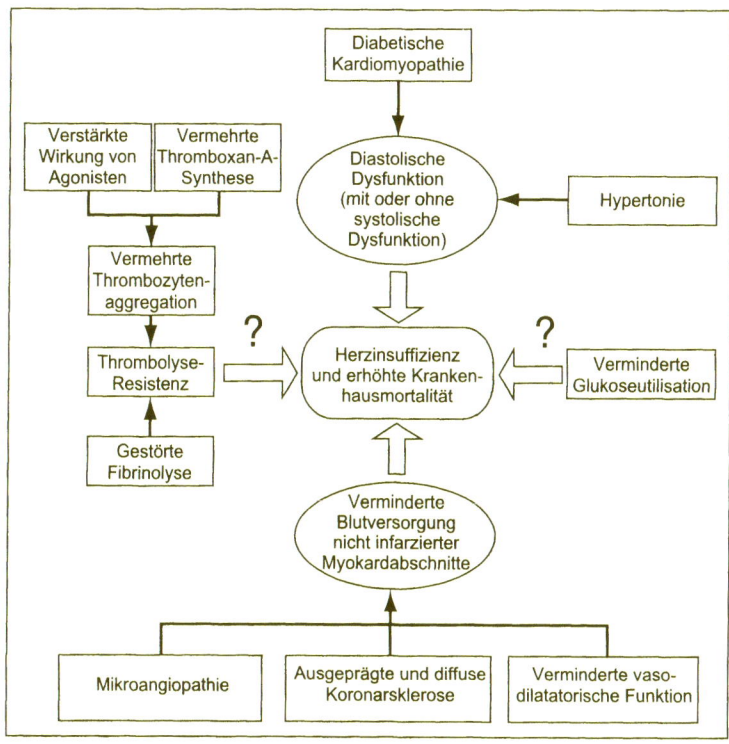

Abb. 8.30. Mögliche Ursachen der erhöhten Krankenhausmortalität bei Diabetikern. (Mod. nach Aronson et. al. 1997)

Neben der diabetischen Kardiomyopathie führen eine Störung der kollateralen Blutversorgung und möglicherweise eine verminderte Glukoseutilisation und eine mangelnde Wirksamkeit der Thrombolysetherapie zu einer erhöhten Inzidenz der systolischen Funktionsstörung bei Diabetikern (Abb. 8.30).

Auch langfristig zeigt sich bei Diabetikern eine erhöhte Mortalität nach einem Myokardinfakt (Granger et al. 1993). Wiederum kommt der diabetischen Kardiomyopathie eine besondere kausale Bedeu-

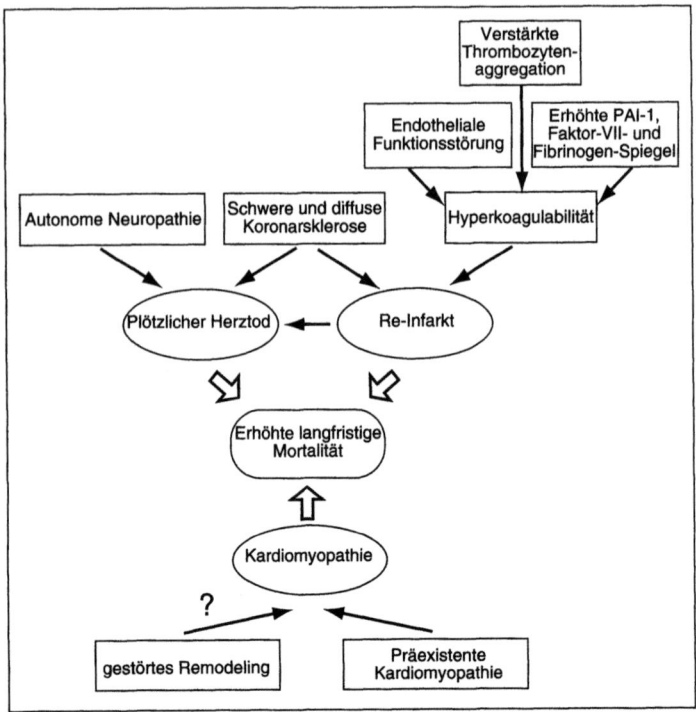

Abb. 8.31. Mögliche Ursachen der erhöhten langfristigen Mortalität bei Diabetikern nach Myokardinfarkt. (Mod. nach Aronson et. al. 1997)

tung zu. Darüber hinaus sind die diabetische Polyneuropathie und Reinfarkte von prognostischer Bedeutung (Abb. 8.31).

8.3
Diagnose

8.3.1
Indikation zur Diagnostik

Da bei Diabetikern „stumme" Myokardinfarkte doppelt so häufig sind wie bei Nichtdiabetikern, müssen Beschwerden im Sinne einer plötzlichen Herzinsuffizienz, plötzlichen Herzstolperns, unerklärter hyperglykämischer Entgleisungen oder Unwohlsein mit epigastrischem Druck und Übelkeit weiter abgeklärt werden.

8.3.2
Anamnese

Die Anamneseerhebung erfolgt wie beim Nichtdiabetiker, jedoch unter besonderer Berücksichtigung der diabetischen Neuropathie. Angesichts der öfter vorliegenden Symptomfreiheit des Diabetikers mit KHK ist der Nachweis einer Albuminorie, Retinopathie oder AVK ein zusätzlicher Hinweis auf das Vorliegen einer KHK.

8.3.3
Körperliche Untersuchung

Bei KHK-Patienten kann die körperliche Untersuchung, sofern kein akuter AP-Anfall oder ein Myokardinfarkt vorliegt, unauffällig sein. Bei Verdacht auf einen Myokardinfarkt ist auf die oben genannten Symptome, auf (neu aufgetretene) pathologische Herzgeräusche und auf Zeichen einer Herzinsuffizienz zu achten. Ebenso sind bei klinischem Verdacht auf eine Neuropathie (vermindertes Vibrationsempfinden) die Zeichen eines „stummen" Myokardinfarktes zu beachten.

8.3.4
Nichtinvasive Untersuchungsmethoden

Besteht aufgrund der Anamnese oder der körperlichen Untersuchung der Verdacht auf eine KHK, entspricht das weitere Vorgehen dem bei Nichtdiabetikern. Solange kein Infarkt vorliegt, ist das Ruhe-EKG auch bei schwerer KHK in 50% der Fälle unauffällig. Auf Zeichen einer LV-Hypertrophie und auf QT-Zeit-Verlängerungen ist zu achten (Abb. 8.32).

Unspezifische EKG-Veränderungen (T-Abflachung, T-Negativierung) sprechen für abgelaufene, disseminierte kleine Infarkte, insbesondere der Herzinnenschicht, können aber auch auf eine aktuell manifeste Innenschichtischämie hinweisen.

Nach Ausschluß eines akuten Myokardinfarktes oder einer instabilen Angina pectoris muß neben dem obligatorischen Ruhe-EKG

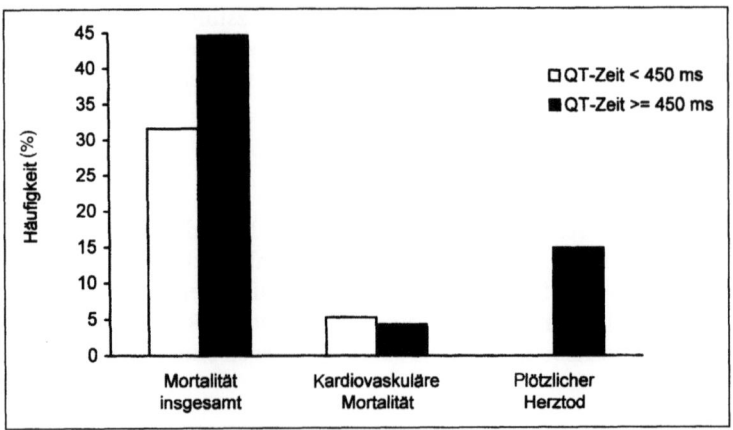

Abb. 8.32. Prognostische Bedeutung der QT-Zeit-Verlängerung: Mortalität bei nephropathischen Typ-1-Diabetikern ($n = 85$) in Abhängigkeit von der korrigierten QT-Zeit. 38 Patienten hatten eine QT-Zeit <450 ms, bei 47 Patienten war die QT-Zeit ≥450 ms. Bei Patienten mit einer QT-Zeit < 450 ms wurde kein plötzlicher Herztod beobachtet. (Mod. nach Sawitzki et al. 1996)

ein Belastungs-EKG, mit ansteigenden Belastungsstufen, durchgeführt werden. Da der diagnostische Wert des Belastungs-EKGs mit dem Grad der Belastung steigt, sollte eine Maximalbelastung angestrebt werden. Als Anhaltspunkt für die Ausbelastung kann die durchschnittliche maximale Herzfrequenz, abhängig vom Alter, verwendet werden. (Maximale Herzfrequenz (Schläge/min) = 200-Lebensjahre).

Bei Diabetikern mit pAVK ist eine Ausbelastung u. U. nicht möglich. Bei gleichzeitigem Vorliegen einer autonomen Neuropathie treten pektangiöse Beschwerden erst verspätet auf (Abb. 8.33).

Das Belastungs-EKG ist positiv bei deszendierenden oder horizontalen ST-Senkungen über 0,1 mV in I, II, III bzw. über 0,2 mV in V_1–V_2. Falsch positive Befunde sind bei Digitalis-, Clonidin- und trizyklischer Antidepressiva-Therapie möglich.

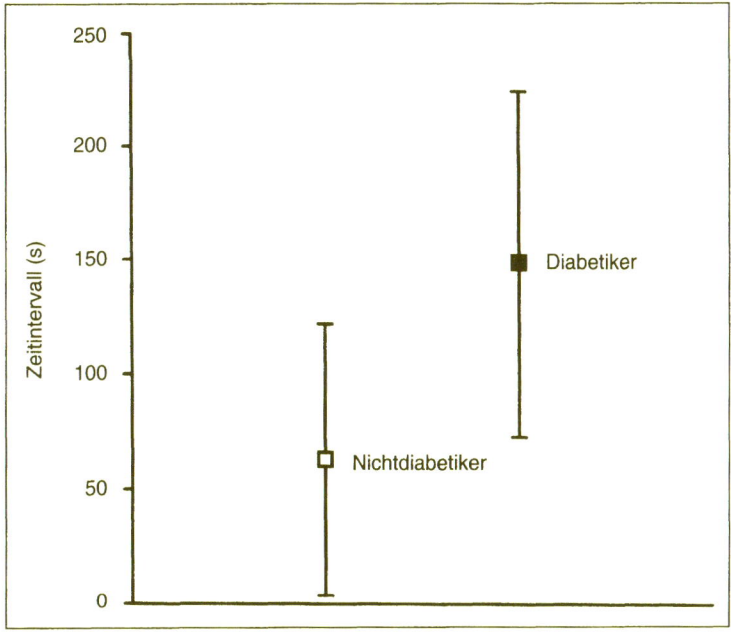

Abb. 8.33. Durchschnittliches Zeitintervall bis zur Wahrnehmung pektangiöser Beschwerden nach Manifestation einer ST-Senkung im Belastungs-EKG bei 32 Diabetikern und 36 Nichtdiabetikern. (Mod. nach Ambepitya et al. 1990)

Abbruchkriterien beim Belastungs-EKG
- ST-Hebungen oder -Senkungen von >0,5 mV,
- starke Angina pectoris,
- zunehmende oder schwerwiegende Rhythmusstörungen,
- systolischer Blutdruck über 240 mmHg,
- diastolischer Blutdruck über 120 mmHg,
- Blutdruckabfall,
- fehlender Frequenzanstieg.

Ischämiebedingte ST-Senkungen und Rhythmusstörungen, auch bei „stummen" Ischämien, können im Langzeit-EKG, mittels ST-Streckenanalyse, erfasst werden.

Nichtinvasiv können Funktionsbeeinträchtigungen des Myokards außerdem in der Ruhe- und Belastungsechokardiographie sowie durch nuklearmedizinsche Untersuchungsmethoden (201 Thallium-Myokardszintigraphie) erkannt werden und den Verdacht auf eine KHK erhärten.

Nichtinvasive Erfassung der Arteriosklerose
- Knöchel-Arm-Index (ABI),
- Dicke der Intima und Media der A. carotis (IMT),
- Puls-Wellen-Geschwindigkeit (PWG) in der Aorta und Gefäßstarrheit (Index β),
- blutflußinduzierte Gefäßdilatation (FMD).

Prinzipiell haben diese nichtinvasiven Methoden zur Erfassung der Arteriosklerose den Nachteil, daß sie nur indirekt einen Schluß auf die Koronararteriosklerose zulassen und stark von der Erfahrung des Untersuchers abhängen (Lehmann et al. 1997).

Der Knöchel-Arm-Index („ankle-brachial index", ABI), der Quotient aus dem systolischen Blutdruck gemessen am Knöchel zum sy-

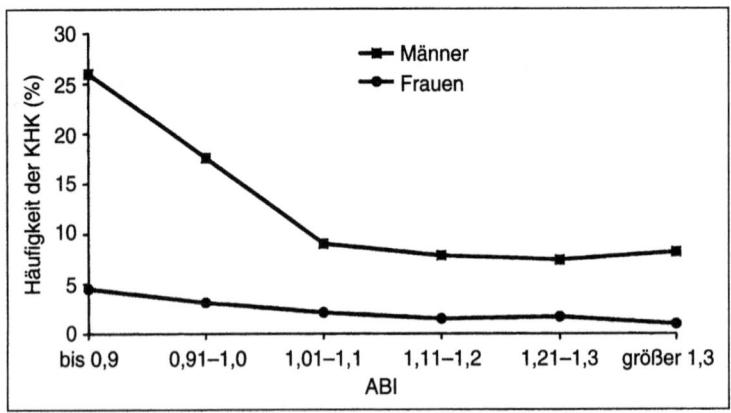

Abb. 8.34. Häufigkeit der KHK bei Männern und Frauen in Abhängigkeit vom ABI (Knöchel-Arm-Index; ankle-brachial-index). Ergebnisse der ARIC-Studie ($n = 15.106$). (Mod. nach Zheng et al. 1997)

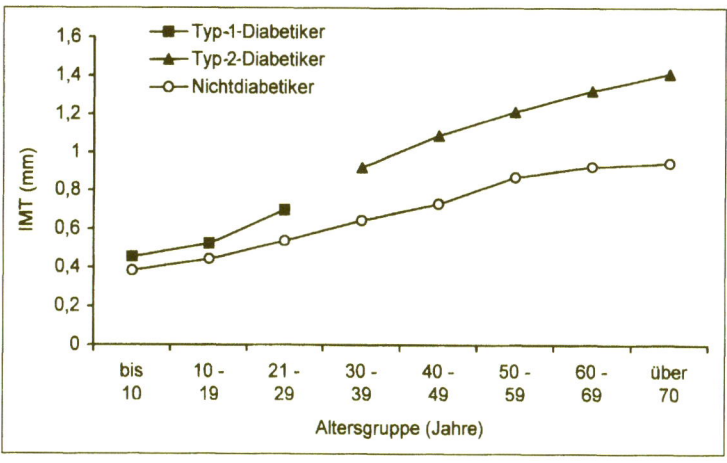

Abb. 8.35. Dicke der Intima und Media (IMT) bei Typ-1-($n = 105$) und Typ-2-($n = 529$) Diabetikern im Vergleich zu Nichtdiabetikern ($n = 104$). (Mod. nach Yamasaki et al. 1994)

stolischen Blutdruck gemessen am Oberarm, ist eine nichtinvasive Methode zur Erfassung einer Arteriosklerose der Beinarterien und kann als Indikator einer KHK verwendet werden. Bei einem ABI ≤ 0,9 beträgt das relative Risiko für das gleichzeitige Vorliegen einer KHK 3.5 (Zheng et al. 1997; Abb. 8.34). Eine Mediasklerose, ein häufiger Befund bei Diabetikern, führt zu falsch hohen Werten und schränkt somit die Aussagekraft des ABI ein.

Durch Ultraschall-Untersuchungen kann die Intima- und Mediadicke der A. carotis („intimal-medial thickness", IMT) erfaßt werden, die generelle arteriosklerotische Veränderungen widerspiegelt und mit einem erhöhten Herzinfarktrisiko assoziiert ist (Abb. 8.35).

In der „Stockholm Diabetes Intervention Study" (SDIS) wurde ein Zusammenhang zwischen der Gefäßstarrheit (Index β) bzw. der vom Blutfluß abhängigen Gefäßdilatation (FMD) und der Stoffwechselkontrolle, gemessen am HbA1c-Wert, nachgewiesen (s. auch Abb. 8.36)

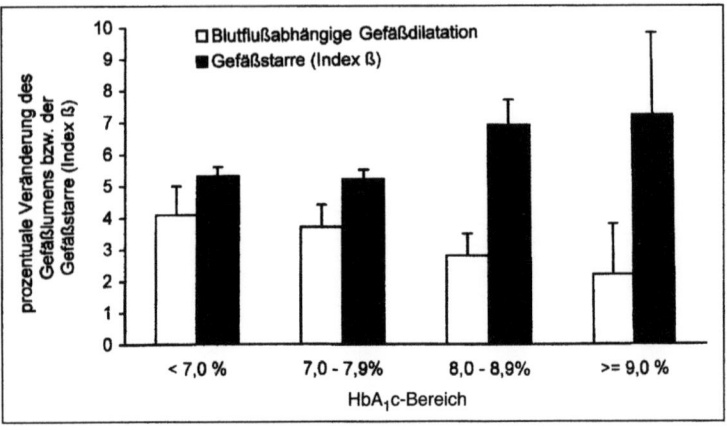

Abb. 8.36. Einfluß der Blutzuckereinstellung, gemessen am HbA$_1$c-Wert, auf die Gefäßfunktion. Dargestellt sind die prozentuale (NO-)abhängige Lumenzunahme und die Gefäßstarre (Index β nach Kawasaki). (Mod. nach Jensen-Urstad 1996)

Bildgebende Verfahren

Weniger Erfahrungen liegen bisher im Umgang mit der vergleichsweise teuren Magnetresonanz-Angiographie und der Magnetresonanz-Charakterisierung von arteriosklerotischen Plaques vor.

8.3.5
Invasive Untersuchungsmethoden

Die Linksherzkatheteruntersuchung ermöglicht einen definitiven Nachweis über das Vorliegen einer KHK (Goldstandard). Die selektive Koronarangiographie erlaubt eine Aussage über Lokalisation, Schweregrad (Ausmaß der Lumeneinengung) und Morphologie von Koronarstenosen. Durch die linksventrikuläre Angiographie (Ventrikulographie) erhält man eine Aussage über die linksventrikuläre Funktion sowie das Vorliegen regionaler Kontraktionsstörungen.

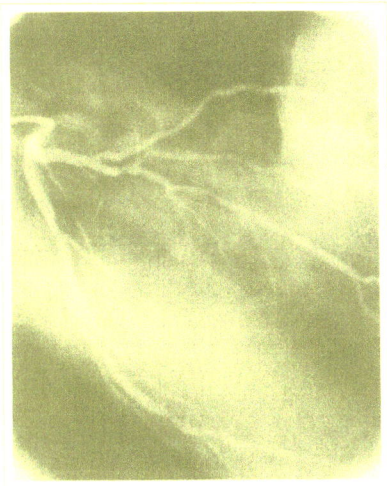

Abb. 8.37. Typischer angiographischer Befund eines 68jährigen Typ-2-Diabetikers mit diffusen Stenosen der Ramus interventricularis anterior und Ramus circumflexus

Indikation der Koronarangiographie
- Fehlender Ausschluß einer KHK durch die nichtinvasive Diagnostik bei KHK-Verdacht,
- vor der Durchführung invasiv therapeutischer Maßnahmen bei bekannter KHK.

Bei Diabetikern liegt eher eine diffuse Arteriosklerose vor, hingegen finden sich bei Nichtdiabetikern meist segmentale Gefäßveränderungen. Ferner sind bei Diabetikern ausgeprägte arteriosklerotische Veränderung der linken Hauptstammarterie zweimal häufiger als bei Nichtdiabetikern (Abb. 8.37; Waller et al. 1980).

Auch die Mehrgefäßerkrankung kommt bei KHK-Patienten mit Diabetes mellitus häufiger vor (Granger et al. 1993; Mueler et al. 1992; Stein et al. 1995; Abb. 8.38). Die Mehrgefäßerkrankung der KHK ist definiert als eine angiographisch gesicherte Koronarsklerose in mindestens 2 der 3 großen Gefäße, von denen wenigstens ein Gefäß mindestens zu 50% stenosiert ist.

Bei diabetischen Patienten mit instabiler Angina pectoris ist die Morphologie der arteriosklerotischen Läsionen nach angioskopischen Befunden im Vergleich zu nicht-diabetischen Patienten kom-

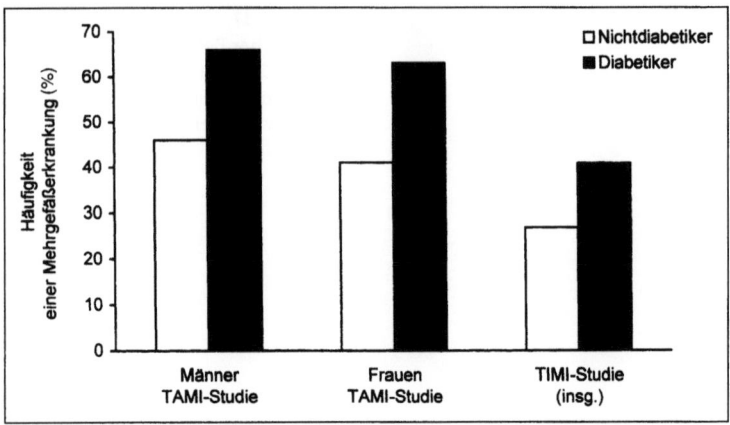

Abb. 8.38. Häufigkeit der Mehrgefäßerkrankung bei Diabetikern und Nichtdiabetikern. Die Unterschiede Nichtdiabetiker vs. Diabetiker sind in jedem Fall signifikant (p<0,001). (Mod. nach Granger et al.

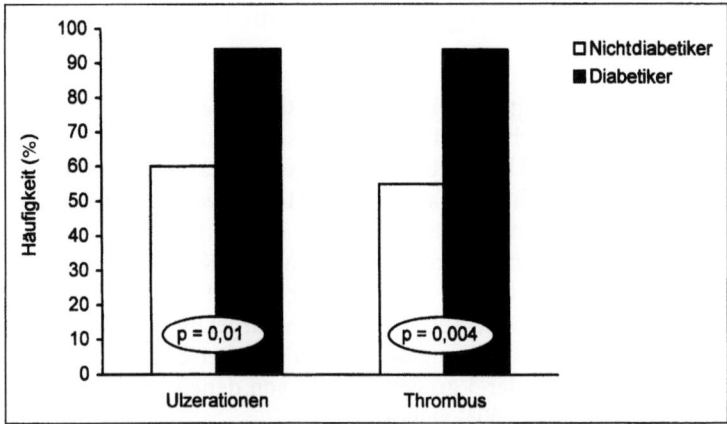

Abb. 8.39. Angioskopische Befunde bei Patienten mit instabiler Angina pectoris. Bei Diabetikern finden sich häufiger Ulzerationen und thrombotische Veränderungen. (Mod. nach Silva et al. 1995)

plexer, d. h. es finden sich häufiger Ulzerationen und thrombotische Veränderungen (Abb. 8.39).

8.3.6
Differentialdiagnose

Die Differentialdiagnose der diabetischen Herzkrankheit unterscheidet sich nicht von der des Nichtdiabetikers.

Differentialdiagnose des thorakalen Schmerzes

Koronare Herzkrankheit	
Kardiale Brustschmerzen	Nichtkardiale Brustschmerzen
Hypertone Krise	**1. Pleurale/pulmonale Ursache:**
Aortenvitien	Lungenembolie
Mitralklappenprolaps	(Spontan-) Pneumothorax
Hypertrophische Kardiomyopathie	Pleuritis
Perikarditis	Pleurodynie
Bland-White-Garland-Syndrom	**2. Erkrankungen des Mediastinums oder der Aorta:**
	Aneurysma dissecans
	Mediastinitis, Mediastinaltumor
	3. Oesophaguserkrankungen:
	Gastrooesophagealer Reflux
	Oesophagusspasmus
	Hiatus-Hernie
	4. Erkrankungen des Skeletts:
	Vertebragene Thoraxschmerzen
	Tietze-Syndrom
	Schulter-Arm-Syndrom
	5. Abdominalerkrankungen:
	Akute Pankreatitis
	Gallenkolik
	Herpes zoster
	Da Costa Syndrom

8.4
Therapie

8.4.1
Konservative Therapie

Maßnahmen, die eine Reduktion der Risikofaktoren zum Ziel haben, sind in der folgenden Übersicht zusammengefaßt.

Reduktion allgemeiner Risikofaktoren	Reduktion spezifischer Risikofaktoren
Gewichtsnormalisierung	Normalisierung des Blutzuckers
Ausgewogene Ernährung	Normalisierung des Blutdrucks
Dosiertes, körperliches Ausdauertraining	Normalisierung der Blutfette
(z. B. KHK-Sportgruppe)	Thrombozytenaggregationshemmung
Nikotinabstinenz	Antioxidantien
	Therapie der Hyperhomocyst(e)inämie

Normalisierung des Blutzuckers

Wegen der schlechten Prognose nach Myokardinfarkt kommt der Prävention der KHK bei Diabetikern eine besondere Bedeutung zu. In der DCCT-Studie konnte für Typ-1-Diabetiker die besondere Bedeutung einer guten Blutzuckereinstellung, gemessen am HbA1c-Wert, für die Primär- und Sekundärprävention mikroangiopathischer Komplikationen gezeigt werden. Das Risiko makrovaskulärer Erkrankungen verringerte sich um 41% in der Gruppe mit einem niedrigeren HbA1c-Wert (intensivierten Therapiegruppe), wobei dieser Unterschied aufgrund niedriger Zahlen nicht signifikant war (DCCT-Research Group 1993).

Eine geringere Inzidenz kardiovaskulärer Erkrankungen und eine niedrigere kardiovaskuläre Mortalität konnte bei Typ-2-Diabetikern mit niedrigerem HbA1c-Wert oder niedrigeren nüchtern Blutglukosewerten gezeigt werden (Kuusisto et al. 1994; Goldberg et al. 1998, Abb. 8.40). Im Vergleich zu einer alleinigen dietätischen Therapie konnte durch eine Therapie mit Sulphonylharnstoffen oder mit Insulin eine (nicht signifikante) Reduzierung der Herzinfarkthäufig-

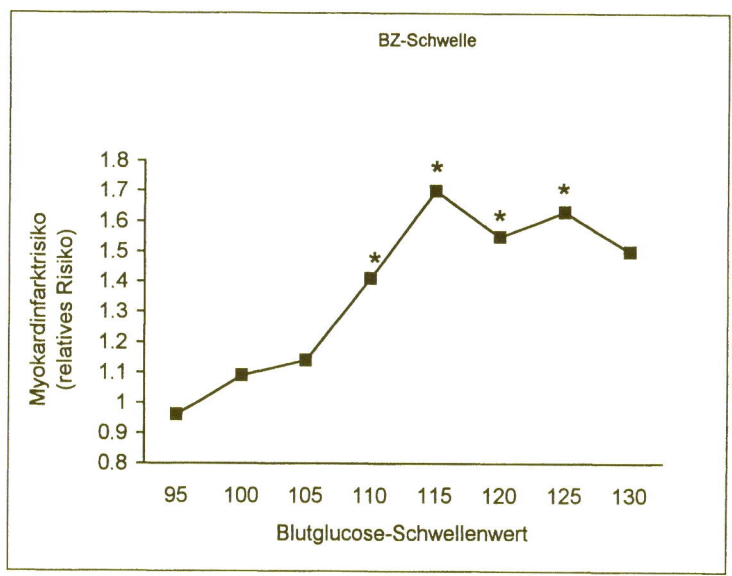

Abb. 8.40. Relative Risiko für einen Myokardinfarkt in Abhängigkeit vom Blutglukosewert (nüchtern, mg/dl). Probanden oberhalb eines Blutglukose-Schwellenwertes werden mit den Probanden unterhalb des jeweiligen Blutglukose-Schwellenwertes vergliechen; *p<0,05. (Mod. nach Goldberg et al., 1998)

keit bei Typ-2-Diabetikern in der UKPDS erreicht werden (UK Prospektive Diabetes Study (UKPDS Group, 1998, Abb. 8.41).

Da auf der einen Seite weitere Risikofaktoren bei mindestens 90% der Typ-2-Diabetiker vorliegen und auf der anderen Seite die Prävalenz der KHK bereits bei einem HbA1c von ca. 5,5% (s. Abb. 8.5;) zunimmt, dürfte es problematisch sein, bei Typ-2-Diabetikern einen günstigen Effekt auf die kardiovaskukläre Morbidität und Mortalität durch eine bessere Blutzuckerkontrolle zu zeigen.

Eine Abhängigkeit der Endothelfunktion von der Blutzuckereinstellung, gemessen an der stickoxidabhängigen Gefäßdilatation und der Gefäßstarre im Bereich der A. carotis, konnte gezeigt werden (Jensen-Urstad 1996; Abb. 8.36). Die Gefäßstarre scheint bei Frauen mit Typ-1-Diabetes stärker oder früher zuzunehmen als bei Männern (Ahlgren et al. 1995).

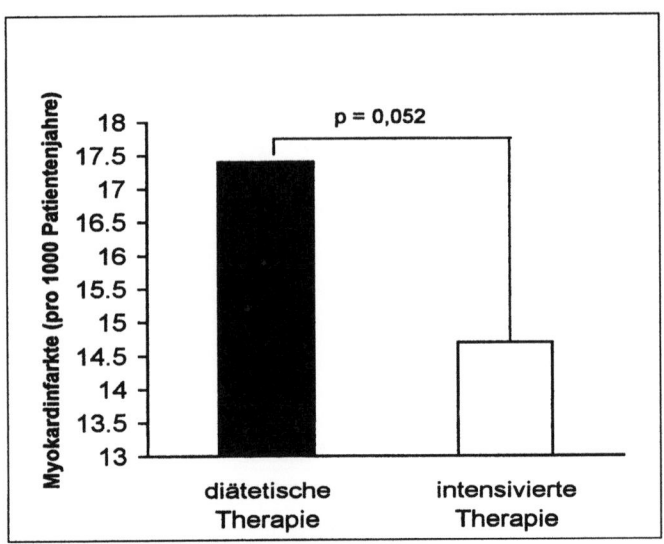

Abb. 8.41. Absolute Myokardinfarkt-Häufigkeit für Typ-2-Diabetiker in der UKPDS (pro 1000 Patientenjahre). Patienten wurden nur diätetisch ($n = 1138$) oder „intensiviert", d.h. mit Sulphonylharnstoffen und/oder Insulin ($n = 2729$) behandelt. (Mod. nach UKPDS 1998)

Ist durch Diät alleine eine Blutzuckereinstellung beim Typ-2-Diabetiker nicht zu erreichen, so sollte frühzeitig eine medikamentöse Therapie angestrebt werden. Im Vergleich zu einer alleinigen diätetischen Kontrolle wird die Überlebenszeit sowohl durch eine orale hypoglykämische als auch durch eine Insulintherapie günstig beeinflußt (Abb. 8.42). Nach den Ergebnissen der UKPDS haben weder Sulphonylharnstoffe noch Insulin einen negativen Effekt auf kardiale Erkrankungen. Metformin führte zu einer signifikanten Reduktion der Myokardinfarkthäufigkeit (UK Prospective Diabetes Study (UKPDS) Group, 1998; Abb. 8.43) und wurde deshalb von der UKPDS-Group als Medikament erster Wahl bei neumanifestierten Typ-2-Diabetikern empfohlen. Metformin ist jedoch bei einer bestehenden Niereninsuffizienz wegen der Akkumulationsgefahr kontraindiziert. Ebenso ist Metformin bei bestehendem Verdacht auf eine koronare Herzkrankheit kontraindiziert, da nach Herzkatheterunter-

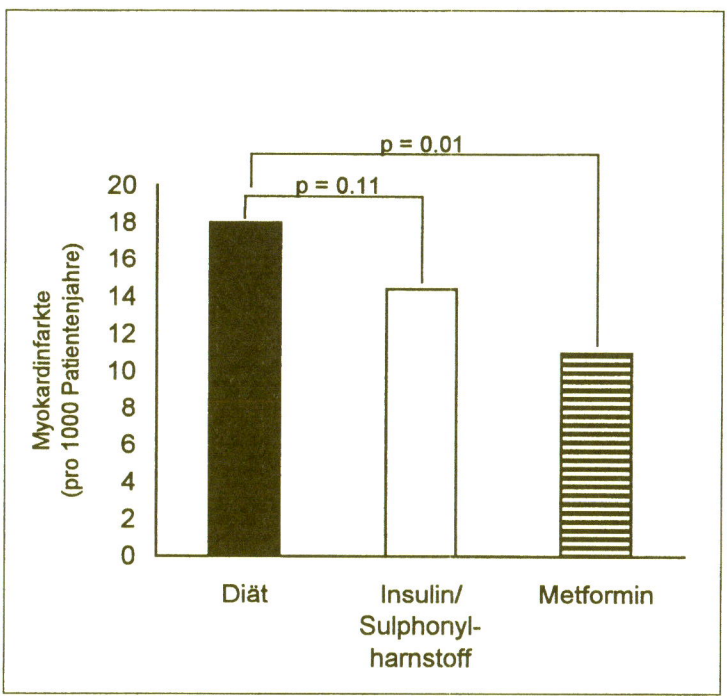

Abb. 8.42. Absolute Myokardinfarkt-Häufigkeit für übergewichtige Typ 2 Diabe-tiker (> 120% des idealen Körpergewichtes) in der UKPDS (pro 1000 Patienten-jahre). Patienten wurden nur dietätisch (n= 411) , mit Sulpühonalharnstoffen und /oder Insulin (n = 342) behandelt. (Mod. nach UKPDS 1998)

suchungen die Nierenfunktion vorübergehend eingeschränkt sein kann und durch Oberflächenbenetzung der Erythrozyten der Sauer-stofftranport reduziert sein kann und somit das Risiko einer Lakta-zidose besteht.

Normalisierung des Blutdrucks

Eine Untergruppenanalyse der UKPDS, bei der durch eine Hyperto-nietherapie das Risiko makroangiopathischer Erkrankungen stärker reduziert wurde als durch eine Hyperglykämietherapie, hebt die Be-

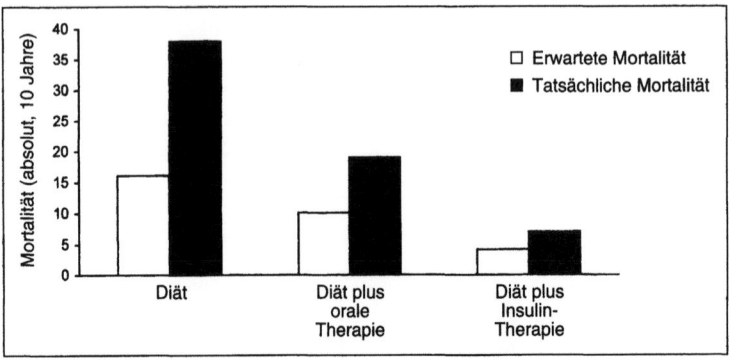

Abb. 8.43. Erwartete und tatsächliche kardiovaskuläre Mortalität bei Typ-2-Diabetikern (*n* 432, Alter 40–69 Jahre) in Abhängigkeit von der Therapie. (Mod. nach Hadden et al. 1997)

deutung der Hypertonietherapie eindeutig hervor (UK Prospective Diabetes Study Group, 1998). In der UKPDS wurden jedoch nicht verschiedene Antihypertensiva verglichen.

Obwohl Diuretika auch bei Diabetikern zu einer effektiven Senkung des Blutdrucks führen, ist eine Diuretika-Therapie, unabhängig von der Präsenz einer Nephropathie, mit einer zweifach erhöhten Mortalität verbunden (Warram et al. 1991; Abb. 8.44).

Auch für kurzwirksame Ca^{2+}-Antagonisten vom Dihydropyridin-Typ (z. B. Nifedipin) konnte dosisabhängig eine erhöhte Mortalität gezeigt werden, die bei einer Kombinationstherapie mit Diuretika noch weiter erhöht wird. Möglicherweise ist die erhöhte Mortalität auf eine verstärkte Sympathikus-Aktivität zurückzuführen. Analysen von Subgruppen aus größeren Studien konnten diesen negativen Effekt auch für Diabetiker bestätigen (Psaty et al. 1995). Unter Therapie mit langwirkenden Ca^{2+}-Antagonisten vom Dihydropyridin-Typ (z. B. Nifedipin) konnte in neueren Studien eine signifikante Abnahme kardiovaskulärer Erkrankungen und Todesfälle bei älteren Diabetikern mit isolierter systolischer Hypertonie gezeigt werden (J. Tuomilehto et al. 1999).

Hingegen kann durch eine Blutdruckeinstellung mittels ACE-Hemmer eine signifikante Verbesserung der Mortalität nach einem

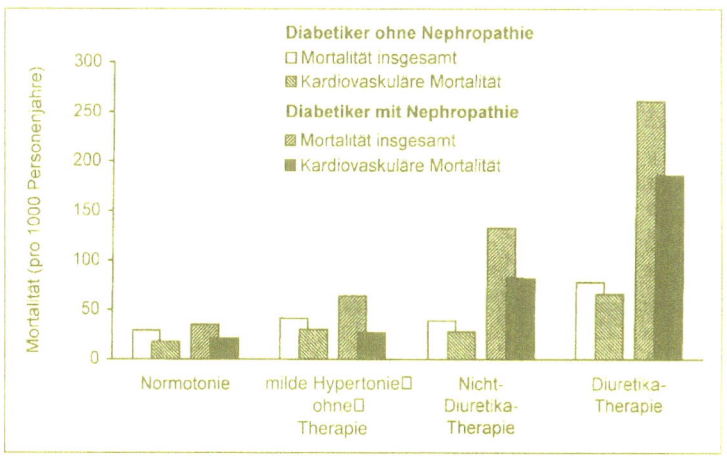

Abb. 8.44. Mortalität bei Typ-1- und Typ-2-Diabetikern in Abhängigkeit vom Blutdruck, der antihypertensiven Therapie und dem Befund einer Makroangiopathie. Als Diuretika wurden überwiegend Thiazide verwendet; Alter 35–69 Jahre, $n = 759$. (Mod. nach Warram et al. 1991)

Herzinfarkt erreicht werden. Insbesondere bei einer gestörten Ventrikelfunktion ist eine Therapie mit ACE-Hemmer von Nutzen. Nach den Ergebnissen der GISSI-3-Studie sollte eine ACE-Hemmer-Therapie innerhalb von 24 h nach Auftreten des Myokardinfarktes begonnen werden (Abb. 8.45). Das Absinken des Thrombomodulins trotz erhöhter Blutzucker-Werte spricht für einen Schutz der Endothelzellen unter einer ACE-Hemmer-Therapie.

Nicht nur nach Myokardinfarkt, sondern auch bei KHK-Patienten mit Diabetes wird sowohl die Gesamtmortalität als auch die kardiovaskuläre Mortalität durch eine Therapie mit einem β-Blocker signifikant verringert (Kjekshus et al. 1990). Die Verbesserung der Mortalität ist unabhängig vom Alter, vom Vorliegen eines Myokardinfarktes oder einer Herzinsuffizienz (Jonas 1996). Der Einfluß kardioselektiver β-Blocker auf die Hypoglykämiehäufigkeit und -wahrnehmung scheint unerheblich zu sein, wobei Studien diesbezüglich fehlen. Ein Verzicht auf eine Therapie mit einem β-Blocker ist deshalb nicht zu rechtfertigen, eher ist die Blutzuckertherapie ggf. anzupassen (Abb. 8.45 und 8.46).

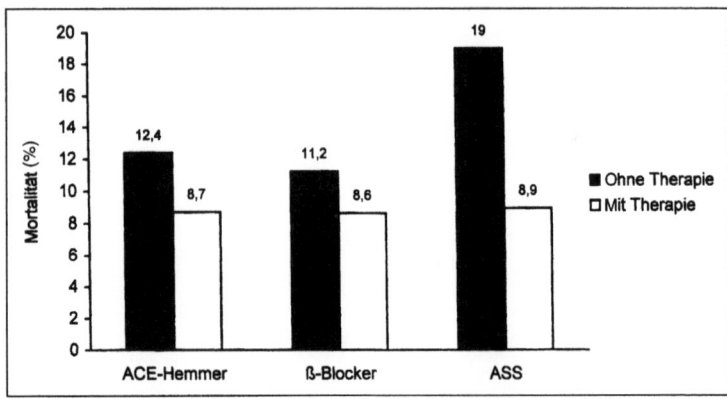

Abb. 8.45. Einfluß einer Therapie mit einem ACE-Hemmer, einem β-Blocker oder ASS auf die Sechswochenmortalität nach Myokardinfarkt. Daten aus der GISSI-3-Studie mit 2790 Diabetikern (Typ 1 und Typ 2). (Mod. nach Zuanetti et al. 1997)

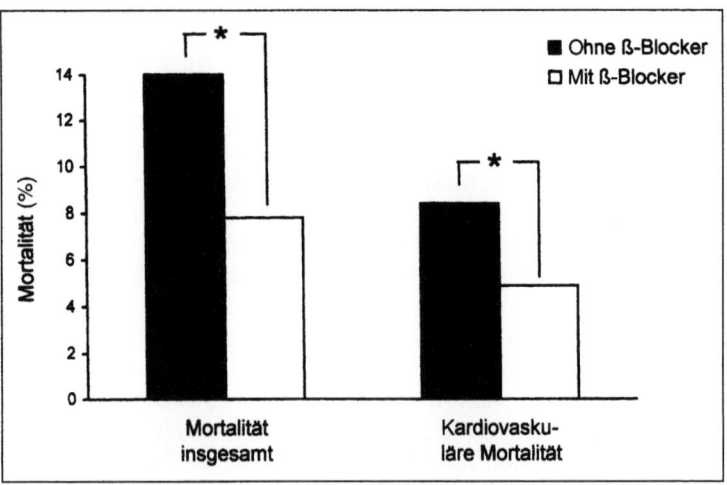

Abb. 8.46. Einfluß einer β-Blocker-Therapie auf die Mortalität bei Typ-2-Diabetikern mit KHK, *n* 2723, Studiendauer 3 Jahre. Die Nüchtern-Blutzuckerwerte waren in den beiden Gruppen vergleichbar (171 vs 175 mg/dl) *p< 0.05. (Mod. nach Jonas et al. 1996)

Normalisierung der Blutfette

Ergebnisse neuerer Studien zeigen eine deutliche Verbesserung der
kardiovaskulären Mortalität und Morbidität bei Diabetikern mit Lipidsenkern (HMG-CoA-Hemmer) (Goldberg et al. 1998; Abb. 8.47).
Zum Teil handelt es sich hierbei jedoch um retrospektive Studien.
Darüber hinaus waren Patienten mit erhöhten Triglyzerid-Werten
(>2,5 mmol/l, ca. 220 mg/dl) von einer Studienteilnahme ausgeschlossen (Pyörälä et al. 1997). In der Helsinki Heart Study konnte
unter Therapie mit Genfibrozie (Fibrat) die Inzidenz der Arteriosklerose bei Diabetikern (nicht signifikant) reduziert werden
(Koskinen et al. 1992).

Thrombozytenaggregationshemmung

Durch Acetylsalicylsäure (ASS) und Derivate wird die Cyclooxygenase der Thrombozyten irreversibel acetyliert und somit geblockt.
Bei Diabetikern ist die Eicosanoid-Synthese aus Arachidonsäure in
den Thrombozyten gesteigert, kann aber durch niedrig dosiertes

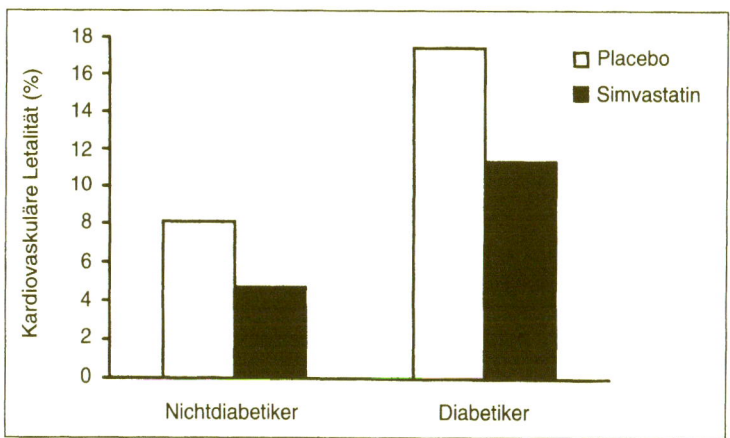

Abb. 8.47. Kardiovaskuläre Letalität von Nichtdiabetikern (*n* 4242) und Diabe-
tikern (*n* 202 Typ 1 und Typ 2) in Abhängigkeit von einer Therapie mit dem β-
HMG-CoA-Hemmer Simvastatin. Ergebnisse der 4S-Studie, durchschnittliches
Follow-up 5,4 Jahre. (Mod. nach Pyörälä et al. 1997)

Aspirin (z. B. 50 mg pro die) reduziert werden (Davi et al. 1990). Eine Therapie mit Thrombozytenhemmer führt beim Diabetiker ebenso wie beim Nichtdiabetiker zu einer deutlichen Reduktion der Mortalität bei bekannter KHK (s. Abb. 8.45). Clopidogrel, ein Thienopyridinderivat wie Ticlopidin, hat nach den Ergebnissen der CARPIE-Studie im Vergleich zu ASS keinen Vorteil bezüglich kardiovaskulärer Erkrankungen (CARPIE Steering Committee 1996).

Studien mit Antikörpern gegen die IIb/IIIa-Integrine der Thrombozyten (Abciximab) ergaben eine verbesserte langfristige Prognose von Nichtdiabetikern (weniger Bypass-Operationen und PTCAs), aber auch eine erhöhte Rate an Blutungskomplikationen (Topol et al. 1994). Für Diabetiker konnte kein eindeutiger Nutzen gezeigt werden. Unter Therapie mit Abciximab nach PTCA konnte bei Diabetikern eine Abnahme von Todesfällen und Myokardinfarkten erreicht werden, jedoch war bei Patienten in der Abciximab-Gruppe häufiger eine erneute PTCA erforderlich (Kleiman et al. 1998).

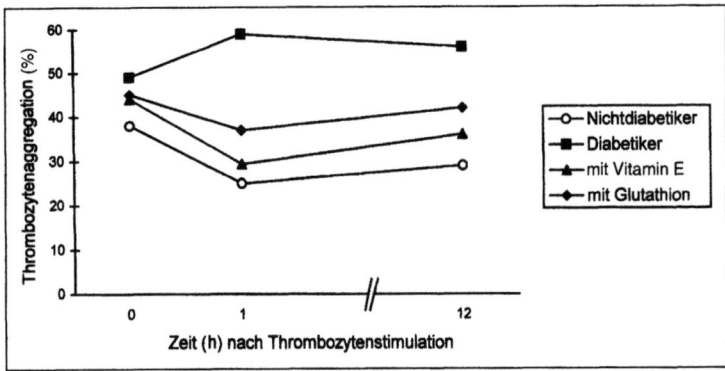

Abb. 8.48. Einfluß einer antioxidativen Therapie auf die Thrombozytenaggregation. Die NO-abhängige Thrombozytenaggregationshemmung wird bei Diabetikern durch oxidativen Streß - reversibel - gehemmt, aber durch Gabe von Antioxidantien kann NO-abhängige Thrombozytenaggregationhemmung nahezu normalisiert werden. Dargestellt ist die Thrombozytenaggregation 1 h bzw. 12 h nach Gabe eines Nitrates bei 20 Typ-2-Diabetikern und 20 Kontrollen. (Mod. nach Gugliano et al. 1995)

Antioxidantien

Durch Therapie mit Antioxidantien (Vitamin C und E, α-Liponsäure) kann eine Reduktion freier Sauerstoffradikale erreicht werden. Günstige Effekte auf die Gerinnung, z. B. die Thrombozytenaggregation (Giugliano et al. 1995; Abb. 8.48), die stickoxidabhängige Gefäßdilatation (Ting et al. 1996), den Blutzucker und die Blutfette (Paolisso et al. 1995) scheinen diesen Therapieansatz zu bestätigen. Ergebnisse großer prospektiver Studien, insbesondere der CHAOS-Studie (Stephens et al. 1996), konnten positive Auswirkungen auf die Mortalität nicht eindeutig belegen.

8.4.2
Interventionelle Therapie

PTCA

Nach erfolgreicher PTCA sind Komplikationen (Myokardinfarkt, erneute PTCA, Bypass-Operationen) bei Diabetikern häufiger und die Mortalität ist, unabhängig von der Anzahl der stenosierten Gefäße, doppelt so hoch wie bei Nichtdiabetikern (Abb. 8.49).

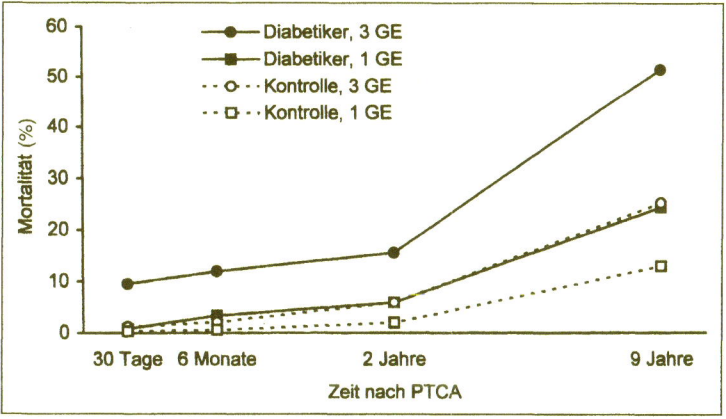

Abb. 8.49. Mortalität (%) nach PTCA bei Diabetikern (*n* 281) und Nichtdiabetikern (*n* 2136), *GE* Gefäßerkrankung. (Mod. nach Kip et al. 1996)

Der limitierende Faktor nach einer PTCA ist bei Diabetikern die erhöhte Restenoserate, die mit einer erhöhten Mortalität und Morbidität einhergeht.

Nach Ergebnissen intravaskulärer Ultraschalluntersuchungen ist die Hauptursache der erhöhten Restenoserate ($\geq$ 50% Lumeneinengung) eine verstärkte Hyperplasie der Intima (Kornowski et al. 1997). Sowohl bei Nichtdiabetikern als auch bei Diabetikern nimmt der Lumendurchmesser der Membrana elastica externa ab, wobei der Unterschied zwischen den beiden Patientengruppen nicht signifikant ist. Die Intimahyperplasie, die sich in intravaskulären Ultraschalluntersuchungen gut als die Dicke der Media und des atherosklerotischen Plaques bestimmen läßt, ist bei Diabetikern stärker ausgeprägt (Abb. 8.50).

PTCA mit Stent-Implantation

Im Vergleich zu einer alleinigen PTCA konnte für Diabetiker die Prognose nach Myokardinfarkt in den letzten Jahren durch die zusätzliche Implantation eines Koronarstent verbessert werden. Sowohl unmittelbar nach der Stent-Implantation als auch nach einem halben Jahr ist das Gefäßlumen deutlich größer im Vergleich mit einer alleinigen PTCA. Auch die Restenoserate und die Reinfarkthäufigkeit

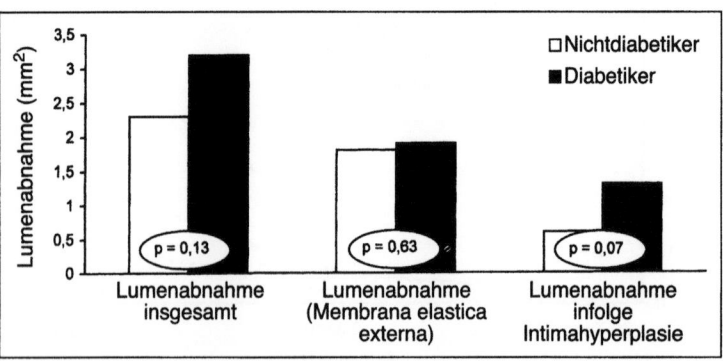

Abb. 8.50. Anteil der Intimahyperplasie an der Lumenabnahme bei Diabetiker (*n* 67) und Nichtdiabetikern (*n* 184). Die Zahlen geben das Signifikanzniveau an. (Mod. nach Kornowski et al. 1997)

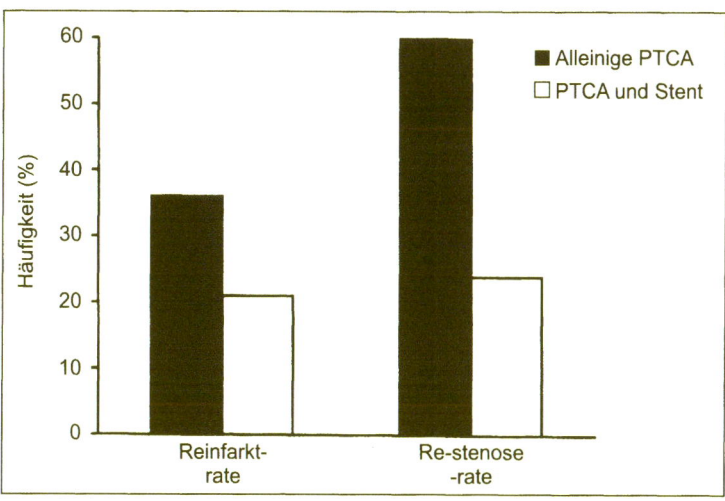

Abb. 8.51. Reinfarktrate (nach 1 Jahr) und Restenoserate (nach 6 Monaten) nach Stent-Implantation bzw. PTCA bei Diabetikern (*n* 92). (Mod. nach Savage et al. 1997)

werden durch die Stent-Implantation gesenkt (Savage et al. 1997; Abb. 8.51). Dennoch kann es auch nach Implantation eines Koronarstents zu einer Lumeneinengung kommen, die bei Diabetikern mehr als doppelt so stark ausgeprägt ($5,2 \pm 2,5$ mm^2 vs. $2,0 \pm 2,3$ mm^2 bei Nichtdiabetikern) und fast ausschließlich auf eine Hyperplasie der Intima zurückzuführen ist (Kornowski et al. 1997, Elezi et al. 1998; Abb. 8.50).

Bypass-Operation

Mehrgefäßerkrankungen und Hauptstammstenosen der linken Koronararterie stellen die wesentlichen Indikationen einer Bypass-Operation dar. Bezogen auf die Überlebenszeit und die Kosten ist bei Nichtdiabetikern die Gefäßdilatation (ohne Stent-Implantation) durchaus vergleichbar mit den Ergebnissen einer Bypass-Operation. Bei Diabetikern, bei denen häufiger eine Hauptstammstenose bzw.

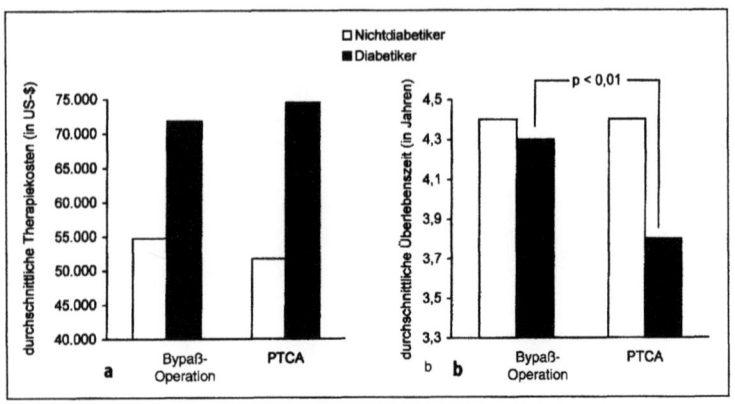

Abb. 8.52a,b. Durchschnittliche Therapiekosten und Überlebenszeit nach 5 Jahren bei Diabetikern und Nichtdiabetikern **a** Therapiekosten, **b** Überlebenszeit (Mod. nach Hlatky et al. 1997)

eine Mehrgefäßkrankheit vorliegt, ist die Bypass-Operation der PTCA in beiden Punkten überlegen, wobei der Überlebensvorteil signifikant ist. Je mehr Gefäße befallen sind, desto größer ist die durchschnittliche Lebensverlängerung einer Bypass-Operation. Obwohl Diabetiker von einer Bypass-Operation mehr profitieren als von einer PTCA, ist die Mortalität sowohl nach 30 Tagen als auch nach 2 Jahren doppelt so hoch im Vergleich zu Nichtdiabetikern (Herlitz et al. 1996). Die Kosten nach einer 5jährigen Therapiezeit, sowohl für die PTCA (häufig erneute PTCA erforderlich) als auch für die Bypass-Operation, sind bei Diabetikern um über 20% höher als bei Nichtdiabetikern (Hlatky et al. 1997; Abb. 8.52). Vergleichende Studien für Bypass-Operationen und Stent-Implantationen bei Diabetikern liegen z. Z. noch nicht vor.

8.4.3

Therapiekontrolle

Nach neuen oder progredienten kardialen Symptomen ist bei den regelmäßigen (vierteljährlichen) Visitationen zu fragen. Einmal jähr-

lich, bei Änderung der Beschwerden auch häufiger, ist ein Bela-
stungs-EKG durchzuführen. Wegen der insgesamt ungünstigeren
Prognose und der häufig fehlenden Schmerzsymptomatik ist eine
Therapiekontrolle regelmäßig durchzuführen (s. Übersicht).

Therapiekontrolle bei Diabetikern mit KHK

Regelmäßig	Blutzuckerwerte (mehrfach täglich)
(durch den Patienten selbst)	Blutdruck (mehrfach täglich bis wöchentlich)
Vierteljährlich	HbA1c
	Blutfette
	Vibrationsempfinden (Neuropathie)
	Urinalbumin
	Nierenwerte (Kreatinin, Harnstoff)
Jährlich	Ruhe-EKG
	Belastungs-EKG

8.5
Notfall

Therapie des Myokardinfarktes

Im Falle eines Myokardinfarktes unterscheidet sich die Notfallthera-
pie im wesentlichen nicht von der Therapie bei einem Nichtdiabetiker (Abb. 8.53).

Seit Einführung der thrombolytischen Therapie konnte bei Nichtdiabetikern eine deutliche (und signifikante) Verbesserung der 4-
Wochen-Überlebenszeit nach Myokardinfarkt sowie der linksventri-
kulären Funktion erreicht werden. Eine vergleichbare Entwicklung
war bei Diabetikern ebenfalls erkennbar, jedoch weniger stark ausgeprägt (Lynch et al. 1994; Abb. 8.54).

90 min nach Thrombolysetherapie sind die Befunde bei angiogra-
phischen Untersuchungen zwischen Diabetikern und Nichtdiabetikern vergleichbar. Obwohl Diabetiker von einer Thrombolyse-Therapie eindeutig profitieren, ist auch in neueren Studien (GISSI-2,
GUSTO, TAMI) die Mortalität 30 Tage nach Lysetherapie bei Diabetikern im Vergleich zu Nichtdiabetikern fast doppelt so hoch. Bishe-

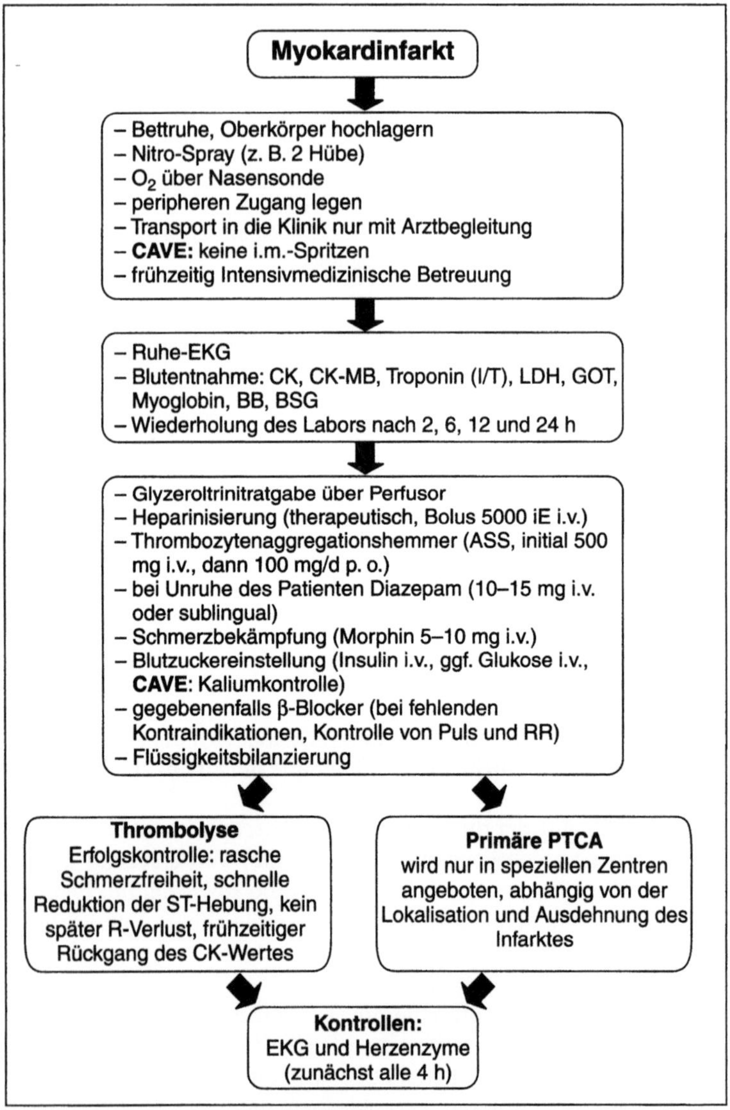

Myokardinfarkt

- Bettruhe, Oberkörper hochlagern
- Nitro-Spray (z. B. 2 Hübe)
- O_2 über Nasensonde
- peripheren Zugang legen
- Transport in die Klinik nur mit Arztbegleitung
- **CAVE:** keine i.m.-Spritzen
- frühzeitig Intensivmedizinische Betreuung

- Ruhe-EKG
- Blutentnahme: CK, CK-MB, Troponin (I/T), LDH, GOT, Myoglobin, BB, BSG
- Wiederholung des Labors nach 2, 6, 12 und 24 h

- Glyzeroltrinitratgabe über Perfusor
- Heparinisierung (therapeutisch, Bolus 5000 iE i.v.)
- Thrombozytenaggregationshemmer (ASS, initial 500 mg i.v., dann 100 mg/d p. o.)
- bei Unruhe des Patienten Diazepam (10–15 mg i.v. oder sublingual)
- Schmerzbekämpfung (Morphin 5–10 mg i.v.)
- Blutzuckereinstellung (Insulin i.v., ggf. Glukose i.v., **CAVE:** Kaliumkontrolle)
- gegebenenfalls β-Blocker (bei fehlenden Kontraindikationen, Kontrolle von Puls und RR)
- Flüssigkeitsbilanzierung

Thrombolyse
Erfolgskontrolle: rasche Schmerzfreiheit, schnelle Reduktion der ST-Hebung, kein später R-Verlust, frühzeitiger Rückgang des CK-Wertes

Primäre PTCA
wird nur in speziellen Zentren angeboten, abhängig von der Lokalisation und Ausdehnung des Infarktes

Kontrollen:
EKG und Herzenzyme
(zunächst alle 4 h)

Abb. 8.53. Therapie des Myokardinfarktes

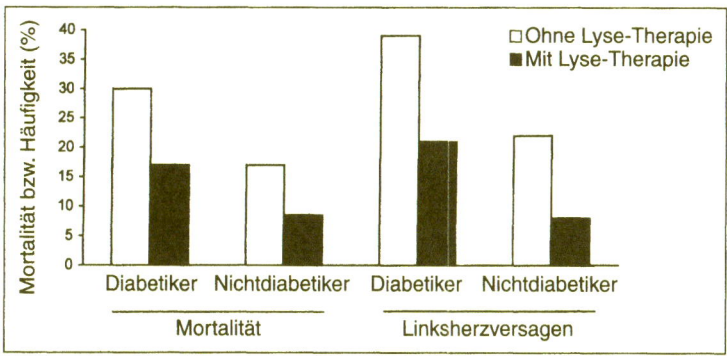

Abb. 8.54. Mortalität und Linksherzversagen nach Myokardinfarkt ohne (Zeitraum 1984–1987) und mit (Zeitraum 1990–1992) Thrombolyse-Therapie bei Diabetikern ($n = 115$) und Nichtdiabetikern ($n = 501$). (Mod. nach Lynch 1994)

rige Studien weisen nicht auf eine erhöhte Inzidenz retinaler Blutungen während einer Lyse-Therapie hin (Granger et al. 1990).

Die Streßsituation des akuten Myokardinfarktes führt zu einem Anstieg freier Katecholamine und damit zu einer Freisetzung freier Fettsäuren. Die β-Oxidation der freien Fettsäuren in minderperfundierten Arealen des Myokards verbraucht vorhandenen Sauerstoff und, da die β-Oxidation unvollständig abläuft, kommt es zu einer Akkumulaton von Azyl-CoA und Azylcarnitin. Letzteres begünstigt die Entstehung von Arrhythmien (Oliver u. Opie 1994).

Die Gabe von β-Blockern vermindert die Katecholaminwirkung, und die gleichzeitige Insulingabe hemmt die Lipolyse und fördert gleichzeitig die Glukoseaufnahme in noch funktionstüchtigen Zellen. Durch die Glykolyse kann den Zellen auch unter anaeroben Bedingungen noch ATP zur Verfügung gestellt werden.

Durch eine sofortige Insulin-Glukose-Therapie (i.v.) zur Normalisierung des Blutzuckers und, falls erforderlich, eine nachfolgende Insulintherapie mit mehreren Insulindosen täglich kann die Einjahres-Überlebensrate deutlich verlängert werden (Abb. 8.55).

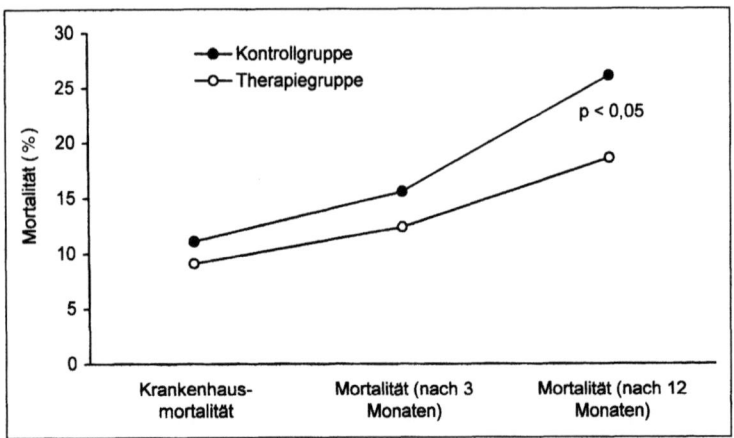

Abb. 8.55. Effekt einer sofortigen Insulintherapie nach Myokardinfarkt auf die Mortalität bei Diabetikern (Typ 1 und Typ 2, *n* 306). Bei den Kontrollpatienten (*n* 314) wurde die bisherige Diabetestherapie beibehalten. (Mod. nach Malmberg 1995)

Literatur

Abraira C, Colwell J, Nuttal F, Sawin CT, Henderson W, Comstock JP, Emanuele NV, Levin SR, Pacold I, Lee HS: Cardiovascular event and correlates in the Veterans Affairs Diabetes Feasibility Trial. Veterans Affairs Cooperative Study on Glycemic Control and Complications in Type II Diabetes. Arch Intern Med 1997, 152(2):181–188

Ryden Ahlgren A, Lanne T, Wollmer P, Sonesson B, Hansen F, Sundkvist G: Increased arterial stiffness in women, but not in men with IDDM. Diabetologia 1995 Sep; 38(9):1082–1089

Airaksinen KE, Koistinen MJ: Association between silent coronary artery disease, diabetes, and autonomic neuropathy. Fact or fallacy? Diabetes Care 1992, 15(2):288–292

Ambipityia G, Kopelman PG, Ingram D, Swash M, Mills PG, Timmis AD: Exertional myocardial ischemia in diabetes: a quantitative analysis of anginal perceptual threshold and the influence of autonomic function. J Am Coll Cardiol 1990, 15(1):72–77

Aronson C, Bloomgarden Z, Rayfiled EJ: Potential mechanisms promoting restenosis in diabetic patients. J Am Coll Cardiol 1996, 27(3):528–535

Assmann G, Schulte H: Diabetes mellitus and hypertension in the elderly: concomitant hyperlipidemia and coronary heart disease risk. Am J Cardiol 1989, 63(16):33H–37H

Carmeliet P, Moons L, Lihnen R, Janssens S, Lupu F, Collen D, Gerard RD: Inhibitory role of plasminogen activator inhibitor-1 in arterial wound healing and neointima formation: a gene targeting and gene transfer study in mice. Circulation 1997, 96(9):180–191

CAPRIE Steering Committee: A randomised, blinded, trial of clopidogrel versus aspirin in patients at risk of ischaemic (CARPIE). Lancet 1996, 348 (9038):1329–1339

Ceriello A, Giugliano D, Quatraro A, Marchi F, Barbanti M, Lefebvre P: Evidence for a hyperglycaemia-dependent decrease of antithrombin III-thrombin complex formation in humans. Diabetologia 1990, 33(3): 163–167

Ceriello A: Coagulation activation in diabetes mellitus: the role of hyperglycaemia and therapeutic prospects. Diabetologia (1993), 36(11):1119–1125

Chun BY, Dobson AJ, Heller RF: The impact of diabetes on survival among patients with first myocardial infarction. Diabetes Care 1997, 20(5):704–708

Clarkson P, Celermajer DS, Donald AE, Sampson M. Sorenson KE, Adams M, Yue DK, Betteridge DJ, Deanfield JE: Impaired vascular reactivity in insulin-depended diabetes mellitus is related to disease duration and low density lipoprotein cholesterol levels. J Am Coll Cardiol 1996, 28(3):573–579

Davi G, Catalano I, Averna M, Notarbartolo A, Strano A, Ciabattoni G, Patrono C: Thromboxane biosynthesis and platelet function in type II diabetes mellitus. N Engl J Med 1990, 322(25):1769–1774

The Diabetes Control and Complications Trial Research Group: The effect of intensive treatment of diabetes on the development and progression of long-term complication in insulin-dependent diabetes mellitus. N Engl J Med 329(14):977–986

Elezi S, Kastrati A, Pache J, Wehinger A, Hadamitzky M, Dirschinger J, Neumann FJ, Schomig A: Diabetes mellitus and the clinical and angiographic outcome after coronary stent placement. J Am Coll Cardiol 1998 Dec; 32(7):1866–1873

Fava S, Azzopardi J, Agius-Muscat H: Outcome of unstable angina in patients with diabetes mellitus. Diabet Med 1997 14(3):209–213

Foley RN, Culleton BF, Parfrey PS, Harnett JC, Kent GM, Murray DC, Barre PE: Cardiac disease in diabetic endstage renal disease. Diabetologia 1997, 40(11):1307–1312

Giugliano D, Marfella R, Verrazzo G, Acampora R, Conzella C, Quatraro A, Coppola L, D'Onorfrio F: Abnormal rheologic effects of glyceryl trinitrate in patients with non-insulin-dependent diabetes mellitus and reversal by antioxidants. Ann Intern Med 1995, 123(4):338–343

Guigliano D, Ceriello A, Paoliso G: Diabetes mellitus, hypertension, and cardiovascular disease: which role for oxidative stress? Metabolism 1995, 44(3):363-368

Goldberg RB, Mellies MJ, Sacks FM, Moyé LA, Howard BV, Howard WJ, Davis B, Cole T, Pfeffer MA, Braunwald E: Cardiovascular events and their reduction with Pravastatin in diabetic and glucose-intolerant myocardial infarction survivors with average cholesterol levels. Circulation 1998, 98(23): 2513–2519

Granger CB, Aronson L, Wall TC: The impact of diabetes on survival in acute myocardial infarction: the TAMI experience. J Am Coll Cardiol 1993, 14 (Suppl A)198A

Granger CB, Califf RM, Young S, Candela R, Samaha J, Worley S, Kereiakes DJ, Topol EL: Outcome of patients with diabetes mellitus and acute myocardial infarction treated with thrombolytic agents. The Thrombolysis and Angioplasty in Myocardial Infarction (TAMI) Study Group. J Am Coll Cardiol 1993, 21(4):920–905

Gray RP, Yudkin JS, Patterson DL: Enzymatic evidence of impaired reperfusion in diabetic patients after thrombolytic therapy for acute myocardial infarction: a role for plasminogen activator inhibitor? Br Heart J 1993, 70(6):530–536

Grossman E, Messerli FH: Diabetic and hypertensive heart disease. Ann Intern Med 1996, 125(4):304–310

Hasenfuss G: Cardiac changes in diabetes. Exp Clin Endocrinol Diabetes 1995, 103(6):352–353

Herlitz J, Wognsen GB, Emanuelsson H, Haglid M, Karlson BW, Karlson T, Albertsson P, Westberg S: Mortality and morbidity in diabetic and nondiabetic patients during a 2-year period after coronary artery bypass grafting. Diabetes Care 1996, 19(7):698–703

Hlatky MA, Rogers WJ, Johnstone I, Boothroyd D, Brooks MM, Pitt B, Reeder G, Ryan T, Smith H, Whitlow P, Wiens R, Mark DB: Medical care costs and quality of life after randomization to coronary angioplasty or coronary bypass surgery. Bypass Angioplasty Revascularization Investigation (BARI) Investigators. N Engl J Med 1997, 336(2):92–99

Hofmann MA, Kohl B, Zumbach MS, Borcea V, Bierhaus A, Henkels M, Amiral J, Schmidt AM, Fiehn W, Ziegler R, Wahl P, Nawroth PP: Hyperhomocyst(e)inemia and endothelial dysfunction in IDDM. Diabetes Care 1998 May; 21(5):841–848

Jacoby RM, Nesto RW: Acute myocardial infarction in the diabetic patient: pathophysiology, clinical course and prognosis. J Am Coll Cardiol 1992, 20(3):736–744

Jank HW: Diabetes and Stoffwechsel 1996, 5: 24–28

Jensen-Urstad KJ, Reichard PG, Rosfors JS, Lindblad LE, Jensen-Urstad MT: Early atherolsclerosis is retarded by improved blood glucose control in patients with IDDM. Diabetes 1996, 45(9):1253–1258

Jonas M, Reicher-Reiss II, Boyko V, Shotan A, Manderlzweig L, Goldbourt U, Behar S: Usefulness of beta-blocker therapy in patients with non-insulin-dependent diabetes mellitus and coronary artery disease. Bezafibrate Infarction Prevention (BIP) Study Group. Am J Cardiol 1996, 77(15):1273–1277

Kaplan NM: The deadly quartet. Upper-body obesity, glucose intolerance, hypertriglyceridemia, and hypertension. Arch Intern Med 1989, 149(7): 1514–1520

Kjekshus J, Gilpin E, Cali G, Blackey AR, Henning H, Ross J Jr: Diabetic patients and beta-blockers after acute myocardial infarction. Eur Heart J 1990, 11(1):43–50

Kleiman NS, Lincoff AM, Kereiakes DJ, Miller DP, Aguirre FV, Anderson KM, Weisman HF, Califf RM, Topol EJ: Diabetes mellitus, glycoprotein IIb/IIIa blockade, and heparin: evidence for a complex interaction in a multicenter trial. EPILOG Investigators. Circulation 1998 May 19;97(19):1912–1920

Kluijtmans LA, van den Heuvel LP, Boers GH, Frosst P, Stevens EM, van Oost BA, den Heijer M, Trijbels FJ, Rozen R, Blom HJ: Molecular genetic analysis in mild hyperhomocysteinemia: a common mutation in the methylenetetrahydrofolate reductase gene is a genetic risk factor for cardiovascular disease. Am J Hum Genet 1996, 58(1):35–41

Kornowski R, Mintz GS, Kent KM, Pichard AD, Satler Lf, Bucher TA, Hong MK, Popma JJ, Leon MB: Increased restenosis in diabetes mellitus after coronary interventions is due to exaggerated hyperplasia. A scribal intravascular ultrasound study. Circulation 1997, 95(6):1366–1369

Kuusisto J, Mykkanen L, Pyorala K, Laakso M: NIDDM and its metabolic control predict coronary heart disease in elderly subjects. Diabetes 1994, 43(8):960–967

Lamarche B, Tchernof A, Moorjani S, Cantin B, Dagenais GR, Lupien PJ, Despres JP: Small, dense low-density lipoprotein particles as a predictor of the risk of ischemic heart disease in men. Prospective results from the Quebec Cardiovascular Study. Circulation 1997, 95(1):69–75

Lehmann ED, Riley WA, Clarkson P, Gosling RG: Non-invasive assessment of cardiovascular disease in diabetes mellitus. Lancet 1997, 350 (Suppl I):SI14–19

Lopes-Virella MF, Virella G: Cytokines, modified lipoproteins, and arteriosclerosis in diabetes 1996, 45(Suppl 3):S40–44

Lynch M, Gammage MD, Lamb P, Nattrass M, Pentecost BL: Acute myocardial infarction in diabetic patients in the thrombolytic era. Diabet Med 1994, 11(2):162–165

Mattock MB, Barnes DJ, Viberti G, Keen H, Burt D, Hughes JM, Fitzgerald AP, Sandhu B, Jackson PG: Microalbuminuria and coronary heart disease in NIDDM: an incidence study. Diabetes 1998, 47(11):1786–1792

Moncada S, Higgs A: The L-arginine-nitric oxide pathway. N Engl J Med 1993, 329(27):2002–2012

Mueller HS, Cohen LS, Braunwald E, Forman S, Feit F, Ross A, Schweiger M, Cabin H, Davison R, Miller D et al.: Predictors of early morbidity and mortality after thrombolytic therapy of acute myocardial infarction. Analyses of patients subgroups in the Thrombolysis in Myocardial Infarction (TIMI) trial, phase II. Circulation 1992, 85(4):1254–1264

Murray DP, O'Brien T, Mulrooney R, O'Sullivan DJ: Autonomic dysfunction and silent myocardial ischemia on exercise testing in diabetes mellitus. Diabet Med 1990, 7(7):580–584

Oliver MF, Opie LH: Effects of glucose and fatty acids on myocardial ischaemia and arrhythmias. Lancet 1994, 343(8890):155–158

Orth SR, Ritz E, Schrier RW: The renal risks of smoking. Kidney Int 1997, 51(6):1669–1677

Paolisso G, Gambardalla A, Giugliano D, Galzerano D, Amato L, Volpe C, Balbi V, Varricchio M, D'Onofrio F: Chronic intake of pharmacological doses of vitamin E might be useful in the therapy of elderly patients with coronary heart disease. Am J Clin Nutr 1995, 61(4):848–852

Psaty BM, Heckbert SR, Koepsell TD, Siscovieck DS, Raghunathan TE, Weiss NS, Rosendaal FR, Lemaitre RN, Smith NL, Wahl PW, at al.: The risk of myocardial infarction associated with antihypertensive drug therapies. JAMA 1995, 274(8):620–625

Pyörälä K, Pedersen TR, Kjekshus J, Faergeman O, Olsson AG, Thorgeirsson G: Cholesterol lowering with simvastatin improves prognosis of diabetic patients with coronary heart disease. A subgroup analysis of the Scandinavian Simvastatin Survival Study (4S). Diabetes Care 1997, 20(4):614–620

Riggs TW, Transue D: Doppler echocardiographic evaluation of left ventricular diastolic function in adolescents with diabetes mellitus. Am J Cardiol 1990, 65(13):899–902

Sacks FM, Pfeffer MA, Moye LA, Rouleau JL, Rutherford JD, Cole TG, Brown L, Warnica JW, Warnold JM, Wun CC, Davis BR, Braunwald E: The effect of pravastatin on coronary events after myocardial infarction in patients with average cholesterol levels. Cholesterol and Recurrent Events Trial investigators. N Engl J Med 1996, 335(14):1001–1009

Savage MP, Fischman DL, Slota P, Rake R, Leon M, Schatz R, Moses J, Penn M, Nobuyoshi M, Heuser R, Goldberg S: Coronary Intervention in the diabetic patient: improved outcome following stent implantation versus balloon angioplasty. J Am Coll Cardiol 1997, 29, Suppl A, 188A

Sawicki PT, Dahne R, Bender R, Berger M: Prolonged QT interval as a predictor of mortality in diabetic nephropathy. Diabetologia 1996, 39(1):77–81

Sinclair AJ, Robert IE, Croxson SC: Mortality in older people with diabetes mellitus. Diabet Med 1997, 14(8):639–647

Singer DE, Nathan DM, Anderson KM, Wilson PW, Evans JC: Association of HbAlc with prevalent cardiovascular disease in the original cohort of the Framingham Heart Study. Diabetes 1992, 42(2):202–208

Stamler J, Vaccaro O, Neton JD, Wentworth D: Diabetes, other risk factors, and 12-yr cardiovascular mortality for men screened in the Multiple Risk Factor Intervention Trial. Diabetes Care 1993, 16(2):434–444

Stein B, Weintraub WS, Gebhart SP, Cohen-Bernstein CL, Grosswald R, Liberman HA, Douglas JS Jr, Morris DC, King SBrd: Influence of diabetes mellitus on early and late outcome after percutaneous transluminal coronary angioplasty. Circulation 1995, 91(4):979–989

Stephens NG, Parsons A, Schofield PM, Kelly F, Cheeseman K, Mitchinson MJ: Randomised controlled trial of vitamin E in patients with coronary disease: Cambridge Heart Antioxidant Study. Lancet 347(9004):781–786

Syvänne M, Kahri J, Virtanen KS, Taskinen MR: HDLs containing apolipoproteins A-I and A-II (LpA-I:A-II) as markers of coronary artery disease in men with non-insulin-dependent diabetes mellitus. Circulation 1995, 92(3):364–370

Taskinen MR, Smith U: Lipid disorders in NIDDM: implications for treatment. J Intern Med 1998, 244(5):361–370

Taylor GJ, Moses HW, Katholi RE, Korsmeyer C, Kolm P, Dove JT, Mikell FL, Sutton JM, Wellons HA, Schneider JA: Six-year survival after coronary thrombolysis and early revascularization for acute myocardial infarction. Am J Cardiol 1992, 79(1):26–30

Ting HH, Timimi FK, Boles KS, Creager SJ, Ganz P, Creager MA: Vitamin C improves endothelium-dependent vasodilatation in patients with non-insulin-dependent diabetes mellitus. J Clin Invest 1996, 97(1):22–28

Topol EJ, Califf RM, Weisman HF, Ellis SG, Tcheng JE, Worley S, Ivanhoe R, George BS, Fintel D, Weston M, et al.: Randomised trial of coronary intervention with antibody against platelet IIb/IIIa integrin for reduction of clinical restenosis: results at six months. The EPIC Investigators. Lancet 1994, 343(8902):881–886

Tuomilehto J, Rastenyte D, Birkenhager WH, Thijs L, Antikainen R, Bulpitt CJ, Fletcher AE, Forette F, Goldhaber A, Palatini P, Sarti C, Fagard R: Effects of calcium-channel blockade in older patients with diabetes and systolic hypertension. Systolic Hypertension in Europe Trial Investigators. N Engl J Med 1999 Mar 4;340(9):677–684

Turner R, Cull C, Holman R: United Kingdom Prospective Diabetes Study 17: a 9-year update of a randomized, controlled trial on the effect of improved metabolic control on complication in non-insulin-dependent diabetes mellitus. Ann Intern Med 1996, 124(1 Pt 2):136–1145

UK Prospective Diabetes Study Group: Tight blood pressure control and risk of macrovascular and microvascular complications in type 2 diabetes: UKPDS 38. BMJ 1998 Sep 12;317(7160):703–713

UK Prospective Diabetes Study Group (UKPDS): Intensive blood-glucose control with sulphonylureas or insulin compared with conventional treatment and risk of complications in patients with type 2 diabetes (UKPDS 33). Lancet 1998 Sep 12;352(9131):837–853

UK Prospective Diabetes Study Group (UKPDS): Effect of intensive blood-glucose control with metformin on complications in overweight patients with type 2 diabetes (UKPDS 34). Lancet 1998 Sep 12;352(9131):854–865

Waller BF, Palumbo PJ, Lie JT, Roberts WC: Status of the coronary arteries at necropsy in diabetes mellitus with onset after age 30 years. Analysis of 229 diabetic patients with and without clinical evidence of coronary heart disease and a comparison to 183 control subjects. Am J Med 1980, 69(4):498–506

Wang SL, Head J, Stevens L, Fuller JH: Excess mortality and its relation to hypertension and proteinuria in diabetic patients. The world health organization multinational study of vascular disease in diabetes. Diabetes Care 1996, 19(4):305–312

Warram JH, Laffel LM, Valsania P, Christlieb AR, Krolewski AS: Excess mortality associates with diuretic therapy in diabetes mellitus. Arch Intern Med 1991, 151(7):1350–1356

Woodfield SL, Lundergan CF, Reiner JS, Greenhouse SW, Thompson MA, Rohrbeck SC, Deychak Y, Simoons ML, Califf RM, Topol EJ, Ross AM: Angiographic findings an outcome in diabetic patients treated with thrombolytic therapy for acute myocardial infarction: the GUSTO-I experience. J Am Coll Cardiol 1996, 28(7):1661–1669

Yokoyama I, Ohtake T, Momomura S, Yonekura K, Woo-Soo S, Nishikawa J, Sasaki Y, Omata M: Hyperglycemia rather than insulin resistance is related to reduce coronary flow reserve in NIDDM. Diabetes 1998, 47(1):119–124

Zheng ZJ, Sharett AR, Chambless IE, Rosamund WD, Nieto FJ, Sheps DS, Dobs A, Evans GW, Heis G: Association of angle-brachial index with clinical coronary heart disease, stroke and preclinical carotid and popliteal atherolsclerosis: the Atherosclerosis Risk in Communities (ARIC) Study. Atherosclerosis 1997, 131(1):115–125

Periphere arterielle Verschlußkrankheit bei Diabetes mellitus

S. Schiekofer, T. Weiss, M. S. Klevesath, P. P. Nawroth

9.1	**Fallpräsentation**	420
9.1.1	Anamnese	420
9.1.2	Befunde	421
9.1.3	Therapie	421
9.1.4	Verlauf	422
9.2	**Klinik**	422
9.2.1	Epidemiologie	422
9.2.2	Entstehung	425
9.2.3	Symptome und Beschwerden	428
9.3	**Diagnose**	429
9.3.1	Indikation zur Diagnostik	429
9.3.2	Anamnese	429
9.3.3	Körperliche Untersuchung	429
9.3.3.1	Inspektion	429
9.3.3.2	Palpation	430
9.3.3.3	Auskultation	431
9.3.3.4	Neurologische Untersuchung	432
9.3.3.5	Funktionsproben	432
9.3.4	Apparative Verfahren	433
9.3.4.1	Bestimmung der Dopplerdrucke	433
9.3.4.2	Oszillographie	436
9.3.4.3	Farbkodierte Duplexsonographie	437
9.3.4.4	Angiographie/Arteriographie	438
9.3.4.5	Digitale Subtraktionsangiographie	438

9.3.5   Differentialdiagnose   438

9.4   Therapie   440

9.4.1   Primärprävention   440
9.4.2   Konservative Therapie   442
9.4.3   Interventionell-radiologische Therapie   452
9.4.4   Operative Therapie   454

Literatur   457

9.1
Fallpräsentation

9.1.1
Anamnese

Ein 67jähriger Patient, der seit 12 Jahren an Diabetes mellitus Typ 2 leidet, kommt mit einer Gangrän der linken Großzehe (Abb. 9.1) in

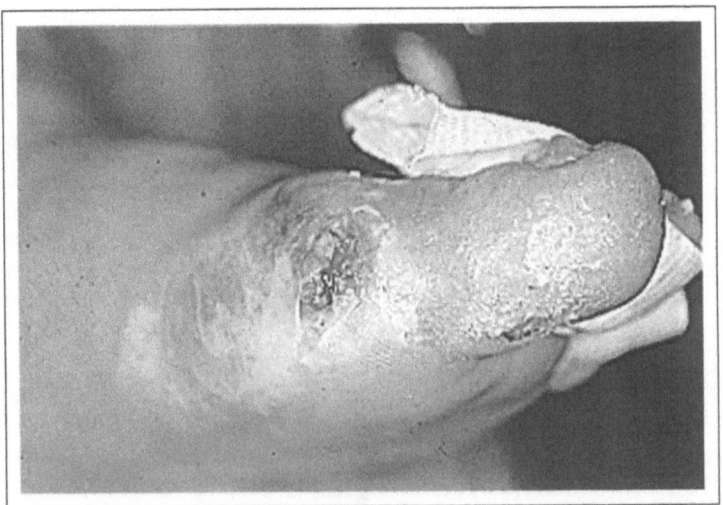

Abb. 9.1. Bild einer gangränösen Großzehe

die Notaufnahme und wird sogleich stationär aufgenommen. Er berichtet seinem ihn betreuenden Stationsarzt über eine schon seit ca. 7 Jahren andauernde Claudicatio-Symptomatik beider Waden. Bis vor einem halben Jahr hätte er aber noch gut eine Gehstrecke von ca. 100 m relativ beschwerdefrei zurücklegen können. Doch seit 3–4 Monaten habe er Ruheschmerzen. Der linke Vorfuß sei seit 2 Monaten geschwollen und rötlich verfärbt. Bei der weiteren Anamneseerhebung berichtet der Patient über einen vor 10 Jahren erlittenen Herzinfarkt und über einen Nikotinabusus von ca. 30 Zigaretten pro Tag und eine schlecht einstellbare kombinierte Hyperlipoproteinämie.

9.1.2
Befunde

Die klinische Untersuchung ergibt einen erheblich übergewichtigen Patienten mit einem BMI von 31,2. Die Inspektion zeigt einen geschwollenen linken Vorfuß mit einer völlig vereiterten, gangränösen linken Großzehe.

Während rechts der Puls der A. femoralis noch zu tasten ist, fehlt dieser auf der linken Seite. Die Pulse in der Kniekehle bzw. die Fußpulse sind beidseitig nicht palpabel. Bei der Auskultation der Arterien fallen vor allem Strömungsgeräusche über den Beckengefäßen links auf. Die Messung der Ultraschall-Doppler-Drücke ergibt für die linke A. tibialis posterior bzw. A. dorsalis pedis Werte von 30 mmHg bzw. 10 mmHg, für die Arterien des rechten Beines Werte zwischen 60 und 80 mmHg. Wegen dieser Befunde wird die Diagnose einer pAVK, links im Stadium nach Fontaine IV, rechts im Stadium nach Fontaine II bis III gestellt.

Eine Angiographie des linken Beines zeigt eine Drei-Etagen-Erkrankung des linken Beines mit Verschluß der Unterschenkelarterien.

9.1.3
Therapie

Zur Perfusionsverbesserung wird eine Profundaplastik mit intraoperativer PTA der A. iliaca communis durchgeführt. Die operativen Maßnahmen werden ergänzt durch die Gabe von Antibiotika und intravenöse Infusionen mit Prostaglandin E1. Im Verlauf der Behandlung demarkiert sich der Vorfuß, so daß eine Vorfußamputation nicht zu vermeiden ist.

9.1.4
Verlauf

Der Heilungsverlauf der Amputationswunde verläuft gut und der Patient kann nach 5 1/2 Wochen stationärer Behandlung und Diabetes-Schulung entlassen werden.

9.2
Klinik

9.2.1
Epidemiologie

Die relative Häufigkeit der pAVK ist mit der anderer Volkskrankheiten durchaus gleichzusetzen (Abb. 9.2).

Schätzungen gehen von einer Prävalenz der pAVK von etwa 10% bei den über 60jährigen aus. Dennoch ist die pAVK nicht nur eine Erkrankung älterer Menschen. Bereits bei 30jährigen Menschen kann ihre Prävalenz an die 2% heranreichen (Abb. 9.3).

Bei 60jährigen Diabetikern erhöht sich die Prävalenz, an einer pAVK zu erkranken, auf bis zu 60% (Abb. 9.4 und 9.5).

Epidemiologische Studien belegen eine Abhängigkeit vom HbA1c-Wert (Abb. 9.6). Neben einer erhöhten Prävalenz der pAVK bei Diabetikern in Abhängigkeit vom HbA1c-Wert findet sich auch

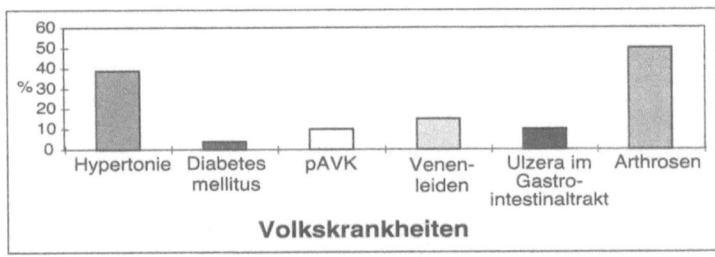

Abb. 9.2. Häufigkeit des Auftretens verschiedener Krankheiten und der pAVK in der Bevölkerung. (Mod. nach Schaufenster pAVK, 1/96)

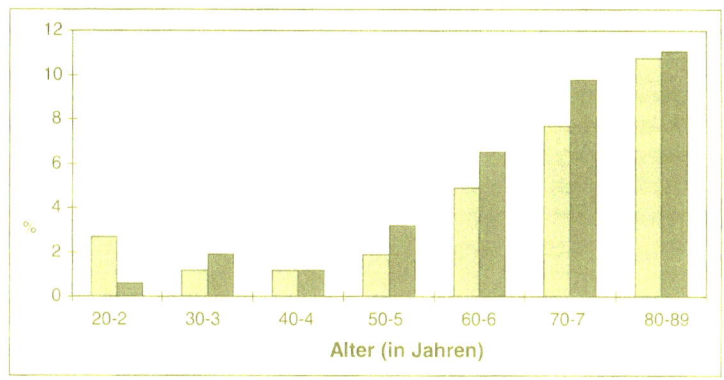

Abb. 9.3. Prävalenz der pAVK (Vergleich Frauen/Männer). (Mod. nach Wienert et al., 1995)

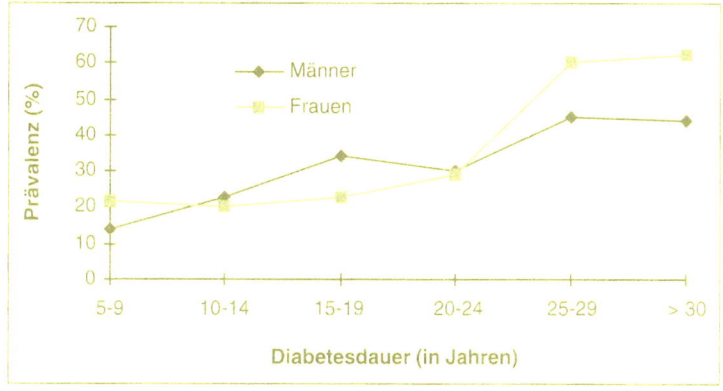

Abb. 9.4. Prävalenz der pAVK bei Diabetikern in Abhängigkeit zur Krankheitsdauer. (Mod. nach Diabetes 39, 1990)

eine andere Verteilung der Verschlußlokalisationen im Vergleich zu nichtdiabetischen Gefäßkranken (Abb. 9.7).

Die schwerste Spätkomplikation einer pAVK im Rahmen des Diabetes mellitus stellt die Amputation von Gliedmaßen dar. Das Am-

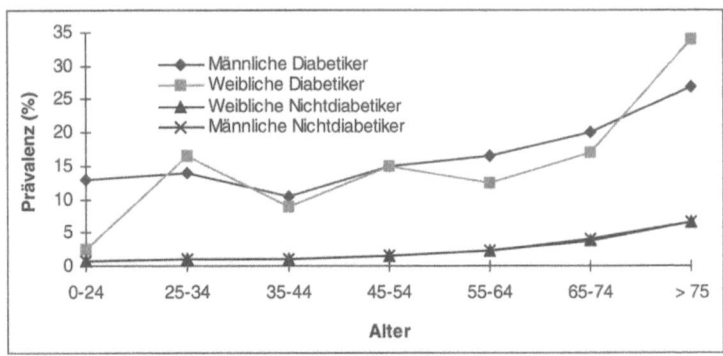

Abb. 9.5. Prävalenz der pAVK, der diabetischen Neuropathie und diabetischer Ulzera in Abhängigkeit vom Alter. (Mod. nach Diabetes Care, 1998)

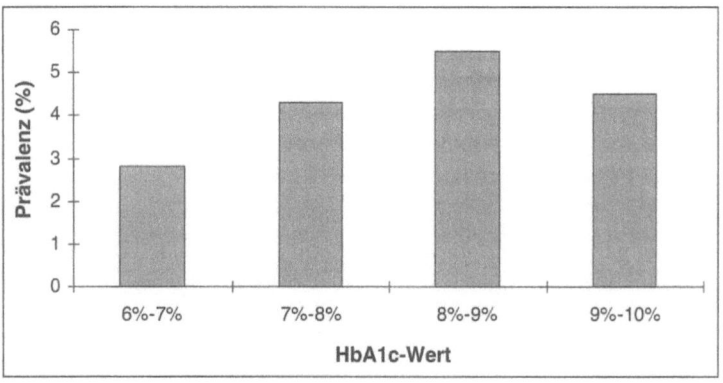

Abb. 9.6. Prävalenz der pAVK in Abhängigkeit vom HbA1c-Wert im Rahmen der Framingham Heart Study. (Mod. nach Framingham Heart Study, 1997)

putationsrisiko bei Diabetikern ist 45mal höher als bei Nichtdiabetikern, d. h. es gibt ca. 28.000 Amputationen bei Diabetikern pro Jahr in Deutschland (Abb. 9.8).

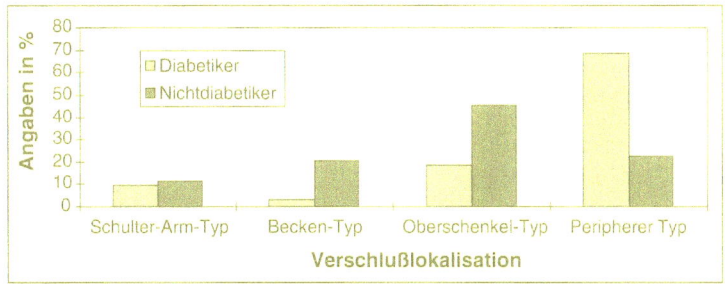

Abb. 9.7. Arterielle Verschlußlokalisation bei Diabetikern und nichtdiabetischen Patienten. (Mod. nach Deutsches Ärzteblatt 48, 1995)

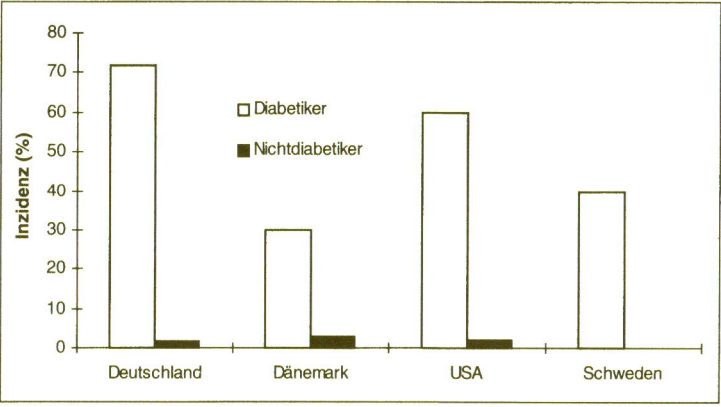

Abb. 9.8. Jährliche Inzidenzrate von Amputationen auf 10.000 Diabetiker bzw. Gesunde im internationalen Vergleich. (Mod. nach Diabetes und Stoffwechsel, 1996)

9.2.2
Entstehung

Der Diabetes mellitus ist ein wichtiger Risikofaktor für die Arteriosklerose (s. Kap. 2).

Beim Patienten mit Diabetes mellitus Typ 2 kommen aber noch einige zusätzliche Risikofaktoren hinzu (Abb. 9.9 und 9.10).

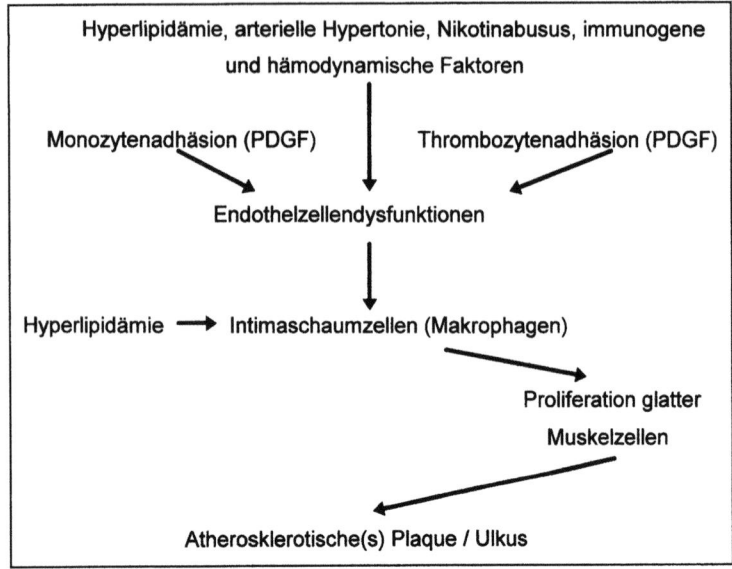

Abb. 9.9. Pathogenese der Arteriosklerose

Risikofaktoren 1. Ordnung bei der Entstehung der Arteriosklerose
- Diabetes mellitus,
- Hyperlipidämie,
- arterielle Hypertonie,
- Nikotinabusus.

Risikofaktoren 2. Ordnung bei der Entstehung der Arteriosklerose
- Adipositas,
- Hyperurikämie,
- Bewegungsmangel,
- Streß,
- familiäre Belastung.

Die Hyperglykämie führt nicht nur zur Entstehung der Arteriosklerose, sonder u.a. durch AGE-Bildung (s. Kap.2) zur Störung der lokalen Infektabwehr und Wundheilung. In den Wunden diabetischer
Tiere kann eine geringere VEGF (Angiogenesefaktor) Expression
nachgewiesen werden.

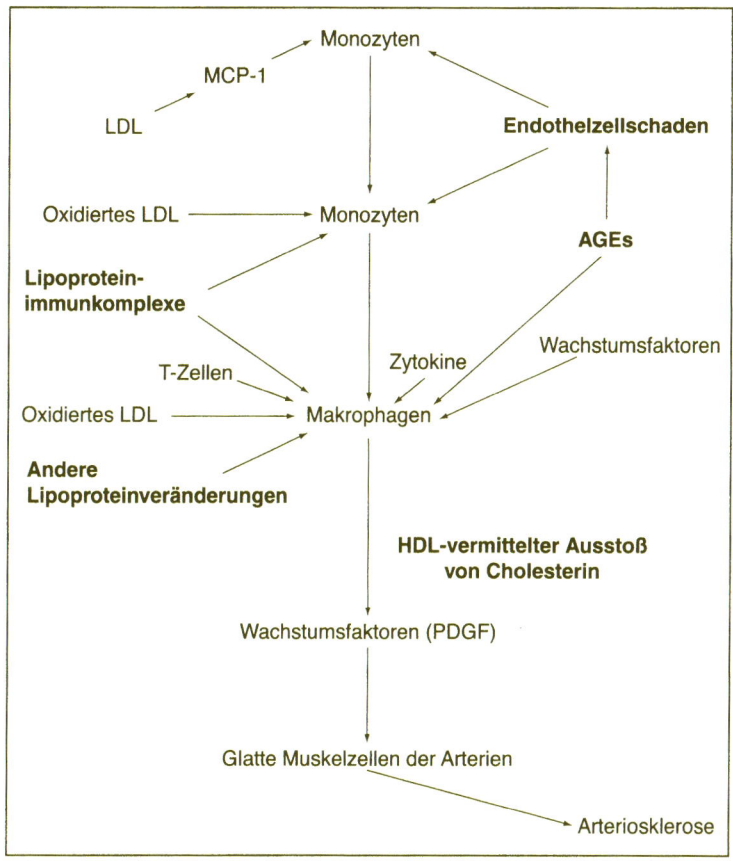

Abb. 9.10. Schematische Darstellung möglicher Effekte des Diabetes mellitus bei der Pathogenese der Arteriosklerose

Folgen der Hyperglykämie im Rahmen der Wundheilung
– Schlechtere Wundheilung (bei Blutzucker ab 200 mg/dl),
– verminderte Festigkeit heilender Wunden,
– erhöhte Infektionsanfälligkeit bei verminderter Granulozyten-/ Phagozytenaktivität.

9.2.3
Symptome und Beschwerden

Charakteristisch für eine pAVK mit Lokalisationsort im Bereich der Bein- und Beckenarterien bzw. der Aorta sind beim Gehen regelmäßig auftretende, nach einer Ruhepause wiederabflauende Muskel-

Tabelle 9.1. Beschwerden bei pAVK in Abhängigkeit zur Verschlußlokalisation

Verschlußtyp	Verschlußlokalisation	Schmerzlokalisation
Beckentyp	Aorta A. iliaca	Gesäß, Hüfte, Oberschenkel
Oberschenkeltyp	A. femoralis A. poplitea	Wade
Peripherer Typ	A. tibialis anterior A. tibialis posterior A. fiibularis A. dorsalis pedis	Fußsohle (wird bei Diabetes mellitus infolge einer Neuropathie oft nicht wahrgenommen)

Tabelle 9.2. Stadien der peripheren arteriellen Verschlußkrankheit der unteren Extremitäten nach Fontaine

Stadium	Beschwerden	Befund	Klinik
I	Keine oder uncharakteristische Mißempfindungen	Partielle Einengung	Eventuell Gefäßgeräusche
II	Belastungsabhängige Schmerzen: Claudicatio intermittens	Hochgradige Stenose, Verschluß	Fehlende oder abgeschwächte Pulse
II a	<200 m		
II b	>200 m		
III	Ruheschmerz	Schlecht kollateralisierter Verschluß mit zusätzlichen Stenosen	Fehlende Pulse, trophische Störungen
IV	Gewebsuntergang mit Nekrose oder Gangrän	Multiple Stenosen und Verschlüsse	Fehlende Pulse, trophische Störungen, Nekrosen

schmerzen, welche auch als Claudicatio intermittens bezeichnet werden. Die Lokalisation der Gefäßstenose liegt typischerweise eine Etage über dem Bereich, in dem der Patient über Muskelschmerzen klagt. Häufig wird die Claudicatio intermittens aber infolge der meist peripher gelegenen Verschlußlokalisation bei Diabetes mellitus aufgrund der diabetischen Neuropathie nicht wahrgenommen (Tabelle 9.1).

9.3
Diagnose

9.3.1
Indikation zur Diagnostik

Jeder Patient mit Diabetes mellitus sollte mindestens einmal jährlich angiologisch (Pulsstatus, Fußinspektion) untersucht werden. Bei Beschwerden (Claudicatio intermittens, Neuropathie, Ulcus) sollte auch eine apparative Diagnostik erfolgen.

9.3.2
Anamnese

Die Stadien der pAVK lassen sich z.T. anamnestisch und klinisch erfassen, wobei beim Diabetischen u.a. durch die Neuropathie bedingt, die Anamnese untypisch sein kann (Tabelle 9.2).

9.3.3
Körperliche Untersuchung

9.3.3.1
Inspektion

Die Inspektion der Haut gibt wichtige Hinweise auf das Vorliegen einer pAVK bei Diabetikern. Veränderungen der Hautfarbe, bei kritischer Ischämie typischerweise zyanotisch bzw. marmoriert, Hyperkeratosen der Fußsohlen, Schwielenbildungen, Nageldystrophien, Haarausfall und beginnende trophische Störungen der Interdigitalräume sprechen für eine fortgeschrittene pAVK bei Diabetes mellitus.

Hinweise auf das Vorliegen einer pAVK bei Diabetes mellitus durch Inspektion
- Veränderungen der Hautfarbe,
- Hyperkeratosen der Fußsohlen,
- Schwielenbildungen,
- Nageldystrophien,
- Haarausfall,
- beginnende trophische Störungen
  der Interdigitalräume.

9.3.3.2
Palpation

Bei der Diagnostik der pAVK muß nach einer Beurteilung der Hauttemperatur mit dem Handrücken über zu vergleichenden Körperabschnitten (dies erlaubt nur eine grobe Differenzierung, da sich marginal durchblutete Diabetikerfüße infolge einer Spontansympathikolyse oft ausgesprochen warm anfühlen!) ein genauer Pulsstatus erhoben werden. Man beginnt von kranial mit Palpation der A. temporalis superficialis und tastet sich symmetrisch, wobei auf Seitendifferenzen zu achten ist, bis hinab zu den Fußpulsen. Sind die Pulse abgeschwächt oder nicht mehr palpabel, kann man von einer Arterienstenose oder einem -verschluß proximal der Palpations-

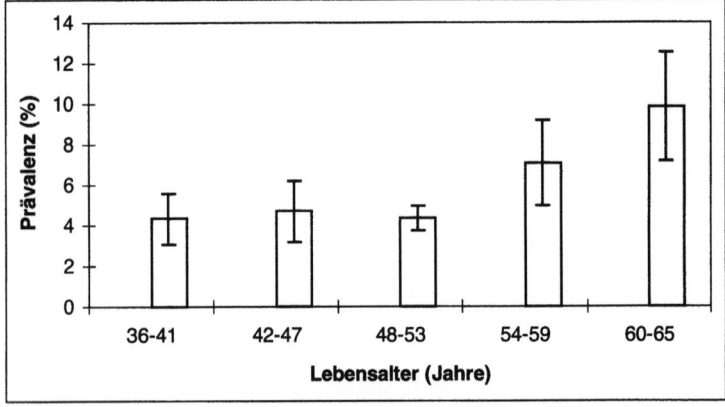

Abb. 9.11. Prävalenz des Fehlens der Fußpulse bei Diabetikern in Abhängigkeit vom Alter

stelle ausgehen. Die Fußpulse sind bei einem Dopplerdruck des jeweiligen Gefäßes unter 100 mmHg (s. unten) in der Regel nicht mehr zu tasten (Abb. 9.11).

Beim Diabetes mellitus können tastbare Fußpulse und eine durch die diabetische Neuropathie bedingte Schmerzfreiheit mit schweren Gewebsdefekten einhergehen, wobei man häufig erst durch die Diskrepanz zwischen Beschwerdearmut und eindrucksvollem Lokalbefund auf die Möglichkeit eines bestehenden Diabetes mellitus hingewiesen wird.

Zu achten ist auch auf Verlaufsanomalien der Arterien, die sich insbesondere im Fußbereich befinden, einen Pulsausfall nachahmen und zur Fehldiagnose einer organischen Durchblutungsstörung verleiten.

9.3.3.3
Auskultation

Beginnend mit den Halsarterien werden seitenvergleichend die A. subclavia, die A. axillaris, die A. brachialis, die A. radialis und A. ulnaris, die abdominelle Aorta, die A. renalis, die A. iliaca, die A. femoralis entlang der Innenseite der Oberschenkel und die A. poplitea auskultiert.

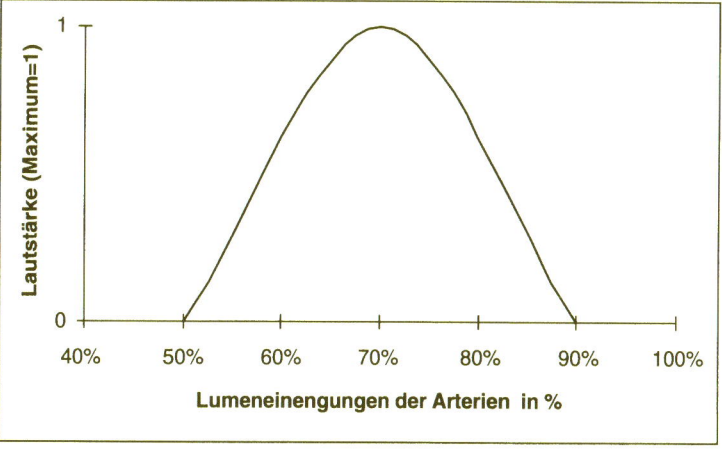

Abb. 9.12. Lautstärke von Stenosegeräuschen bei Auskultation einer pAVK

Strömungsgeräusche stellen bei pAVK ein Frühsymptom der Erkrankung dar. Lange bevor pAVK-Patienten erste Beschwerden verspüren, sind Strömungsgeräusche bei Lumeneinschränkungen der Arterien ab ca. 50% häufig schon nachweisbar. Diese entstehen aufgrund zunehmender Turbulenzen in der Arterie infolge einer erhöhten Blutflußgeschwindigkeit bei Stenosen oder Krümmungen der Gefäße.(Abb. 9.12)

Zu vermeiden sind künstlich erzeugte Stömungsgeräusche durch zu starken Kompressionsdruck des Stethoskopes auf die Arterie.

Ihre volle Aussagekraft erhalten Auskultationsbefunde somit nur in Kombination mit der Palpation (s. oben!) und einer Ultraschall-Doppler-Druckmessung (s. unten!) der Arterien.

9.3.3.4
Neurologische Untersuchung

Ergänzend wird eine orientierende neurologische Untersuchung durchgeführt. Mit der Stimmgabel wird das Vibrationsempfinden geprüft. Eine Störung der Vibrationssempfindens als Symptom einer reduzierten Tiefensensibilität gilt als frühestes Zeichen einer peripheren Neuropathie. Eine reduzierte Schmerzwahrnehmung wird mit der Nadel untersucht. Die Bestimmung der Temperaturwahrnehmung wird im klinischen Alltag meist vernachlässigt, obwohl von erheblicher Bedeutung für den Patienten wegen des Risikos von Wärme- oder Kälteschäden.

9.3.3.5
Funktionsproben

Ratschow-Test

Bei der Lagerungsprobe nach Ratschow hebt der auf dem Rücken liegende Patient seine Beine für 2 min senkrecht nach oben und führt kreisende Bewegungen durch. Es kommt zu einer Abblassung des Fußes. Daraufhin läßt der Patient die Beine herabhängen. Bei Vorliegen einer pAVK tritt die reaktive Hyperämie verspätet oder fleckförmig auf. Insbesondere peripher gelegene, gut kompensierte Stenosen lassen häufig keinen eindeutig pathologischen Befund erwarten. Der Ausschluß einer pAVK ist deshalb auch bei negativem Befund oftmals nicht möglich.

Laufbandergometrie bzw. Gehtest

Mit Hilfe des Gehtestes bzw. der Laufbandergometrie können die Angaben des Patienten bezüglich seiner Gehleistung objektiviert werden. Gemessen wird die schmerzfreie Gehstrecke bis zum Auftreten ischämischer Schmerzen sowie die maximale Gehstrecke, die zum Abbruch der Untersuchung führt. Der Gehtest gibt somit auch Hinweise über die Kompensationsfähigkeit des Kollateralkreislaufs bei pAVK. Die Bestimmung der Gehstrecke erfolgt bei einem mittels Metronom vorgegebenen Schrittempo bzw. mit einem Laufband bei definierter Geschwindigkeit und Steigung. Die Ergometrie ist nur bis zum Stadium IIb einer pAVK indiziert. Im Stadium III und IV einer pAVK nach Fontaine ist diese Untersuchung kontraindiziert.

9.3.4
Apparative Verfahren

9.3.4.1
Bestimmung der Dopplerdrucke

Im Rahmen der angiologischen Diagnostik muß bei Verdacht auf eine pAVK an beiden Oberarmen und beiden Unterschenkeln eine Messung der Dopplerdrucke erfolgen. Am liegenden Patienten werden die A. brachialis, A. dorsalis pedis und die A. tibialis posterior gemessen. Für die Bestimmung am Bein wird eine Blutdruckmanschette oberhalb des Knöchels angelegt, die zu untersuchende Arterie wird mit der Ultraschall-Doppler-Sonde lokalisiert. Diese wird im 45%-Winkel zur Oberfäche so positioniert, daß ein pulssynchrones Geräusch zu hören ist. Anschließend wird der Druck in der Blutdruckmanschette erhöht, so daß der Blutfluß in der Arterie zum Erliegen kommt. Beim Ablassen der Luft aus der Manschette spiegeln die ersten auftretenden Doppler-Signale die systolischen Drücke in der untersuchten Arterie wieder. Für die reine Dopplerdruckmessung sind nichtdirektionale Ultraschalldopplergeräte ausreichend.

Die systolischen Doppler-Druckwerte werden nun zu den systolischen Doppler-Drücken der oberen Extremitäten, die in gleicher Art und Weise über der A. brachialis ermittelt werden, ins Verhältnis gesetzt und somit ein Ultraschall-Doppler-Index errechnet.

Normalerweise liegt der systolische Knöchelarteriendruck um 10 bis 20 mmHg höher als der Oberarmdruck. Es ergibt sich ein Quotient Knöchelarteriendruck/Oberarmdruck >1. Bei der pAVK eines Beines liegt dieser Quotient unter 1. Ein Index <0,8 weist auf eine fortgeschrittene pAVK hin. Ein Wert um 0,5 findet sich bei einer Ischämie mit Nekrosegefahr.

Häufig sind systolische Blutdruckwerte bei Diabetes mellitus aber nicht zu verwenden, da eine Mediasklerose (= Mönckeberg-Sklerose) virtuell hohe Blutdruckwerte erzeugen kann. Das Vorliegen einer Mediasklerose verschlechtert die Prognose bezüglich des Extremitätenerhaltes signifikant. (Abb. 9.17)

$Ultraschall\text{-}Doppler\text{-}Index = RR_{Untere\ Extremität} / RR_{Obere\ Extremität}$

>1,0	Normal
0,8< >1,0	Hämodynamisch wirksame Stenose größer als 50%
<0,7	Höhergradige Stenose oder Verschluß
≤0,5	Nekrosegefahr der unteren Extremität

Die Betrachtung der peripheren Dopplerdrucke allein kann im gewissen Umfang bereits eine Aussage über den Schweregrad der AVK ermöglichen. Eine Hilfe zur Interpretation der peripheren

Tabelle 9.3. Systolische Ultraschall-Doppler-Druckwerte (USD) der A. tibialis posterior bzw. A. dorsalis pedis in Bezug zum Schweregrad einer pAVK bei einem Druck der A. brachialis von 140 mmHg

Systolischer Druck (mmHg)	Klinischer Befund	Stadium einer pAVK nach Fontaine
145–160	Normalbefund	
135–145	Subnormal	I
80–130	Kompensiert	I–II
60–80	Mittelschwer	II–III
<60	Dekompensiert	III–IV
>170	Ödem, Mediaverkalkung (fragliche Mönckeberg-Sklerose) bei Diabetes mellitus	
>300	Mediasklerose (Mönckeberg-Sklerose) bei Diabetes mellitus	

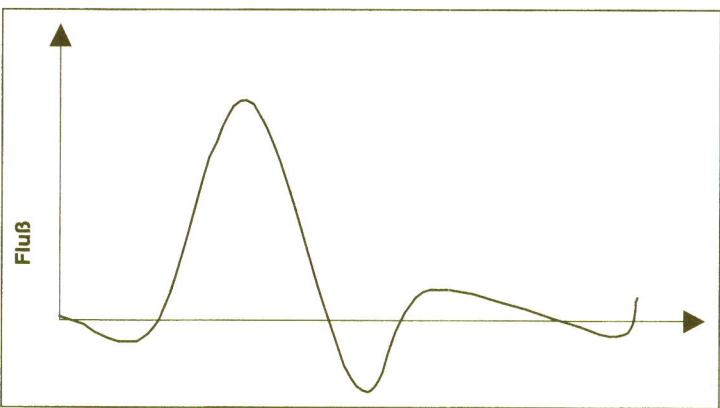

Abb. 9.13. Normale Flußgeschwindigkeitskurve einer A. femoralis

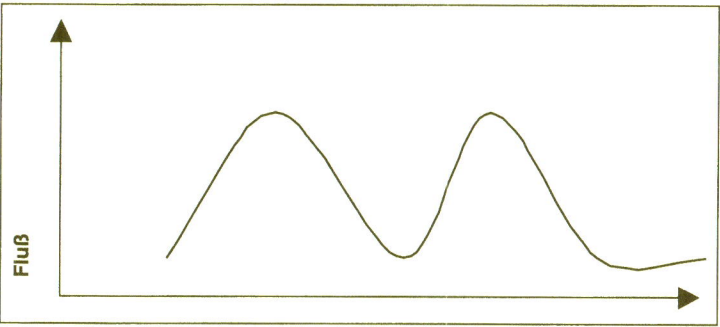

Abb. 9.14. Flußgeschwindigkeitskurve einer A. femoralis bei einer schweren pAVK

Druckwerte gibt Tabelle 9.3 ausgehend von einem Systemdruck von 140 mmHg.

Eine Erweiterung der diagnostischen Möglichkeiten ist mit bidirektionalen Ultraschallgeräten möglich, mit denen die Richtung und die Geschwindigkeit der Blutströmung (Hämotachygramm) aufgezeichnet wird. Die Analyse der Kurvenform gibt Aufschluß über die proximale Strombahn. Die Betrachtung der Flußgeschwindigkeits-

kurve ist besonders bei nicht verwertbaren Dopplerdrucken hilfreich. Bei einem proximalen Strombahnhindernis tritt eine Abnahme der Amplitude sowie eine Verplumpung der Kurve auf. Der normale triphasische Verlauf der Kurve geht in ein deformiertes mono-
phasisches Signal über (Abb. 9.13 und 9.14).

9.3.4.2
Oszillographie

Bei der Oszillographie werden pulssynchrone Volumenkurven
mittels einer Meßmanschette erstellt. Durch seitenvergleichende
Auswertung können diese Pulsvolumenkurven zur genauen Ein-
grenzung von Stenoselokalisationen dienen. Die entscheidende
Bedeutung gewinnt die Oszillographie jedoch bei Patienten mit
Mediasklerose und infolgedessen nicht verwertbaren Dopplerdrucken, hier kann mit Hilfe der Oszillationen das Ausmaß der peripheren Perfusionsminderung semiquantitativ bestimmt werden
(Abb. 9.15).

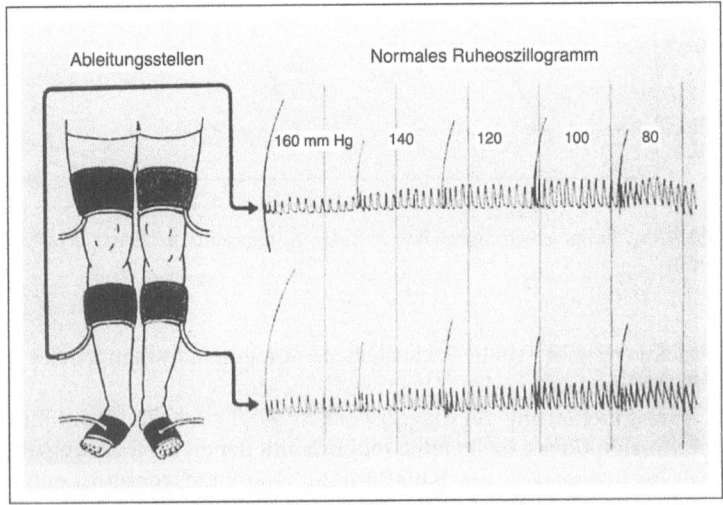

Abb. 9.15. Pulsvolumenkurven bei einer pAVK

9.3.4.3
Farbkodierte Duplexsonographie

Die farbkodierte Duplexsonographie stellt eine Kombination von zweidimensionalem Ultraschallbild (B-Bild) und Dopplersonographie einschließlich Farbkodierung dar. Im Vergleich zur konventionellen Doppler-Untersuchung ermöglicht sie eine genauere Beurteilung der peripheren Gefäßveränderungen (Abb. 9.16). Im Einzelfall kann durch eine gründliche duplexsonographische Untersuchung eine belastende Angiographie vermieden werden.

Auch bei der lokalen Kontrolle der Gefäßverhältnisse nach interventionellen Maßnahmen bzw. nach gefäßchirurgischen Eingriffen ist die farbkodierte Duplexsonographie von hohem Wert. Die diagnostische Sicherheit der Duplex-Sonographie entspricht in der Hand eines erfahrenen Untersuchers derjenigen der Angiographie. Zur Planung revaskularisierender Eingriffe wird jedoch eine ergänzende Angiographie durchgeführt.

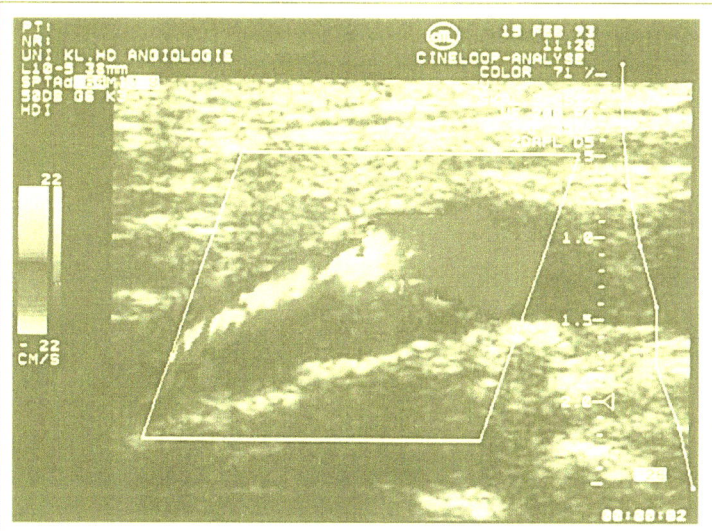

Abb. 9.16. Duplexsonographie bei pAVK

9.3.4.4
Angiographie/Arteriographie

Angiographien, welche die invasivste Untersuchungsmethode bei einer pAVK darstellen, sind vor lumeneröffnenden Maßnahmen wie rekonstruktiven Gefäßeingriffen oder komplexeren Katheterinterventionen indiziert.

Indikationen für eine elektive Angiographie
- Geplante, rekonstruktive, operative Gefäßeingriffe,
- obligat vor einer drohenden Amputation,
- im Rahmen einer PTA, Ballondilatation bzw. perkutanen Atherektomie.

Hierfür wird die A. femoralis mit Hilfe der Seldinger-Technik punktiert und über einen Katheter intraarteriell Kontrastmittel injiziert. Anschließend werden Röntgenbilder angefertigt (Abb. 9.17).

Relative Kontraindikationen einer elektiven Angiographie
- Kontrastmittelunverträglichkeit,
- manifeste Hyperthyreose,
- Niereninsuffizienz,
- respiratorische und kardiale Insuffizienz,
- hämorrhagische Diathese,
- Antikoagulantientherapie.

9.3.4.5
Digitale Substraktionsangiographie

Computergestützt werden bei der digitalen Substraktionsangiographie Röntgenbilder angefertigt und diese von störenden, überlagernden Hintergrundstrukturen befreit. Durch diese Elimination ergibt sich ein wesentlicher Kontrast- und Helligkeitsgewinn. (Abb. 9.18)

9.3.5
Differentialdiagnose

Um den diabetischen Fuß optimal zu therapieren, ist es von entscheidender Bedeutung zu klären, welches die Genese der vorliegen-

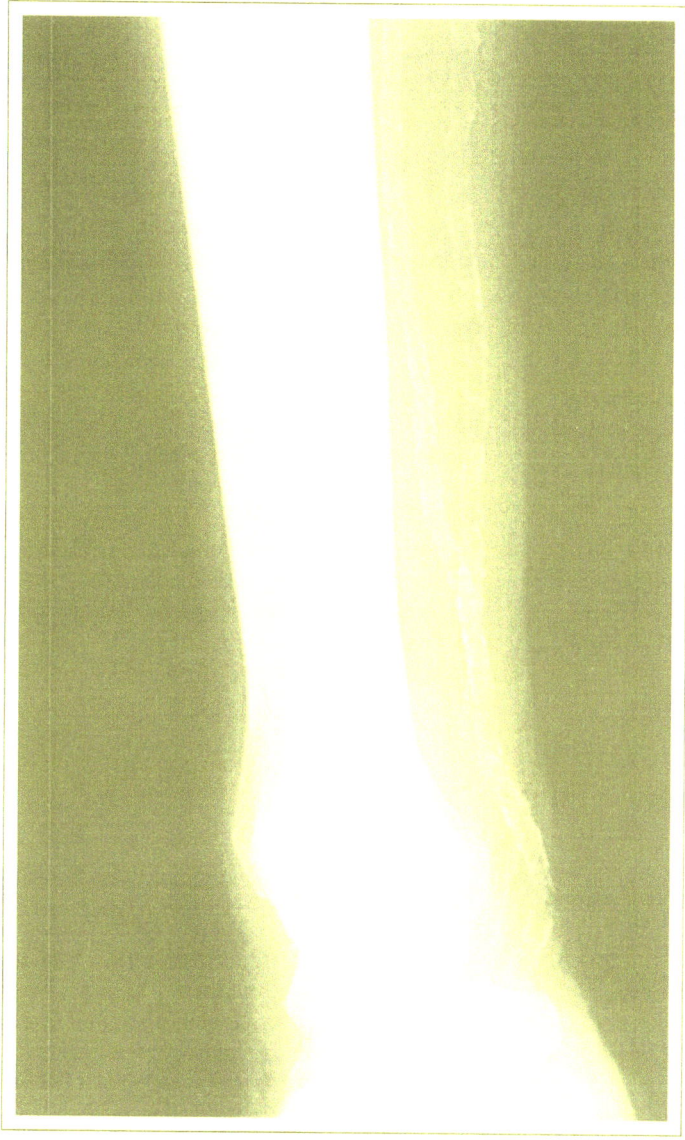

Abb. 9.17. Typisches Röntgenbild einer Mediasklerose bei Diabetikern

Tabelle 9.4. Klinik und Differentialdiagnostik beim Diabetischen Fuß

	Arterielle Verschlußkrankheit	Diabetische Neuropathie
Bewegungsschmerz	++ (Claudicatio)	Schmerzlos
Ruheschmerz	+++	Fehlt
Sensomotorik	Intakt	Aufgehoben
Fußpulse	Fehlen	Gut tastbar
Vibrationsempfinden	Normal	Gemindert/aufgehoben
Hauttemperatur	Kalt	Warm
Knochenstruktur	Normal	Destruktion/Osteolysen
Läsion	Gangrän	Malum perforans
Defektlokalisation	Im Bereich der Endstrom-bahn	An Druckstellen
Therapie	Perfusionsverbesserung	Entlastung, Ruhigstellung

den trophischen Störung ist. Prognose und Behandlungsmaßnahmen unterscheiden sich je nachdem, ob die ischämische Komponente im Vordergrund steht oder eine Druckläsion bei bestehender Neuropathie vorliegt (s. auch Diabetischer Fuß). In Tabelle 9.4 sind die wichtigsten Kriterien zur ätiologischen Einordnung der Läsion aufgelistet.

9.4
Therapie

9.4.1
Primärprävention

Die Therapie der pAVK gliedert sich in Primärprävention und sekundär in allgemeine und spezifische Maßnahmen. Beim Diabetes mellitus liegt eine Endothelzellfunktion vor. Es war lange Zeit unbekannt, inwieweit eine möglichst normnahe Glukosekontrolle das Risiko für vaskuläre diabetische Spätschäden bei Patienten mit Diabetes mellitus verringern kann und (s. Abschn. 9.4.2) das weitere Fortschreiten verlangsamen kann. Aus der UKPDS-Studie liegen zu dieser Frage nun Ergebnisse vor. Kurz zusammengefaßt zeigte sich eine

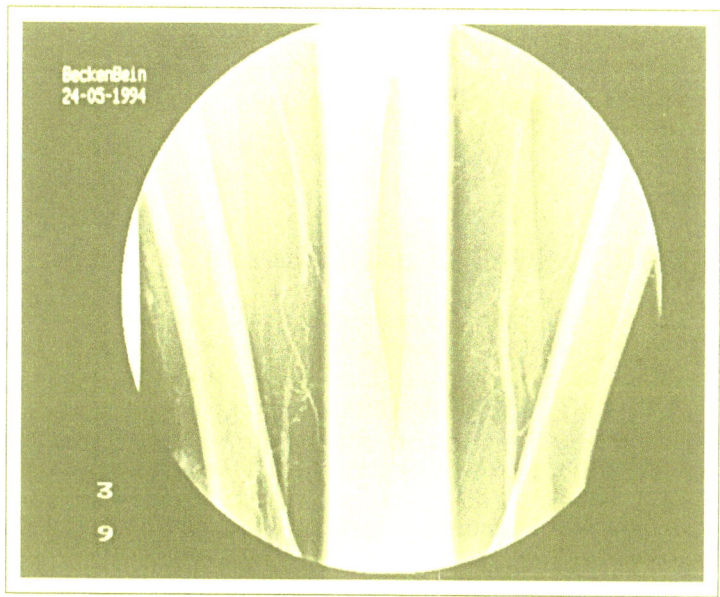

Abb. 9.18. Digitale Substraktionsangiographie bei pAVK

aktive Behandlungsstrategie der abwartenden, konservativen Behandlungsstrategie überlegen:

Bedeutung der Glukosekontrolle für die Inzidenz der pAVK

Behandlungsmodus	Absolutes Risiko (Ereignisse pro 1000 Patientenjahren)	RR (95% CI) vs. konventioller Kontrolle
Biguanide	1,6	0,74
Sulfonylharnstoffe	1,2	0,56
Konventionell	2,1	1,0

Nicht nur die Glukosekontrolle, sondern auch die Qualität der
Blutdruckeinstellung beeinflußt das vaskuläre Risiko der Typ-2-Dia-
betiker.

Bedeutung der Blutdruckeinstellung für die Inzidenz von Todesfällen bzw. Amputationen, die durch eine pAVK bei Diabetikern verursacht werden

	Absolutes Risiko (Ereignisse pro 1000 Patientenjahren)		p-Wert
	Gute RR-Eistellung	Schlechte RR-Einstellung	
Tod durch pAVK	0,2	0,3	0,63
Amputationen	1,4	2,7	0,17

Die „ideale" Diabetestherapie sollte mit einem möglichst normnahem HbA1c, einem Blutdruckzielwert von 120/70 mmHg (und hinzuzufügen ist ein LDL-Cholesterin-Wert unter 125 mg/dl, ein HDL-Cholesterin-Wert größer als 35 mg/dl und eine Triglyzeridwert unter 150 mg/dl) streng zielorientiert sein. Diese ehrgeizigen Therapieziele können mit Basismaßnahmen (Diät, Gewichtskontrolle, Bewegungsaktivierung) allein in aller Regel nicht erreicht werden. Deshalb sollte diese Basistherapie in aller Regel sehr frühzeitig pharmakologisch ergänzt werden (s. Spezialkapitel). Die ärztliche Aufgabe besteht dahin, diese idealisierten Zielwerte der Lebenssituation des einzelnen Diabetikers adäquat anzupassen.

9.4.2
Konservative Therapie

Die allgemeinen Therapieprinzipien gelten für alle Stadien und dienen hauptsächlich der Prophylaxe bzw. der Sekundärprävention. Unter den spezifischen Therapieempfehlungen werden stadiengerechte perfusionsverbessernde Verfahren subsumiert. Hierzu zählen vasoaktive Medikamente wie auch interventionelle und gefäßchirurgische Maßnahmen. Eine invasive Diagnostik und Therapie ist auf jeden Fall nur bei entsprechendem Leidensdruck des Patienten im Stadium II der pAVK oder Extremitätengefährdung indiziert.

Allgemeine Verhaltensregeln bei pAVK
– Vermeiden von engem, einschnürendem Schuhwerk (Vermeiden von Drucknekrosen!).
– Keine Feuchtigkeit und Kälte.

- Äußerste Vorsicht bei Fußpflege und Fußhygiene (Vermeiden von Verletzungen bei der Pediküre bzw. von feuchten Kammern, insbesondere interdigital). Pediküre nur mit Sandpapierfeilen.
- Prophylaxe von Fußmykosen bzw. deren konsequente Behandlung.
- Vermeiden von Vollbädern >35°C, Heizkissen und Kompressionsstrümpfen.
- Verbot von hyperämisierenden Salben (möglicher Steal-Effekt!).

Minimierung von Risikofaktoren
- Normalisierung des Körpergewichts,
- Vermeidung körperlicher Immobilisierung,
- optimale Einstellung
  - eines Diabetes mellitus: normoglykämisch (s. Spezialkapitel!), HbA1c-Wert nahe 6%,
  - einer arteriellen Hypertonie: ACE-Hemmer u.a., bei peripherer AVK nicht zu stark absenken (Cave: Nephropathie),
  - einer Hyperlipidämie: fettarm und fettmodifiziert; bei hohen Triglyzeriden keine Zuckeraustauschstoffe, kein Alkohol, ggf. lipidsenkende Medikamente,
- Nikotinverzicht.

Physikalische Maßnahmen/Ergotherapie

Gehtraining
Bei Patienten mit Claudicatio intermittens läßt sich durch kontinuierliches Gehtraining eine Erhöhung der Gehstrecke bis auf das Doppelte erreichen. Mehrere Mechanismen tragen zur Zunahme der Gehstrecke bei wie eine verbesserte Mikrozirkulation, eine optimierte Sauerstoffutilisation, eine Zunahme der Kollateralen oder ein geänderter Bewegungsablauf. Diese Therapieform, die der Patient nach Anleitung bis fast an die Schmerzgrenze ausüben sollte, ist insbesondere bei einer pAVK bis Fontaine IIb geeignet. Allerdings sind nur etwa 20% der Patienten in der Lage bzw. willens, sich einem anstregenden Training zu unterziehen. Allerdings kann bei Gefäßkranken mit gleichzeitig vorliegender Neuropathie und infolgedessen herabgesetztem Schmerzempfinden bei nicht angepaßtem Training eine gefährliche Blutumverteilung von der Haut zur arbeitenden Muskulatur stattfinden, was die Enstehung von Druckläsionen be-

günstigt. Das Gehtraining sollte vom Patienten als Intervalltraining (Gehen von 2/3 der ausgetesteten Maximalstrecke, Pausieren und Weitergehen) und über mindestens 1 h durchgeführt werden.

Gefäßtraining durch Gymnastik mit Zehen- und Hackenständen

Medikamentöse Therapie

Thrombozytenfunktionshemmer
Thrombozytenfunktionshemmer sind im Rahmen einer pAVK ab dem Stadium I nach Fontaine indiziert. Sie können periphere Gefäßprobleme reduzieren, aber auch, was weit wichtiger ist, das allgemeine vaskuläre Risiko bezüglich Myokardinfarkt und möglicherweise Apoplex vermindern. Der in der Klinik am häufigsten zur Anwendung kommende Thrombozytenaggregationshemmer ist die Azetylsalizylsäure. (Abb. 9.19 und 9.20)

Durch eine irreversible Azetylierung der Zyklooxygenase im Prostaglandinstoffwechsel wird die Synthese von thrombozytenaggregationsförderndem Thromboxan A2 unterbrochen, das zusätzlich eine Vasokonstriktion bewirkt. Gegeben werden üblicherweise im Rahmen einer pAVK 100–300 mg ASS pro Tag.

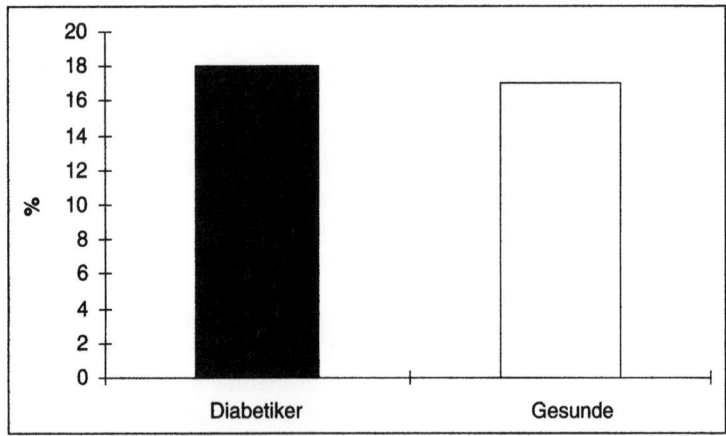

Abb. 9.19. Reduktion des Risikos für makroangiopathische Erkrankungen durch Einnahme von Aspirin

Wenn Unverträglichkeiten gegenüber azetylsalizylsäurehaltigen Präparaten bestehen, hat sich als Alternative zu ASS in den letzten Jahren Ticlopidin in der Behandlung einer pAVK bewährt. Es hemmt die ADP-induzierte Thrombozytenaggregation. Ticlopidin weist allerdings ein höheres Nebenwirkungsrisiko (s. unten!) auf. Eingesetzt werden 2 Tabletten zu 250 mg pro Tag. Das Nachfolgeprodukt Clopidogrel scheint einen ausgeprägteren protektiven Effekt bei reduzierten Nebenwirkungen zu besitzen (Abb. 9.21).

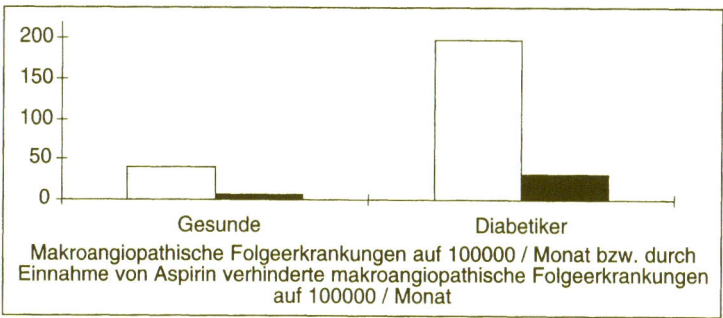

Abb. 9.20. Effekte einer Therapie mit Aspirin auf makroangiopathische Folgeerkrankungen bei Diabetikern und Gesunden. (Mod. nach Diabetes/Metabolism Review 3, 1993)

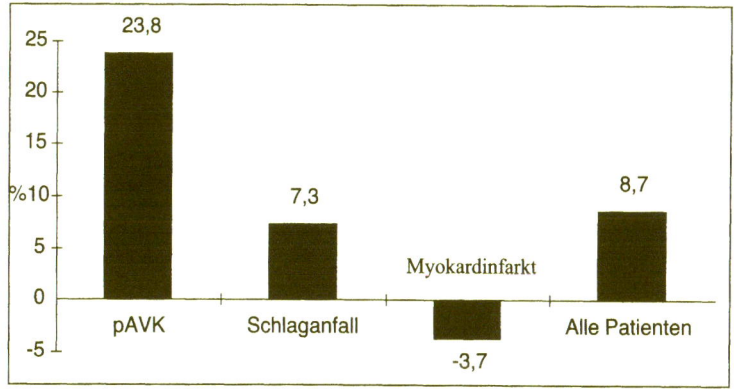

Abb. 9.21. Reduktion des relativen Risikos bei Clopidogrelgabe in Vergleich zur Aspirineinnahme. (Mod. nach Lancet 348, 1996)

Ein weiterer in der Klinik zum Einsatz kommender Thrombozytenaggregationshemmer, Dipyridamol, reduziert durch Inhibition
der Phosphodiesterase und damit verbundenem Anstieg von c-AMP
die Thrombozytenaggregationsfähigkeit. Zusätzlich besitzt diese
Substanz einen gering vasodilatierenden Effekt. Sie wird meistens
nur in Kombination mit Azetylsalizylsäure verwendet.

Nebenwirkungen einer Therapie der pAVK mit Thrombozytenaggregationshemmern

Alle Präparate	Gesteigerte Blutungsneigung, insbesondere bei Gefäßdefekten
Azetylsalizylsäure	Magen-Darm-Beschwerden bis zur Ulkusbildung, Asthma bronchiale, allergische Reaktionen, Hämolyse bei G-6-PDH-Mangel
Ticlopidin	Knochenmarksdepression (deshalb während der ersten 3 Monate der Behandlung Differentialblutbildkontrollen in 14tägigen Abständen erforderlich!), allergische Reaktionen, selten Magen-Darm-Beschwerden, Ikterus oder erhöhte Transaminasen
Dipyridamol Clopidogrel	Kopfschmerzen, selten Stenokardien infolge eines Steal-Effekts

Kontraindikationen einer Therapie der pAVK mit Thrombozytenaggregationshemmern

Alle Präparate	Hämorrhagische Diathesen
Azetylsalizylsäure	Ulkuserkrankungen, Salizylatallergien, Asthma bronchiale
Ticlopidin	Blutbildveränderungen, intestinale Ulzera, Gravidität, Stillzeit
Dipyridamol Clopidogrel	Stenokardien, EKG-Veränderungen

Vasoaktive Pharmaka

Um Verbesserungen einer von Patienten nicht mehr tolerierten
Gehstreckeneinschränkung zu erzielen, werden im Rahmen einer
pAVK häufig sog. vasoaktive Medikamente eingesetzt. Der frühere
Ausdruck Rheologika ist obsolet, da diese Substanzen nicht nur die
Fließfähigkeit des Blutes verbessern, sondern verschiedene zum Teil
noch nicht vollständig erforschte Effekte in der Endstrombahn ha-

ben. Sie können ab dem Stadium II einer pAVK (nach Fontaine) verabreicht werden, wenngleich ihr Nutzen neben einem adäquaten Risikofaktorenmanagement umstritten ist. Zum Einsatz kommen Substanzen wie Pentoxifyllin, Naftidrofuryl, Buflomedil. Eine orale Therapie ist im Stadium III oder IV der AVK nicht mehr sinnvoll (Tabelle 9.5).

Zur Verbesserung der Fließfähigkeit des Blutes wird durch Austausch korpuskulärer Bestandteile gegen Plasmaexpander wie Dextrane oder mittelmolekulare Hydroxyäthylstärke der Hämatokrit des Blutes gesenkt. Die Hämodilution kann abhängig von der kardialen Situation entweder isovolämisch oder hypervolämisch durchgeführt werden. So kann bei Herzgesunden 500 ml HAES 10% täglich intravenös in ca. 4 h über einen Zeitraum von 10–14 Tagen infundiert werden.

Nebenwirkungen einer Therapie mit HAES 10%
- Allergien,
- Juckreiz,
- Niereninsuffienz (selten).

Kontraindikationen einer Therapie mit HAES 10%
- Dekompensierte Herzinsuffizienz,
- Niereninsuffizienz.

Wegen der unklaren Studienlage und der hohen Prävalenz einer kardialen und renalen Erkrankung bei Diabetikern und pAVK wird diese Therapie nur selten eingesetzt.

Tabelle 9.5. Vasoaktive Pharmaka zur Therapie einer pAVK

	Oral (mg/Tag)	Intravenös (mg/Tag)
Pentoxifyllin	800–1200	100–300
Naftidrofuryl	300–600	200–400
Buflomedil	450–600	100–200

Prostaglandine

Die Einführung von Prostaglandinen in die Therapie der pAVK führte zu einer wesentlichen Bereicherung der therapeutischen Optionen. Die Gabe von Prostaglandinen hat neben einer Vasodilatation multiple Wirkungen in der Mikrozirkulation wie z. B.: Hemmung der Leukozytenaktivierung, Endothelprotektion, Beeinflussung der Proliferation glatter Muskelzellen u.a.

Die Therapie mit Prostaglandin E1 läßt sich in der Regel problemlos ambulant durchführen. Nebenwirkungen sind insgesamt sehr selten und bei Beachtung der Kontraindikationen zu vermeiden.

Nebenwirkungen einer Therapie mit Prostaglandinen
- Hypotensive Krisen,
- Blutbildveränderungen,
- neurologische Symptome,
- Fieber,
- Stenokardien,
- schmerzhafte Rötung im Bereich des infundierten Gefäßes.

Kontraindikationen einer Therapie mit Prostaglandinen
- Schwere KHK,
- dekompensierte Herzinsuffizienz (NYHA II-IV),
- schwere Herzrhythmusstörungen,
- schwere Leberschäden,
- schwere Bronchialobstruktionen,
- Schwangerschaft.

Prostaglandine (z. B. Alprostadil = PGE1) kommen sowohl als intravenöse Infusion von 40–60 µg in 100 ml physiologischer Kochsalzlösung über 2–3 h täglich 2–3 (max. 4) Wochen lang als auch in Form einer intraarteriellen Infusion von 10–20 µg in 50 ml physiologischer Kochsalzlösung über 1–2 h zum Einsatz (Abb. 9.22).

Prostaglandine werden bei Patienten mit schwerer arterieller Verschlußkrankheit (ab Fontaine IIb) eingesetzt. Insbesondere beim neuropathisch-ischämisch bzw. ausschließlich ischämisch bedingten Ulkus im Spätstadium einer pAVK beim Diabetiker kommen häufig (in ca. 50% der Fälle) trotz dringenden Handlungsbedarfes wegen Inoperabilität bzw. fehlender Erfolgsaussichten ausschließlich kon-

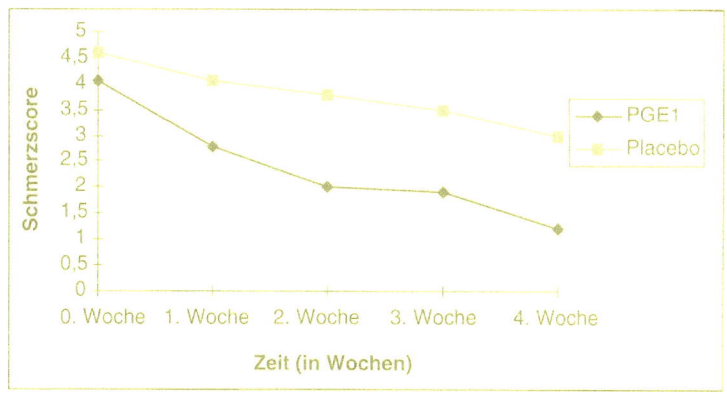

Abb. 9.22. Schmerzverlauf während einer Therapie mit PGE1 bzw. Placebo bei Diabetikern mit einer pAVK IV ($n = 73$). (Mod. nach Stiegler, Angiologie)

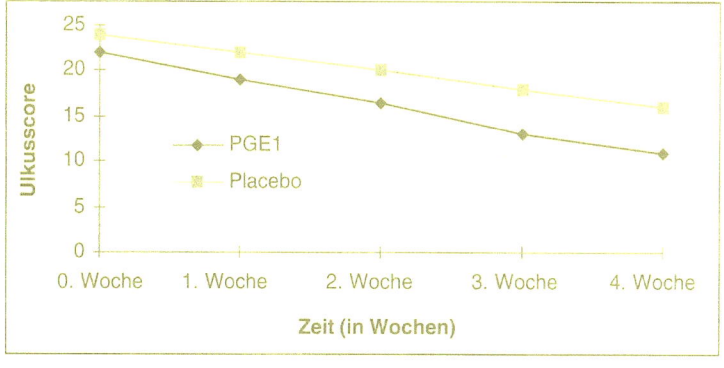

Abb. 9.23. Änderungen des Ulkus-Summenscores während einer Therapie mit PGE1/Placebo bei Diabetikern mit einer pAVK IV ($n = 73$). (Mod. nach Stiegler, Angiologie)

servative Maßnahmen, wie die Gabe von Prostaglandinen, in Betracht. Hierbei profitieren Patienten mit einer schweren pAVK sowohl durch eine Abnahme des Ruheschmerzes als auch durch eine verbesserte Heilungstendenz ischämisch bedingter Ulzera (Abb. 9.22 u. 9.23).

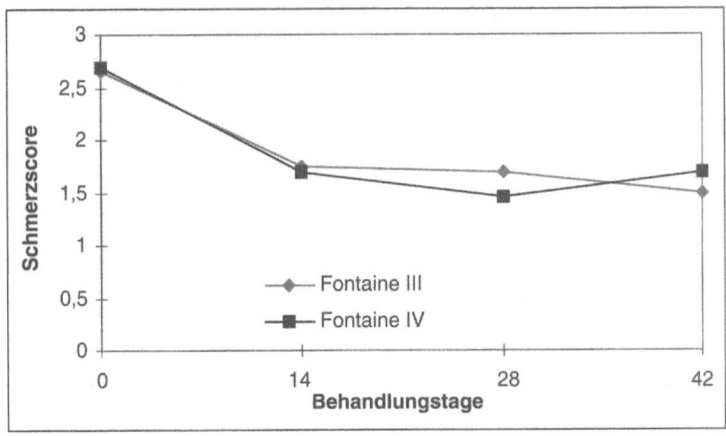

Abb. 9.24. Ischämieschmerzscore bei mit Iloprost behandelten Patienten mit pAVK (Fontaine III/IV). (Mod. nach International Angiology 13, 1994)

Neu entwickelte Prostanoide wie Iloprost (PGI2) haben sich ebenfalls bei schwerer pAVK als effektiv in der Schmerzreduktion und in der Verbesserung der Durchblutung erwiesen. Die Infusion wird in der Regel über 6 h intravenös verabreicht. Aufgrund der etwas stärker ausgeprägten kardiovaskulären Nebenwirkungen ist eine Dosistitration notwendig (Abb. 9.24 u. 9.25).

Antikoagulanzien
Antikoagulanzien vom Kumarin-Typ hemmen die Vitamin-K-abhängige Karboxylierung der Gerinnungsfaktoren II, VII, IX und X bzw. Protein C,S und Z in der Leber. Entsprechend ihrer Halbwertszeit nehmen deren Konzentrationen im peripheren Blut ab und führen zu einer Hypokoagulabilität des Blutes. Im Rahmen einer pAVK sind sie bei Risikopatienten mit Hinweisen auf eine drohende Verschlechterung der Erkrankung bzw. nach gefäßchirurgischen oder interventionell-radiologischen Eingriffen zur Prophylaxe einer arteriellen Thrombose indiziert. Die Behandlung sollte einschleichend niedrig begonnen werden. Zur Therapieüberwachung eignet sich die Bestimmung der Thromboplastinzeit (=Quick-Test), wobei als therapeutischer Bereich ein Wert zwischen 2,5 und 3,5 INR anzusehen ist.

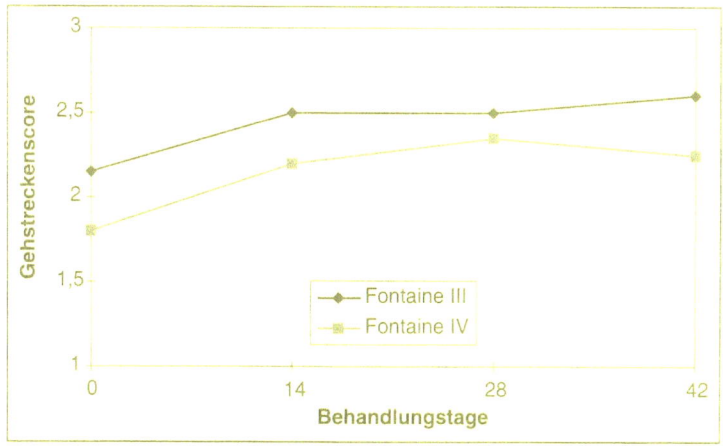

Abb. 9.25. Veränderung des Gehstreckenscores bei Patienten mit pAVK (Fontaine III/IV) nach Behandlung mit Iloprost. (Mod. nach International Angiology 13, 1994)

Eine Therapie mit Vitamin-K-Antagonisten wird durch Absetzen des Medikaments beendet. Eine Normalisierung des Gerinnungssystems kann abhängig vom Präparat bis zu 2 Wochen dauern. Nach Beendigung der Therapie ist das natürliche Thromboserisiko selbstverständlich wieder vorhanden.

Peptide mit Einfluß auf die Wundheilung

Zur Förderung der Wundheilung werden z. Z. verschiedene Peptide erprobt. Positive Erfahrungen werden für PDGF („platelet derived growth factor") mitgeteilt, die Substanz wird aus Thrombozyten in einem aufwendigen Verfahren gewonnen. Bei schlecht heilenden Läsionen sollte allerdings erst die Perfusion verbessert werden, bevor an den Einsatz von Wundheilungsfaktoren gedacht wird. Die Behandlung ist relativ teuer, nach Antrag werden die Kosten in der Regel von den Krankenversicherungen übernommen.
- FGF stimuliert Angiogenese bzw. Mitosen von Fibroblasten,
- TGF-α stimuliert Mitosen von Epithelzellen und Fibroblasten,

- TGF-β hemmt Wachstum von Epithelien; wirkt chemotaktisch auf Fibroblasten; stimuliert Kollagen- und Fibronektin-Synthese,
- EGF stimuliert Mitosen von Epithelzellen und Fibroblasten,
- PDGF stimuliert Mitosen und Migration von Fibroblasten, glatten Muskelzellen und Monozyten.

9.4.3
Interventionell-radiologische Therapie

Perkutane transluminale Angioplastie (PTA)

Mit Hilfe der Seldinger-Technik wird bei der perkutanen transluminalen Angioplastie über einen Führungsdraht ein zusammengefalteter Ballon in den zu eröffnenden Gefäßabschnitt vorgeschoben. Durch Aufblasen des Ballons wird arteriosklerotisches Material in die aufgebrochene Intima hineingeschoben und das Gefäßlumen somit eröffnet. Indiziert ist dieses Verfahren bei Verschlüssen und Stenosen im Bereich der A. iliaca und im arteriellen femoropoplitealen Stromgebiet. Über einen Zeitraum von 5 Jahren anhaltende Verbesserungen der Durchblutung werden im Bereich der A. iliaca bei bis zu 85%, im femoropoplitealen Bereich bei bis zu 70% der durchgeführten Angioplastien berichtet (Abb. 9.26). Um die Rezidivrate zu verringern, wird die regelmäßige Einnahme eines niedrigdosierten

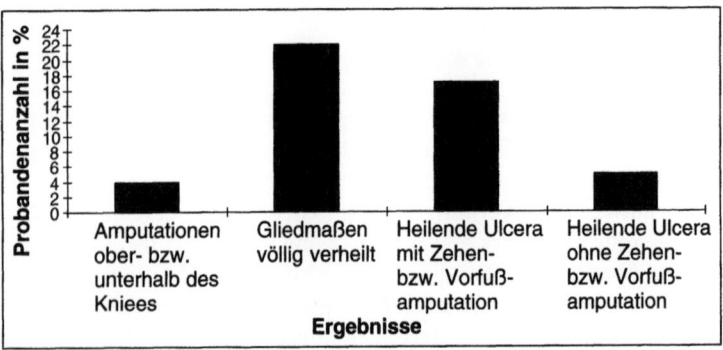

Abb. 9.26. Ergebnisse einer klinischen Studie nach durchgeführter perkutaner transluminaler Angioplastie. (Mod. nach Diabetes Care 11, 1996)

Azetylsalizylsäurepräparates von 50–100 mg pro Tag oder im Einzelfall eine Marcumarisierung empfohlen.

Schwerwiegende Komplikationen wie Embolien, operationsbedürftige Blutungen oder akute Gefäßverschlüsse treten bei bis zu 3% der interventionell-radiologischen Eingriffe auf.

Laserangioplastie/Rotationsangioplastie/Endoprothesen(Stents)

In Veränderung zur PTA werden bei neuentwickelten interventionellen Verfahren, wie der Laserangioplastie bzw. Rotationsangioplastie, arteriosklerotische Plaques mittels eines Lasers bzw. mit Hilfe eines rotierenden Schleifkopfes entfernt. Auch Endoprothesen (Stents), die insbesondere bei Restenosen zum Einsatz kommen, werden mittels eines Katheters zum Offenhalten von Engstellen appliziert. Diese Methoden erscheinen vielversprechend, ihre speziellen Indikationen müssen allerdings noch in klinischen Studien erarbeitet werden. Die Komplikationsraten sind mit denen der bisherigen interventionell-radiologischen Eingriffe vergleichbar. Die Laserangioplastie hat mit dem bis heute verfügbaren Material an Lichtleitern die therapeutischen Optionen nicht wesentlich bereichert. Die Atherektomie hat sich nur in sehr wenigen Situationen als überlegen gezeigt, allein die Verwendung von Stents hat in bestimmten Gefäßregionen zu einer Verbesserung der Offenheitsrate beigetragen.

Katheterlyse

Da in jedem Gefäßverschluß thrombotisches Material vorhanden ist, wurde versucht, den rein mechanischen Ansatz zu verlassen und das Gerinnsel aufzulösen.

Über einen intraarteriell liegenden Katheter werden bei der lokalen Infiltrationsthrombolyse Fibrinolytika, wie Streptokinase, Urokinase oder Gewebsplasminaktivator (t-PA) in einen Arterienverschluß bzw. -engstelle injiziert. Eine Katheterlyse kommt vor allem in Betracht, wenn operative Maßnahmen ausscheiden. Empfohlen werden die Gabe von 30.000 E/h Streptokinase, 100.000 E/h Urokinase oder 2,5 mg/h t-PA über maximal 2–3 h. Ziel dieser niedrig dosierten Therapieformen ist es, eine möglichst geringe Störung des Gerinnungssystems zu bewirken. Schwerwiegende Komplikationen werden aber dennoch in bis zu 3% der Behandlungen angegeben.

Kontraindikationen einer Therapie mit Fibrinolytika
- Hämorrhagische Diathesen,
- Erkrankungen mit Gewebsdefekten,
- schwere Hepatopathien,
- Blutungen in das ZNS,
- intraokuläre Blutungen,
- allergische Reaktionen.

Seit der Einführung der intraarteriellen lokalen Thrombolyse ist die intravenöse systemische Thrombolyse aufgrund ihres um ein Vielfaches höheren Komplikationsrisikos in den Hintergrund getreten.

9.4.4
Operative Therapie

Thrombenarteriektomie/Bypass

Erweisen sich konservative Maßnahmen bei der Behandlung einer pAVK als wenig erfolgversprechend, muß überprüft werden, ob Voraussetzungen (Operabilität des Patienten und Verschlußlokalisation) für eine chirurgische Therapie vorliegen. Die Stadien III und IV einer pAVK nach Fontaine stellen Operationsindikationen dar. Operationsindikationen im Stadium II einer pAVK müssen individuell gestellt werden. Schlechte periphere Abflußverhältnisse bei Mehre-

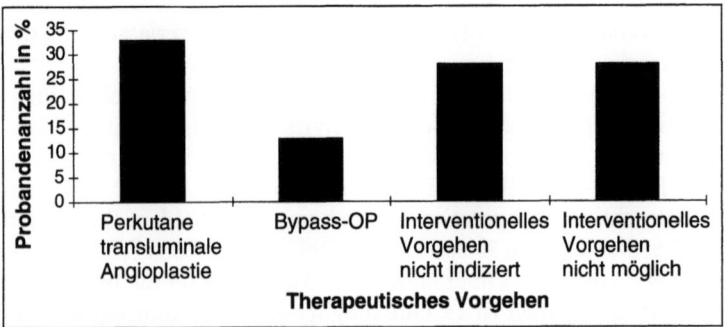

Abb. 9.27. Gefäßinterventionelles Vorgehen bei pAVK-Patienten mit Fontaine II–IV der unteren Extremitäten (*n* = 80). (Mod. nach Diabetes Care 11, 1996)

tagenverschluß schränken die Indikation zur operativen Gefäßrekonstruktion häufig ein.

Im Rahmen einer Thrombendarteriektomie werden die Teile der Intima bzw. der Media der Arterien mittels eines Dissektionsspatels oder einer Ringdesobliteration mit einem Ringstripper ausgeschält und somit die atheromatösen Ulzera der Arterien beseitigt. Häufig wird diese Vorgehensweise mit einer Patcherweiterung kombiniert.

Weitere operative Gefäßrekonstruktionen kommen insbesondere in Abhängigkeit zur Verschlußlokalisation zur Anwendung (s. Übersicht).

Die Protheseninfektionshäufigkeit liegt bei ca. 1%. Die Operationsletalität beträgt für das Stadium II einer pAVK zwischen 1% und 2% und nimmt bis zum Stadium IV einer pAVK auf bis zu 10% zu. Nach 10 Jahren liegt die Rate der offenen Gefäßprothesen zwischen 40% und 60%. Beim Vorliegen einer Mediasklerose und schlechtem Blutabfluß verschlechtert sich die Prognose.

Verschlußlokalisation	Operative Maßnahme
Hoher Aortenverschluß	Y-Prothese
Verschluß der A. femoralis superficialis	Profundaplastik; Bypass mit autologer Vene oder Gefäßprothese, eventuell in Kombination mit kniegelenksüberschreitendem femoropoplitealem Bypass
Verschluß im Bereich der A. poplitea-Trifurkation	Femorokruraler Bypass mit peripherem Anschluß an eine oder zwei Unterschenkelarterien.

Sympathektomie

Die lumbale Sympathektomie (heute eher als CT-gesteuerte Sympathikolyse durchgeführt) kommt nur noch in wenigen Fällen zum Einsatz. Gelegentlich wird die Indikation für eine Sympathektomie / Sympathikolyse im Stadium III oder VI einer pAVK nach Fontaine bei fehlender Möglichkeit eines rekonstruktiven gefäßchirurgischen Eingriffs gestellt. Bei Diabetikern ist die Sympathektomie aufgrund der zumeist vorliegenden Autosympathikolyse nicht indiziert bzw. sinnlos.

Amputation

Bei Versagen aller konservativen bzw. operativen gefäßrekonstruktiven Therapiemöglichkeiten einer pAVK im Stadium IV nach Fontaine ist als letzte Option eine bei drohender Sepsis oftmals lebensrettende Amputation von Gliedmaßen zu erwägen. Amputiert werden bei Diabetikern vor allem die Zehen, der Vorfuß bzw. der Unterschenkel (Abb. 9.28).

Komplikationen nach Amputation bei pAVK Stadium IV nach Fontaine
- Wundheilungsstörungen durch Diabetes mellitus;
- Durchblutungsstörungen des Stumpfes: eventuell höhere Amputation notwendig;
- Hautinfektionen (Mykosen), Hyperkeratosen, Ekzeme;
- Phantomschmerz;
- Druckläsionen durch nicht genügend abgerundete Kanten des Knochenstumpfes.

Eine konsequente und frühzeitig einsetzende Therapie und ggf. eine rechtzeitige periphere Revaskularisation mit Beseitigung nekrotischen Gewebes können dazu beitragen, die in der Vergangenheit hohe Amputationsrate zu senken.

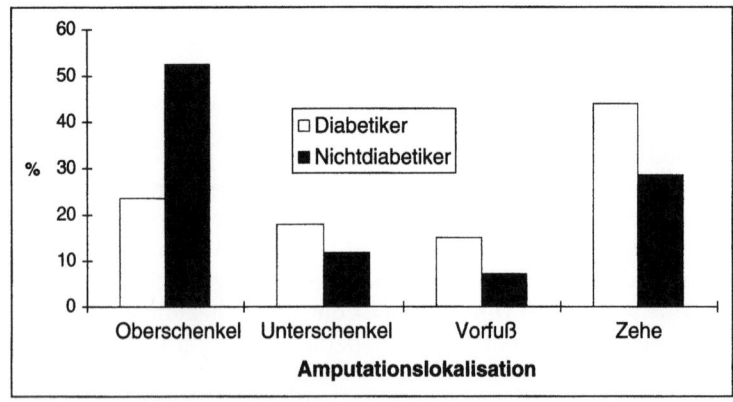

Abb. 9.28. Häufigkeit der Amputationen gegliedert nach Etagen bei Diabetikern und Nichtdiabetikern. (Mod. nach Diabetes und Stoffwechsel 5, 1996)

Literatur

Bierman EL: George Lyman Duff Memorial Lecture. Atherogenesis in diabetes. Arterioscler Thromb. 1992 Jun; 12(6): 647–56

Bloomgarden ZT: American Diabetes Association annual meeting 1996: the etiology of type II diabetes, obesity, and the treatment of type II diabetes. Diabetes Care. 1996 Nov; 19(11):1311–5

Currie CJ et al.: The epidemiology and cost of inpatient care for peripheral vascular disease, infection, neuropathy, and ulceration in diabetes. Diabetes Care. 1998 Jan; 21(1):42–8

CAPRIE Steering Committee: A ramdomised, blinded, trial of clopidogrel versus aspirin in patients at risk of ischaemic events (CAPRIE). CAPRIE Steering Committee. Lancet. 1996 Nov 16; 348(9038):1329–39

Diehm C, Weiss T: (1997) PAVK Fibel. Lingua Medizin

GISAP Study: Evaluation of a conservative treatment with iloprost in severe peripheral occlusive arterial disease (POAD). GISAP Study. Int Angiol. 1994 Mar; 13(1):70–4

Orchard TJ. et al.: Prevalence of complications in IDDM by sex and duration. Pittsburgh Epidemiology of Diabetes Complications Study II. Diabetes. 1990 Sep: 39(9):1116–24

Patrono C; Davi G: Antiplatelet agents in the prevention of diabetic vascular complications, Diabetes/Metabolisme Reviews. Vol. 9, No. 3, 177–188 (1993)

Singer DE, et al.: Association of HbA1c with prevalent cardiovascular disease in the original cohort of the Framingham Heart Study. Diabetes. 1992 Feb; 41(2):202–8

Shepherd JT: The evolving knowledge of the physiopathology of the circulation in the human limbs. From sympathectomy to molecular biology. Int Angiol. 1992 Jan–Mar; 11(1):8–13

Standl E: Metabolic syndrome and fatal quartet, Internist, 1996 Jul; 37(7):698–704

Standl E, et al.: Zur Amputationshäufigkeit von Diabetikern in Deutschland. Diabetes und Stoffwechsel 5(1996):29–32

Starringer G: Informationsbroschüre des Arbeitskreises pAVK: Schaufenster pAVK (1/96). ASMA Medien GmbH

Stiegler H et al.: Failure of reducing lower extremity amputations in diabetic patients: result of two subsequent population based surveys 1990 and 1995 in Germany. Vasa. 1998 Feb; 27(1):10–4

Stiegler H et al.: Placebokontrollierte, doppelblinde Studie zur Wirksamkeit von i. v. Prostaglandin E1 bei Diabetikern mit AVK im Stadium IV, Forschergruppe Diabetes und III. Med. Abteilung, Krankenhaus München-Schwabing. VASA Supplementum 35 zum 21. Jahrestag der Deutschen Gesellschaft für Angiologie

Stiegler H: Oral anticoagulation in activated protein C resistance? Dtsch Med Wochenschr. 1996 Dec 20; 121(51–52):1619

Wienert V et al.: (1995) Kagerer Kommunikation

KAPITEL 10

Diabetische Retinopathie

H.-P. Hammes

10.1 Fallpräsentation 460

10.1.1 Klinische Symptome 460
10.1.2 Blickdiagnose 460
10.1.3 Weitere Befunde 461
10.1.4 Therapie und Verlauf 461

10.2 Klinik 461

10.2.1 Epidemiologie 461
10.2.2 Entstehung 463
10.2.3 Symptome und Beschwerden 470

10.3 Diagnose 471

10.3.1 Diagnostik 471
10.3.2 Anamnese 475
10.3.3 Technische Verfahren 476
10.3.4 Differentialdiagnose 477

10.4 Therapie 478

10.4.1 Internistische Therapie 478
10.4.2 Ophthalmologische Therapie 479
10.4.3 Therapiekontrolle 481
10.4.4 Ausblick: zukünftige Möglichkeiten 482

Literatur 484

10.1
Fallpräsentation

Eine 22jährige Patientin mit einem seit 15 Jahren bestehenden Typ-1-Diabetes stellt sich im Rahmen einer Kontrolluntersuchung in der Diabetesambulanz vor. Seit 3 Jahren ist keine Funduskontrolle in Mydriasis durchgeführt worden.

10.1.1
Klinische Symptome

Die Patientin hat keine Sehverschlechterung bemerkt.

10.1.2
Blickdiagnose

Die Fundusphotographie in Mydriasis zeigt das in Abb. 10.1 darge-stellte Bild des rechten Auges (30°-Teilausschnitt von Papillen- und Makularegion). Teils runde, teils etwas unregelmäßig begrenzte

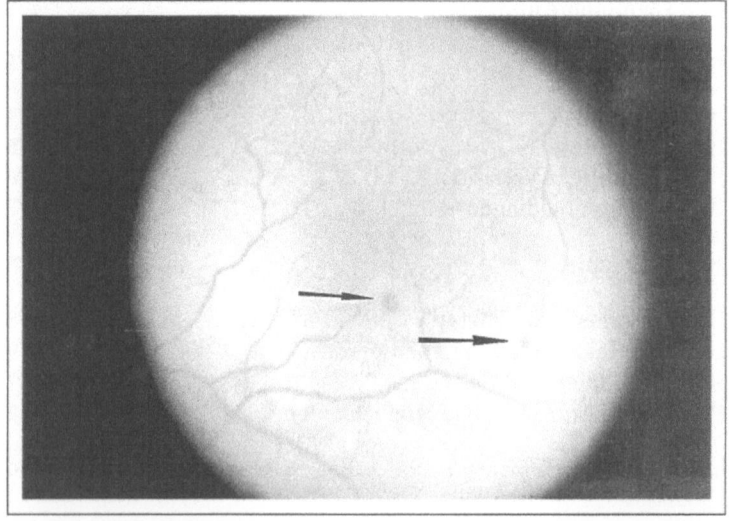

Abb. 10.1. Diabetische Retinopathie Stadium 1.1 mild (Mikroaneurysmen →)

kleinste rote Läsionen sind erkennbar. Diese Veränderungen entsprechen Mikroaneurysmen und Punktblutungen. Es handelt sich somit um eine diabetische Retinopathie Stadium 1.1 (milde nichtproliferative diabetische Retinopathie).

10.1.3
Weitere Befunde

RR 115/75 mmHg, keine klinischen und elektrophysiologischen Anhaltspunkte für eine diabetische Neuropathie, keine Stenosegeräusche über den Carotiden; unauffälliges Ruhe-EKG und Echokardiogramm; Laborbefunde: HbA1c 9,1%, aktueller postprandialer Blutzucker 140 mg/dl, Urinausscheidung von 15 g Glukose im 24-h-Sammelurin, Albuminurie von 6 mg/24 h, Gesamtcholesterin und Triglyzeride im Normbereich.

10.1.4
Therapie und Verlauf

Die Patientin wurde in einem Kursus erneut geschult. Die bislang bereits durchgeführte Insulintherapie wurde ambulant anhand von Blutzuckerselbstkontrollen angepaßt und mit dem Essensplan abgestimmt. Eine Kontrolle des HbA1c-Wertes nach 3 Monaten ergab 7,8% und nach 6 Monaten 6,8%. Eine ophthalmologische Kontrolle nach 6 Monaten zeigte einen unveränderten Fundus.

10.2
Klinik

10.2.1
Epidemiologie

Die diabetische Retinopathie ist die häufigste mikrovaskuläre Komplikation des Diabetes.

Typ-1-Diabetes. Nach 15–20jähriger Diabetesdauer entwickeln 80–100% aller Typ-1-Diabetiker eine diabetische Retinopathie. Allerdings können bis zu 10% der Typ-1-Diabetiker innerhalb der ersten 4 Jahre bereits eine Retinopathie entwickelt haben. Die meisten Typ-1-Diabetiker entwickeln zwischen dem 5. und 15. Jahr der Erkrankung eine Retinopathie. Bei Kindern und Adoleszenten vergehen in der Regel 9 Jahre, bis erste Retinaveränderungen auftreten.

Vor dem 10. Erkrankungsjahr ist der Übergang in die proliferative Form der Retinopathie selten, anschließend beträgt die 10-Jahresinzidenz der Progression zur proliferativen Retinopathie ca. 30%. Die kumulative Inzidenz der proliferativen diabetischen Retinopathie bei Typ-1-Diabetikern beträgt 60%. Das Erblindungsrisiko von Typ-1-Diabetikern gegenüber altersgleichen Nichtdiabetikern ist verheerend und beträgt bis zum 60. Lebensjahr das 10- bis 30fache. Jährlich erblinden in Deutschland ca 10.000 Patienten mit Diabetes.

Typ-2-Diabetes. Bereits zum Zeitpunkt der Diagnosestellung hat fast jeder 5. Patient mit Typ-2-Diabetes Zeichen einer diabetischen Retinopathie. Bereits bei Patienten mit gestörter Glukosetoleranz ist eine Retinopathie in mehr als 10% der Fälle feststellbar. Nach 20jähriger Diabetesdauer haben ca. 80% der insulinbehandelten und ca. 60% der nichtinsulinbehandelten Typ-2-Diabetiker eine Retinopathie entwickelt. Eine proliferative diabetische Retinopathie haben nach dieser Zeit von den insulinbehandelten Patienten ca. 20% und von den nichtinsulinbehandelten ca. 10% eine proliferative Retinopathie. Innerhalb von 10 Jahren wird erfahrungsgemäß jeder 4. insulinbehandelte und ca. jeder 10. nichtinsulinbehandelte Patient eine proliferative Retinopathie haben, und ca. 4–5% erblindet sein. Mit steigendem Lebensalter nimmt das Risiko, an einer diabetesbedingten Augenerkrankung zu erblinden, ab, weil der Anteil nichtdiabetischer Erblindungsursachen (wie z. B. die altersabhängige Makuladegeneration) steigt (s. folgende Übersicht und Abb. 10.2).

Epidemiologie der diabetischen Mikroangiopathie

Typ 1
- Selten vor dem 5. Erkrankungsjahr und vor der Pubertät,
- höchste Inzidenz zwischen dem 8. und 15. Erkrankungsjahr,
- Prävalenz 80–100% nach 20 Jahren Diabetesdauer.

Typ 2
- Bei Diagnosestellung 5–19% nichtproliferative Retinopathie,
- Prävalenz nach 20 Jahren Diabetesdauer ca. 80% (insulinbehandelte) bzw. 60% (nichtinsulinbehandelte),
- Anteil mit proliferativer Retinopathie 20% (insulinbehandelt) bzw. 10% (nichtinsulinbehandelt).

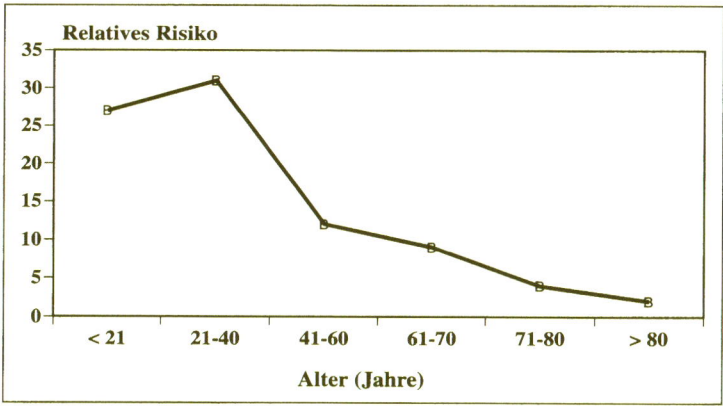

Abb. 10.2. Altersabhängigkeit des Erblindungsrisikos von Diabetikern. (Nach Trautner und Icks 1996)

10.2.2
Entstehung

Die nichtproliferative diabetische Retinopathie ist gekennzeichnet durch die Kombination aus
– gesteigerter Gefäßpermeabilität und
– progressivem Gefäßverschluß.

Die folgende Gegenüberstellung faßt die funduskopisch sichtbaren Auswirkungen dieser beiden Veränderungen auf die Retina zusammen.
   Die histologisch zu beobachtenden Kapillarveränderungen sind daraus ersichtlich.

Korrelation zwischen sichtbaren Retinaveränderungen und zugrundeliegender Störung der retinalen Gefäßstrombahn

Gesteigerte Gefäßpermeabilität	Progressiver Gefäßverschluß
Leckage von Plasmabestandteilen	Nichtperfundierte Netzhautareale
Blutungen	Mikroaneurysmen
Lipide („harte Exsudate")	Mikroinfarkte („Cotton-wool-Herde")

Mikroaneurysmen sind nicht das mechanische Resultat des Perizytenverlustes, sondern ein früher abortiver Versuch einer intraretinalen Gefäßneubildung (Abb. 10.3).

Mit zunehmender Diabetesdauer nimmt das Ausmaß nichtperfundierter Retinakapillaren zu.

Durch die progressive Retina-Ischämie wird die Bildung neuer Blutgefäße angeregt. Das Ausmaß nichtperfundierter Areale korreliert oft mit der Zahl neugebildeter Gefäße. Diese Neovaskularisationen neigen zur präretinalen Ausbreitung, führen wegen ihres noch unvollständigen Aufbaus (z. B. Fehlen von Perizyten) leicht zu Blutungen, und werden von einsprossenden Bindegewebszellen begleitet, die durch starke Matrixsynthese Membranen bilden, die durch Traktion die Netzhaut ablösen können. Die Kombination aus Glaskörperblutung und traktiver Netzhautablösung erklärt das stark erhöhte Erblindungsrisiko bei proliferativer diabetischer Retinopathie.

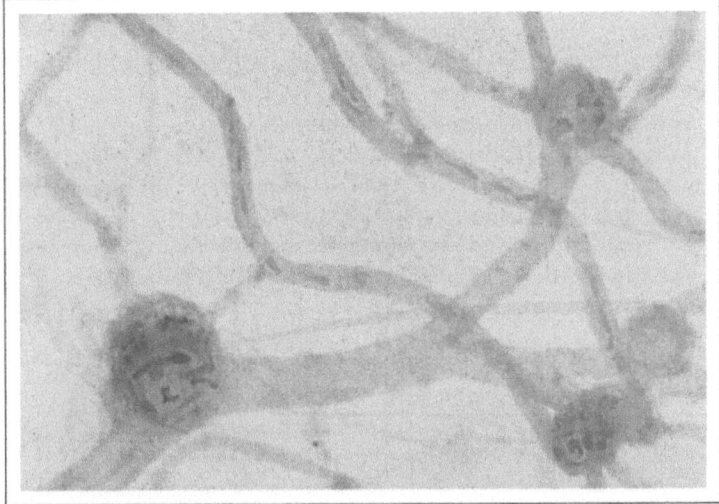

Abb. 10.3. Retinadigestionspräparat eines Auges mit diabetischer Retinopathie. Man erkennt Mikroaneurysmen und azelluläre Kapillaren. (Originalvergrößerung 400x; PAS-Färbung)

Histologische Kapillarveränderungen bei früher Retinopathie
- Perizytenverlust,
- Endothelproliferation,
- azelluläre Kapillaren,
- Mikroaneurysmen,
- Basalmembranverdickung.

Biochemie der diabetischen Retinopathie

Eine eindeutige Klärung der Pathogenese der diabetischen Retinopathie ist bislang nicht erfolgt. Die der diabetischen Retinopathie zugrundeliegende biochemische Störung ist die chronische Hyperglykämie. Die resultierenden Veränderungen können konzeptionell in 2
Kategorien eingeteilt werden (Abb. 10.4a):
- Kurzfristige Veränderungen intrazellulärer Metabolite:
    - erhöhter Metabolismus über den Polyol-Weg,
    - verstärkte De-novo-Synthese von Diazylglyzerol mit Aktivie-
      rung der Proteinkinase C,

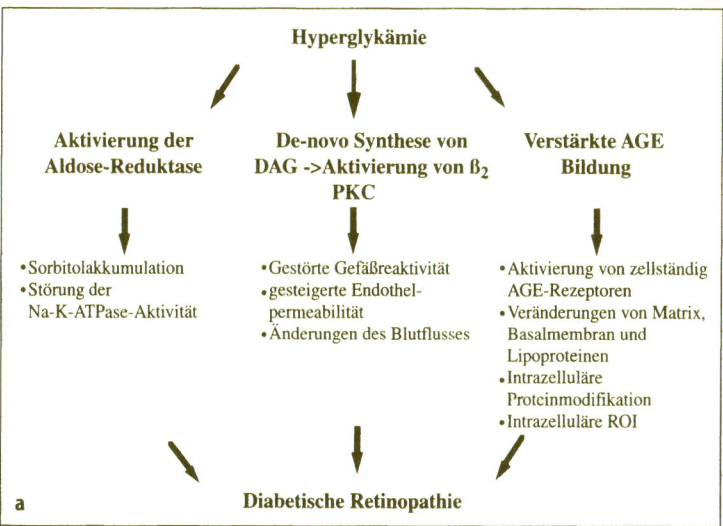

Abb. 10.4a-d. Pathobiochemie der diabetischen Retinopathie. **a** Übersicht; ROI:
reaktive Sauerstoffradikale.

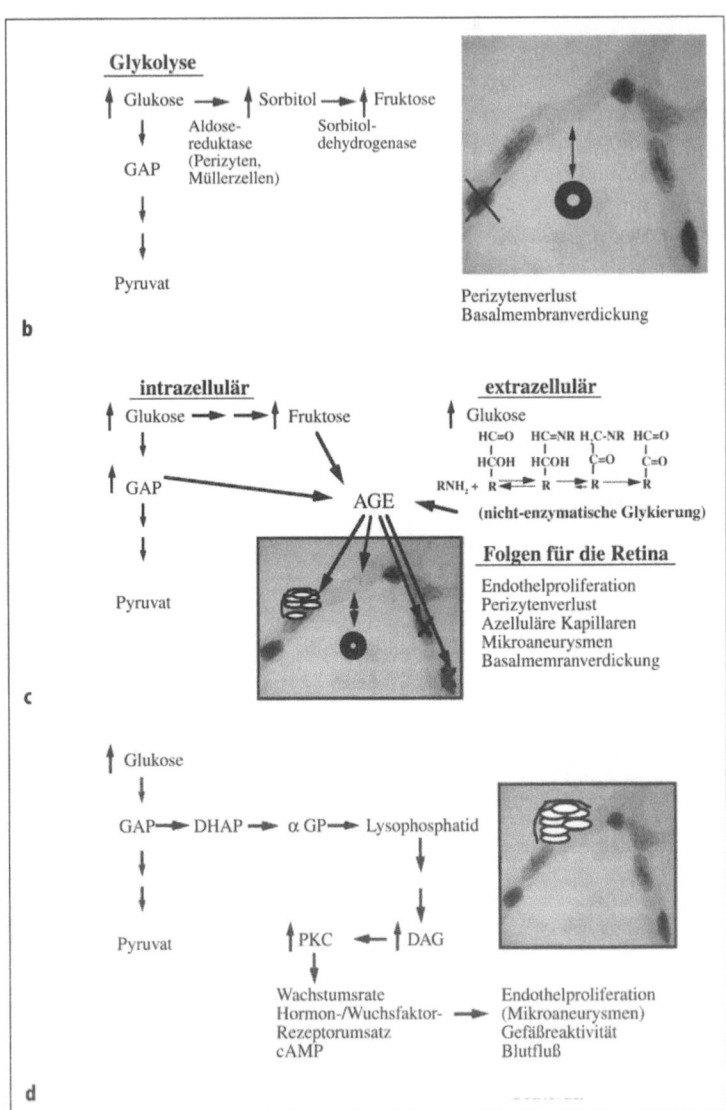

Abb. 10.4a-d. Fortsetzung. **b** Polyol-Weg, **c** AGE-Bildung, **d** DAG-PKC-Aktivierung

- veränderter intrazellulärer Redox-Status,
- Bildung von intrazellulären AGEs (s. Kap. 2).
- Langfristige Veränderungen extrazellulärer Matrix durch gluko-
  sebedingte kovalente Modifikation:
  - Proteinveränderungen durch Lipid-Peroxide,
  - Proteinveränderungen durch AGEs.

Abbildung 10.4b–d stellt die biochemischen Wege und die Auswirkungen auf die Retina schematisch dar.

Aktivierung des Polyol-Weges

Diese weitverbreitete Hypothese beinhaltet, daß in hyperglykämischen Phasen eine vermehrte Produktion von Polyolen wie Sorbitol
mit Verschiebung des intrazellulären Redoxpotentials und Verar-
mung an Myo-Inositol entsteht. Als strukturelle Folge in der Retina
wurden ein selektiver Perizytenverlust und die Basalmembranverdik-
kung angegeben. Tierexperimentelle und klinische Studien zur Verhinderung der diabetischen Retinopathie mit Inhibitoren des Schlüs-
selenzyms Aldose-Reduktase blieben mehrheitlich ergebnislos.

AGE-Bildung

Die extrazelluläre Akkumulation von AGEs führt zu einer irregulä-
ren Vernetzung langlebiger Matrixmoleküle wie Kollagen und Laminin. Neben Änderungen der dreidimensionalen Struktur der Extra-
zellularmatrix, Störungen der Bindung wachstumsmodulierender
Liganden wie Proteoglykanen und Wachstumsfaktoren und Änderungen in der Adhäsivität an Zellen werden zellständige Rezeptoren
aktiviert. Daraus resultiert eine Fülle von komplexen Änderungen
der lokalen Verfügbarkeit biochemischer Mediatoren wie Zytokinen,
Hormonen und reaktiven Sauerstoffradikalen. Auch intrazelluläre
Signale werden durch die Aktivierung vermittelt. Es findet sich ein
verstärkter intrazellulärer oxidativer Streß, eine verstärkte Expression von Adhäsionsmolekülen, eine Beeinflussung der endothelialen
Permeabilität, und ein Eingriff in die transkriptionelle Ebene durch
Aktivierung des pleiotropen Transkriptionsfaktors NFκB. AGE-Rezeptoren scheinen auch an der Elimination von AGEs beteiligt zu
sein. Extrazelluläre AGEs können – obwohl der Name dies suggeriert

– nicht nur das Ergebnis der glukosemediierten Proteinmodifikation sein. Auch Lipidperoxide sind in der Lage, ähnlich wie AGEs Proteine zu modifizieren. Im Auge ist dies deswegen von besonderer Bedeutung, da bestimmte Schichten reich an leicht oxidierbaren ungesättigten Fettsäuren sind.

Die intrazelluläre AGE-Bildung erfolgt rascher und intensiver als die extrazelluläre und geht mit der Bildung von ROI einher. Intrazelluläre AGE stören die Funktion von Proteinen, die länger als 1–2 Tage in der Zelle verbleiben. Beispielsweise wird die mitogene Aktivität des basischen Fibroblasten-Wachstumsfaktors (bFGF) durch AGE vermindert. Dies kann zur Bildung von azellulären Kapillaren in der Retina führen.

Mehrsynthese von Diazylglyzerol-Aktivierung der Proteinkinase C

Durch die chronische Hyperglykämie wird intrazellulär verstärkt Diazylglyzerol gebildet, das die Proteinkinase C aktiviert. Dieses Schlüsselenzym reguliert wichtige zelluläre Funktionen wie Wachstumsfaktor- und Matrixsynthese und ist an der Regulation des Gefäßtonus beteiligt.

Diese biochemischen Veränderungen sind untereinander eng verbunden. Beispielsweise führt die intrazelluläre Bildung von Fruktose aus der gesteigerten Polyol-Bildung zur AGE-Bildung, während die mit den AGEs entstehenden reaktiven Sauerstoffradikale indirekt über Aktivierung der intrazellulären Phospholipase C Diazylglyzerol-Bildung anregen können.

Unabhängig von den zugrundeliegenden biochemischen Störungen sind lokal gebildete Wachstumsfaktoren als Modulatoren des klinischen Verlaufs beteiligt.

Das Postulat von Michaelson besagt, daß die ischämische Retina als Antwort auf den progressiven Gefäßverschluß lokale Faktoren produziert, die zur Gefäßneubildung führen. Vaskulärer endothelialer Wachstumsfaktor (VEGF) ist ein ischämieinduzierbarer, heparinbindender Faktor, der sowohl eine gesteigerte Gefäßpermeabilität als auch eine Proliferation von Endothelzellen hervorrufen kann. VEGF wird bei aktiver retinaler Neovaskularisation erhöht gemessen. Es besteht eine komplexe Verbindung zwischen hyperglykämieinduzierten biochemischen Veränderungen und der VEGF-Produktion (Abb. 10.5).

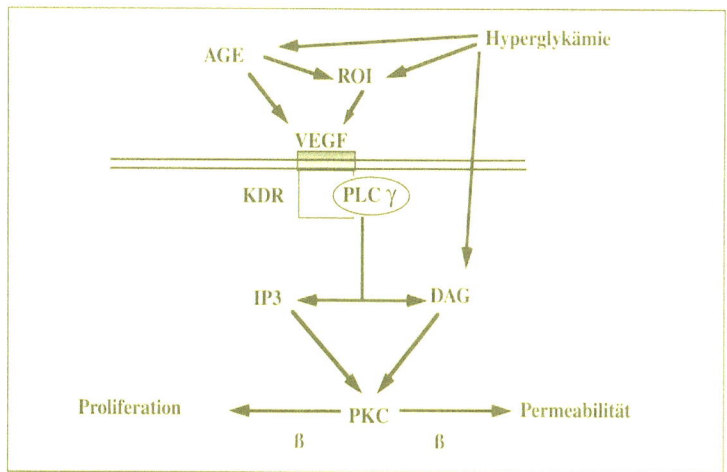

Abb. 10.5. Komplexe Beziehung zwischen biochemischen und zellbiologischen Veränderungen bei diabetischer Retinopathie. *VEGF* vaskulärer endothelialer Wachstumsfaktor; *ROI* Sauerstoffradikale; AGE Glykierungsfolgeprodukte; *IP3* Inositol-Triphosphat; *DAG* Diazylglyzerol; *PKC* Proteinkinase C; β β-Isoform der Proteinkinase C; *KDR* hochaffiner VEGF-Rezeptor; PLCγ: Phospholipase Cγ.

Da bereits sehr früh im Verlauf des Diabetes (Jahre vor Entstehung der proliferativen diabetischen Retinopathie) Zeichen der gesteigerten Gefäßpermeabilität und Endothelproliferation nachweisbar sind, wird die Beteiligung von VEGF und anderen Wachstumsfaktoren als „Überlebensfaktor" für geschädigte Endothelzellen vermutet.

Weitere Wachstumsfaktoren wurden in Augen von Patienten mit proliferativer diabetischer Retinopathie erhöht gefunden:

- VEGF,
- bFGF/aFGF,
- IGF-1
- TNF-α.

Von diesen spielt das Wachstumshormon/IGF-1-System möglicherweise eine wichtige Rolle. Fehlt einer dieser Hormone/Faktoren, werden bei gleichem Angiogenesereiz durch VEGF in einem Maus-

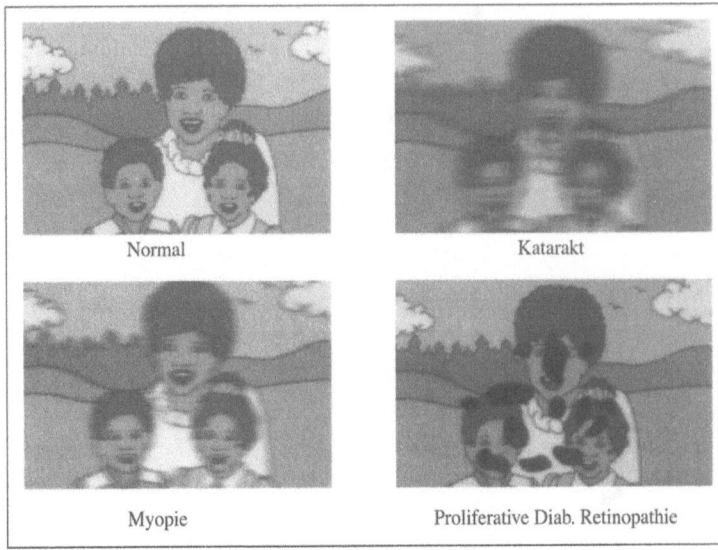

Abb. 10.6. Seheindruck bei verschiedenen Augenerkrankungen im Vergleich zur proliferativen diabetischen Retinopathie

modell der retinalen Angiogenese deutlich weniger neue Gefäße gebildet. Durch exogenen Ersatz von Wachstumshormon wird der VEGF-induzierte Angiogenesereiz wieder vollständig beantwortet. Das Wachstumshormon/IGF-1-System hat demnach eine wesentlich permissive Funktion in der Übertragung wachstumsfaktorinduzierter zellbiologischer Prozesse der Retina.

Das klinische Phänomen, daß mit einem bestimmten Ausmaß des Schadens an der Retina eine Stoffwechselnormalisierung keinen oder nur einen sehr verzögerten Effekt ergibt, kann mit dem Wirksamwerden zellbiologischer Folgereaktion (z. B. vermehrte Produktion von Wachstumsfaktoren) zusammenhängen.

10.2.3
Symptome und Beschwerden

Die frühe diabetische Retinopathie macht keine klinischen Symptome!

Daraus resultiert unmittelbar die Notwendigkeit zur regelmäßigen Durchführung von Vorsorgeuntersuchungen.

Das Kardinalsymptom der diabetischen Retinopathie ist der Visusverlust. Aber erst die fortgeschrittenen Stadien der Retinopathie werden vom Patienten subjektiv als mehr oder minder akuter Visusverlust bemerkt. Abbildung 10.6 zeigt vergleichsweise den Seheindruck von Patienten mit Augenerkrankungen. Merke: Selbst fortgeschrittene Retinaveränderungen können asymptomatisch bleiben.

Anmerkung: Der bisweilen auftretende subjektive Eindruck einer Sehverschlechterung bei Einleitung einer Insulintherapie ist zumeist auf Veränderungen der Refraktion und nicht auf eine Retinopathie zurückzuführen.

10.3
Diagnose

10.3.1
Diagnostik

Die Diagnose der diabetischen Retinopathie wird durch
– Ophthalmoskopie,
– Funduskamera,
– Fluoreszenzangiographie
ermöglicht.

Unter dem Gesichtspunkt der Qualitätssicherung soll die Befunddokumentation einheitlich erfolgen. Als Dokumentationsgrundlage bewährt sich der von der „Initiativgruppe Früherkennung diabetischer Augenerkrankungen" entworfene Bogen, dem die im folgenden wiedergegebene Stadieneinteilung zugrundeliegt.

Stadieneinteilung der diabetischen Retinopathie und Makulopathie

Nichtproliferativ diabetische Retinopathie
– 1.1 mild: Mikroaneurysmen (Abb. 10.7),
– 1.1 mäßig: Mikroaneurysmen,
    – einzelne intraretinale Blutungen,
    – perlschnurartige Venen (Abb. 10.8),
– 1.1 schwer (früher: „präproliferativ"):
    – „4-2-1-Regel": Mikroaneurysmen und intraretinale Blutungen in 4 Quadranten oder perlschnurartige Venen in 2 Quadranten oder intraretinale mikrovaskuläre Anomalien (IRMA) in 1 Quadrant (Abb. 10.9).

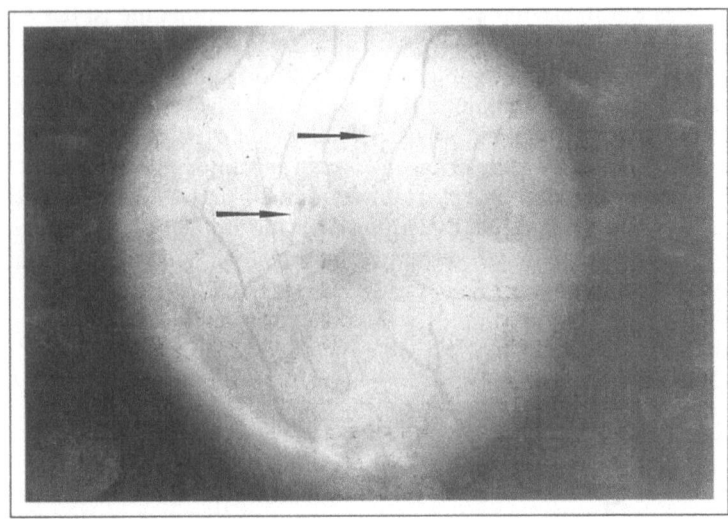

Abb. 10.7. Diabetische Retinopathie Stadium 1.1: mild (Mikroaneurysmen)

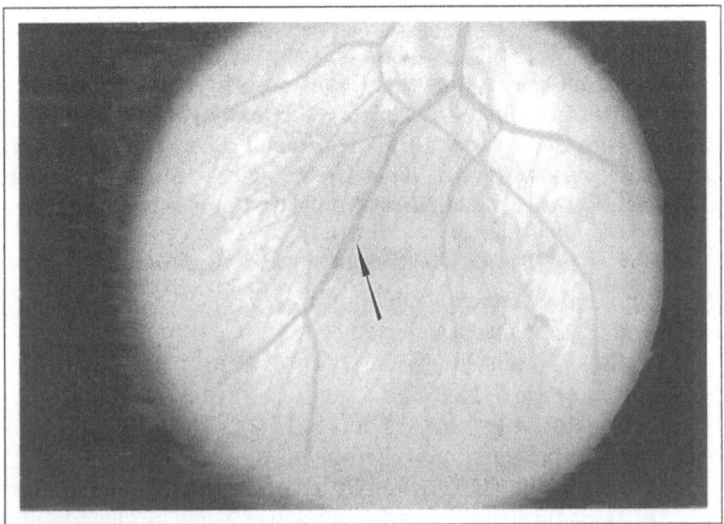

Abb. 10.8. Diabetische Retinopathie Stadium 1.1: mäßig (perlschnurartige Venen)

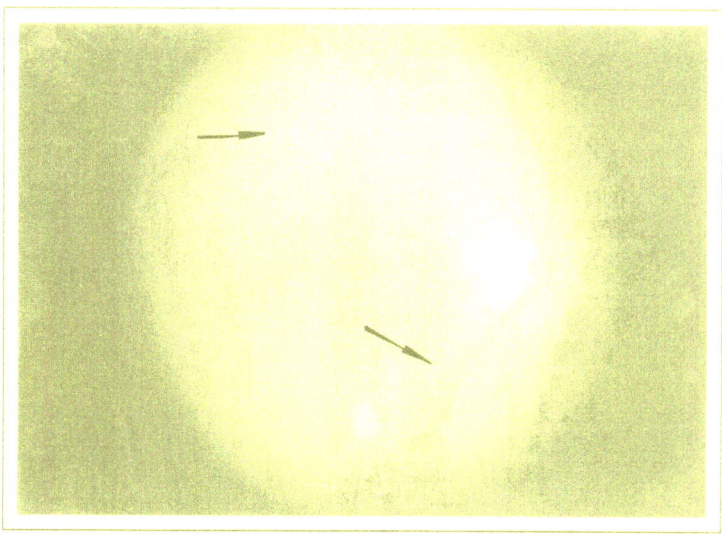

Abb. 10.9. Diabetische Retinopathie Stadium 1.1: schwer (IRMA; „intraretinal microvascular abnormalities")

Proliferativ
– 1.2 Papillenproliferation (= „neovascularization from the disc", NVD) (Abb. 10.10),
– 1.2 papillenferne (periphere) Proliferation (= neovascularization elsewhere, NVE)(Abb. 10.11),
– präretinale Blutung (Abb. 10.12).

Diabetische Makulopathie
(Diagnostik nur binokular biomikroskopisch durch den Ophthalmologen möglich!)
– Fokales Makulaödem:
  – umschriebene Zone(n) von Ödem, kombiniert mit intraretinalen Blutungen und harten Exsudaten,
  – „Klinisch signifikant" (=visusbedrohend), wenn die Veränderungen ganz oder teilweise innnerhalb eines Papillendurchmessers von der Foveola entfernt liegen.
– Diffuses Makulaödem:

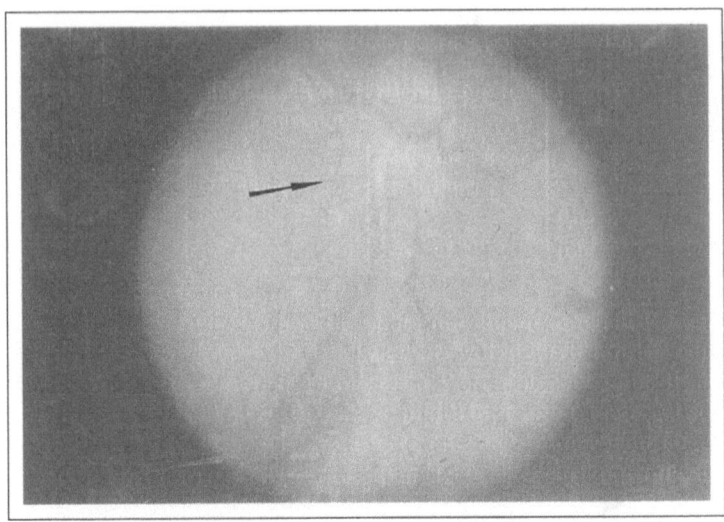

Abb. 10.10. Diabetische Retinopathie Stadium 1.2: Papillenproliferation

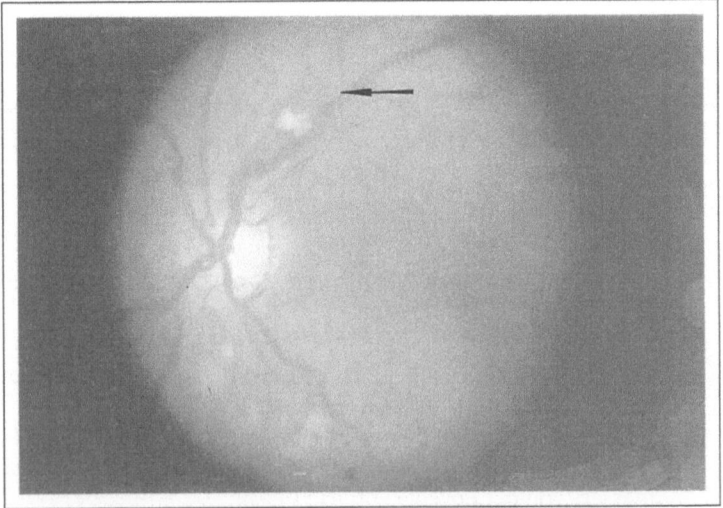

Abb. 10.11. Diabetische Retinopathie Stadium 1.2: Papillenferne Proliferation

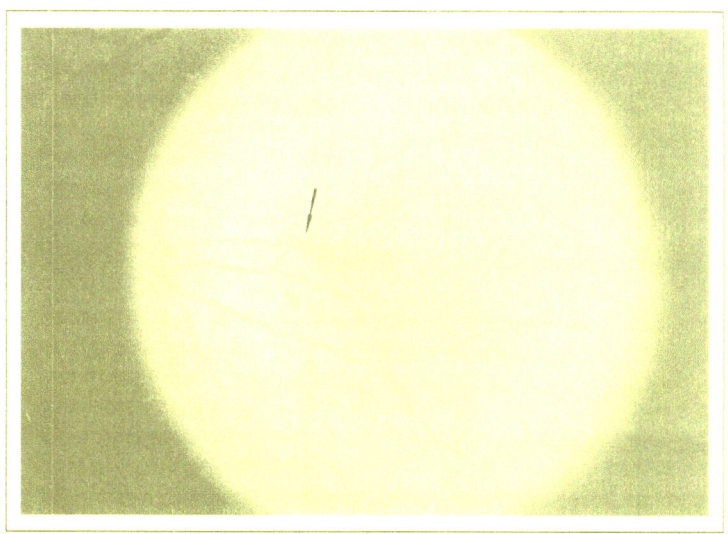

Abb. 10.12. Präretinale Blutung

- Ödem und harte Exsudate am gesamten hinteren Augenpol mit
  massiver Leckage.
- Ischämisches Makulaödem:
  - ausgedehnter Perfusionsausfall des Kapillarnetzes um die Fo-
    vea. Die Diagnose ist nur fluoreszenzangiographisch zu stellen.

10.3.2
Anamnese

Die Anamnese ist von hervorragender Bedeutung für die Identifikation von Risikopatienten. Die diabetische Retinopathie ist nur in fortgeschrittenen Fällen symptomatisch. Das Kardinalsymptom ist der
Visusverlust.

Da die Retina neben der Haut die einzigen direkt einsehbaren Ge-
fäßbezirke bietet, die diabetische Retinopathie die häufigste mikrovaskuläre Komplikation des Diabetes darstellt, und das frühzeitige

Auftreten einer diabetischen Retinopathie prognostisch mit einem
erhöhten Risiko von Morbidität (Erblindung) und Mortalität (Tod
durch kardiovaskuläre Komplikationen) verbunden ist, müssen fol-
gende zusätzliche Risikofaktoren anamnestisch erfaßt werden:
- Vorliegen einer Nephropathie,
- Vorliegen einer Neuropathie,
- Vorliegen einer KHK,
- Nikotinabusus,
- Hyperlipoproteinämie.

Erfassen eines familiär protektiven Faktors: Frage nach Blutsver-
wandten, die >80 Jahre alt wurden.

10.3.3
Technische Verfahren

Grundvoraussetzung einer gründlichen und treffsicheren Retinaun-
tersuchung ist die Untersuchung in Mydriasis.

Ophthalmoskopie
Die direkte Ophthalmoskopie ist in den Händen des Ophthalmologen in Ergänzung zur Visusprüfung die Basisuntersuchung und ergibt mit einer Sensitivität von ca. 70% bei einer Erfassungssicherheit
für behandlungsbedürftige Retinaveränderungen von >95% ein va-
lides, preiswertes, leicht durchführbares und generell verfügbares
Diagnostikum. Als Nachteile sind die fehlende permanente Dokumentation, die fehlende Erfassung eines Netzhautödems und Unter-
schätzung harter Exsudate zu nennen.
    Die binokulare indirekte Ophthalmoskopie ist die Methode der
Wahl zur Erfassung der diabetischen Makulopathie.

Retinaphotographie (Funduskamera, Screening)
Ursprünglich hauptsächlich als Screening von Patienten im Rahmen
der Diabetes-Sprechstunde (Untersuchung in Non-Mydriasis) pro-
pagiert, kommt der Augenhintergrunduntersuchung mit der Funduskamera ein relativ hoher Stellenwert zu. Das Verfahren hat nach-
gewiesenermaßen eine gute diagnostische Sensitivität und Spezifität, erlaubt die konsiliarische Beurteilung durch den Ophthalmologen und hat deutliche Vorteile bei der Diagnosik der exsudativen
Makulopathie. Allerdings werden die Zahl von Mikroaneurysmen
und kleinen Hämorrhagien unterschätzt.

Die Vorteile der Funduskamera liegen in der Anwendungsmöglichkeit durch einen nicht ophthalmologisch versierten Personenkreis und in der permanenten Dokumentation.

Fluoreszenzangiographie
Mit dieser Methode wird das retinale Gefäßnetz durch Natrium-Fluoreszein kontrastiert und sowohl funktionelle wie auch strukturelle Abweichungen werden dokumentiert.

Hauptindikation zur Durchführung der Fluoreszenzangiographie
- Aus ophthalmologischer Sicht:
  - diabetische Makulopathie,
  - proliferative diabetische Retinopathie (zur Planung der Laserbehandlung).
- Aus internistischer Sicht:
  - Frühdiagnostik der diabetischen Retinopathie.

Die Fluoreszenzangiographie verlegt gegenüber der direkten Ophthalmoskopie und Fundusphotographie den Zeitpunkt der Retinopathie-Diagnose um 4–5 Jahre vor und kann in Einzelfällen bei Hochrisikopatienten oder unklaren Fällen einen erheblichen Gewinn darstellen.

Die Komplikationsrate wird weit überschätzt. Allergische Reaktionen liegen in Sammelstatistiken bei <0.5%; häufigste Reaktion ist Nausea und Erbrechen (bei 4.6% bzw. 1.3% der Patienten).

10.3.4
Differentialdiagnose

Die diabetische Retinopathie muß von einer Reihe anderer Netzhautgefäßerkrankungen abgegrenzt werden. Werden Retinaveränderungen im Rahmen einer Screeninguntersuchung festgestellt, ist in jedem Falle eine Vorstellung beim Ophthalmologen indiziert.

Zu den Erkrankungen zählen:
- hämorrhagische Zentralvenenthrombose,
- hypertensive Retinopathie,
- Strahlenretinopathie,
- okuläre Ischämie bei Carotis-Interna-Stenose,
- Retinopathie bei Sichelzell-Anämie,
- Retinopathie bei Sarkoidose.

10.4
Therapie

Die Therapie der diabetischen Retinopathie umfaßt
- internistische und
- ophthalmologische

Teilbereiche.

10.4.1
Internistische Therapie

Stoffwechselkontrolle

Die einzige Prophylaxe der diabetischen Retinopathie ist die normnahe Blutzuckereinstellung.

Von wesentlicher Bedeutung ist, daß den Patienten mit Diabetes
bei der Schulung die Bedeutung der Fundusuntersuchung als Risiko-
parameter der gesamten Gefäßsituation begreiflich gemacht wird.
Die Notwendigkeit zur Einhaltung von Kontrollintervallen und die
Asymptomatik der Frühstadien sind darzulegen.

Eine zu drastische Therapieintensivierung bei bestehender Retinopathie (gleich welchen Stadiums) und stark erhöhtem HbA1c (>12%)
kann die Retinopathie durch zu rasche Senkung des Blutzuckers ver-
schlechtern. Daher muß vor jeder Therapieintensivierung bei Patienten mit vormals sehr hohem HbA1 auch außerhalb der normalen Kontrollintervalle eine Netzhautuntersuchung in Mydriasis erfolgen.

Bei bestehender arterieller Hypertonie ist eine antihypertensive
Behandlung empfohlen. Der Blutdruck sollte auf Werte unter 140/
85 mmHg eingestellt sein.

Obwohl eine generelle therapeutische Empfehlung noch nicht gegeben werden kann, zeichnet sich aber ab, daß ACE-Hemmer eine
günstige Wirkung auf die Progression der diabetischen Retinopathie
haben. In einer multizentrischen Studie wurde festgestellt, daß diese
Behandlung bei normotensiven und zumeist normalbuminurischen
Patienten bei bestehender milder Retinopathie die Progression zu
höheren Stadien als auch den Übergang zur proliferativen Retinopathie signifikant reduzieren konnte.

Bei jedem Diabetiker muß auf Nikotinkarenz gedrungen werden!

10.4.2
Ophthalmologische Therapie

Ophthalmologische Therapiemöglichkeiten der diabetischen Retinopathie/Makulopathie

Mit Einführung der Lichtkoagulation durch Meyer-Schwickerath und den nachfolgenden technischen Verfeinerungen steht eine Therapie zur Verfügung, die das Erblindungsrisiko durch fortgeschrittene Netzhautveränderungen dramatisch reduzieren kann. Die Indikation zur Lasertherapie wird ausschließlich vom Ophthalmologen gestellt und ist kursorisch in der folgenden Übersicht zusammengefaßt.

Ophthalmologische Therapie bei diabetischer Retinopathie

Indikationen zur Lasertherapie bei nichtproliferativer diabetischer Retinopathie (NPDR)

Stadium	Laser-Indikation
Mild	Keine Laser-Koagulation
Mäßig	Keine Laser-Koagulation
Schwer	Laserkoagulation zu erwägen, insbesondere bei Risikopatienten mit: mangelnder Compliance Typ-1-Diabetes beginnendem Katarakt mit erschwertem Funduseinblick Risiko-Allgemeinerkrankungen, speziell: arterielle Hypertension Schwangerschaft

Indikationen zur Lasertherapie bei proliferativer diabetischer Retinopathie (PDR)

Neovaskularisation an der Papille

Periphere Neovaskularisation >1/2 Papillendurchmesser

Präretinale Blutung

Rubeosis iridis

Indikationen zur Lasertherapie bei diabetischer Makulopathie (DMP)

Stadium	Laser-Indikation
Fokale DMP	Gezielte Laserkoagulation bei Vorliegen eines visusbedrohenden (klinisch signifikantes) Makula-Ödems: umschriebene Ödem-Zone(n), kombiniert mit Mikroaneuysmen, intraretinalen Blutungen und harten Exsudaten, die ganz oder teilweise innerhalb eines Papillendurchmessers von der Foveola entfernt liegen unabhängig davon, ob der Visus noch unbeeinträchtigt ist oder schon ein Visusverlust besteht
Diffuse DMP	Gitterförmige Laserkoagulation optional
Ischämische DMP	Keine Laserkoagulation möglich; sehr schlechte Visus-Prognose

Vitrektomie

Bei fortgeschrittener proliferativer diabetischer Retinopathie mit Glaskörperblutung bzw. Amotio retinae bzw. bei Progression trotz Laserbehandlung ist therapeutisch eine Vitrektomie noch möglich. Dabei werden

- Glaskörperblutungen und fibrovaskuläre Proliferationen entfernt,
- die evtl. abgehobene Netzhaut wiederangelegt
- und mit dem „Endo"-Laser eine panretinale Laserkoagulation durchgeführt.

Die Indikationen sind im folgenden zusammengefaßt.

Indikationen zur Vitrektomie bei proliferativer diabetischer Retinopathie

- Schwere nicht resorbierende Glaskörperblutung (keine Aufhellung innerhalb von drei Monaten bei Typ-1-Diabetiker, innerhalb von 3–6 Monaten bei Typ-2-Diabetiker!),
- traktionsbedingte oder kombiniert traktiv/rhegmatogene Netzhautablösung mit relativ frischer Beteiligung der Makula,
- progressive proliferative diabetische Retinopathie trotz massiver Laserkoagulation (auch bei noch gutem Ausgangsvisus!),
- prämakuläre subhyaloidale Blutung,
- Rubeosis iridis bei Trübungen der brechenden Medien (Glaskörperblutung mit oder ohne Katarakt), die eine ausreichende Laserkoagulation behindern.

10.4.3
Therapiekontrolle

Wegen der fehlenden Frühsymptome und der großen Bedeutung der Retinopathie als „pars pro toto" des Gefäßstatus bei Diabetikern werden die in der folgenden Übersicht zusammengefaßten Kontrollintervalle empfohlen.

Kontrollintervalle bei diabetischer Retinopathie

Typ-1-Diabetes mellitus
– Bei Kindern
    – ab dem 5. Erkrankungsjahr oder bei chronologischem Lebensalter >11 Jahre: 1mal jährlich,
    – wenn Retinopathie festgestellt: nach Maßgabe des Augenarztes

Cave: Retinopathie bei Kindern vor der Pubarche extrem selten, auch danach bis zum 18. Lebensjahr selten; wenn jedoch vorhanden, dann meist als Hochrisiko-Fall mit ernster Prognose anzusehen.
– Bei Erwachsenen: 1mal jährlich
    – wenn Retinopathie festgestellt: nach Maßgabe des Augenarztes
– Bei Schwangerschaft
    – wenn möglich: vor der geplanten Konzeption,
    – sonst: sofort bei Erstdiagnose,
    – dann: alle 3 Monate präpartal,
    – bei schon bestehender diabetischer Retinopathie: alle 1–2 Monate,
    – falls während der Schwangerschaft Manifestation und/oder Progression von diabetischer Retinopathie bzw. Makulopathie: kurzfristig in Absprache mit dem Augenarzt.

Typ-2-Diabetes mellitus
– Bei Diagnosestellung: sofort, dann 1mal jährlich,
– bei Retinopathie/Makulopathie: nach Maßgabe des Augenarztes.

10.4.4
Ausblick: zukünftige Möglichkeiten

Trotz intensiver Therapiebemühungen gelingt es nicht bei allen Patienten, eine diabetische Retinopathie zu verhindern oder in ihrem
Progreß zu verlangsamen. Auch die Lasertherapie ist von Natur aus
destruktiv und nur teilweise erfolgreich. Daher ist die Entwicklung
wirksamer Therapieprinzipien zur Verhinderung der diabetischen
Mikroangiopathie generell und der fortgeschrittenen Stadien unerläßlich. Auf diesem Gebiet wurden in der jüngsten Vergangenheit
Fortschritte verzeichnet, die hier skizziert werden sollen.

Verhinderung der Retinopathie

Basierend auf dem Konzept, daß AGEs in der Pathogenese der diabetischen Retinopathie eine Rolle spielen, wurde Aminoguanidin, ein
Hydrazin-Derivat mit hemmender Wirkung auf die AGE-Bildung, in
diabetischen Tiermodellen eingesetzt. Übereinstimmend wurde von
zwei Arbeitsgruppen gezeigt, daß die Inhibition der AGEs durch Aminoguanidin einen günstigen Effekt auf frühe Retinaveränderungen
hat. Aminoguanidin normalisiert die gesteigerte Kapillarpermeabi-
lität, reduziert die Zahl von azellulären Kapillaren um 80%, verhindert die Entstehung von Endothelproliferation und Mikroaneurysmen vollständig, und verringert den Perizytenverlust (Abb. 10.13).
Auch die Basalmembranverdickung wird verringert. Bei bereits bestehender Retinopathie kann die Progredienz der Retinaschädigung
und die weitere Akkumulation von AGE verlangsamt werden. Derzeit befindet sich Aminoguanidin mit dem Ziel in der klinischen
Prüfung, Surrogat-Parameter der diabetischen Nephropathie zu beeinflussen.

In jüngster Zeit wurde ein oral wirksamer Inhibitor einer mem-
brangebundenen Isoform der Proteinkinase C entwickelt. Erste Mit-
teilungen deuten auf eine günstige Wirkung dieser Verbindung auf
frühe Blutflußveränderungen und Permeabilitätsstörungen in diabetischen Tiermodellen hin. Von Interesse hinsichtlich der Behandlung fortgeschrittener Stadien der diabetischen Retinopathie ist
auch, daß durch PKC-Inhibition die VEGF-Synthese, zu der im Auge
eine Reihe von Zellen befähigt sind, unterdrücken kann. Vergleichbare Daten am Menschen stehen noch aus.

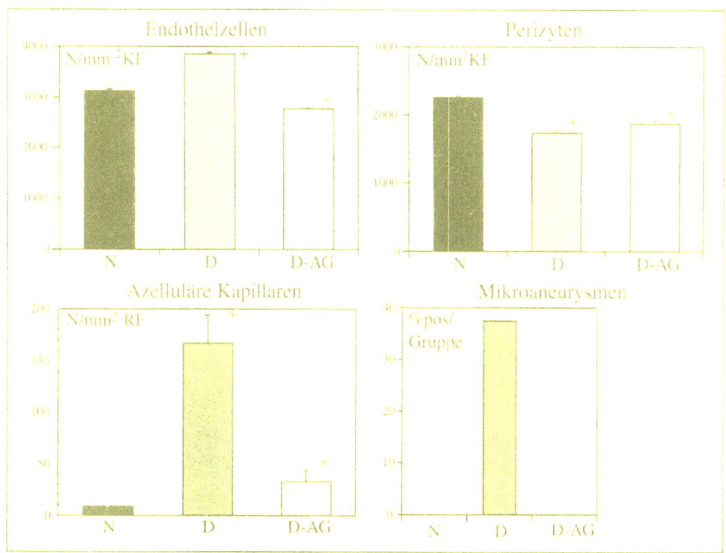

Abb. 10.13. Wirkung einer Hemmung von AGEs auf diabetische Kapillarveränderungen im Tiermodell. (Nach Hammes et al. 1991)

Proliferative diabetische Retinopathie

Experimentelle Untersuchungen der letzten Jahre haben die Bedeutung von Wachstumsfaktoren in der Pathogenese der retinalen Neovaskularisationen aufgeklärt. Wie bereits geschildert, spielt VEGF als ischämieinduzierbarer Faktor dabei eine bedeutende Rolle. Die Unterdrückung der VEGF-Wirkung durch Antikörper gegen VEGF bzw. gegen die VEGF-Rezeptoren, die die VEGF-Wirkung vermitteln, sind in Tierexperimenten erfolgreich eingesetzt worden. Weiterentwicklungen zu oral oder parenteral verfügbaren Substanzen sind aber erforderlich, da diese großen Moleküle nur durch intravitreale Injektionen in ausreichender Konzentration in die Nähe der Gefäßneubildungen gebracht werden. Ein solcher Ansatz ist klinisch auf Dauer nicht praktikabel.

Eine Reihe von Substanzen mit unterschiedlichen Angriffspunkten in der Angiogenese sind derzeit in Entwicklung und Erprobung.

Welche dieser Substanzen den Weg in die klinische Anwendung finden wird, ist nicht vorhersagbar.

Literatur

Aiello LP (1997) Vascular endothelial growth factor. 20th-century mechanisms, 21st century therapy. Invest Ophthalmol Vis Sci 38: 1647–1652

DCCT Research Group (1993) The effect of intensive treatment of diabetes on the development and progression of long-term complications in insulin-dependent diabetes mellitus. N Engl J Med 329: 977–86

Hammes HP and Brownlee M (1996) Advanced glycation endproducts and the pathogenesis of diabetic complications. Diabetes mellitus: A fundamental and clinical text. In: Lereoith DL, Olefsky JM, Taylor S (eds.) JB Lippincott, Philadelphia, pp 810–815

Hollwich F (1988) Augenheilkunde. Thieme, Stuttgart

Klein R, Klein BEK, Moss SE et al. (1984) The Wisconsin epidemiologic study of diabetic retinopathy: II. Prevalence and risk of diabetic retinopathy when the age at diagnosis is less than 30 years. Arch Ophthalmol 102: 520–26

Klein R, Klein BEK, Moss SE, et al. (1984) The Wisconsin epidemiologic study of diabetic retinopathy: III. Prevalence and risk when the age at diagnosis is 30 or more years. Arch Ophthalmol 102: 527–32

Klein R, Klein BE, Moss SE (1992) Epidemiology of proliferative diabetic retinopathy. Diab Care 15: 1875–1891

Lemmen KD (1993) Stadien-Einteilung und Laser-Therapie für die nichtproliferative diabetische Retinopathie und die diabetische Makulopathie. Der Augenarzt 27: 70–78

Pfeiffer A, Schatz H (1995) Diabetic microvascular complications and growth factors. Exp Clin Endocrinol Diabetes 103: 7–14

Trautner C, Icks A, Haastert B, Plum F, Berger M (1997) Incidence of blindness in relation to diabetes. A population-base study. Diab Care 20: 1147–1153

KAPITEL 11

Diabetische Nephropathie

M. Morcos, P.P. Nawroth

11.1	**Fallpräsentation**	486
11.1.1	Befunde	486
11.1.2	Diagnose	486
11.1.3	Therapie und Verlauf	486
11.2	**Definition**	487
11.3	**Klinik**	487
11.3.1	Epidemiologie	487
11.3.2	Entstehung	494
11.3.3	Symptome und Verlauf	508
11.4	**Diagnose**	512
11.4.1	Indikation zur Diagnostik	512
11.4.2	Technische Verfahren	512
11.4.3	Differentialdiagnose	520
11.5	**Therapie**	521
11.5.1	Studien	521
11.5.2	Therapiekontrolle	537
11.5.3	Ausblick: zukünftige Möglichkeiten	538
11.6	**Notfall**	539
Literatur		539

11.1
Fallpräsentation

Ein 52jähriger Patient mit einem seit 30 Jahren bestehendem Diabetes mellitus Typ 1 stellte sich 1995 erstmals in der Diabetiker-Ambulanz vor.

11.1.1
Befunde

Körpergröße 185 cm, Gewicht 68,6 kg, Bludruck 180/75, das Vibrationsempfinden war an der unteren Extremität vermindert, Fußpulse waren nicht tastbar.

11.1.2
Diagnose

Der Kreatininwert lag bei 4 mg/dl, Harnstoff bei 139 mg/dl, Kreatininclearance 12 ml/min. Der HbA1c-Wert lag bei 9%, BZ 187 mg/dl, Hb 9 mg/dl, Albumin im Sinne und Protein im Sinne normal, Albumin im 24h-Urin 1.473 g, Gesamteiweiß im 24h-Urin 2,9 g. Die sich daraus ergebende Diagnose lautete diabetische Nephropathie.

11.1.3
Therapie und Verlauf

Bei dem kachektischen Patienten wurde eine intensivierte Insulintherapie mit Basal-H-Insulin und Normal-H-Insulin mit Anpassung der Insulindosis an den postprandial gemessenen Blutzuckerwert eingeleitet. Darunter sank der HbA1c-Wert auf 7,2%. Ferner wurde eine konsequente antihypertensive Therapie mit ACE-Hemmern und Diuretika eingeleitet, die zu einer guten Einstellung der arteriellen Hypertonie führte. Eine Progredienz der diabetischen Nephropathie, (gemessen als Albuminurie, Serumkreatinin und Harnstoff), in Richtung dialysepflichtiges Nierenversagen konnte durch die konsequente Einstellung des Blutzuckers, des Blutdrucks und durch Eiweißrestriktion auf 0,6–0,8 g/kg/KG inhibiert werden (Abb. 11.1a–c). Ferner wurde bei dem Patienten eine Erythropoetintherapie aufgrund einer renalen Anämie eingeleitet, die den zunächst erniedrigten Hb-Wert wieder in den Normbereich ansteigen ließ. Die bei dem Patienten ebenfalls vorliegende periphere arterielle Verschlußkrankheit (pAVK) wurde mit Prostavasininfusionen und lokalen Maßnahmen, die diabetische Retinopathie durch Laserkoagulation behandelt.

11.2
Definition

Die diabetische Nephropathie ist eine diabetische Folgeerkrankung, die sowohl bei Typ-1-, als auch bei Typ-2-Diabetes auftritt. Histologische Merkmale sind die frühe Entwicklung einer glomerulären und tubuloepithelialen Hypertrophie, die von einer Basalmembranverdickung und zunehmender Anhäufung an extrazellulärer Matrix (Kollagen Typ IV, Laminin, Fibronektin) im glomerulären Mesangium und Tubulointerstitium der Niere gefolgt wird (Abb. 11.2). Die glomeruläre Basalmembran verdickt sich und es kommt zur Abnahme der negativen Ladungsdichte, welche hauptsächlich durch Heparansulfat getragen wird. Dadurch können negativ geladene Moleküle wie Albumin die Barriere leichter durchdringen. Klinisch imponiert die diabetische Nephropathie anfangs durch eine Mikroalbuminurie, die nach 5–15 Jahren auftritt und unbehandelt in eine Makroalbuminurie und schließlich in eine Proteinurie mit dem Endstadium der terminalen Niereninsuffizienz übergeht.

11.3
Klinik

11.3.1
Epidemiologie

Die diabetische Nephropathie ist einer der Hauptgründe für Morbidität und Mortalität bei Patienten mit Diabetes mellitus (DM) und ist zur häufigsten Ursache der terminalen Niereninsuffizienz in den westlichen Industrienationen geworden. Etwa 30–40% aller Diabetiker entwickeln eine diabetische Nephropathie (Abb. 11.3, Tabelle 11.1). 10–50% der Typ-1- und Typ-2-Diabetiker (je nach Studie) entwickeln innerhalb von 10 Jahren und 20–80% nach 18 Jahren ein terminales Nierenversagen (Abb. 11.4).

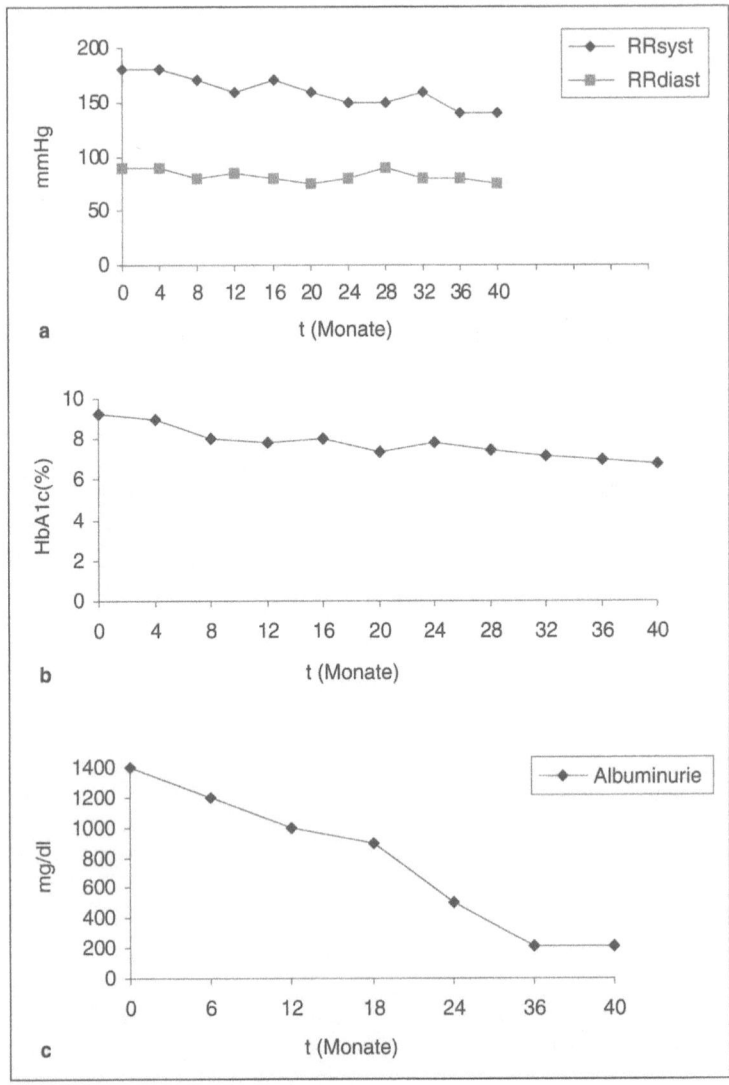

Abb. 11.1a–c. Verlauf **a** des Blutdrucks, **b** des HbA1c und **c** der Albuminausscheidung bei dem Patienten nach Einleitung einer intensivierten Insulintherapie und einer intensivierten antihypertensiven Therapie.

Abb. 11.2. Glomerulosklerose Kimmelstiel-Wilson, PAS-Färbung, (Vergr. 300:1, PAS-Färbung; mit freundlicher Genehmigung von Prof. Waldherr, Heidelberg)

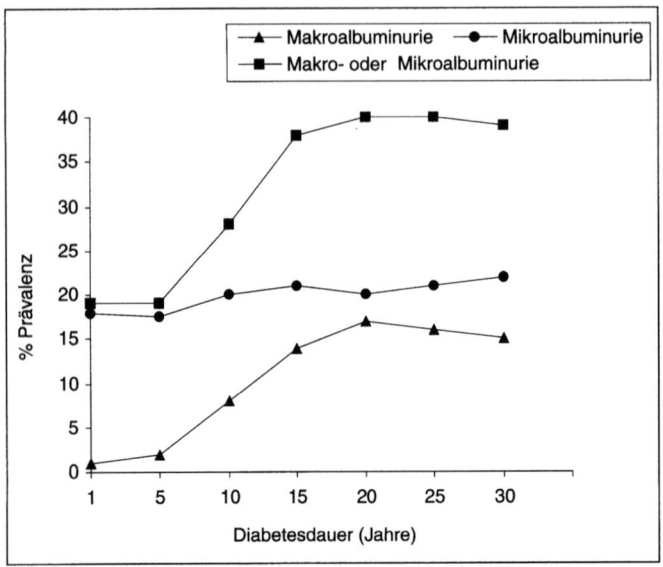

Abb. 11.3. Prävalenz des Auftretens von Mikroalbuminurie, Makroalbuminurie bzw. Mikro- oder Makroalbuminurie über einen Zeitraum von 30 Jahren bei Typ-1-Diabetikern. Die obere Kurve stellt die Summationskurve aus den beiden Unteren dar. (Mod. nach Stephenson et al. 1994)

Neuere Untersuchungen zeigen, daß das Risiko für die Entwicklung einer diabetischen Nephropathie für Typ-1- und Typ-2-Diabetiker vergleichbar hoch ist (Abb. 11.3, 11.4, Tabelle11.1).

Im Raum unterer Neckar wurden im Jahr 1994/95 pro 1 Million Einwohner 125 dialysepflichig. Von diesen Patienten waren 52 (42%) Diabetiker. Der Anteil der Typ-2-Diabetiker an der Gesamtzahl der Diabetiker betrug 90% (Tabelle 11.2).

Ähnliche Zahlen finden sich in einer Erhebung des Jenaer Dialysezentrums, in deren Patientengut 44% der neu dialysepflichtig gewordenen Patienten an einer diabetischen Nephropathie litten, von denen über 80% Typ-2-Diabetiker waren. Diese Zahlen haben eher steigende Tendenz. Interessanterweise fand sich bei Untersuchungen, die in einer anderen europäischen Region (Lombardei) durchgeführt wurden, eine weitaus geringere Inzidenz der terminalen Nie-

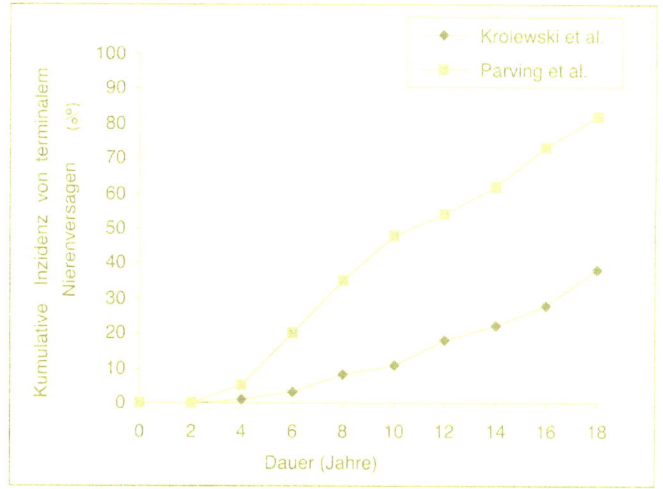

Abb. 11.4. Vergleich zweier Studien über die kumulative Inzidenz des Auftretens terminalen Nierenversagens bei Patienten mit Typ-1-Diabetes (Kaukasier; definiert als Urämie) über einen Zeitraum von 18 Jahren (Studie nach Krolewski: $n=67$, Parving $n=45$). (Mod. nach Parving et al. 1994)

reninsuffizienz, die wahrscheinlich auf eine geringere Inzidenz von Typ-2-Diabetes zurückzuführen ist. Untersuchungen, die an weißen US-Amerikanern (bei Afroamerikanern liegt die Inzidenz höher) durchgeführt wurden, entsprechen den in Deutschland gefundenen Zahlen. Die Gründe für die Zunahme liegen im wesentlichen in der Zunahme der Diabeteshäufigkeit, insbesondere des Typ-2-Diabetes (s. unten).

Gründe für die zunehmende Zahl an dialysepflichtigen Typ-2-Diabetikern:
- Höhere Prävalenz an Typ-2-Diabetes,
- zunehmendes Durchschnittsalter der Bevölkerung mit höherer Prävalenz an Typ-2-Diabetes und höherer Prävalenz an arterieller Hypertonie,
- höhere Überlebenswahrscheinlichkeit der Diabetiker an kardiovaskulären Komplikationen (Zunahme der Zahl der Langzeitdiabetiker),
- größere Häufigkeit der Zuweisung zur Dialyse.

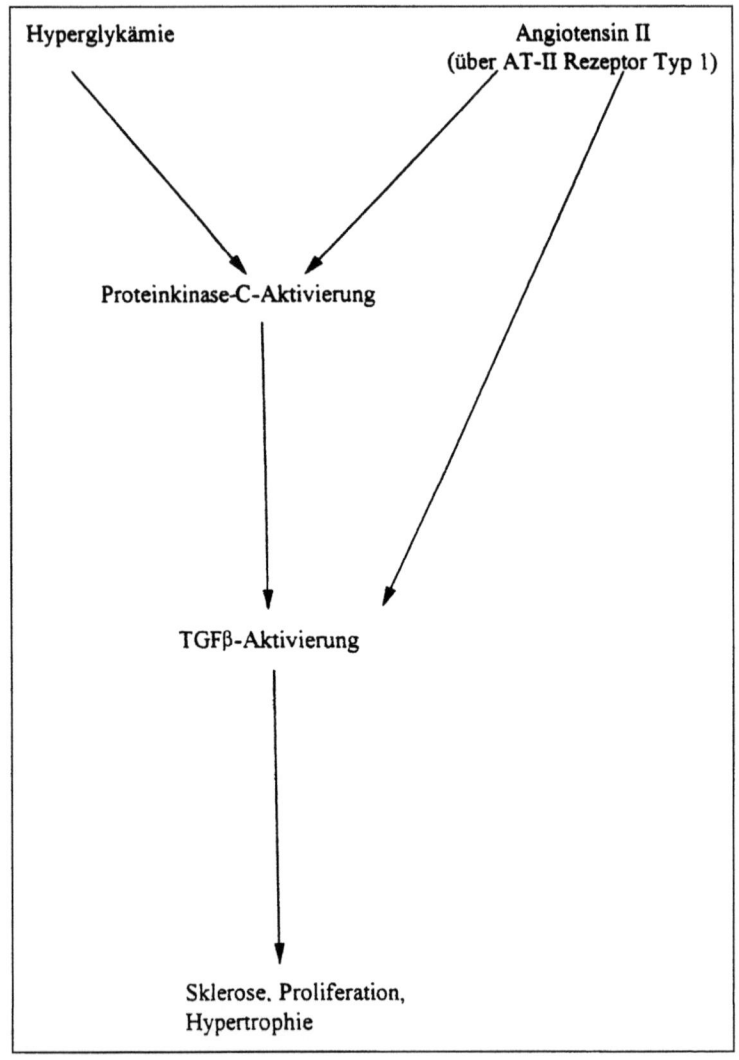

Abb. 11.5. Verinfachtes Schema zur Aktivierung von PKC durch Hyperglykämie und Angiotensin-II mit dem gemeinsamen „Downstreammediator" TGFβ

Tabelle 11.1. Kumulatives Risiko des Auftretens von Proteinurie nach Erstdiagnose „Diabetes" bei Typ-1- und Typ-2-Diabetikern sowie des Auftretens von terminalem Nierenversagen nach erstmaligem Auftreten von Proteinurie bei Typ-1- und Typ-2-Diabetikern. Das Risiko ist bei Typ-1- und Typ-2-Diabetikern vergleichbar. (Mod. nach Ritz et al. 1997)

Jahre nach Diagnosestellung „Diabetes"	Kumulative Prävalenz des Auftretens von Proteinurie bei Typ-1-Diabetikern	Kumulative Prävalenz des Auftretens von Proteinurie bei Typ-2-Diabetikern
5	3	3
10	5,2	5,9
15	8,6	10,2
20	20,2	27,9
25	46,6	55,8

Jahre nach erstmaligem Auftreten von Proteinurie	Kumulative Prävalenz des Auftretens von Nierenversagen, Typ-1-Diabetikern	Kumulative Prävalenz des Auftretens von Nierensversagen, Typ-2-Diabetikern
1	3,4	7,8
2	22,1	22,1
3	39,9	39,9
4	49,3	52,3
5	58,2	62,4

Tabelle 11.2. Inzidenz des Auftretens terminaler Niereninsuffizienz. (Mod. nach Lippert et al. 1995; Ritz et al. 1996)

	Inzidenz des Auftretens einer terminalen Niereninsuffizienz 1994/1995 (auf 1 Million Einwohner)	→Davon Patienten mit Diabetes und terminaler Niereninsuffizienz	→Davon Typ-2-Diabetes (in % der Diabetiker)
Region unterer Neckar	125	52	90
Lombardei	100	52	50

Prädiktoren, die ein erhöhtes Risiko für die Entwicklung einer diabetischen Nephropathie darstellen sind im folgenden zusammengefaßt.

- Genetische Faktoren (familiäres Clustering, männliches Geschlecht),
- schlechte Blutzuckereinstellung,
- Hypertonie,
- fortgeschrittenes Alter,
- Mikroangiopathie (Retinopathie),
- Makroangiopathie (KHK, pAVK),
- männliches Geschlecht,
- Hyperlipidämie,
- Rauchen,
- Hyperhomocysteinämie (fraglich).

11.3.2
Entstehung

Kennzeichen des Diabetes mellitus ist ein gestörter Glukosemetabolismus. Dieser ist die Hauptursache für die Entwicklung einer diabetischen Nephropathie bei Typ-1-Diabetikern. Beim Typ-2-Diabetiker spielen in der Genese der diabetischen Nephropathie auch andere Faktoren eine entscheidende Rolle. Insbesondere eine arterielle Hypertonie, aber auch eine Hyperlipidämie, die meist gleichzeitig im Rahmen eines metabolischen Syndroms vorliegen, tragen zur Entwicklung einer diabetischen Nephropathie bei. Es soll im folgenden auf die pathophysiologischen Mechanismen eingegangen werden, die zur Ausbildung einer diabetischen Nephropathie führen. Die aufgeführten Punkte können nicht unabhängig voneinander betrachtet werden, sondern sollen als ein ineinandergreifendes System verstanden werden, welches sich wechselseitig beeinflußt und letztlich zu einer renalen Schädigung führt (s. Kap. 2).

Hyperglykämie führt zur Aktivierung von zellulären Signaltransduktionssystemen. Hyperglykämie führt zur vermehrten Synthese von Diacylglycerol und zu einer Aktivierung von Proteinkinase C. Es kommt zu einer Aktivierung des Aldosereduktase-Polyol-Pathways, zu einem veränderten Myoinositol und Glycosphingolipidmetabolismus, sowie zur vermehrten Bildung extrazellulärer Matrixproteine und zu renal-tubulärem Hypermetabolismus. Die Heparansulfatsynthese ist herabgesetzt, die VEGF-Bildung wird induziert. Es kommt zu einer Induktion von oxidativem Streß.

Erhöhte Glukosespiegel und Angiotensin II (AT-II) aktivieren ähnliche intrazelluläre Transduktionssysteme (wobei das Renin-Angiotensin-System seinerseits durch Hyperglykämie aktiviert wird), deren gemeinsamer Downstream-mediator Transforming Growth-Faktor ß (TGFß) ist. Eine Aktivierung von TGFß durch oben genannte Mechanismen führt in der Niere zu einer tubuloepithelialen Zellhypertrophie und zu einer vermehrten Bildung extrazellulärer Matrixproteine (Kollagen Typ IV, Fibronektin). Zusätzlich wird die Degradation neusynthetisierter Matrixproteine durch eine vermehrte Synthese an Proteaseninhibitoren und eine verminderte Synthese an Proteasen blockiert. Es kommt schließlich zur Ausbildung einer Fibrose und Sklerose (Abb. 11.5). In Erprobung sind TGFß-Antikörper, die im Tiermodell zu einer Inhibition der Sklerose in diabetischen Tieren führen und möglicherweise eine Therapieoption der Zukunft darstellen.

Kostimulatorische Effekte von AT-II und Hyperglykämie:
- vermehrte PKC-Aktivität,
- TGFß-Produktion,
- PDGF-Induktion,
- niedriger Protein-Turnover durch Enzyminhibition,
- Inhibition der NO-Bildung,
- vermehrter Natriumtransport im Tubulus.

Diacylglycerol, als vermehrt anfallender Metabolit des gestörten Glukosemetabolismus (s. auch Kap. 2), aktiviert PKC α und β. Welche Isoformen der PKC durch AT-II (über den AT-II-Rezeptor-Typ-1, ATR1) aktiviert werden ist noch nicht geklärt. Eine erhöhte PKC-Aktivität konnte in den Glomeruli diabetischer Ratten, wahrscheinlich aufgrund einer vermehrten De-novo-Synthese von Diacylglycerol, einem der wichtigsten endogenen Aktivatoren von PKC, (aus Intermediärprodukten der Glykolyse) nachgewiesen werden. Wahrscheinlich haben erhöhte Glukose-und AT-II-Spiegel einen additiven Effekt in der PKC-Aktivierung und TGFß-Produktion und damit auf das Ausmaß der renalen Schädigung. PKC ist u. a. auch an der Regulation zellulärer Proliferation und Kontraktilität beteiligt (s. auch Kap. 2). Die Folge ist die vermehrte Produktion extrazellulärer Matrix, an Entzündungsmediatoren (Interleukine, Sauerstoffradikale), sowie eine Zellhypertrophie (Mesangialzellen, tubuläre Epithelzellen). Inhibitoren der PKC-Aktivierung zur Therapie der diabetischen Nephropathie sind bereits in Entwicklung (s. Ausblick). Interessanterweise hat auch die beim Typ-2-Diabetiker zu beobachtende Hyperinsulinämie einigen Studien zufolge ebenfalls eine synergistische oder additive Wirkung mit AT-II bzgl. der Aktivierung von Signaltransduktionssystemen.

Hyperglykämie führt zur nichtenzymatischen Glykierung von zirkulierenden Proteinen und Matrixproteinen.

Chronische Hyperglykämie führt über eine vermehrte nichtenzymatische Glykierung von Proteinen zur vermehrten Bildung sog. „advanced glycation end products" (AGE-Proteine, s. auch Kap. 2). Die Annahme, daß glykierte Proteine ursächlich an der Entstehung einer diabetischen Nephropathie beteiligt sind, wird durch folgende Beobachtungen gestützt:

– Bei Diabetikern akkumulieren AGE-Proteine schneller als bei Normalpersonen, wobei der Grad der Akkumulation mit dem Grad der renalen Funktionseinschränkung korreliert (s. auch Kap. 2; Abb. 11.6a,b).
– Der AGE-Proteinlevel korreliert mit dem Serumkreatinin (Abb. 11.7)
– AGE-Proteine finden sich an Bestandteilen der glomerulären Basalmembran, der expandierten Mesangialzellregion, tubulärer Epithelzellen, Interstitiumzellen sowie entlang des inneren elastischen Rings der Arterien, (d. h. in Gebieten der Niere, in denen sich auch ein histomorphologisches Korrelat der Nephropathie findet, Abb. 11.8: a-b).

Eine Glykierung von glomerulären Basalmembranbestandteilen (Glykosaminoglykanen) führt zu einer Veränderung der Ultrastruktur, die zu einem Verlust der Barrierenfunktion führt. AGE-Albumininjektion führt in Versuchstieren zur Proteinurie und Glomerulosklerose. Diese Effekte können durch eine Vorbehandlung der Tiere mit Aminoguanidin, einem AGE-Inhibitor (durch Bindung an AGE-Proteine) signifikant verringert werden (s. auch Kap. 2, Abb. 11.9: A–D, 11.10: A–D).

Man beobachtet eine 50% Zunahme des glomerulären Volumens bei AGE-Vorbehandlung der Ratten, verglichen mit unbehandelten

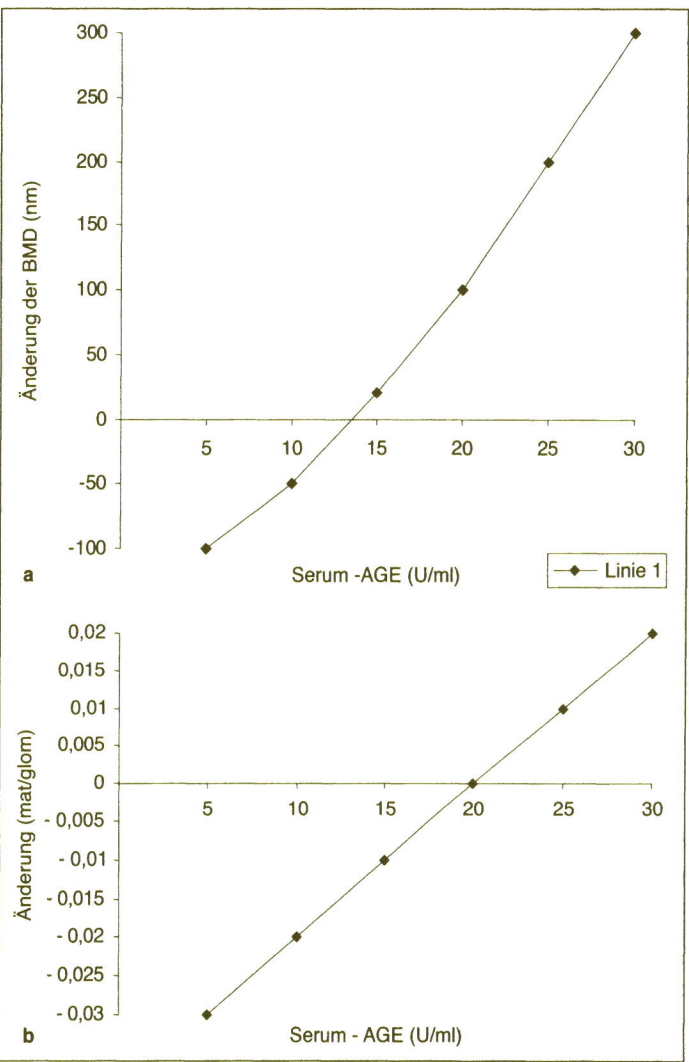

Abb. 11.6. a Änderung der Basalmembrandicke (*BMD*) während des Beobachtungs-zeitraums in Abhängigkeit von den Serum-AGE-Spiegeln bei 18 Typ-1-Diabetikern mit Mikroalbuminurie (*r*=0,56, *p*>0,02). **b** Änderung des Verhältnisses Matrix/glo-meruläres Volumen in Abhängigkeit der Serum-AGE-Level bei 18 Typ-1-Diabeti-kern mit Mikroalbuminurie (*r*=0,57, *p*<0,02). (Mod. nach Berg et al. 1997)

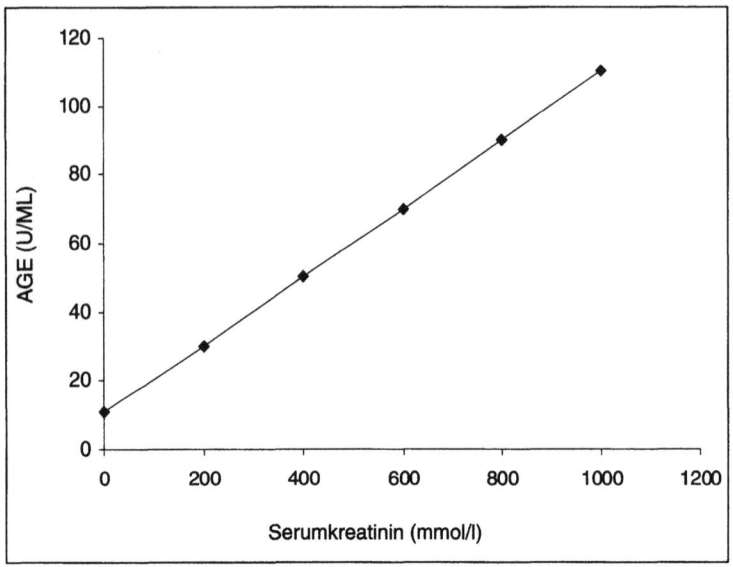

Abb. 11.7. Beziehung zwischen Serum-AGE-Proteinen und Serumkreatinin. Die AGE- und Kreatininspiegel korrelieren statistisch signifikant ($r=0,84$, $n=37$, $p<0,001$). Die Kurve stellt eine Summationskurve dar. Die Studie wurde an 14 Diabetikern ohne terminales Nierenversagen, 7 Diabetikern mit terminalem Nierenversagen und 16 Diabetikern nach Nierentransplantation durchgeführt. (Mod. nach Makit et al. 1991)

Tieren ($p<0,025$), sowie eine signifikante Erhöhung der Glomerulosklerose. Diese strukturellen Veränderungen sind von einer vermehrten Albuminausscheidung begleitet. Eine gleichzeitige Behandlung mit Aminoguanidin verringerte sowohl die Volumenzunahme als auch die Sklerose und reduziert die Albuminexkretion der Ratten.

– AGE-Proteine induzieren eine vermehrte Produktion extrazellulärer Matrix (Fibronektin, Kollagen Typ IV, Laminin) und eine Zellhypertrophie im Mesangium, die letztlich zu einer Glomerulosklerose führt. Diese Effekte können durch eine Behandlung mit Aminoguanidin, einem Inhibitor der AGE-Bildung abgeschwächt werden (Tabelle 11.3).

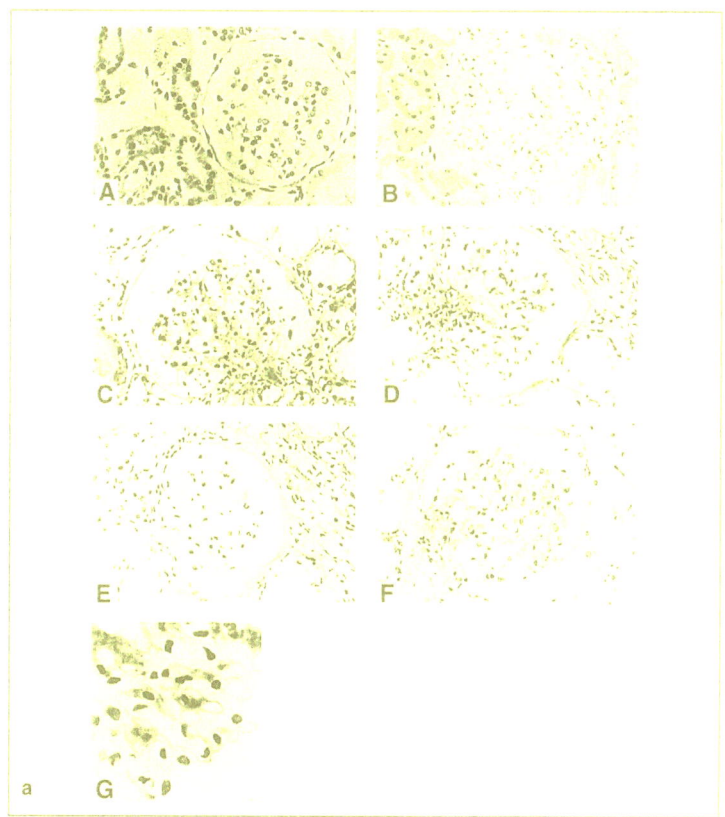

Abb. 11.8. a *A-G*: Immunhistologischer Nachweis von AGE-Proteinen im Mesangium und in den Gefäßwänden der Glomeruli im Frühstadium der diabetischen Nephropathie. Proben einer Niere von Patienten mit Minimal-change-Nephropathie (*A*), IgA-Nephropathie (*B*) und eines Patienten mit Typ-2-Diabetes mit normaler Nierenfunktion und Makroalbuminurie (*C–G*) wurden mit Anti-AGE (*A–C*), Antipentosidin (*D*), Antipyrralin (*E*) oder einem Anti-AGE-Antikörper (*F, G*) gefärbt. Die CML(Carboxymethyllysin)-Färbung war positiv im expandierten Mesangium bei Patienten im Frühstadium der diabetischen Nephropathie, negativ bei Minimal-change-Nephropathie und schwach bei Patienten mit IgA-Nephropathie. Die Färbung auf Pentosidin und Epitope von Anti-AGE war positiv im expandierten Mesangium und den Gefäßwänden. Pyrralinfärbung war negativ in den Glomeruli (*E*). (Vergr. A-F 400:1, G 1.000:1).

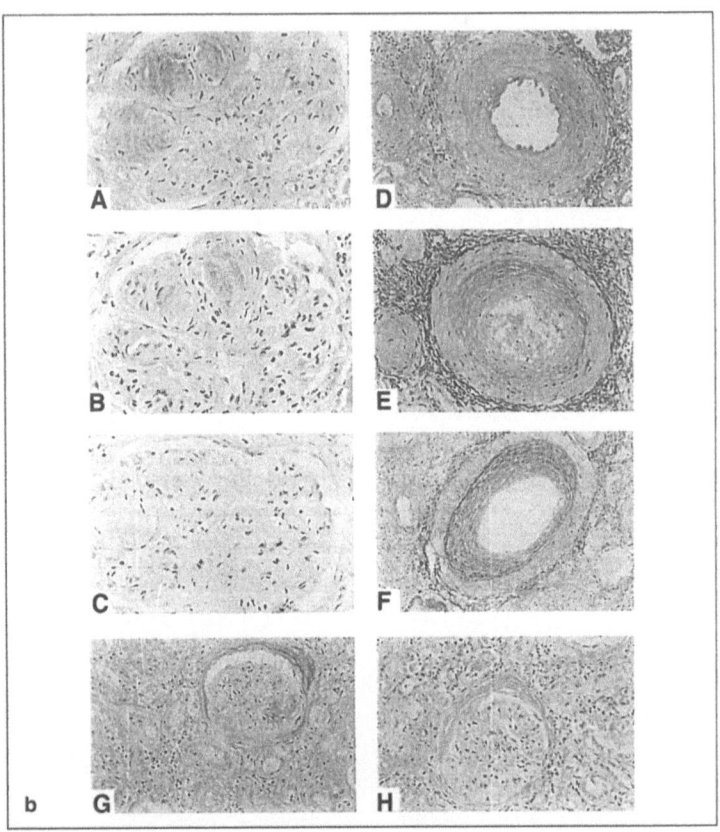

Abb. 11.8. b *A-H*: Immunhistologischer Nachweis von AGE-Proteinen in nodulären Läsionen (*A-C*), Arterienwänden (*D-F*) und in sklerosierten Glomeruli (*G-H*) in einer Nierengewebsprobe eines Patienten mit Typ-2-Diabetes und Dialysepflichtigkeit. [A, D: Färbung mit Anti-AGE; B,E,G: Antipentosidin; C,F,H: Antipyrralin. Die Kerne wurden mit Meyer-Reagenz gegengefärbt. Die Färbung für Pentosidin war in den nodulären Läsionen positiv (A,B,G). Die Färbung für Pyrralin war in den nodulären Läsionen negativ, jedoch in ischämischen Arealen der Bowman-Kapsel positiv (C und H). AGE-Färbung war positiv in der verdickten Intima der Arterienwände und den perivaskulären Läsionen (D,E. F); Vergr. A–C: 400:1, D–H: 200:1].

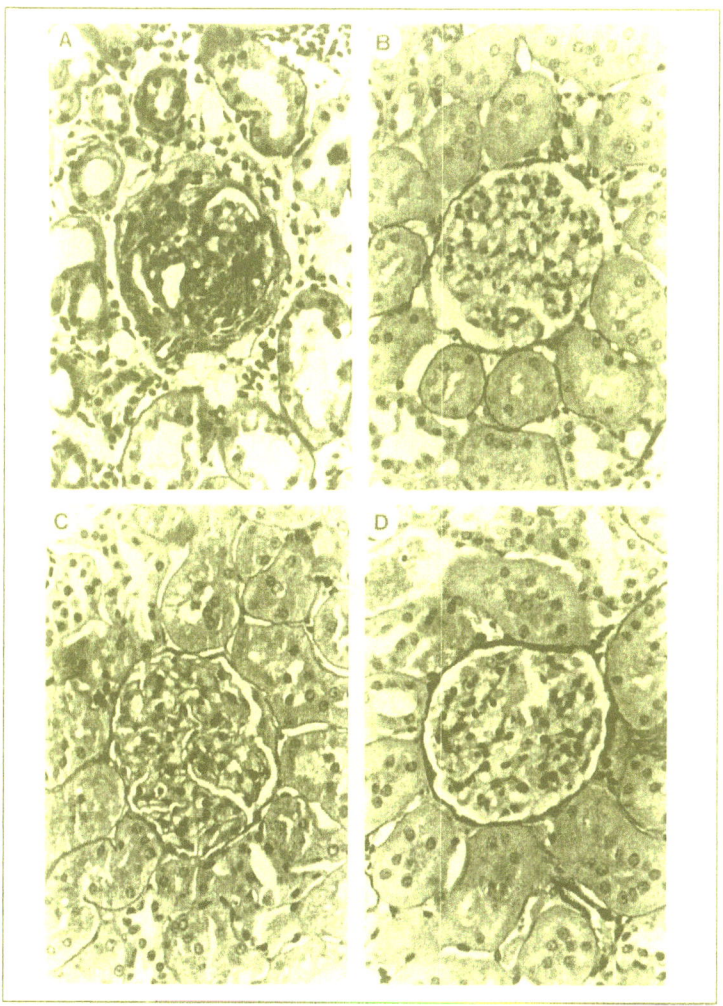

Abb. 11.9. *A–D* Lichtmikroskopische Aufnahmen von Rattenglomeruli, die mit AGE-RSA behandelt wurden (*A*), unbehandelt wurden (*B*) mit unmodifiziertem RSA behandelt wurden (*C*) und mit AGE-RSA/Aminoguanidin behandelt wurde. RSA = Ratten-Serum-Albumin (PAS-Färbung, Vergr.75:1; aus Horie et al. 1997; mit freundlicher Genehmigung der American Society for Clinical Investigation)

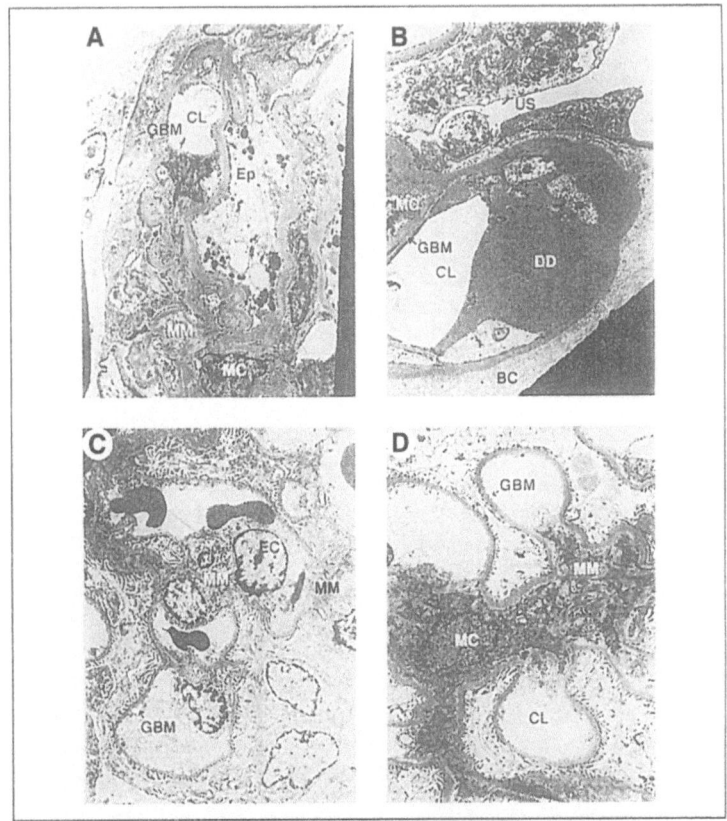

Abb. 11.10. *A–D* Elektronenmikroskopische Aufnahme von Rattenglomeruli, die mit AGE-RSA behandelt wurden (*A, B*), unbehandelt waren (*C*) und AGE-Aminoguanidin behandelt waren (*D*). *EC* Endothelzelle, *CL* Kapillarschlinge, *MM* Mesangialzellen, *US* Sammelrohr, *Ep* Epithelzelle, *DD* elektronendichte Ablagerungen. (Vergr. A,C,D: 970:1, B: 2.600:1; aus Vlassara et al. 1994)

– AGE-Proteine sind u. a. an der Produktion von Tumornekrosefaktor (TNF), Interleukinen, Nuklearfaktor-κB (und damit NF-κB kontrollierten Genen) und Transforming-growth-Faktor ß (TGF ß) beteiligt.

Tabelle 11.3. Vergleich der m-RNA-Expression an Kollagen und TGFß in Mäusen durch quantitative PCR. *1.* Unbehandelte, *2.* AGE-behandelte (4 Wochen) und *3.* Mäuse, die vor der AGE-Injektion mit Aminoguanidin behandelt wurden. Die Daten entsprechen dem Mittelwert aus Duplikaten oder Triplikaten (md/mol/Glomerulus10^{-4}). Man erkennt eine deutliche Zunahme der m-RNA-Expression für Kollagen und TGFß, die Effekte können durch Aminoguanidin abgeschwächt werden. (Mod. nach Yang et al. 1994)

	Kollagen-Typ IV	TGFß
1. Normal (unbehandelt)	111,6+/-22	30+/-6,6
2. AGE-behandelt	198,3+/-16,8	43,2+/5,1
3. AGE nach Aminoguanidin-vorbehandlung	157,8+/-22,9	32,9+/7,9

– Endothelzellen, Mesangialzellen und tubuläre Epithelzellen exprimieren einen Rezeptor für AGE (RAGE). Eine Aktivierung dieses Rezeptors führt zu einer vermehren Produktion von extrazellulärer Matrix und zu einer Änderung der Eigenschaften und/oder Funktionen einer Zelle (s. oben). AGE-Proteine führen nur dann zu einer Änderung der Eigenschaften oder Funktionen einer Zelle, wenn RAGE auf den Zellen exprimiert wird. Dieser steht seinerseits unter der Kontrolle von NF-κB und ist den Regionen vermehrter AGE-Akkumulation nachweisbar.
– Eine AGE-Modifikation beeinflußt LDL-Rezeptor vermittelte Clearance-Mechanismen und ist möglicherweise an der bei Patienten mit Diabetes und/oder Niereninsuffizienz beobachteten LDL-Erhöhung beteiligt.

Ob die AGE-Proteine lokal gebildet werden und/oder durch die Niere eingefangen werden ist noch nicht geklärt. Möglicherweise führt ein (schlechter) Abbau von AGE-Proteinen (insbesondere bei Niereninsuffizienz) zu einer Bildung sog. „toxic middle molecules", die zu einer renalen Schädigung führen können. Neben der Funktionsänderung einer Zelle durch Bindung von AGE an RAGE, spielt die direkte Glykierung von Bestandteilen der Basalmembran wie Heparansulfat, Kollagen und Fibronektin, die zu einer gestörten Barrierefunktion und gesteigerten Permeabilität führt, eine entscheidende Rolle. Heparansulfat ist der wichtigste Ladungsträger der glomerulären Basalmembran und reguliert die Wachstumseigenschaften glatter

Tabelle 11.4. Verlauf der Albuminexkretionsrate unter einmonatiger Therapie mit niedermolekularem Heparin bei 6 Typ-1-Diabetikern. Die Werte entsprechen dem Mittelwert $p < 0,05$. Es kommt zu einem Abfall der Albuminexkretionsrate, die glomeruläre Filtrationsrate (*GFR*) bleibt unverändert. (Mod. nach Tamsma et al. 1996)

	Plazebo, Ausgangswert	Plazebo, nach 1 Monat	Niedermolares Heparin, Ausgangswert	Niedermolares Heparin, 1 Monat Behandlungsdauer
Albuminexkretion [µg/min]	397	336	447	295
GFR [ml/min/1,73m²]	461	451	432	414
Blutdruck (mittel, [mmHg])	112	107	106	109

Muskelzellen (im Gefäßsystem). Eine gestörte Heparansulfatsynthese ist in diabetischen Nieren seit langem bekannt. Diese führt über eine Abnahme der negativen Ladungen zu einer erhöhten Permeabilität für negativ geladene Proteine (Albumin). Für dieses Konzept spricht auch der therapeutische Effekt einer Heparintherapie auf den Verlauf einer diabetischen Nephropathie. In einer 1996 an Typ-1-Diabetikern mit diabetischer Nephropathie durchgeführten Studie kam es unter Therapie mit niedermolekularem Heparin zu einem Abfall der Albuminexkretionsrate (Tabelle 11.4).

Die weitere Auflockerung der Kollagenstruktur führt zu einer Erweiterung des Gerüsts und zu einer unselektiven Proteinurie (Endstadium der diabetischen Nephropathie). Darüber hinaus kompetitiert die zunehmende Produktion an extrazellulärer Matrix mit der ohnehin reduzierten Heparansulfatsynthese, wodurch es zu einer weiteren Abnahme der Dichte negativer Ladungsträger an der glomerulären Basalmembran kommt.

Hyperglykämie führt zur Aktivierung von Zytokinen und Wachstumsfaktoren.

Aktivierung von Zytokinen durch Hyperglykämie
- Angiotensin II,
- Transforming-Growth-Faktor ß (TGFß),
- Thromboxan,
- Nitritoxid,

- Insulin-like-Growth-Faktor,
- Platelet-Derived-Growth-Faktor (PDGF),
- RANTES (chemotaktisch für Monozyten und Makrophagen).

Die Folgen der Zytokin- und Wachstumsfaktoraktivierung sind eine Stimulation der Kollagen- und Fibronektinsynthese sowie eine Induktion von Hypertrophie und Proliferation im glomerulären Mesangium und im Tubulointerstitium. Es kommt zu einer Inhibition des Protein- und extrazellulären Matrix-Turnover und schließlich zu einer Induktion von oxidativem Streß (s. unten). Dies führt zu einer (chronischen) Entzündung und zur Ausbildung einer Glomerulosklerose und Fibrose.

Wegen seiner großen Bedeutung bei der Entwicklung und Progression einer diabetischen Nephropathie soll auf das Renin-Angiotensinsystem im folgenden näher eingegangen werden. Angiotensin II (AT-II) ist ein pluripotentes Zytokin, das neben der seit langem bekannten vasokonstriktorischen Potenz eine Vielzahl weiterer Eigenschaften besitzt. AT II ist nicht nur vasoaktiv, sondern ist auch ein Wachstumsfaktor und agiert als ein profibrinogenes Peptid u. a. in renalen Zellen. Die AT-II-Wirkungen werden über spezifische Rezeptoren vermittelt (Angiotensinrezeptor Typ 1 und 2: ATR1, ATR2), wobei die Mehrzahl der bekannten Funktionen über ATR1 vermittelt werden. In der Niere sind 90% der AT-II-Rezeptoren (u. a. auf glomerulären Mesangialzellen und tubulären Epithelzellen) vom ATR1-Typ und 10% vom ATR2-Typ. ATR1 gehört zur Familie der G-Protein-gekoppelten Rezeptoren. ATR2 ist nicht an ein G-Protein-gekoppelt und weist nur 34% Homologie mit dem ATR1-Rezeptor auf. Es sind mindestens 5 verschiedene Signaltransduktionssysteme, die von AT-II aktiviert werden bekannt. Es kommt nach Bindung von AT-II an seinen Rezeptor zur Abnahme von intrazellulärem cAMP und zu einer Zunahme von Inositoltriphosphat und Proteinkinase C. Arachidonstoffwechselprodukte werden vermehrt synthetisiert und die Transkription von Transforming-growth-Faktor, aktiviert (s. oben; Abb. 11.11).

Ein Merkmal der diabetischen Nephropathie ist die Albuminurie/Proteinurie. Für das Ausmaß der Proteinurie ist neben den Eigenschaften des Basalmembranfilters (negative Ladungen, Veränderungen durch Glykierung) der Blutdruck verantwortlich. Der Glomerulus reagiert durch eine Feineinstellung des Widerstandes in den prä-

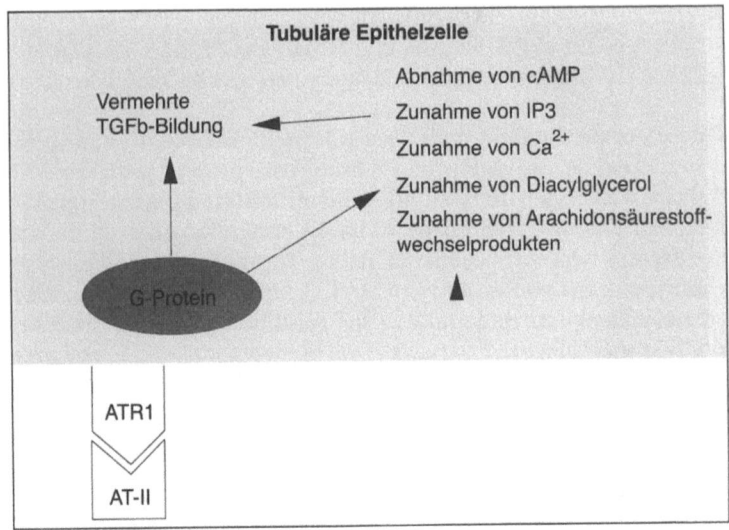

Abb. 11.11. Schema der AT-II-vermittelten Zellantworten am Beispiel der tubulären Epithelzelle. Nach Bindung von AT-II an den Rezeptor ATR1, der an ein G-Protein gekoppelt ist, kommt es zur vermehrten TGFß-Synthese, zur Abnahme von cAMP und zur Zunahme des intrazellulären Ca^{2+}, Inositoltriphosphat (IP3), Diacylglycerol und Arachidonsäurestoffwechselprodukten. (Mod. nach Wolf et al. 1996)

und postglomerulären Gefäßen auf systemische Blutdruckschwankungen und sichert so konstante Blutdruckverhältnisse in seinen Kapillaren. Beim Diabetiker ist dieser Autoregulationsmechanismus gestört, das Renin-Angiotensin-System ist aktiviert. Das Vas efferens reagiert auf AT-II empfindlicher als das Vas afferens, wodurch es zu einem Anstieg des Filtrationsdruckes in den Glomeruli kommt. Hinzu kommt ein systemischer Anstieg des Blutdrucks und eine Kontraktion des Mesangiums. Dies führt zu einer weiteren Zunahme des Filtrationsdrucks in den Glomeruli. Die Kontraktion des Mesangiums und der Podozyten führt ebenfalls zu einer Zunahme der Permeabilität und damit zu einer Verstärkung der Albuminurie und Proteinurie. Weitere AT-II-Wirkungen sind eine Stimulation der proximalen Natrium,-Bikarbonat-und Wasserabsorbtion, was zur Verstärkung einer arteriellen Hypertonie führt. Außerdem erfolgt durch AT-II eine Stimulation des proximalen Glukosetransports und der Glukoneogenese, was zu einer Verschlechterung einer diabetischen Stoffwechsellage führt.

Genetische Prädisposition

Eine genetische Prädisposition ist für die Entwicklung einer diabetischen Nephropathie von Bedeutung (familiäre Häufung der diabetischen Nephropathie bei Typ-1- und-Typ-2-Diabetikern). Untersuchungen an Kindern von Eltern mit Typ-2-Diabetes und diabetischer Nephropathie zeigten eine 83% Prävalenz der Entwicklung einer Nephropathie verglichen mit einer Prävalenz von 17% bei Kindern diabetischer Eltern, die nicht an einer Nephropathie litten. Seit langem wird ein Zusammenhang zwischen den Insertions/Deletions-Polymorphismus (I/D, Deletion oder Insertion einer 287 bP Alu repetitiven Sequenz im Intron 16) im Angiotensin-Converting-Enzyme(ACE)-Gen und dem Auftreten einer diabetischen Nephropathie diskutiert, der jedoch nicht von allen Arbeitsgruppen bestätigt werden konnte. Neuere Untersuchungen zeigen jedoch einen Zusammenhang zwischen einem Homozygoten D/D-Allel und der Entwicklung einer rascheren Progredienz des Nierenfunktionsverlustes. Ein anderer Aspekt ist die Beobachtung, daß in Erythrozyten und Fibroblasten der Na^+/Li^+ Gegentransport bei Typ-1-Diabetikern gestört ist. Dieser Mechanismus ist ein Marker für den Natriumprotonenaustausch, der wiederum bei essentieller Hypertonie gesteigert ist und damit Hinweise auf ein erhöhtes renales Risiko liefert. Die Bestimmung kann möglicherweise nützlich sein, um normotensive, normoalbuminurische Patienten mit der Prädisposition der Entwicklung einer diabetischen Nephropathie zu identifizieren. Die einzelnen Gruppen sind jedoch sehr heterogen, so daß klinische Studien nur schwer interpretierbar sind. Vielleicht wird es künftig möglich sein, Hochrisikoträger mit molekularbiologischen Methoden zu ermitteln.

Induktion von oxidativem Streß

Hyperglykämie, AGE-Proteine, AT-II und Hyperlipidämie sind pathogenetische Faktoren in der Entstehung einer diabetischen Nephropathie und gelten als Induktoren von oxidativem Streß. Es exi-

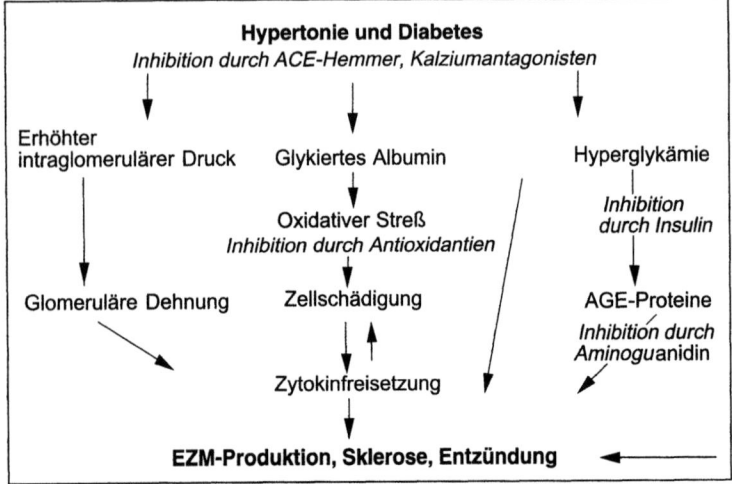

Abb. 11.12. Übersicht über verschiedene pathophysiologische Mechanismen, die zur Ausbildung einer diabetischen Nephropathie führen können. *EZM* extrazelluläre Matrix

stiert bei Diabetikern eine positive Korrelation zwischen der Blutzuckereinstellung und oxidativem Streß (Vorhandensein freier Sauerstoffradikale). Eine mögliche Folge ist eine Aktivierung des Transkriptionsfaktors NF-κB, (s. Kap. 2). Dieser Transkriptionsfaktor kontrolliert die Aktivierung verschiedener Targetgene, wie Zytokine, Nitritoxidase, Endothelin 1, Tissue Factor sowie die Leukozytenadhäsion und könnte auf diesem Wege an der Entstehung einer diabetischen Nephropathie beteiligt sein.

In Abb. 11.12 sind verschiedene pathophysiologische Mechanismen, die zur Ausbildung einer diabetischen Nephropathie führen können, in einer vereinfachten Weise dargestellt.

11.3.3
Symptome und Verlauf

Initial imponiert laborchemisch zunächst die Mikroalbuminurie, die sich im weiteren Verlauf zu einer Makroalbuminurie und schließlich zu einer unselektiven Proteinurie steigern kann. Es kommt im fortgeschrittenen Stadium zum Abfall der initial gesteigerten glomerulären Filtrationsrate (Tabelle 11.5; Abb. 11.13a,b) und zu einem Anstieg des Serumkreatinins und Harnstoffs.

Die diabetischen Nephropathie ist ferner durch arterielle Hypertonie sowie eine hohe relative Morbidität und Mortalität an kardiovaskulären Risikofaktoren gekennzeichnet. Neuere Untersuchungen zeigen, daß die Albuminurie ein von Serumkreatinin und Blutdruck unabhängigen Parameter für die Progression einer Niereninsuffizienz darstellt. Im fortgeschrittene Stadium der diabetischen Nephropathie fällt die GFR kontinuierlich über mehrere Jahre ab. Man geht bei unbehandelter diabetischer Nephropathie von einem jährlichen Abfall der GFR von 10–20 ml/min aus. Eine diabetische Nephropathie und eine arterielle Hypertonie beeinflussen sich wechselseitig, wobei beim Typ-1-Diabetiker die Hyperglykämie zu den beschriebe

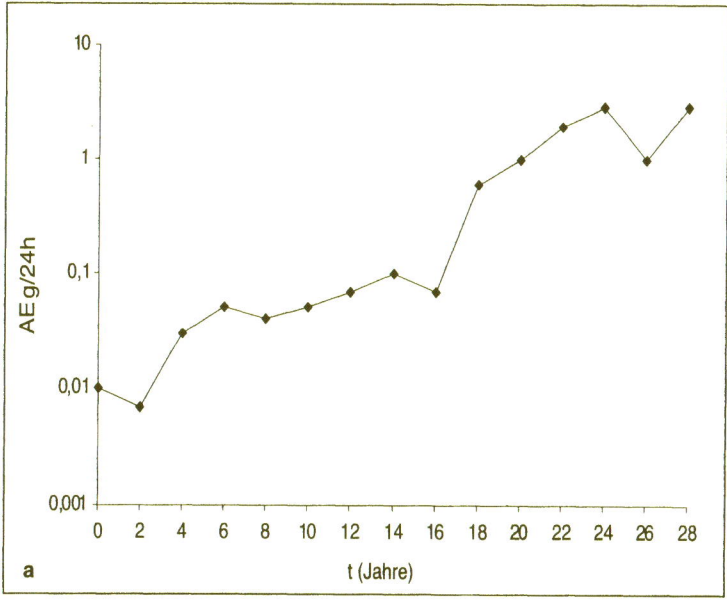

Abb. 11.13a. Verlauf der diabetischen Nephropathie (Verlauf der glomerulären Filtrationsrate und Albuminexkretion). *AE* Albuminexkretionsrate. Die Entwicklung einer Mikroalbuminurie hin zu einer Makroalbuminurie findet viele Jahre vor Abfall der GFR statt. (Mod. nach Molitch et al. 1996)

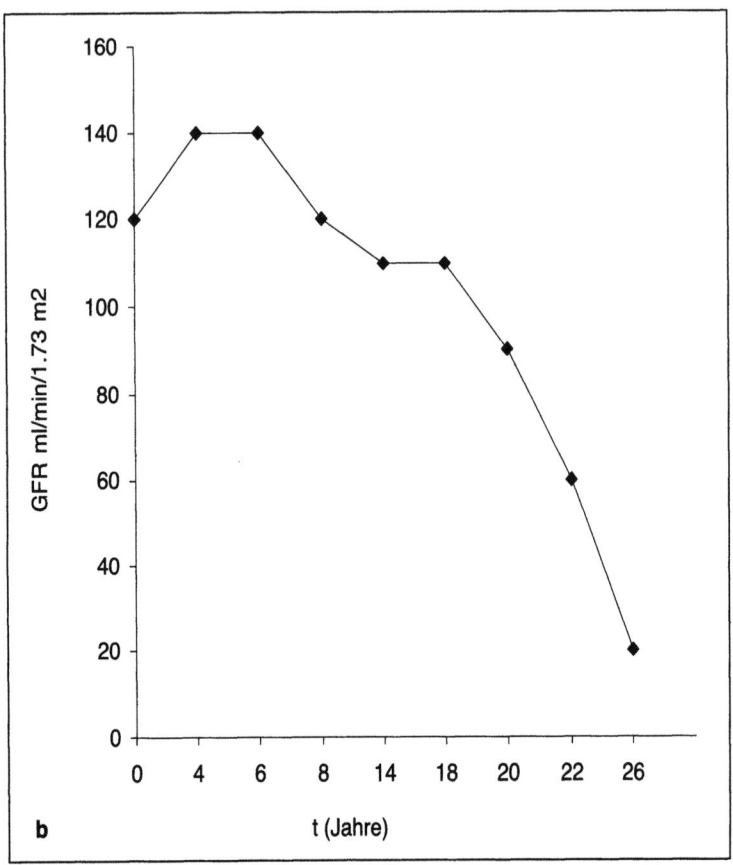

Abb. 11.13b. Verlauf der diabetischen Nephropathie (Verlauf der glomerulären Filtrationsrate). *GFR* glomeruläre Filtrationsrate. (Mod. nach Molitch et al. 1996)

nen Nierenveränderungen führt, auf deren Grundlage sich dann eine sekundäre Hypertonie aufpfropft, die wiederum die Progression einer diabetischen Nephropathie beschleunigt. Beim Typ-2-Diabetiker liegen im Rahmen des metabolischen Syndroms Diabetes mellitus und Hypertonie meist gleichzeitig vor und wirken synergistisch schädigend auf die Nieren. Prädiktoren, die eine beschleunig-

Tabelle 11.5. Entwicklungsstadien der diabetischen Nephropathie. (Mod. nach Mogensen)

Stadien	I, Hyper-funktion	II, klinische Latenz	III, beginnen-de Nephropa-thie	IV, klinisch manifeste Nephropathie	V, terminale Niereninsuffi-zienz
Verlauf	Bei Diag-nose Dia-betes	2–5 Jahre	5–15 Jahre	10–25 Jahre	15–30 Jahre
GFR, RPF	Erhöht	Normal	Normal	Abnehmend	Abnehmend
Urinbe-fund	Unauffällig	Unauffällig	Mikroalbu-minurie (20–300 µg/min)	Persistierende Proteinurie> 300 µg/min	Fallende Albuminaus-scheidung
Serum-kreatinin	Unauffällig	Unauffällig	Unauffällig	Anstieg im Normbereich	Erhöht
Klinik	Sonogra-phisch verößerte Nieren	Unauffällig	Blutdruck-anstieg im Normbereich	60–70% Hypertonie und diabetische Nephropathie	90–100% Hypertonie und diabetische Nephropathie, verkleinerte Nieren
Morpho-logie	Hypertro-phie der Glomeruli	Verdikkung der Basal-membran	Zusätzlich Mesangium-verbreiterung	Diffuse oder noduläre Sklerose	Zunehmende Veränderungen Kapillarver-schlüsse

te Progression einer diabetischen Nephropathie implizieren sind im folgenden zusammengefaßt.

Prädiktoren einer schnellen Progression einer diabetischen Nephropathie
- *Metabolisch:* Hyperlipidämie, Insulinresistenz, spätes Auftreten des Diabetes, niedriger Hämatokrit;
- *renal:* Dysproteinämie, Ödeme, Proteinurie, Abfall der glomerulä-ren Filtrationsrate, Anstieg der Retentionswerte;
- *familiäre Belastung;*
- *physikalisch:* arterielle Hypertonie, abnormes EKG, Retinopathie.

Der Krankheitsverlauf des Typ-2-Diabetikers entspricht oft nicht dem klassischen Verlauf des Typ-1-Diabetikers. Die renalen Risiko-faktoren, wie z. B. eine arterielle Hypertonie, bestehen bei dieser Pa-tientengruppe im Rahmen des metabolischen Syndroms meist schon vorher und haben zu einer Schädigung der Niere geführt.

Häufig entwickeln die meist älteren Patienten nur eine diskrete Proteinurie wechselnder Ausprägung, auch in fortgeschrittenem Stadium der diabetischen Nephropathie. Die typische Glomerulosklerose Kimmelstiel-Wilson wird bei älteren Patienten meist durch arteriosklerotische Veränderungen überlagert.

11.4
Diagnose

11.4.1
Indikation zur Diagnostik

Die frühzeitige Diagnose einer diabetischen Nephropathie ist Voraussetzung zur Verhinderung von diabetischen Spätschäden. Eine gezielte Anamnese, die Hinweise auf das Vorliegen einer diabetischen Nephropathie liefert, ist meist wenig ergiebig, da im Frühstadium meist keine spezifische Beschwerdesymptomatik seitens der Nieren vorliegt (evtl. Beschwerden aufgrund rezidiverender Harnwegsinfektionen und daraus resultierender pyelonephritischer Veränderungen). Im Spätstadium können die klassischen Beschwerden einer terminalen Niereninsuffizienz geäußert werden. Daher ist ab Diagnosestellung eine (s. unten) regelmäßige Bestimmung der Albuminausscheidung erforderlich.

11.4.2
Technische Verfahren

Die Diagnose einer diabetischen Nephropathie ist zu einem sehr frühen Zeitpunkt über den Nachweis einer Mikroalbuminurie möglich (bis zu 25 Jahre vor dem Auftreten terminalen Nierenversagens!). Die Mikroalbuminurie, definiert als Albuminausscheidung von 30–300 mg/Tag, gilt als zuverlässiger Marker für die Entstehung einer diabetischen Nephropathie, zumindest bei Typ-1-Diabetikern. Bei Typ-2-Diabetikern kann die Mikroalbuminurie auch Ausdruck der generalisierten Makroangiopathie oder eines schlecht eingestellten Blutdrucks sein, so daß die Diagnostik hier erschwert wird. Physiologische Ursachen einer Proteinurie (Fieber, Orthostase, Herzinsuffizienz, Anstrengung, Harnwegsinfekt, operative Eingriffe, dekompensierter Diabetes) sollten ausgeschlossen werden. Eine Mikroalbuminurie muß in 2 von 3 Proben gesichert sein, bevor eine beginnende Nephropathie diagnostiziert wird.

Definition des Mikroalbuminuriebereichs bei unterschiedlichen Urinsammelmethoden (nach der Arbeitsgemeinschaft diabetische Nephropathie):
20–200µg/min: bei befristeter Urinsammlung;
30–300 mg/24 h: 24 h Urin;
30–300 mg/g U-Krea (3,5–35 mg/mmol U-Krea): Bezug auf Urin-Kreatinin Frauen;
20–200 µg/g U-Krea (2,5–25 mg/mol U-Krea):Bezug auf Urin-Kreatinin Männer.

Gesamteiweiß und Einzelproteine werden im 24 h Urin bestimmt, ggf. die Einzelproteine auch im 2. morgendlichen Spontanurin, der dem 24 h Urin beim ambulanten Patienten gleichwertig ist, wenn ein Bezug auf die Kreatininausscheidung erfolgt. Im folgenden ist ein Flußschema zur Frühdiagnose einer diabetischen Nephropathie dargestellt (nach den Empfehlungen der Arbeitsgemeinschaft diabetische Nephropathie; Abb. 11.14).

Nierensonographie

Die Nierensonographie erlaubt eine Beurteilung der Nierengröße und der Parenchymstruktur. Im Frühstadium imponieren vergrößerte Nieren mit geschwollenen Markpyramiden sowie ein echoreiches Parenchym. Im fortgeschrittenen Stadium kommen verkleinerte Nieren mit verschmälertem Parenchym, Pyramidennekrosen und Zysten zur Darstellung (Abb. 11.15).

Nierenbiopsie

Eine endgültige Diagnose einer diabetischen Nephropathie ist nur über eine histologische Beurteilung mit Nachweis der genannten Veränderungen möglich. Eine Biopsie ist bei den meist jüngeren Patienten mit Typ-1-Diabetes meist nicht indiziert, da sich keine therapeutischen Konsequenzen ergeben. Eine Biopsie sollte insbesondere bei nicht plausiblem Verlauf der diabetischen Nephropathie (gute BZ, RR-Einstellung, kurze Diabetesdauer, dennoch rasche Progredienz) oder pathologischen Urinsediment (Erythrozytenzylinder) erwogen werden.

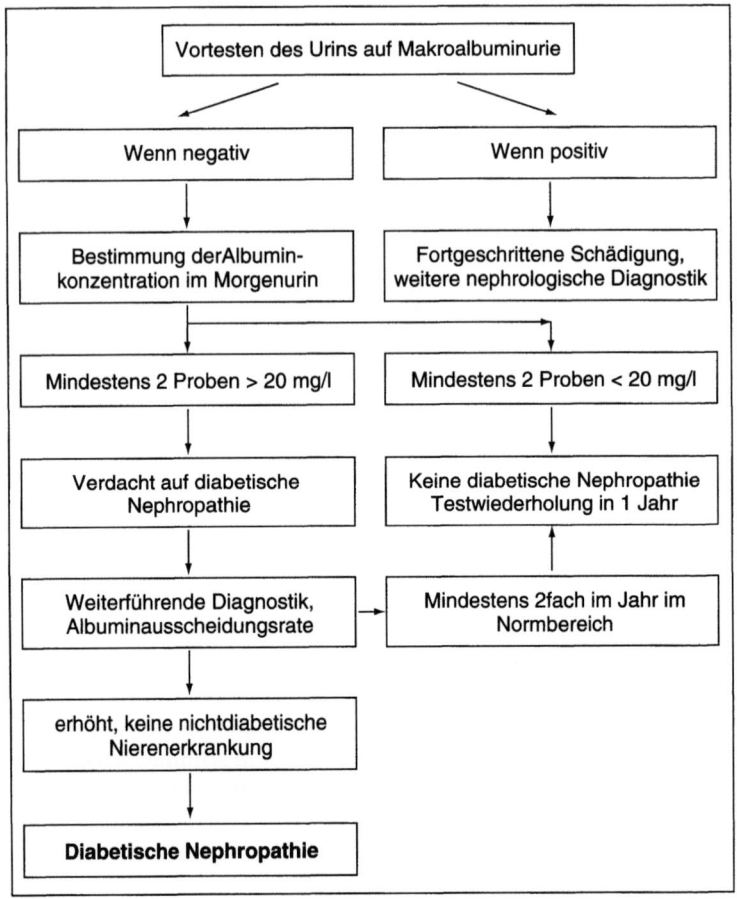

Abb. 11.14. Flußschema zur Diagnostik einer diabetischen Nephropathie

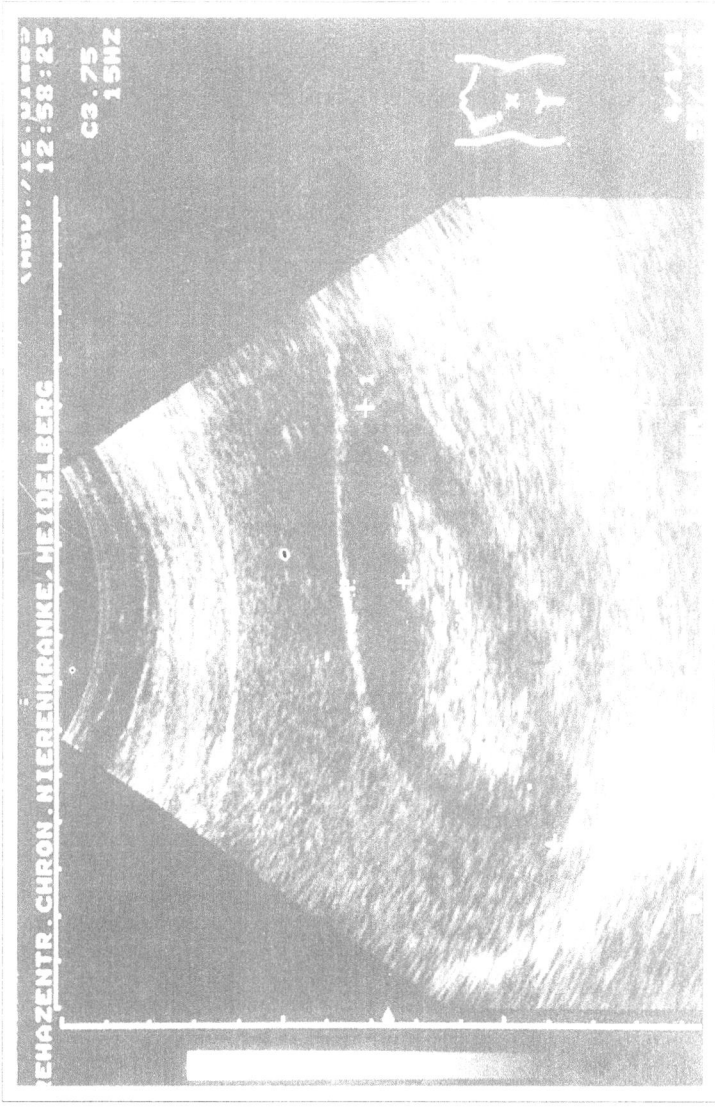

Abb. 11.15a. Sonographische Aufnahme einer normalen Niere

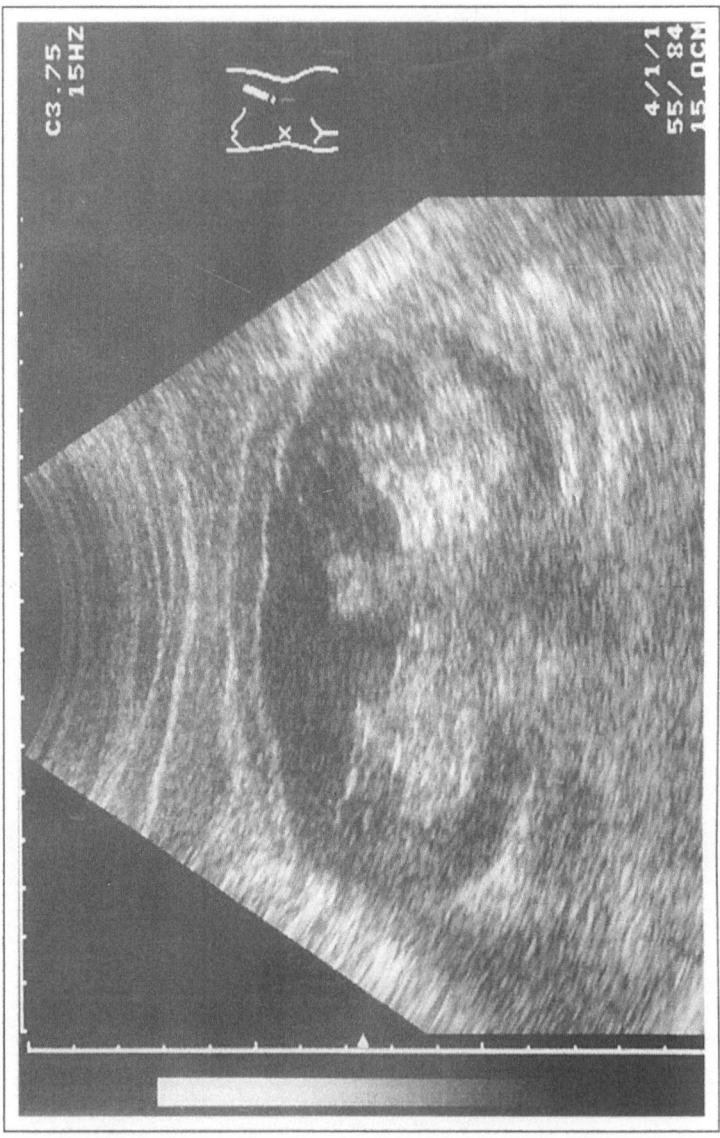

Abb. 11.15b. Sonographische Aufnahme einer Niere eines Patienten mit erst seit kurzer Zeit bestehender diabetischen Nephropathie

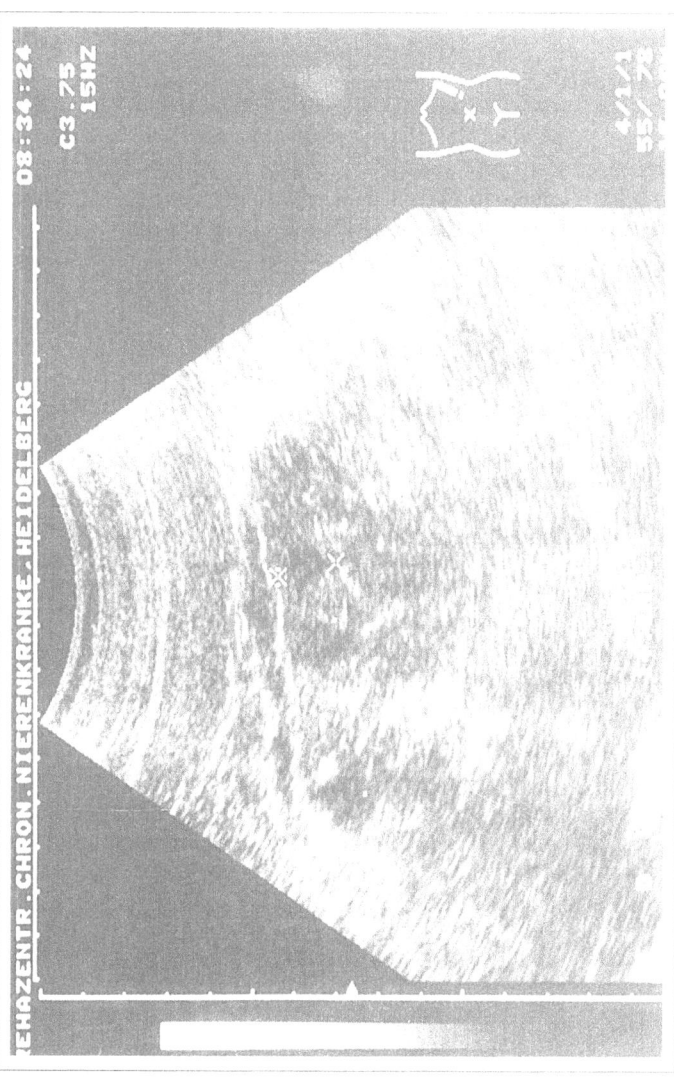

Abb. 11.15c. Sonographische Aufnahme einer Niere eines Patienten mit langjähriger diabetischen Nephropathie. (Mit freundlicher Genehmigung von Prof. Andrassy und Dr. Nahm, Heidelberg)

Indikationen zur Nierenbiopsie
- Nephrotisches Syndrom ohne Hämaturie,
- Proteinurie mit Hämaturie,
- rasche Progredienz einer Niereninsuffizienz bzw. einer diabetischen Nephropathie (gemessen als Albuminurie/Proteinurie, Anstieg der Retentionswerte) bei kurzem Krankheitsverlauf und guter Blutzucker- und Blutdruckeinstellung (relative Indikation),
- Hämaturie, Erythrozytenzylinder,
- akute Niereninsuffizienz und Nierentransplantatdysfunktion.

EKG

Patienten mit Diabetes mellitus haben ein erhöhtes Risiko, an kardialen Ursachen zu versterben. Daher sollte regelmäßig (einmal pro Jahr) ein (Belastungs-)EKG zum Ausschluß einer koronaren Herzkrankheit durchgeführt werden. Patienten mit Diabetes mellitus haben aufgrund einer Schädigung des autonomem Nervensystems oftmals keine typische Klinik (keine retrosternale Beschwerden, selbst bei Myokardinfarkt). Im Zweifelsfall sollte daher ein Thalliumszintigramm mit Belastung durchgeführt werden. Ein im EKG verlängertes QT-Intervall bedeutet außerdem ein erhöhtes Risiko der Mortalität, unabhängig von der Schädigung des autonomem Nervensystems (Tabelle 11.6).

Tabelle 11.6. Überlebensrate von Patienten mit diabetischer Nephropathie und maximalen QT-Intervallen <470 ms (n=76) und Patienten mit einem QT Intervall >470 ms (n=9, p=0,0004). (Mod. nach Sawicki et al. 1996)

Dauer der diabetischen Nephropathie (Jahre)	Überlebensrate von Patienten mit einem QT-Intervall >470 ms ([%] gerundet)	Überlebensrate von Patienten mit einem QT-Intervall <470 ms ([%] gerundet)
1	90	98
3	50	90
5	30	80
7	30	70
10	20	65

Blutdruckmessung

Eine konsequente Überwachung des Blutdrucks ist essentiell, da sich diabetische Nephropathie und arterielle Hypertonie wechselseitig bedingen. Die Prävalenz des Auftretens einer Hypertonie liegt bei Typ-1-Diabetikern ohne Proteinurie bei 40%, bei Typ-1-Diabetikern mit Proteinurie, (d. h. diabetischer Nephropathie), bei 60% und bei terminalem Nierenversagen bei 80%, (b Typ-2-Diabetikern liegen die Zahlen höher; Abb. 11.16).

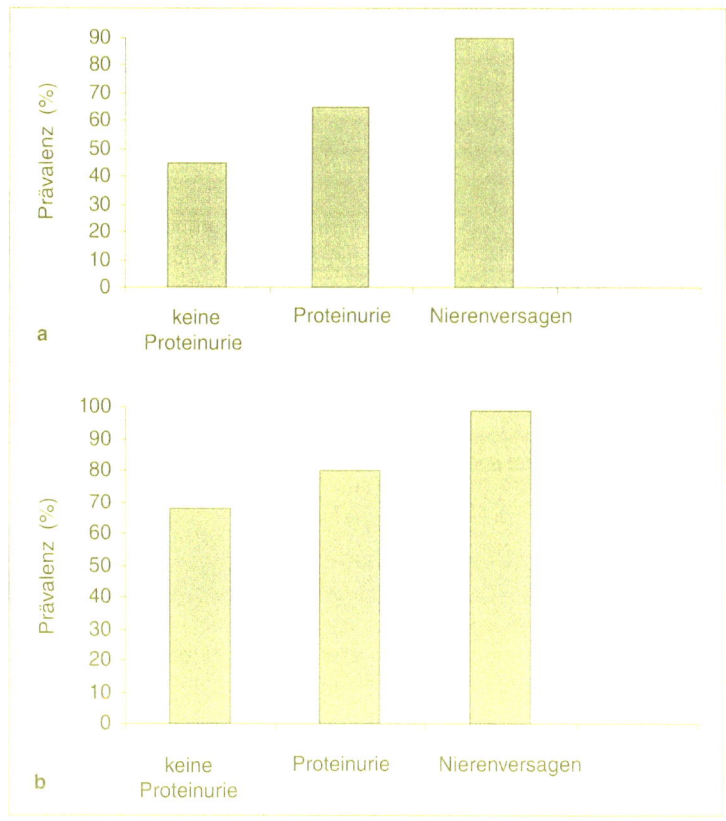

Abb. 11.16a,b. Prävalenz des Auftretens an Hypertonie nach den WHO-Kriterien bei Typ-1+2 Diabetikern. (Mod. nach Ritz et al. 1996)

Die Bestimmung des 24h-Bludrucks gewinnt immer mehr an Bedeutung, da ein „Weißkitteleffekt" ausgeschlossen wird, Blutdruckan-
stiege im Normbereich erkannt werden (von Bedeutung als Frühsymptom zur Erkennung einer diabetischen Nephropathie) und der
Verlauf des Blutdrucks im Tages/Nacht-Rhythmus beurteilt werden
kann. Die Indikationen zur 24 h-Blutdruckmessung sind im folgenden zusammengefaßt.

Indikationen zur 24 h-Blutdruckmessung
- Nachweis einer Mikroalbuminurie,
- einmalig gemessener Blutdruck über 140/90,
- diabetische Retinopathie,
- Schwindel, Synkopen, Präsynkopen,
- Retinopathie,
- Überwachung einer antihypertensiven Therapie,
- Differenzierung primäre/sekundäre Hypertonie,
- diabetische Neuropathie.

11.4.3
Differentialdiagnose

Die Diagnose ist beim Typ-1-Diabetiker und fehlenden Begleiterkrankungen relativ leicht zu stellen. Beim Typ-2-Diabetiker treten
häufiger renale Begleiterkrankungen auf, die eine sichere Diagnose
erschweren können. Zu den Erkrankungen, die die Symptome einer
diabetischen Nephropathie verschleiern können, zählen die verschiedenen Formen der Glomerulonephritiden (insgesamt jedoch
seltene Koinzidenz, Differentialdiagnose durch Bestimmung von
Urinstatus, Erythrozytenzylinder, progredienter Funktionsverlust
der Niere, schneller Anstieg der Retentionswerte), Amyloidose, Stau-
ungsniere etc. Gegebenenfalls ist hier zur Differentialdiagnose eine
Nierenbiopsie unter Beachtung der Kontraindikationen hilfreich.
Beachten sollte man eine Nierenschädigung durch die bei Diabetikern häufig auftretenden Harnwegsinfekte und Pyelonephritiden
(Leukozyturie, Proteinurie, Leukozytose, Fieber). Die klassischen
dysurischen Beschwerden sind beim Diabetiker oft durch eine oft
gleichzeitig vorliegende diabetische Neuropathie verschleiert.

11.5
Therapie

11.5.1
Studien

Durch gute Blutzucker- und Blutdruckeinstellung kann das Risiko
der Entwicklung einer diabetischen Nephropathie vermindert werden. Ist eine diabetische Nephropathie bereits eingetreten, ist sie im
Stadium der Mikroalbuminurie bei konsequenter Therapie noch reversibel. Bei fortgeschrittener diabetischer Nephropathie kann noch
eine Verlangsamung der Progression erreicht werden.

Es gibt 3 Grundpfeiler einer optimalen Therapie und Prävention:
- optimale Stoffwechseleinstellung,
- konsequente antihypertensive Therapie,
- eiweißreduzierte Kost bei bereits eingetretenem renalem Funktionsverlust.

Stoffwechseleinstellung

Basierend auf den Ergebnissen des DCCT-Studie, steht außer Frage,
daß die optimale Blutzuckereinstellung eine Schlüsselrolle in der
Verhütung einer diabetischen Nephropathie einnimmt (Abb. 11.17).
Dies gilt sowohl für Typ-1- als auch für Typ-2-Diabetiker.

Eine gute Blutzuckerkontrolle durch eine intensivierte Insulintherapie reduziert im Vergleich zu einer deutlich schlechteren Blutzukkerkontrolle bei konventioneller Insulintherapie das Auftreten einer
Mikroalbumiurie um 39% und einer fortgeschrittenen Nephropathie um 54% (Typ-1-Diabetiker; Abb. 11.18; 11.19a,b; 11.20a–c).

Auch bei bereits eingetretener diabetischer Nephropathie ist eine
gute Blutzuckereinstellung von Bedeutung, da sie im Gegensatz zu
früheren Annahmen keinen Punkt of „no return" mehr darstellt.
Eine intensivierte Insulintherapie leistet hier einen Beitrag zur Verzögerung der Progression einer diabetischen Nephropathie in Richtung terminales Nierenversagen. Reichert et al. konnten in einer Studie von 1993 belegen, daß die Progression einer diabetischen Nephropathie (gemessen als Entwicklung einer permanenten Makro-
proteinurie und Abfall der GFR auf<70 ml/min) durch eine Reduktion des HbA1c auf 7% (erreichbar durch intensivierte Insulinthera-

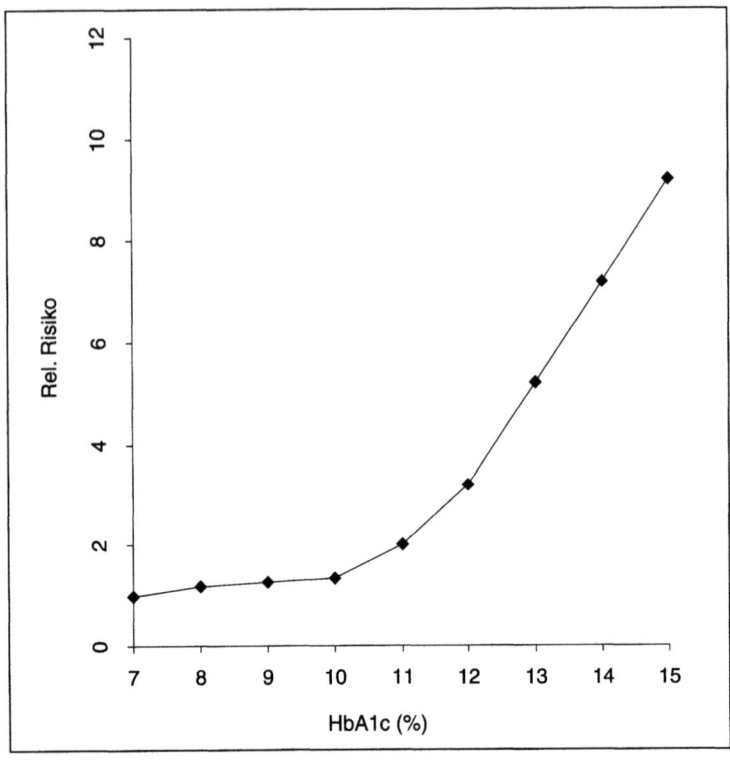

Abb. 11.17. Verhältnis zwischen mittlerem HbA1c und dem Risiko des Auftretens von Mikroalbuminurie bei Patienten mit Typ 1 Diabetes. (Mod. nach Krolewski et al. 1995)

pie) in Kombination mit einer konsequenten antihypertensiven Therapie praktisch zum Stillstand kommt. Die Zielgröße des HbA1c sollte daher mindestens unter 8,5% liegen, optimal wäre eine Reduktion auf 7%.

Beim Typ-2-Diabetiker ist die Datenlage seit der UKPDS-Studie besser als vorher. Die UKPDS-Studie zeigte, daß das Risiko für Typ-

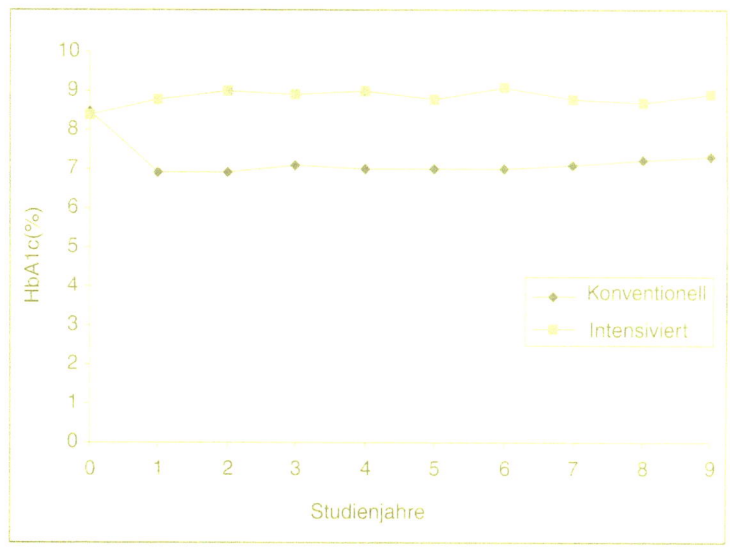

Abb. 11.18. Vergleich des HbA1c bei Patienten mit konventioneller und intensivierter Therapie. Die Werte entsprechen dem Mittelwert aller vierteljährlich gemessenen Werte für HbA1c. Die Unterschiede sind statistisch signifikant ($p<0{,}001$). Typ-1-Diabetiker. (Mod. nach The Diabetes Control and Complications Trial Research Group, 1993)

2-Diabetiker mikrovaskuläre Folgeerkrankungen zu erleiden durch eine strenge Blutzuckereinstellung reduziert werden kann. Die Blutzuckereinstellung mit Sulfonylharnstoffen, Insulin oder Metformin war einer rein diätetischen Einstellung bezüglich mikrovaskulärer Folgeerkrankungen (gesamt 25% Risikoreduktion, diabetische Nephropathie, diabetische Retinopathie) überlegen. – Mittlerer HbA1c nach 10 Jahren bei konventioneller diätetischer Einstellung: 7,9%, unter Therapie mit Chlorpropamid 6,7%, Glibenclamid 7,2% und Insulin 7,1%. – Verglichen mit einer rein diätetischen Einstellung fand sich bei medikamentöser Einstellung eine Risikoreduktion für das Eintreten von Albuminurie und Proteinurie. Die Reduktion des

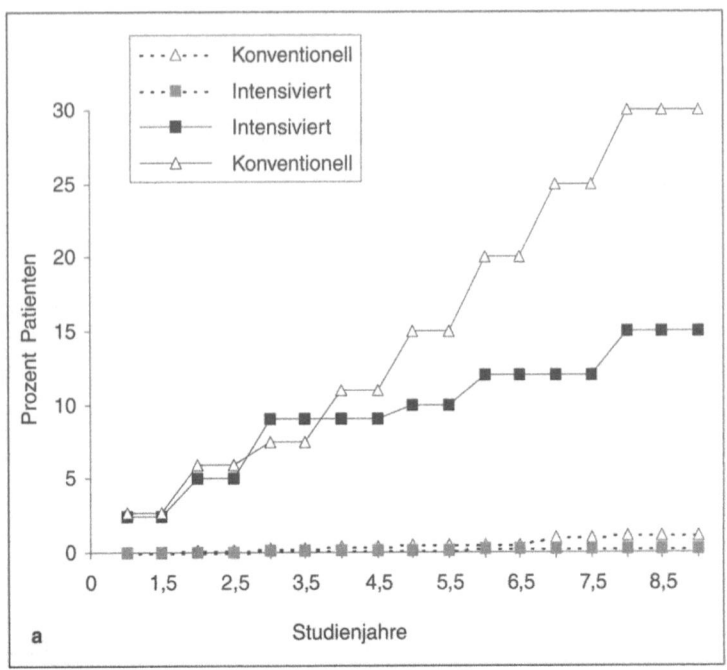

a   Studienjahre

Abb. 11.19a. Primärprävention, 726 Patienten ohne Retinopathie zu Beginn der Studie: kumulative Inzidenz des Auftretens einer Urinalbuminexkretion >300 mg/24 h (*gestrichelte Linie*) und >40 mg/24 h (*durchgezogene Linie*) bei Typ-1-Diabetikern mit intensivierter(■)oder konventioneller Therapie (Δ). Das mittlere Risiko der Entwicklung einer Mikroalbuminurie wird bei intensivierter Therapie um 34% gesenkt (*p*<0,04). *HbA1c* konventionell: 8,8 ± 1,7%, intensiviert: 8,8 ± 1,6%. (Mod. nach The Diabetes Control and Complications Trial Research Goup 1993)

relativen Risikos für eine Verdopplung des Plasmakreatinins betrug 67%, für eine Verdopplung des Plasmaharnstoffs 74%.

Die Nephropathie ist nach gegenwärtigem Kenntnisstand keine Indikation zum Umsetzen eines Typ-2-Diabetikers von einer oralen antidiabetischen Therapie auf eine Insulintherapie.

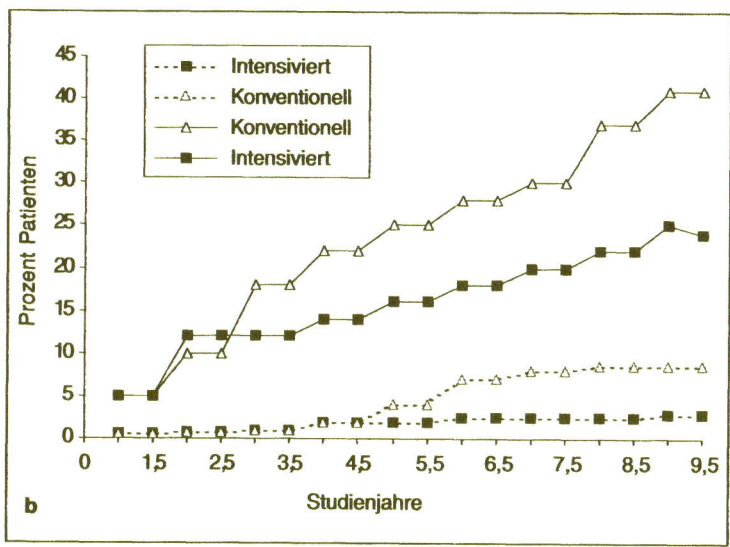

Abb. 11.19b. Sekundärprävention, 715 Patienten mit zu Beginn bestehender Retinopathie: kumulative Inzidenz des Auftretens einer Urinalbuminexkretion >300 mg/24 h (*gestrichelte Linie*) und >40 mg/24 h (*durchgezogene Linie*) bei Typ-1-Diabetikern mit intensivierter(■)oder konventioneller Therapie (Δ). Patienten mit Albuminexkretion >40 mg/24 h zu Beginn wurden ausgeschlossen. Das mittlere Risiko der Entwicklung einer Albuminurie reduziert sich um 56% (*p*=0,01) bei intensivierter Insulintherapie, verglichen mit konventioneller Insulintherapie. *HbA1c* konventionell 8,9 ± 1,5%, Intensiviert 9 ± 1,5%. (Mod. nach The Diabetes Control and Complications Trial Research Goup 1993)

Antihypertensive Therapie

Neben einer guten Stoffwechseleinstellung ist eine konsequente antihypertensive Therapie entscheidend, die in Kombination mit einer guten Blutzuckereinstellung die Entwicklung einer diabetischen Nephropathie verhindern kann. Bei bereits eingetretener diabetischer Nephropathie werden die Überlebensraten entscheidend verbessert und die Nierenfunktion sowohl bei Typ-1-, als auch bei Typ-2-Diabetikern stabilisiert (Abb. 11.21).

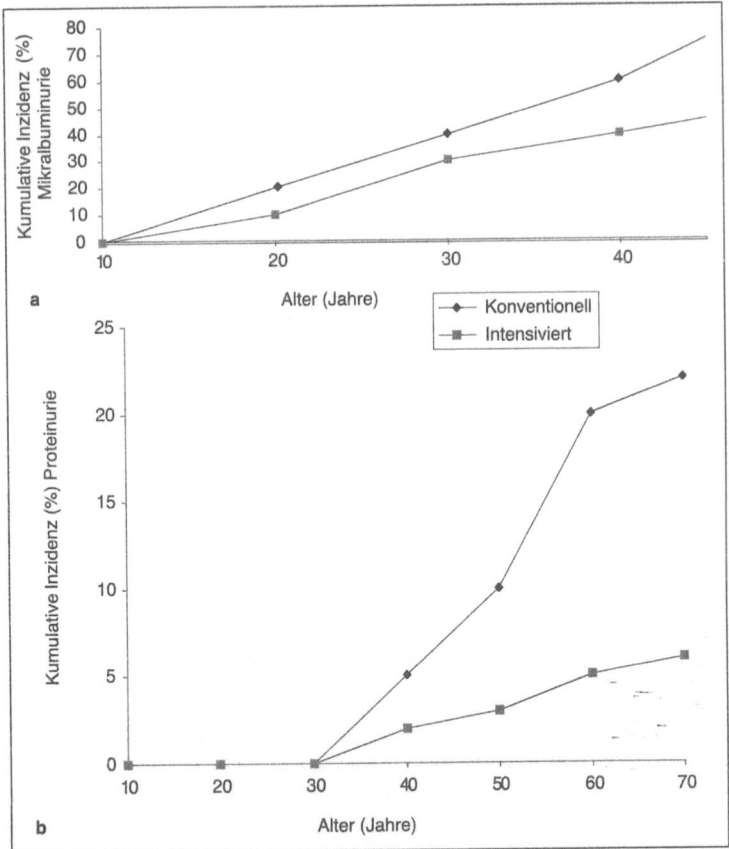

Abb. 11.20a, b. a Kumulative Inzidenz des Auftretens einer Mikroalbuminurie unter konventioneller und intensivierter Insulintherapie in Abhängigkeit vom Alter. Typ-1-Diabetiker. **b** Kumulative Inzidenz des Auftretens einer Proteinurie unter konventioneller und intensivierter Insulintherapie in Abhängigkeit vom Alter. Typ-1-Diabetiker

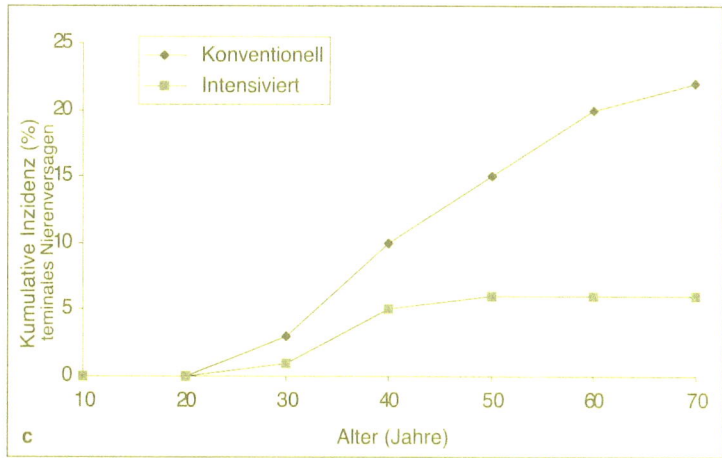

Abb. 11.20c. Kumulative Inzidenz des Auftretens von terminalem Nierenversagen unter konventioneller und intensivierter Insulintherapie in Abhängigkeit vom Alter. Typ-1-Diabetiker. (Mod. nach The Diabetes Control and Complications Trial Research Group 1996)

Bei den Patienten sollte eine intensivierte antihypertensive Therapie erfolgen, d. h. eine antihypertensive Therapie, die häufige Selbstmessungen und auch eine Selbsteinstellung der Therapie durch den Patienten selbst vorsieht (nach intensiver Schulung und bei guter Compliance des Patienten). Die Blutdruckwerte solcher Patientenkollektive sind besser und im Follow up mit einer geringeren Mortalitätsrate verbunden (Tabelle 11.7).

Auch bei bereits entwickelter diabetischer Nephropathie führt eine konsequente antihypertensive Therapie zu einer Stabilisierung der renalen Situation. Das initiale Ausmaß der Proteinurie vor Behandlungsbeginn reflektiert das Ausmaß der glomerulären Basalmembranschädigung und korreliert mit der Effektivität der antihypertensiven Therapie. Der Beginn einer antihypertensiven Therapie sollte nach Meinung einiger Autoren bereits bei Blutdruckanstiegen im Normbereich erfolgen (24h-Blutdruckmessung). Spätestens aber sollte eine antihypertensive Therapie bei Auftreten einer Mikroalbuminurie eingeleitet werden (auch ohne Vorliegen einer manifesten

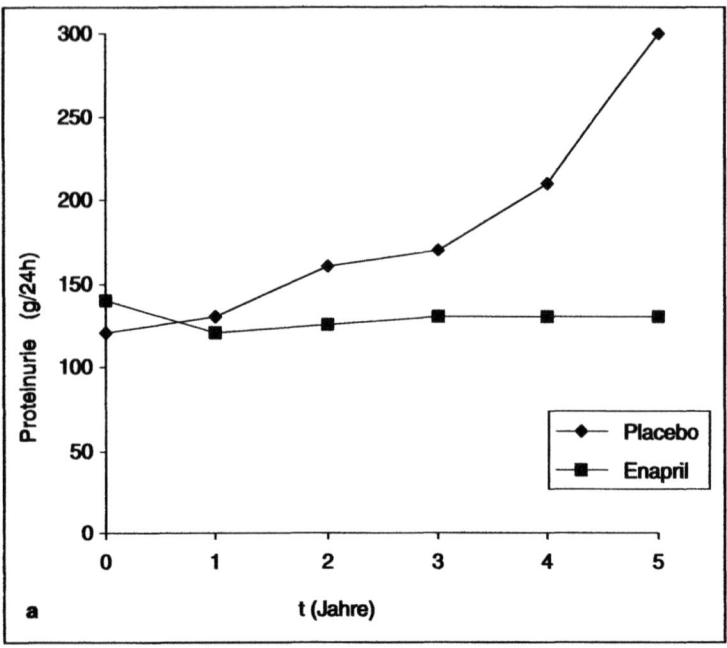

Abb. 11.21a. Entwicklung der Proteinurie während einer 5jährigen Follow-up-Studie, die an Typ-1-Diabetikern durchgeführt wurde, die ein Placebo-Präparat erhielten oder antihypertensiv mit Enalapril behandelt wurden. Die Daten entsprechen dem Mittelwert aus 3–4 Bestimmungen jährlich. (p<0,05 für das 2. Jahr, <0,01 für das 3. Jahr und <0,05 für das 5. Jahr). (Mod. nach Ravid et al. 1993)

Hypertonie > 130/80). Nach den neuesten Richtlinien der „Joint National Comitee on prevention, Detection, Evaluation and Treatment of High Blood Pressure (JNCVI)" werden Blutdruckwerte von 130/85 als hochnormal definiert. Bei Patienten mit Diabetes mellitus oder anderen Begleiterkrankungen wie Schlaganfall sollte ab diesem Punkt eine medikamentöse Behandlung einsetzen. Die glomeruläre Filtrationsrate verringert sich bei Blutdruckwerten von 150/90 (mittlerer arterieller Blutdruck 110 mmHg) jährlich um 9 ml/min. Eine

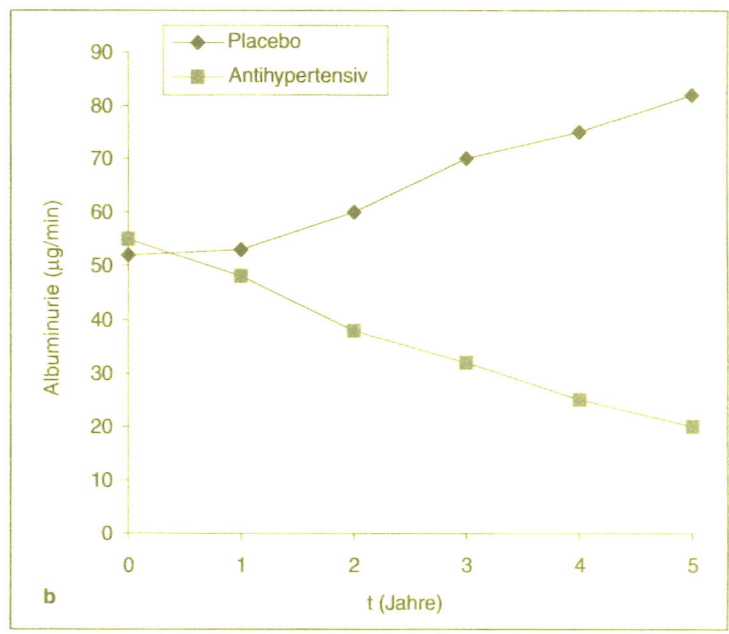

Abb. 11.21b. Verlauf der Albuminurie während einer 5jährigen Follow-up-Studie, durchgeführt an Typ-2-Diabetikern, die entweder antihypertensiv mit Enalapril oder einem Placebo behandelt wurden. Jeder Punkt entspricht dem Mittelwert aus 3–4 Bestimmungen pro Jahr ($p<0,001$). (Mod. nach Kennefick et al. 1997)

Senkung auf 120/75 (mittlerer arterieller Blutdruck 90 mmHg) führte in einer Studie von Peterson et al. an Nichtdiabetikern mit Niereninsuffizienz zu einem Rückgang des Abfalls auf 3 ml/min. Dies würde die Einleitung einer Dialyse um 10–20 Jahre verzögern (Abb. 11.22).

Als Faustregel gilt, daß ein diastolischer Blutdruck zwischen 60 und 70 mmHg als optimal hinsichtlich der Verzögerung der Progression einer diabetischen Nephropathie anzusehen ist.

Die folgende Übersicht faßt zusammen, ab welchem Zeitpunkt mit einer antihypertensiven Therapie bei Typ-1- und Typ-2-Diabetikern begonnen werden sollte.

Tabelle 11.7. Überlebensraten von Patienten (Typ-1-Diabetiker) mit konventioneller antihypertensiver Therapie und intensivierter antihypertensiver Therapie. (Mod. nach Sawicki et al. 1995)

Monate	Überlebensrate der Patienten mit konventioneller Therapie	Patienten mit intensivierter antihypertensiver Therapie
0	100	100
40	80	90
70	70	90
90	60	60

Beginn der antihypertensiven Therapie bei Patienten mit Diabetes mellitus
- Manifeste Hypertonie (RR>135/85),
- Mikroalbuminurie ohne/mit Hypertonie,
- Makroalbuminurie,
- 24h-Blutdruck: Blutdruckanstieg im Normbereich (z. B. von 125/ 75 auf 130/80) in der 24 h Blutdruckmessung, fehlende nächtliche Blutdruckabfälle.

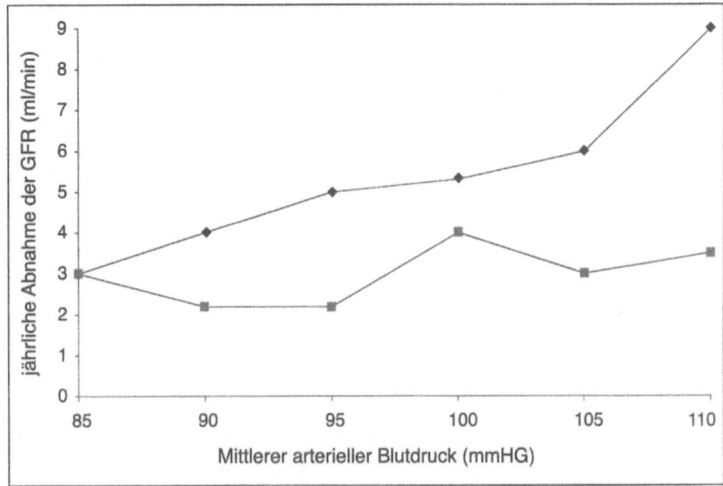

Abb. 11.22. Jährliche Abnahme der glomerulären Filtrationsrate (GFR, ml/min) bei chronischer, nichtdiabetischer Niereninsuffizienz in Abhängigkeit von der Proteinurie und dem mittleren arteriellen Blutdruck. (Mod. nach Peterson et al. 1995)

Wahl der antihypertensiven Therapie

ACE-Hemmer stellen bei Fehlen von Kontraindikationen Medikamente der ersten Wahl in der Behandlung einer diabetischen Nephropathie dar. ACE-Hemmer senken neben dem systemischen, auch den lokal-glomerulär-transkapillären Druck, insbesondere durch Hemmung der Angiotensin-II-Wirkung an der efferenten Arteriole. Diese wird dilatiert, es kommt zur Senkung des intraglomerulären Filtrationsdrucks. Außerdem schützen ACE-Inhibitoren die selektive Ladungsdichte von Heparansulfat und damit die natürliche Barrierefunktion des Glomerulum. Die Einschwemmung von Makromolekülen wird reduziert, die Glomerulumgröße vermindert, die Ausziehung und Abflachung der epithelialen Fußfortsätze verbessert, die intrazelluläre Matrixexpression, die Plättchenaggregation und die TGFß-Bildung vermindert (s. Pathophysiologie). Nach Einleitung der antihypertensiven Therapie mit ACE-Hemmern kann es initial zu einem Abfall der GFR in den ersten 6 Monaten kommen, längerfristig kommt es jedoch zu einer Stabilisierung der GFR (Dies gilt auch für nicht-diabetische Nephropathien). Ob auch Angiotensinrezeptorblocker (Blockade des Typ-1-Rezeptors für Angiotensin-II), eine ähnliche Wirkung wie ACE-Inhibitoren haben ist nicht endgültig gesichert, erste Untersuchungen weisen aber auf ein ähnliches Wirkprofil hin. Über den Einsatz dieser Medikamente beim normotensiven Diabetiker mit Mikroalbuminurie liegen jedoch noch keine genügenden Erfahrungen vor. Diese Medikamentengruppe stellt jedoch eine therapeutische Alternative gegenüber den ACE-Inhibitoren dar, insbesondere scheint die Nebenwirkungsrate geringer zu sein. (Selteneres Auftreten des als sehr lästig empfundenen Reizhustens.)

Es wird noch kontrovers diskutiert ob ACE-Hemmer einen renoprotektiven Effekt besitzen, der über den blutdrucksenkenden Effekt herausgeht. Einige der durchgeführten Studien weisen auf eine Überlegenheit der ACE-Inhibitoren gegenüber anderen antihypertensiven Medikamenten wie Kalziumantagonisten [insbesondere Dihydropyridintyp: Nifedipin (Adalat)] und ß-Blockern hin. In einer Studie von Sawicki et al. von 1997, sowie Donnelly et al. 1996 konnte ein überlegener Effekt der ACE-Hemmer allerdings nicht nachgewiesen werden, Kalziumantagonisten vom Nichtdihydropyridintyp (Verapamil) erwiesen sich gegenüber ACE-Hemmern als gleichwertig. Die UKPDS-Studie zeigte einen vergleichbaren Effekt bei Typ-2-

Diabetikern unter Therapie mit ß-Blockern oder ACE-Hemmern hinsichtlich der Reduktion des Risikos mikro- oder makrovaskuläre Folgeerkrankungen zu erleiden, so daß in der Behandlung der arteriellen Hypertonie bei Typ-2-Diabetikern mit koronarer Herzerkrankung ß-Blocker als Medikamente erster Wahl gelten dürfen. Kalziumantagonisten vom Dihydropyridintyp (Nifedipin, Nitrendipin) führen oft zur Vasodilatation im Vas afferens bei fehlender Dilatation im Vas efferens. Dies kann zu einem gesteigertem Filtrationsdruck mit gesteigerter Proteinurie führen. Kalziumantagonisten vom Nichtdihydropyridintyp (Diltiazem, Verapamil) dilatieren auch Vas efferens und scheinen diese unerwünschte Wirkung nicht zu haben. Diese Medikamentengruppe reduziert jedenfalls signifikant Blutdruck und Albuminurie und stellt somit neben ACE-Hemmern und ß-Blockern ein Medikament der ersten Wahl in der Behandlung einer diabetischen Nephropathie dar. Bei therapieresistenter arterieller Hypertonie können ACE-Hemmer, ß-Blocker und Kalziumantagonisten auch kombiniert eingesetzt werden. Eine kombinierte Gabe hat, wie von Stefanski et al. 1995 gezeigt, einen additiven Effekt. Die folgende Aufzählung gibt einen Überblick über die Wahl der antihypertensiven Therapie beim Diabetiker unter Berücksichtigung der Begleiterkrankungen.

Antihypertensive Therapie beim Diabetiker unter Berücksichtigung der Begleiterkrankungen (Ziel <130/85)
- *Ohne Begleiterkrankungen (insbesondere ohne KHK, hauptsächlich Typ-1-Diabetiker):* gleiche Gesichtspunkte wie bei essentieller Hypertonie, möglicherweise sind ACE-Hemmer von Vorteil.
- *Mit Mikroalbuminurie:* ACE-Hemmer und Kalziumantagonisten sind Mittel der 1 Wahl; diese können bei mangelndem Ansprechen auch kombiniert werden, ggf. kann ein 3. Antihypertonikum dazugegeben werden.
- *Mit Makroalbuminurie:* 1. Wahl: ACE-Inhibitoren, ß-Blocker oder/und Kalziumantagonisten evtl. Kombination mit einem α-Rezeptorenblocker.
- *Mit Herzinsuffizienz:* ACE-Inhibitoren in Kombination mit Diuretika und ggf. speziellem ß-Blocker (engmaschige Kaliumkontrollen).
- *Mit koronarer Herzkrankheit:* ACE-Hemmer, insbesondere nach Myokardinfarkt, kardioselekive ß-Blocker sind ebenfalls Medika-

mente erster Wahl. Diese Medikamente können auch wenn zur suffizienten Senkung des Blutdrucks erforderlich, kombiniert eingesetzt werden, ggf. zusätzliche Gabe eines Diuretikums. *Cave:* Kalziumantagonisten nach Myokardinfarkt: Kontraindikation für Nifedipin (Adalat) 4 Wochen nach Herzinfarkt.

Dosierung einiger Antihypertensiva

– ACE-Hemmer:
  – Benzazepril: 1 × 20 mg/Tag, Captopril bi2 3 × 25 mg/Tag, Lisinopril bis 10 mg/Tag, Ramipril bis 10 mg/Tag.
    Kontrollen von Kreatinin, Kalium, Harnstoff, Dosisanpassung in Abhängigkeit der GFR oder älteren Patienten, *Cave* Nierenarterienstenose!
– Angiotensinrezeptorblocker:
  – Losartan: 50 mg/Tag, Iserbatan: 150–300 mg/Tag.
– Kalziumantagonisten:
  – Nitrendipin: 1 × 20 mg/Tag, Verapamil bis 3 × 80, Diltiazem bis 2 × 90mg%.
– Diuretika:
  – Hydrochlorothiazid 25 mg/Tag, Furosemid bis 500 mg/Tag.
– ß-Blocker:
  – Atenolol bis 100 mg/Tag, Metoprolol bis 100 mg/Tag,
– Andere:
  – Doxazosin 2 × 8 mg/Tag.

Kochsalzbeschränkung. Sowohl bei Typ-1- als auch bei Typ-2-Diabetikern ist das austauschbare Natrium deutlich erhöht, dies wird teilweise auf die natriumretinierende Wirkung von Insulin zurückgeführt (steigert die Natriumrückresorption im renalen Tubulussystem). Der Hypertonus ist beim Diabetiker daher meist kochsalzsensitiv. Dies gilt für Typ-1- und Typ-2-Diabetiker. Eine gesteigerte Kochsalzsensitivität findet sich auch beim metabolischen Syndrom. Es sollte daher eine diätetische Kochsalzrestriktion erfolgen (20 mmol Na/Tag).

Eiweißreduzierte Kost. Eine eiweißreduzierte Kost führt bei Typ-1-Diabetikern mit diabetischer Nephropathie zu einem geringerem Abfall der GFR in Verbindung mit einer Abnahme der Proteinurie. Eine „Restriktion" der Eiweißzufuhr auf 0.8 g/kg/Tag führt im Vergleich zu einer signifikant erniedrigten Proteinausscheidung. – Eine Beschränkung der Eiweißzufuhr auf 0,8 mg/kg/Tag, stellt nur im Vergleich zur sonst in den westlichen Länder üblichen exzessiven Eiweißzufuhr eine Restriktion dar. – Der Effekt ist unabhängig von der Beeinflussung des Blutdrucks oder der Stoffwechselsituation. Bei Hypoproteinämie ist eine Eiweißrestriktion kontraindiziert. Generell sollte bei Diabetikern mit fortgeschrittener diabetischer Nephropathie bedacht werden, daß diese Patienten zu einer katabolen Stoffwechsellage neigen.

Eiweißrestriktion bei diabetischer Nephropathie (Kontraindikation bei Hypoproteinämie!)
- GFR (ml/min):
  - >25: keine Restriktion
  - 25–10: 0,6–0,8 g/kg/KG
  - Unter Dialysetherapie: 1,2 g/kg/Tag

Weitere Maßnahmen

Lipidsenkende Therapie

Eine Dyslipidämie beschleunigt das Fortschreiten einer diabetischen Nephropathie. Charakteristisch für die diabetische Dyslipidämie ist ein erhöhter Triglyceridspiegel und ein erniedrigtes HDL und stellt einen Prädiktor eines schnelleren Fortschreitens einer diabetischen Nephropathie dar (Abb. 11.23). Es sollten zunächst diätetische Maßnahmen eingeleitet werden, um eine Normalisierung zu erzielen. Wenn dies nicht ausreicht, sollte eine zusätzliche medikamentöse lipidsenkende Therapie erwogen werden (z. B. Cholesterinsynthesehemmer).

Harnwegsinfekte

Harnwegsinfekte treten beim Diabetiker gehäuft auf und sind einer raschen Therapie zuzuführen. Rezidivierende Harnwegsinfekte können aufsteigend zu Pyelonephritiden und zusätzlichen Nierenschädigungen führen. Man sollte eine fehlende Klinik bei gleichzeitig vorliegender diabetischer Neuropathie beachten, weshalb regelmäßige Kontrollen des Urinstatus angezeigt sind (Uricult, Leukozytu-

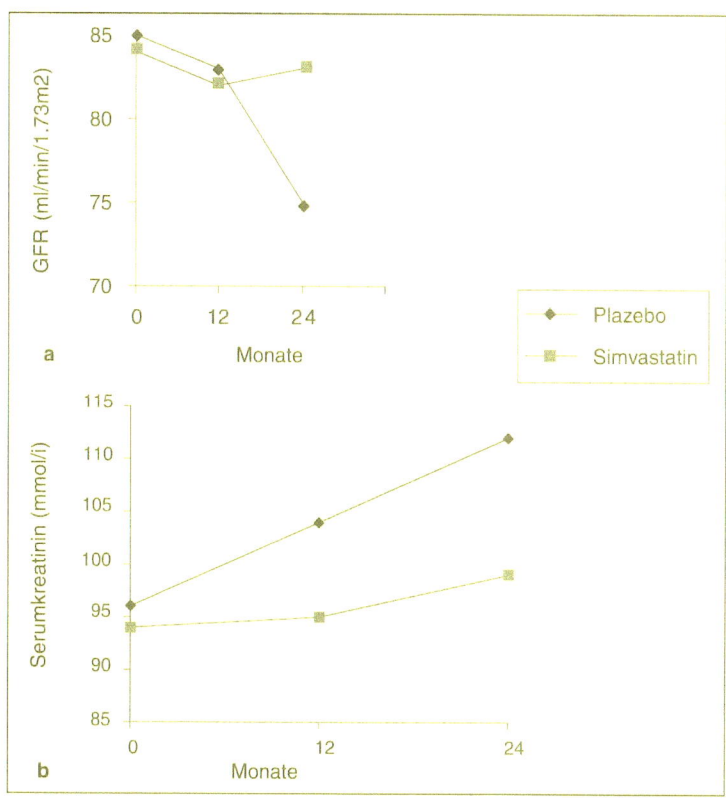

Abb. 11.23a–b. Änderungen der glomerulären Filtrationsrate **a**, des Serumkreatinins **b** (Mod. nach Lam et al. 1995)

rie, Proteinurie). Bei Verdacht auf einen Harnwegsinfekt sollte notfalls eine Therapie eingeleitet werden, ohne das Ergebnis einer Bakterienkultur abzuwarten.

Vermeidung zusätzlicher Belastungen der Niere
Allgemein sollten sowohl zur Prophylaxe als auch bei beginnender diabetischer Nephropathie (und natürlich bei bereits eingetretener

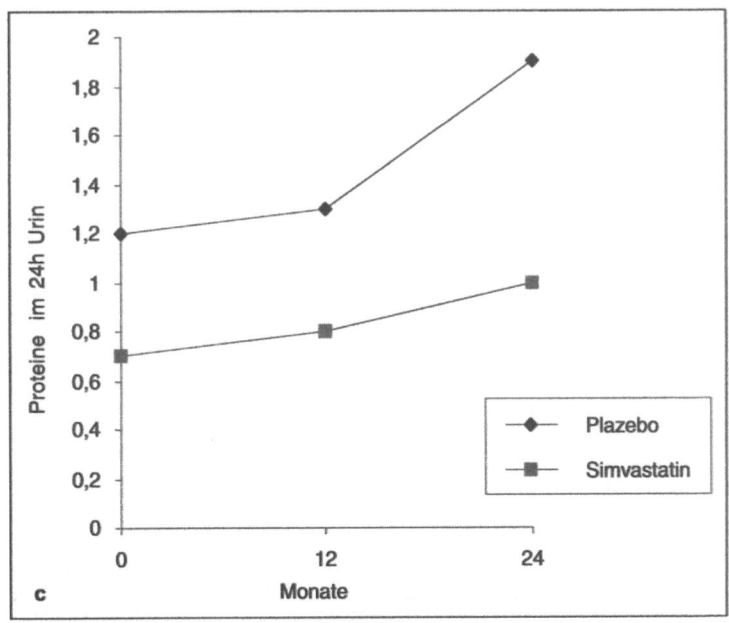

Abb. 11.23c. Änderungen der 24h-Urin-Proteinexkretion bei Diabetikern, die mit Simvastatin (*n*=16) oder einem Placebo (*n*=18) behandelt wurden (*p*<0,025). (Mod. nach Lam et al. 1995)

Niereninsuffizienz) folgende Maßnahmen zur Reduktion nephrotoxischer Faktoren getroffen werden.

Maßnahmen zur Reduktion nierenschädigender Faktoren

–– *Metabolisch:* optimale Stoffwechseleinstellung (HbA1c), Eiweißrestriktion (bei bereits eingetretener renaler Schädigung), Vermeidung cholesterinreicher Lebensmittel, Vermeidung phosphatreicher Lebensmittel, evtl. lipidsenkende Therapie.

–– Blutdruckeinstellung, Kochsalzaufnahme: <5 g/Tag bei arterieller Hypertonie.

– *Weitere Maßnahmen*: Trinkmenge 1,5–2 l/Tag (in Abhängigkeit von der Herzfunktion), Vermeidung nephrotoxischer Medikamente (Röntgenkontrastmittel!), frühzeitige antibiotische Therapie von Infektionen.

11.5.2
Therapiekontrolle

– Diagnostik durch den Arzt:
  – *jährlich:*
     Labor: Harnstoff, Kreatinin, Urinsediment, Uricult (bei Verdacht auf Harnwegsinfekt sofort, bei rezidivierenden Harnwegsinfekten häufiger als einmal jährlich);
     klinische Untersuchung: Pulsstatus, Reflexstatus, Vibrations- und Temperaturempfinden
     technische Untersuchungen: Visusbeurteilung, Fundusbeurteilung, Belastungs-EKG.
  – *1/2 jährlich:*
     Albuminausscheidung bei bekannter Albuminurie, 24 h Blutdruckmesung.
  – *1/4 jährlich:*
     HbA1c, BZ, Gewichtskontrolle, Blutdruckmessung (wenn keine arterielle Hypertonie bekannt, sonst täglich durch den Patienten selbst).

Davon abweichend sollte bei bereits eingetretener diabetischer Nephropathie eine häufigere Kontrolle der genannten Untersuchungen erfolgen, sowie in Ergänzung in 1/4jährlichen Abständen eine Kontrolle von Serumkreatinin und Serumharnstoff. Die Frequenz der Kontrollen sollte sich an der Stoffwechseleinstellung, der Blutdruckeinstellung und der renalen Funktion orientieren.

Eine erfolgreiche Therapie ist an der Senkung des arteriellen Blutdrucks, dem Rückgang oder dem fehlenden Anstieg einer Mikroalbuminurie zu erkennen. Bei bereits eingetretener diabetischer Nephropathie führt eine erfolgreiche Therapie zu einer langsameren Progression der Erkrankung. Dies ist an einem langsameren Abfall der GFR, sowie dem Rückgang der Makroalbuminurie und der Proteinurie sichtbar. Die Retentionswerte und der Elektrolythaushalt müssen daher ebenso regelmäßig kontrolliert werden, wie der HbA1c-Wert (Minimalziel 7,5%), Blutzuckerwerte, der Lipidstatus und der Blutdruck (Zielgröße <125/85).

11.5.3
Ausblick: zukünftige Möglichkeiten

Im folgenden sollen noch einige Therapieansätze, die möglicherweise in der Zukunft eine Rolle spielen angerissen werden. Teilweise
sind diese Therapieansätze bereits in der klinischen Erprobung.

Zukünftige Möglichkeiten in der Therapie einer diabetischen Nephropathie
– Heparintherapie: Heparansulfat ist der wichtigste Ladungsträger
  der glomerulären Basalmembran und damit für die funktionellen
  Eigenschaften verantwortlich. Heparin erhöht in der Zellkultur
  die Heparansulfatproduktion, reduziert die Basalmembranver-
  dickung in diabetischen Ratten und reduziert bei Diabetikern die
  Albuminausscheidung. Ein Therapieansatz mit niedermolekula-
  rem Heparin ist bereits in der klinischen Erprobung.
– AGE-Inhibition: AGE-Inhibition durch Aminoguanidin ist im
  Tierversuch bzgl. Reduktion der Proteinurie/Albuminurie erfolgreich und ebenfalls bereits in der klinischen Erprobung.
– Proteinkinase-C-Hemmung: Eine vermehrte Aktivierung von
  Proteinkinase C spielt in der Entwicklung einer diabetischen Nephropathie eine bedeutende Rolle. In klinischer Erprobung ist
  neuerdings der Einsatz von Proteinkinase-C-Inhibitoren.
– TGFß-Hemmung: TGFß ist ein wichtiger „Downstreammediator"
  in der Pathogenese einer diabetischen Nephropathie. Untersuchungen an Mäusen zeigten, daß eine Hemmung von TGFß durch
  Antikörper zu einer Verringerung der extrazellulären Matrixbildung und der tubulointerstitialen Fibrose führten. An Menschen
  liegen noch keine Erfahrungen vor.
– Genetik: Möglicherweise ist eine Identifikation von Hochrisiko-
  trägern der Entwicklung einer diabetischen Nephropathie über
  molekularbiologische Methoden möglich.
– Pentoxyphyllin: In manchen Arbeitsgruppen wird Pentoxyphyllin
  mit dem Ziel einer verbesserten Rheologie der Niere eingesetzt.
  Erste Ansätze deuten auf eine Verbesserung der Fließeigenschaften des Blutes in der Niere hin, ausreichende Daten hierzu liegen
  noch nicht vor.
– Oxidativer Streß: Da oxidativer Streß eine entscheidende Rolle bei
  der Pathogenese der diabetischen Nephropathie spielt, sind Therapieansätze mit kontrolliert wirkenden Antioxidanzien in Erprobung.

11.6
Notfall

Terminales Nierenversagen

Bei eingetretener terminaler Niereninsuffizienz ist eine frühzeitige
Nierenersatztherapie (Dialyse) indiziert. Rechtzeitig sollte insbesondere bei jüngeren Patienten auch über die Möglichkeit einer Nierentransplantation in Kombination mit einer Pankreastransplantation
nachgedacht werden.

Literatur

Anderson SS, Tsilibary EC, Charonis AS (1993) Nonenzymatic glycosylation in-
    duced modifications of intact bovine kidney tubular basement membrane. J
    Clin Invest 6: 3045–3052
Anderson PW, Zhang XY, Tian J et al. (1996) Insulin and angiotensin II are ad-
    ditive in stimulating TGF ß1 and matrix mRNA´s in mesangial cells. Kidney
    Int 50: 745–753
Bakris GL, Copley JB, Vicknair N, Sadler R, Leurgans S (1996) Calcium channel
    blockers versus other antihypertensive therapies on progression of NIDDM
    associated nephropathy. Kidney Int 50/5: 1641–1650
Berg TJ, Bangstad HJ, Torjesen PA, Osterby R, Bucala R, Hanssen KF (1997) Ad-
    vanced glycation end products in serum predict changes in the kidney mor-
    phology of patients with insulin dependent diabetes mellitus. Metabolism
    46/6: 661–665
Bierhaus A, Ritz E, Nawroth PP (1996) Expression of receptors for advanced
    glycation end products in occlusive vascular and renal disease. Nephrol Dial
    Transplant 11 [Suppl 5]: 87–90
Breyer JA, Bain RP, Evans JK, Nahman NS jr, Lewis EJ, Cooper M, McGill J, Berl
    T (1996) Predictors of the progression of renal insufficiency in patients with
    insulin dependent diabetes and overt diabetic nephropathy. The Collabora-
    tive Study Group. Kidney Int 50/5: 1651–1658
Crepaldi G, Carta Q, Defferari G, Mangili R, Navalesi R, Santeusanio F, Spalluto
    A, Vanasia A, Villa GM, Nosadini R (1998) Effects of lisinopril and nifedipine
    on the progression to overt albumiuria in IDDM patients with incipient ne-
    phropathy and normal blood pressure. Diab Car 21/1: 104
Böhlen L, de Courten M, Weidmann P (1994) Comparative study of the effect of
    ACE Inhibitors and other antihypertensive agents on proteinuria in diabetic
    patients. Am J Hypertens 7: 84S–92S
Bucala R, Makita Z, Vega G, Grundy S, Koschinsky T, Cerami A, Vlassara H
    (1994) Modification of low density lipoprotein by advanced glycation end
    products contributes to the dyslipidemia of diabetes and renal insufficiency.
    Proc Natl Acad Sci USA 91/20: 9441–9445

Colwell J (1996) Intensive insulin therapy in type II diabetes. Diabetes 45: 87–90

Elving LD, Wetzels JF, de Nobel E, Berden JH (1991) Erythrocyte sodium lithium countertransport is not different in type 1 (insulin dependent) diabetic patients with and without diabetic nephropathy. Diabetologia 34/2: 126–128

Elving LD, Wetzels JF, de Nobel E, Hoitsma AJ, Berden JH (1992) Captopril acutely lowers albuminuria in normotensive patients with diabetic nephropathy. Am J Kidney Dis 20/6: 559–563

Gall MA; Nielsen FS; Smidt UM; Parving HH (1993) The course of kidney function in type 2 (non insulin dependent) diabetic patients with diabetic nephropathy. Diabetologia. 36/10: 1071–1078

de Gasparo M, Levens N (1994) Pharmacology of angiotensin II receptors in the kidney. Kidney Int 46: 1486–1491

Gambaro G, Venturini AP, Noonan DM et al. (1994) Treatment with a glycosaminoglycan formulation ameliorates experimental diabetic nephropathy. Kidney Int 46/3: 797–806

Geberth S, Lippert J, Ritz E (1993) The apparent „epidemic" increase in the incidence of renal failure from diabetic nephropathy. Nephron. 65/1: 160

Hasegawa G, Nakano K, Sawada M, Uno K, Shibayama Y, Ienaga K, Kondo M (1991) Possible role of tumor necrosis factor and interleukin 1 in the development of diabetic nephropathy. Kidney Int 40/6: 1007–1012

Heesom AE, Hibberd ML, Millward A, Demaine AG (1997) Polymorphism in the 5' end of the aldose reductase gene is strongly associated with the development of diabetic nephropathy in type I diabetes. Diabetes 46/2: 287–291

Hasslacher C, Borgholte G, Panradl U, Wahl P (1990) Verbesserte Prognose von Typ I und Typ II Diabetikern mit Nephropathie. Med Klin Med Klin 85: 643–646

Hasslacher C, Bostedt Kiesel A, Kempe HP, Wahl P (1993) Effect of metabolic factors and blood pressure on kidney function in proteinuric type 2 (non insulin dependent) diabetic patients. Diabetologia 36/10: 1051–1056

Hoffman B, Ziyadeh Z (1996) The role of growth facors in the development of diabetic nephropathy. Curr Opin Endocrinol Diab 3:322–329

Horie K, Miyata T, Maeda K, Miyata S, Sugiyama S, Sakai H, van Ypserle de Strihou C, Monnier V, Witztum J, Kurokawa K (1997) Immunohistochemical colocalization of glycoxidation poducts and lipid peroxidation products in diabetic renal glomerular lesions. J Clin Invest 100/12: 2995–3004

Ishii H, Jirousek. M, Koya D et al. (1996) Amelioration of vascular dysfunktion in diabetic rats by an oral PKC ß inhibitor. Science 27: 728–731

Isaka Y, Akagi Y, Ando Y, Imai E (1997) Application of gene therapy to diabetic nephropathy. Kidney Int 52/60: 100–103

Jones SC, Thomas GH, Marshall SM (1997) Thiol group modulation of sodium lithium countertransport kinetics in diabetic nephropathy. Diabetologia 40:1079–1084

Jerums G, Allen TJ, Tsalamandris C, Cooper ME (1992) Angiotensin converting enzyme inhibition and calcium channel blockade in incipient diabetic nephropathy. The Melbourne Diabetic Nephropathy Study Group. Kidney Int 41/4: 904–911

Jungmann E (1996) Chemoprophylaxis of diabetic nephropathy in the elderly. Drugs Aging 9/6: 449–457

Kagami S, Border W, Miller and Noble N (1994) Angiotensin II stimulates extracellular matrix protein synthesis through induction of transforming growth factor ß expression in rat glomerular mesangial cells. J Clin Invest June 13: 2431–2437

Kennefick T, Anderson (1997) Role of angiotensin in diabetic nephropathy. Semin Nephrol 17/5: 441–447

Kikkawa R, Togawa M, Isono M, Isshiki K, Haneda M (1997) Mechanism of the progression of diabetic nephropahy to renal failure. Kidney Int 52/5: 39–40

Krämer BK, Wiecek A, Ritz E (1997) Wieweit und wie intensiv soll der Blutdruck bei diabetischer Nephropathie gesenkt werden? Dtsch Med Wochenschr 122: 829–832

Kramer Guth A, Quaschning T; Greiber S; Wanner C (1996) Potential role of lipids in the progression of diabetic nephropathy. Clin Nephrol 46/4: 262–265

Kramer BK, Wiecek A, Ritz E (1997) In what way and how intensively should blood pressure be lowered in diabetic nephropathy? Dtsch Med Wochenschr 122(25,26: 829–832

Krolewski AS, Laffel LM, Krolewski M, Quinn M, Warram JH (1995) Glycosylated hemoglobin and the risk of microalbuminuria in patients with insulin dependent diabetes mellitus. N Engl J Med 332/19:1251–1255

Lam KS, Cheng IK, Janus ED, Pang RW (1995) Cholesterol lowering therapy may retard the progression of diabetic nephropathy. Diabetologia 38/5:604–609

Lash JP, Bakris GL (1995) Effects of ACE inhibitors and calcium antagonists alone or combined on progression of diabetic nephropathy. Nephrol Dial Transplant. 10 [Suppl 9]: 56–62

Lewis EJ, Hunsicker LG, Bain RP, Rohde RD (1993) The effect of angiotensin converting enzyme inhibition on diabetic nephropathy. The Collaborative Study Group. N Engl J Med 329/20: 1456–1462

Lippert J, Ritz E, Schwarzbeck A, Schneider P (1995) The rising tide of endstage renal failure from diabetic nephropathy type II: an epidemiological analysis [see comments]. Nephrol Dial Transplant. 10/4: 462–467

Makita Z, Yanagisawa K, Kuwajima S, Yoshioka N, Atsumi T, Hasunuma Y, Koike T (1995) Advanced glycation endproducts and diabetic nephropathy. J Diabetes Complications 9/4: 265–268

Mangili R, Bending R, Scott J (1988) Increased sodium lithium countertransport activity in red cells of patients with insulin dependent diabetes and nephropathy. N Engl J Med 318:146–150

Mathiesen ER, Hommel E, Giese J, Parving HH (1991) Efficacy of captopril in postponing nephropathy in normotensive insulin dependent diabetic patients with microalbuminuria [see comments]. BMJ 303/6794: 81–87

Maschio G, Alberti D, Janin G, Locatelli F, Mann JF, Motolese M, Ponticelli C, Ritz E, Zucchelli P (1996) Effect of the angiotensin converting enzyme inhibitor benazepril on the progression of chronic renal insufficiency. The Angiotensin Converting Enzyme Inhibition in Progressive Renal Insufficiency Study Group [see comments]. N Engl J Med 334/15: 939–945

Mogensen CE (1994) Renoprotective role of ACE inhibitors in diabetic nephropathy. Br Heart J 72[Suppl 3]: 38–45

Mogensen CE, Damsgaard EM, Froland A, Nielsen S, de Fine Olivarius N, Schmitz A (1992) Microalbuminuria in non insulin dependent diabetes. Clin Nephrol 38 [Suppl 1]: 28–39

Mogensen CE, Hansen KW, Nielsen S, Pedersen MM, Rehling M, Schmitz A (1993) Monitoring diabetic nephropathy: glomerular filtration rate and abnormal albuminuria in diabetic renal disease reproducibility, progression, and efficacy of antihypertensive intervention. Am J Kidney Dis 22/1: 174–187

Molitch ME (1997) Management of early diabetic nephropathy. Am J Med 102:392–398

Moran A, Brown DM, Kim Y, Klein DJ (1991) Effects of IGF I and glucose on protein and proteoglycan synthesis by human fetal mesangial cells in culture. Diabetes 40/10: 1346–1354

Nelson RG, Pettitt DJ, Baird HR, Charles MA, Liu QZ, Bennett PH, Knowler WC (1993) Prediabetic blood pressure predicts urinary albumin excretion after the onset of type 2 (non insulin dependent) diabetes mellitus in Pima Indians. Diabetologia 36/10: 998–1001

Nielsen FS, Rossing P, Gall MA, Skott P, Smidt UM, Parving HH (1997) Long term effect of lisinopril and atenolol on kidney function in hypertensive NIDDM subjects with diabetic nephropathy. Diabetes 46/7: 1182–1188

O'Donnell MJ, Rowe BR, Lawson N, Horton A, Gyde OH, Barnett AH (1993) Placebo controlled trial of lisinopril in normotensive diabetic patients with incipient nephropathy. J Hum Hypertens 7/4: 327–332

Parving HH, Jacobsen P, Rossing K, Smidt UM, Hommel E, Rossing P (1996) Benefits of long term antihypertensive treatment on prognosis in diabetic nephropathy. Kidney Int 49/6: 1778–1782

Parving HH, Smidt UM, Hommel E, Mathiesen ER, Rossing P, Nielsen F, Gall MA (1993) Effective antihypertensive treatment postpones renal insufficiency in diabetic nephropathy. Am J Kidney Dis 22/1: 188–195

Parving H, Tarnow L, Rosing P (1996) The angiotensin converting enzyme gene and its inhibition in diabetic nephropathy. Curr Opin Endocrin 3:315–321

Pugh JA, Medina R, Ramirez M (1993) Comparison of the course to end stage renal disease of type 1 (insulin dependent) and type 2 (non insulin dependent) diabetic nephropathy. Diabetologia 36/10: 1094–1098

Ravid O (1993) Long term stabilizing effect of angiotensin converting enzyme inhibition on plasma creatinine and on proteinuria in normotensive type II diabetic patients. Ann Int Med 118:577–581

Ringel J, Beige J, Kunz R, Distler A, Sharma AM (1997) Genetic variants of the renin angiotensin system, diabetic nephropathy and hypertension. Diabetologia. 40/2: 193–199

Ritz E (1993) Hypertension in diabetic nephropathy: Prevention and treatment. Am Heart J 125/5,P2: 1514–1519

Ritz E (1997) Nephropathy in type II diabetes. Exp Clin Endocrinol Diab 105 [Suppl]: 80–82

Ritz E, Bergis C, Strojek K, Keller C (1997) Nephropathie und Hypertonie bei Typ II Diabetes. Med Klein 92: 421–425

Ritz E, Hasslacher C, Tschope W (1990) Diabetic nephropathy are there differences between type I and type II? Miner Electrolyte Metabol 16/1: 69–72

Ritz E, Keller C, Bergis KH (1996) Nephropathy of type II diabetes mellitus. Nephrol Dial Transplant 11 [Suppl 9]: 38–44

Ritz E, Keller C, Bergis K, Strojek K (1997) Pathogenesis and course of renal disease in IDDM/NIDDM: differences and similarities. Am J Hypertens 10/9 Pt 2: 202S–207S

Ritz E, Orth SR, Strzelczyk P (1997) Angiotensin converting enzyme inhibitors, calcium channel blockers, and their combination in the treatment of glomerular disease. J Hypertens [Suppl] 15/2: 21–26

Ritz E, Siebels M, Fliser D (1993) Hemmung der Progression der Niereninsuffizienz bei glomerulären Erkrankungen. Internist 34:330–339

Ritz E, Stefanski A (1996) Diabetic nephropathy in type II diabetes. Am J Kidney Dis 27/2: 167–194

Rutherford PA, Thomas TH, Taylor R; Wilkinson R (1994) Nephropathy and changes in sodium lithium countertransport kinetics in type 2 (non insulin dependent) diabetes mellitus. J Hum Hypertens 8/1: 29–35

Salahudeen AK, Kanji V, Reckelhoff JF, Schmidt AM (1997) Pathogenesis of diabetic nephropathy: a radical approach. Nephrol Dial Transplant 12/4: 664–668

Sawicki PT (1997) Stabilization of glomerular filtration rate over 2 years in patients with diabetic nephropathy under intensified therapy regimes. Nephrol Dial Transplant 12:1890–1899

Sawicki PT, Dahne R, Bender R, Berger M (1996) Prolonged QT interval as a predictor of mortality in diabetic nephropathy. Diabetologia 39/1: 77–81

Sawicki PT, Muhlhauser I, Didjurgeit U, Baumgartner A, Bender R, Berger M (1995) Intensified antihypertensive therapy is associated with improved survival in type 1 diabetic patients with nephropathy. J Hypertens 13/8: 933–938

Schmidt S, Ritz E (1996) The role of angiotensin I converting enzyme gene polymorphism in renal disease. Curr Opin Nephrol Hypertens 5/6: 552–555

Schmidt A, Hasu M, Popov D et al. (1998) Receptor for advanced glycation end products (AGE´s) has a central role in vessel wall interactions and gene activation in response to circulating AGE proteins. Proc Natl Acad Sci USA: 8807–8811

Schmidt S, Giessel R, Bergis KH, Strojek K, Grzeszczak W, Ganten D, Ritz E (1996) Angiotensinogen gene M235 T polymorphism is not associated with diabetic nephropathy. The Diabetic Nephropathy Study Group. Nephrol Dial Transplant 11/9: 1755–1761

Schmidt S, Strojek K, Grzeszczak W, Bergis K, Ritz E (1997) Excess of DD homozygotes in haemodialysed patients with type II diabetes. The Diabetic Nephropathy Study Group. Nephrol Dial Transplant 12/3: 427–429

Sensi M, Pricci F, Andreani D, Di Mario U (1991) Advanced nonenzymatic glycation endproducts (AGE): Their relevance to aging and the pathogenesis of late diabetic complications. Diabetes Res 16: 1–9

Shikata K, Makino H, Sugimoto H et al. (1995) Localization of advanced glyca-
    tion endproducts in the kidney of experimental diabetic rats. J Diab Compl
    9/4: 269–71

Smulders Y, Rakic M, Stehouwer C, Weijers R, Slaats E, Silberbusch J (1997) De-
    terminants of progression of microalbuminuria in patients with NIDDM.
    Diab Care 20/6: 999–1003

Soulis T, Cooper ME, Vranes D, Bucala R, Jerums G (1996) Effects of aminogua-
    nidine in preventing experimental diabetic nephropathy are related to the
    duration of treatment. Kidney Int 5072: 627–634

Stephenson B et al. (1994) The EURODIAB IDDM Complications study. Diabe-
    tologia 37:278–285

Striker LJ, Striker GE (1996) Administration of AGEs in vivo induces extracel-
    lular matrix gene expression. Nephrol Dial Transplant 11 [Suppl 5]: 62–65

Strojek K, Grzeszczak G, Ritz E (1997) Risk factors for development of diabetic
    nephropathy: A review. Nephrol Dial Transplant 12 [Suppl 2]: 24–26

Strojek K, Grzeszczak W, Morawin E et al. (1997) Nephropathy of type II diabe-
    tes: evidence for hereditary factors? Kidney Int 51/5: 1602–1607

Tamsma JT, van den Born J, Bruijn JA et al. (1994) Expression of glomerular ex-
    tracellular matrix components in human diabetic nephropathy: decrease of
    heparan sulphate in the glomerular basement membrane [see comments].
    Diabetologia 37/3: 313–320

Tamsma JT, van der Woude FJ, Lemkes HH (1996) Effect of sulphated gly-
    cosaminoglycans on albuminuria in patients with overt diabetic (type 1) ne-
    phropathy. Nephrol Dial Transplant 11/1: 182–185

Tepel M, Doberauer C, Zidek W (1997) Diabetic nephropathy and genetic alter-
    ations of the renin angiotensin system. Exp Clin Endocrinol Diabetes 105/5:
    243–247

Tepel M, van Giet M, Zidek M(1997) Praktische Therapie der chronischen Niere-
    ninsuffizienz durch Progressionshemmung. Dtsch Ärztebl 94/41: 2161–2166

Thaiss F, Stahl RA (1996) The kidney in diabetes mellitus new aspects on
    pathogenesis, diagnosis and therapy. Z Ärztl Fortbild Jena 90/3: 199–204

The Diabetes Control and Complications Trial Research Group (1996) Lifetime
    benefits and costs of intensive therapy as practiced in the diabetes control
    and complicqations trial. JAMA 276/17: 1409–1415

The Diabetes Control and Complications (DCCT) Research Group. (1995) The
    effect of intensive therapy on the development and progression of diabetic
    nephropathy in the Diabetes Control and Complications Trial. Kidney Int
    47/6: 1703–1720

The Diabetes Control and Complications Trial Research group (1993) The effect
    of intensive treatment of diabetes on the development and progression of
    long term complications in insulin dependent diabetes mellitus. N Engl J
    Med 329:14–18

Tripathi K, Prakash J, Appaiha D, Srivasta P (1993) Pentoxyfylline in manage-
    ment of proteinuria in diabetic nephropathy. Nephron 64:641–642

United kingdom Prospective Diabetes Study Group (1998) United Kingdom
    Prospective Diabetes Study 24: A 6 Year, randomized, controlled trial com-

paring sulfonylurea, insulin and metformin therapy in patients with newly diagnosed type 2 diabetes that could not be controlled with diet therapy. Ann Intern Med 128/3: 165–175

United kingdom Prospective Diabetes Study Group (1998) Effect of intensive blood glucose control with metformin on omplications in overweight patients with type 2 diabetes. Lancet 352: 854–864

United Kingdom Prospective Diabetes Study Group (1998) Efficiacy of atenolol and captopril in reducing risk of miacrovascular and microvascular complications in type 2 diabetes:UKPDS 39. Br Med J 317: 713–726, 13–26

United Kingdom Prospective Diabetes Study Group (1998) Intensive blood glucose control with sulfonylureas or insulin compared with conventional treatment and risk of compliations in patients with type 2 diabetes (UKPDS 33). Lancet 352: 837–853

Van der Woude FJ, van Det NF (1997) Heparan sulphate proteoglycans and diabetic nephropathy. Exp Nephrol 5/3: 180–188

Vlassara H (1995) Advanced glycation in diabetic renal and vascular disease. Kidney Int [Suppl]: 51: 43–44

Vlassara H (1997) Pathogenesis of diabetic nephropathy, advanced glycation and new therapy. Med Klin 92 [Suppl]: 129–134

Vlassara H, Striker LJ, Teichberg S, Fuh H, Li YM, Steffes M (1994) Advanced glycation end products induce glomerular sclerosis and albuminuria in normal rats. Proc Natl Acad Sci USA 91/24: 11704–11708

Wainai H, Katsukawa F, Takei I, Maruyama H, Kataoka K, Saruta T (1991) Influence of glycemic control and hypertension on urinary microprotein excretion in non insulin dependent diabetes mellitus. J Diabet Compl 5/2–3: 160–161

Van der Woude F, van Det NF (1997) Heparan suphate proteoglycans and diabetic nephropathy. Exp Nephrol 5:180–188

Waldherr R, Ilkenhans C, Ritz E (1992) How frequent is glomerulonephritis in diabetes mellitus type II? Clin Nephrol 378/6: 271–273

Wolf G, Neilson EG (1993) Angiotensin II as a hypertrophogenic cytokine for proximal tubular cells. Kidney Int 43: 100–107

Wolf S, Stahl R (1996) Angiotensin II Wirkung an der Niere: mehr als ein Vasokonstriktor. Dtsch Ärztebl 31/32: 1604–1608

Wolf G, Ziyadeh FN (1997) The role of angiotensin II in diabetic nephropathy: emphasis on nonhemodynamic mechanisms. Am J Kidney Dis 29/1: 153–163

Wolf G, Ziyadeh F, Thaiss F et al. (1997) Angiotensin II stimulates expression of the chemokine RANTES in rat glomerular endothelial cells. J Clin Invest 100/5: 1047–1058

Wolf G, Ziyadeh FN, Zahner G, Stahl RA (1996) Angiotensin II is mitogenic for cultured rat glomerular endothelial cells. Hypertension 27/4: 897–905

Yang CW, Vlassara H, Peten EP, He CJ, Striker GE, Striker LJ (1994) Advanced glycation end products up regulate gene expression found in diabetic glomerular disease. Proc Natl Acad Sci USA 91/20: 9436–9440

Yokoyama H, Tomonaga O, Hirayama M, Ishii A, Takeda M, Babazono T, Ujihara U, Takahashi C, Omori Y (1997) Predictors of the progression of diabet-

    ic nephropathy and the beneficial effect of angiotensin converting enzyme
    inhibitors in NIDDM patients. Diabetologia 40/4: 405–411
Zeller K, Whittaker E, Sullivan L, Raskin P, Jacobson HR (1991) Effect of re-
    stricting dietary protein on the progression of renal failure in patients with
    insulin dependent diabetes mellitus. N Engl J Med 324/2: 78–84

Kapitel 12

Diabetische Neuropathie

M. Hofmann, P. P. Nawroth

12.1   Fallpräsentation   548

12.1.1 Befunde   548
12.1.2 Therapie   548
12.1.3 Verlauf   549

12.2   Klinik   549

12.2.1 Epidemiologie   549
12.2.2 Entstehung   551
12.2.3 Symptome   556

12.3   Diagnose   563

12.3.1 Indikation zur Diagnostik   563
12.3.2 Anamnese   563
12.3.3 Untersuchung   565
12.3.4 Differentialdiagnose   571

12.4   Therapie   572

12.4.1 Medikamentöse Therapie   572

Literatur   576

12.1
Fallpräsentation

12.1.1
Befunde

Eine 65jährige, normalgewichtige Patientin mit seit 25 Jahren bekanntem Typ-2-Diabetes mellitus stellte sich wegen plötzlich auftre-
tendem Schwindel, Herzstolpern und Atemnot in der Ambulanz vor.
Es fand sich ein Blutdruck von 165/95 mmHg sowie ein arrhythmi-
scher Puls mit f=52/min. Das EKG zeigte Salven supraventrikulärer
Extrasystolen. An diabetischen Folgeerkrankungen fand sich eine
diabetische Retinopathie Grad II, diabetische Nephropathie im Stadium der Makroalbuminurie und eine symmetrisch sensible PNP
beider Unterschenkel mit ausgeprägten Schmerzen, fehlendem ASR
rechts, eingeschränktem Vibrationsempfinden und dystrophischen
Hautveränderungen. Zusätzlich berichtete die Patientin über ein
postprandiales Völlegefühl, Wechsel von Obstipation und Diarrhoe.
Die deshalb durchgeführte Röntgenkontrastmitteluntersuchung des
Magens (Abb. 12.1) zeigte eine verzögerte Motilität und Retention
von Nahrungsbestandteilen. Nach Ausschluß anderer organischer
Ursachen für die Herzrhythmusstörung (einschließlich Koronarangiographie und Langzeit-EKG) und vorliegen einer manifester Neuropathie (sensomotorisch und autonom) wurde die Diagnose einer
kardialen autonomen Neuropathie gestellt.

12.1.2
Therapie

1. Verbesserung der diabetischen Stoffwechsellage durch Umstellung von der konventionellen Insulintherapie auf eine intensivierte konventionelle Insulintherapie (ICT) mit Insulin Basal H
   16 E morgens und 22 E um spät abends sowie zu den Mahlzeiten
   Insulin Normal H 2 IE/BE morgens, 1 IE/BE mittags, 1,5 IE/ BE
   abends;
2. strukturierte Diabetesschulung mit Schwerpunkt ICT und diabetische Neuropathie/Vermeidung eines diabetischen Fußsyndroms;
3. medikamentöse Therapie mit α-Liponsäure 1x600 mg pro Tag,
   Ramipril 5 mg pro Tag und Piretanid 6 mg pro Tag.

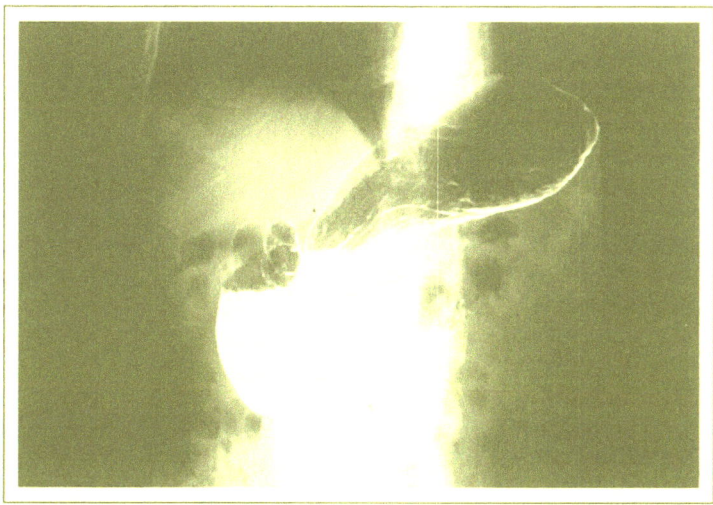

Abb. 12.1. 65jährige Patientin mit autonomer Neuropathie. Röntgenkontrast-mittel-Untersuchung des Magens zeigt eine Ektasie des Magens mit Speiseresten

12.1.3
Verlauf

3 Monaten nach normnaher Blutdruckeinstellung, Schulung und Er-nährungsberatung besserten sich gastrointestinalen Beschwerden. Nach Blutdruckeinstellung reduzierte sich die Albuminausschei-dung im Urin.

12.2
Klinik

12.2.1
Epidemiologie

Die Angaben zur *Prävalenz* der Neuropathie schwanken im klini-schen Krankengut bei Diabetes mellitus zwischen 10 und 100%. Die-se extreme Variabilität ist Ausdruck für das Fehlen einer verbindli-

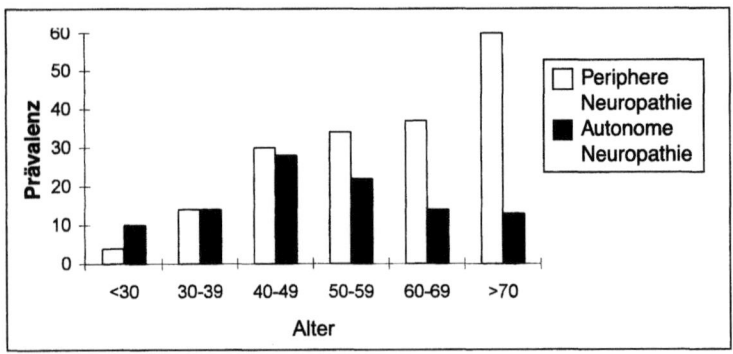

Abb. 12.2. Prävalenz der autonomen und peripheren NP bei Diabetikern in Abhängigkeit vom Lebensalter (Mod. nach Flynn et al. 1995)

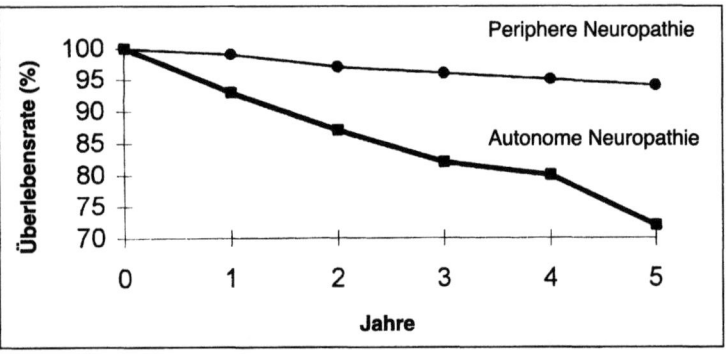

Abb. 12.3. Überlebensrate von Diabetikern bei diabetischer Neuropathie (Mod. nach O'Brien et al. 1991)

chen Definition, uneinheitliches diagnostisches Vorgehen und unterschiedliche Selektion der untersuchten Diabetiker. Hauptmanifestation der diabetischen Neuropathie ist die symmetrisch sensible Polyneuropathie der unteren Extremität. Die Prävalenz der Neuropathie steigt mit zunehmender Diabetesdauer und mit zunehmendem Lebensalter. Eine autonome Neuropathie ist häufiger bei jungen Diabetikern, während sich eine sensomotorische PNP überwiegend im höheren Lebensalter findet (Abb. 12.2).

Etwa die Hälfte aller über 60 Jahre alten Diabetiker haben eine Neuropathie; Nichtdiabetiker über 60 Jahre in weniger als 10%. Die diabetische Neuropathie, einschließlich ihrer Komplikation des diabetischen Fußsyndroms, ist die häufigste Ursache für Amputationen an der unteren Extremität. Diabetiker mit eingeschränkter Nervenleitfähigkeit und besonders Diabetiker mit autonomer kardialer Neuropathie haben ein erhöhtes Mortalitätsrisiko (Abb. 12.3).

12.2.2
Entstehung

Die Hyperglykämie ist die der diabetischen Neuropathie zugrundeliegende Ursache. Die Diabetes Control and Complication Trial (DCCT) konnte eine Reduktion sowohl von Inzidenz als auch Progression der Neuropathie mit Verbesserung des HbA1c-Wertes nachweisen (Abb. 12.4).

Die Aktivierung des Polyolstoffwechsels mit energetischer Erschöpfung der Nervenzelle und die vermehrte Proteinglykierung mit Entstehung von oxidativem Streß führen zu einer Schädigung der Nervenzellen. Zusätzlich sind Störung der Mikrozirkulation mit Reduktion des nervalen Blutflusses (Vasa nervorum) von Bedeutung.

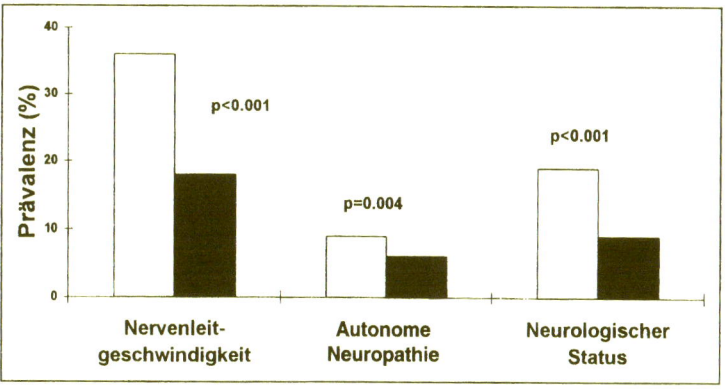

Abb. 12.4. Ergebnisse der DCCT-Studie zur Inzidenz der Neuropathie, HbA1c-Wert der ICT-Gruppe (■) 7,0% und HbA1c-Wert der CT-Gruppe (□) 9,0%. (Mod. nach DCCT study group 1993)

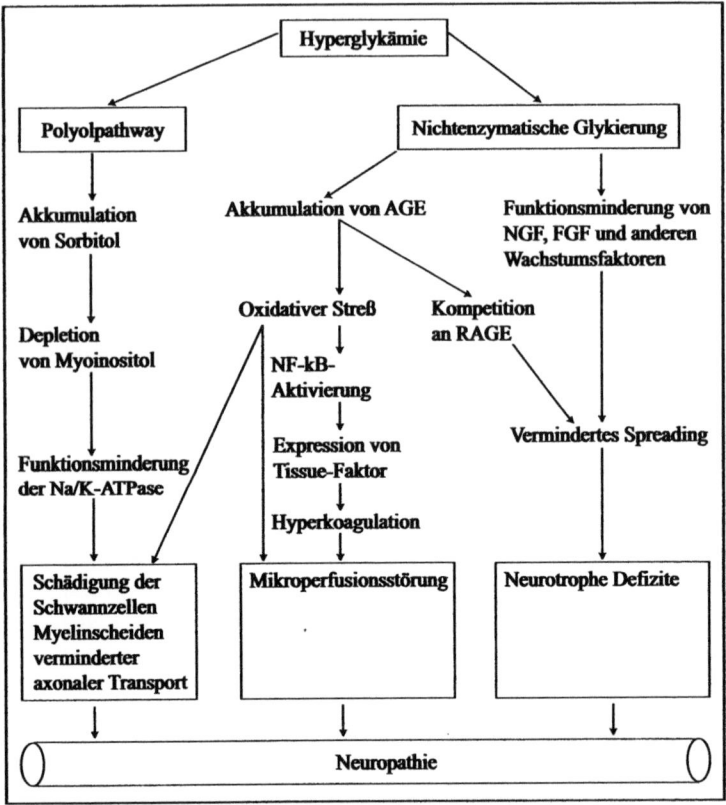

Abb. 12.5. Pathogenese der diabetischen Neuropathie

Die pathophysiologischen Mechanismen sind im Hinblick auf ihre einzelne Gewichtung noch nicht hinreichend geklärt (Abb. 12.5).

Aktivierung des Polyolstoffwechsels

Der Polyolstoffwechsel als alternativer Weg der Glukoseutilisation ist bei Hyperglykämie verstärkt und führt zur intrazellulären Akkumulation von Sorbitol. Dies führt zur Myoinositoldepletion und durch bisher nicht näher charakterisierte Mechanismen zu einer Funkti-

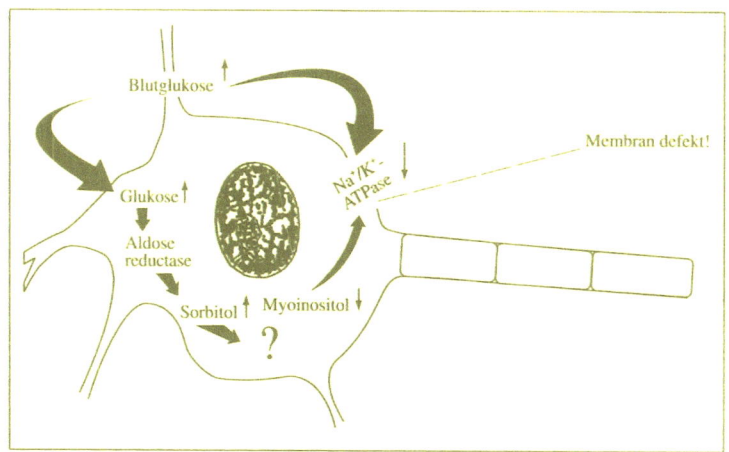

Abb. 12.6. Polyol-Pathway. (Mod. nach Clark et al. 1995)

onsminderung der Na/K-ATPase und damit zur energetischen Erschöpfung der Nervenzelle (Abb. 12.6).

Tierexperimentelle Untersuchungen und erste klinische Studien
mit Aldosereduktase-Hemmern prüfen derzeit die Suppression des
Polyol-Pathways und dessen Bedeutung in der Therapie der diabetischen Neuropathie.

Nicht enzymatische Glykierung

„Advanced Glycation Endproducts" (AGEs) werden bei Hyperglykämie vermehrt gebildet. Sowohl bei der Bildung von AGEs als auch
bei Bindung an den Rezeptor (RAGE) kommt es zur Induktion von
intraneuralem oxidativem Streß und infolge dessen zur Schädigung
der Schwann-Zellen und Myelinscheiden mit axonalen Strukturver-
änderungen. Der für die Integrität des Neurons wesentliche Transport von Makromolekülen ist dadurch gestört. Glykierung ist darüber hinaus auch Ursache für eine Funktionsminderung von Wachstumsfaktoren wie Nerve-Growth Factor (NGF) und Fibroblast-
Growth Factor (FGF). So konnte in Hautbiopsien von Patienten mit
beginnender Neuropathie eine signifikant verminderte Konzentration an NGF und Substanz P nachgewiesen werden (Anand et al.

1996). Darüber hinaus wurde im Tiermodell gezeigt, daß durch Mikroinjektion von Wachstumsfaktoren das verminderte Nervenwachstum bei diabetischer Neuropathie aufgehoben werden kann. Es wird vermutet, daß AGEs auch direkte neurotrophe Schäden verursachen können. So wurde gezeigt, daß der Rezeptor RAGE konstitutiv in kortikalen Neuronen exprimiert wird und ein an RAGE bindendes Peptid das physiologische Spreading von neuronalen Zellen in vitro fördert (A. M. Schmidt et al. 1995). Es gibt daher die Hypothese, daß die bei Diabetes mellitus gebildeten AGEs den physiologischen Liganden am Rezeptor RAGE verdrängen und somit zur Neuropathie beitragen (s. Abb 12.5)

Mikrovaskuläre Transportschäden

Die AGE/RAGE-vermittelte Aktivierung des Transkriptionsfaktors NFkB und die daraus resultierende Expression von Tissue-Faktor (einem zentralen Mediator der Gerinnung) führt zur Gerinnselbildung in den Vasa nervorum und damit zur Minderperfusion des Nervs. Eine Reduktion des nervalen Blutflusses in einem bereits frühen Stadium der Neuropathie konnte sowohl im Tiermodell als auch bei Patienten mit Diabetes mellitus gezeigt werden. Die Restitution des nervalen Blutflusses durch Antioxidantien (z. B. α-Liponsäure,

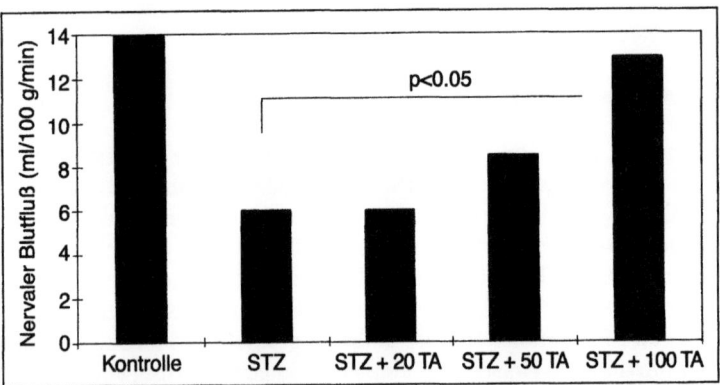

Abb. 12.7. Dosisabhängige Restitution des nervalen Blutflusses durch Thioctsäure im Tiermodell (streptozotocininduzierte diabetische Polyneuropathie bei der Ratte). *Kontrolle* nichtdiabetisch, *STZ* diabetisch, *TA* Thioctsäure in mg/kg pro Tag. (Mod. nach Nagamatsu et al. 1995)

NAC) bestätigen das pathophysiologische Konzept Hyperglykämi-
e→oxidativer Streß→Störung der Mikrozirkulation (Abb. 12.7)

Experimentelle Befunde bei hyperglykämieinduzierter diabetischer Polyneuropathie.

Direkte Schädigung (metabolische Ursache)	Indirekte Schädigung (vaskuläre Transportstörung)
Störung des Energiestoffwechsel Hemmung des Zitratzyklus Verarmung an ATP	Mikrovaskuläre Thromben Erhöhte Thromboxanbildung Expression von Adhäsionsmolekülen Expression von Tissue Factor
Oxidativer Stress Verbrauch an NADPH Schädigung von Schwann-Zellen und Myelinscheiden	Verminderte Vasorelaxation Reduktion von Prostazyklin Suppression von EDRF Vermehrte Bildung von Endothelin-1 Verdickte Basalmembran
Störung des axonalen Transportes	Endothelzellödem
Direkte Schädigung (metabolische Ursache)	Indirekte Schädigung (vaskuläre Transportstörung)
Neurotrophe Defizite Glykierung des Nerve Growth Factor Vermindertes Spreading	Erhöhte vaskuläre Permeabilität

Klassifikation der diabetischen Neuropathie

Bei der diabetischen Neuropathie wird die sensomotorische Polyneuropathie abgegrenzt von der autonomen Neuropathie (s. Übersicht).

Klassifikation der diabetischen Neuropathie nach dem Verteilungsmuster

Sensomotorische Polyneuropathie	Autonome Neuropathie	Enzephalopathie
Symmetrisch-sensible PNP	Gastrointestinaltrakt	Vermehrte senile Demenz und Alzheimer Demenz bei Patienten mit Diabetes mellitus Typ 2
Symmetrisch-motorische PNP	Urogenitaltrakt	
Asymmetrische Neuropathie	Kardiovaskuläre Neuropathie	
Mononeuropathia multiplex	Haut	
Schwerpunktneuropathie		

Inwieweit es eine diabetische Neuropathie des Zentralnervensystems als eigenständige diabetische Folgeerkrankung gibt, ist Gegenstand derzeitiger Forschung. Eine erhöhte Inzidenz von seniler Demenz bei Patienten mit Diabetes mellitus Typ 2 gilt als gesichert (Itagaki et al.1996). Multivariate Analysen zeigten je nach Studie, ein 1,3 bis 1,6 fach erhöhtes relatives Risiko für senile Demenz bei Vorliegen eines Diabetes mellitus Typ 2 (Ott et al. 1996, Leibson 1997). Der Pathomechanismus dafür ist derzeit unklar. Diskutiert werden sowohl vaskuläre als auch metabolische Ursachen. Oben genannte Studien zeigten eine schwächere jedoch signifikante Association von Alzheimer Demenz und Diabetes mellitus, andere Studien konnten keinen Zusammenhang von Diabetes und Prävalenz Alzheimer typischer Histologie postmortem nachweisen (Heitner 1997). Immunhistologische Untersuchungen postmortem von Alzheimer Patienten zeigten eine erhöhte Expression von Insulinrezeptoren bei verminderter Signaltransduktion (Frolich et al. 1998). Diese Befunde legen nahe, daß insulinabhängige Mechanisimen und Störungen in der Glukoseutilisation eine Rolle in der Pathogenese des Morbus Alzheimer spielen. Andere Untersuchungen zeigten, daß Advanced Glycation Endproducts (AGE) via oxidativen Stress und/oder direkter Rezeptor mediierter Effekte zur Pathogenese der Neurodegenerativen Erkrankungen einschließlich Alzheimer Demenz beitragen (Sasaki et al. 1998, Yan et al. 1996). Eine weitere Einteilung der diabetischen Neuropathie hat den Schweregrad der klinischen Symptomatik als Grundlage (s. Übersicht).

Klassifikation der diabetischen Neuropathie nach der klinischen Symptomatik

Neuropathie Grad 1	Neuropathie Grad 2	Neuropathie Grad 3
Asymptomatisch	Symptomatisch	Symptomatisch mit Behinderung

12.2.3
Symptome

Symmetrisch sensible Polyneuropathie

Sie ist gekennzeichnet durch sensible Störungen, die in der Regel an den Zehen und Füßen beginnen und sich strumpfförmig nach proximal ausbreiten (s. unten). Anfangs kommt es zu Nervenirritationen mit Dysästhesien und später zur Denervierung, mit einem der Nervenfaser entsprechenden Funktionsausfall.

Symptome bei symmetrisch-sensibler PNP
- Dysästhesie: Kribbeln, Prickeln, Ameisenlaufen,
- Parästhesie: „burning feet",
- Anästhesie: Pelzigkeit, Taubheit,
- Fehlen der Tiefen- und Oberflächensensibilität,
- Fehlen der Schmerzwahrnehmung,
- Fehlen der Temperaturwahrnehmung.

Symmetrisch-motorische PNP

Treten die sensiblen Störungen kombiniert mit symmetrisch angeordneten motorischen Ausfällen auf (s. unten), spricht man von einer symmetrisch motorischen PNP, die sich zum Teil aus der symmetrisch sensiblen PNP entwickelt. Meist sind die Ausfälle im Versorgungsgebiet des N. peroneus.

Symptome der symmetrisch-motorischen PNP
- Atrophie der kleinen Fußmuskeln,
- Krallenfuß,
- Subluxation/Luxation der Zehen,
- veränderte Statomotorik,
- aufgehobener ASR.

Asymmetrische Neuropathie

Bei dieser seltenden Neuropathieform wird die Mononeuropathia multiplex (Reizerscheinungen und Ausfälle halten sich exakt an das Versorgungsgebiet des Nerven) von der Schwerpunktneuropathie (kombinierte sensomotorische Ausfälle) unterschieden (Tabelle 12.1 u. Abb. 12.8,9).

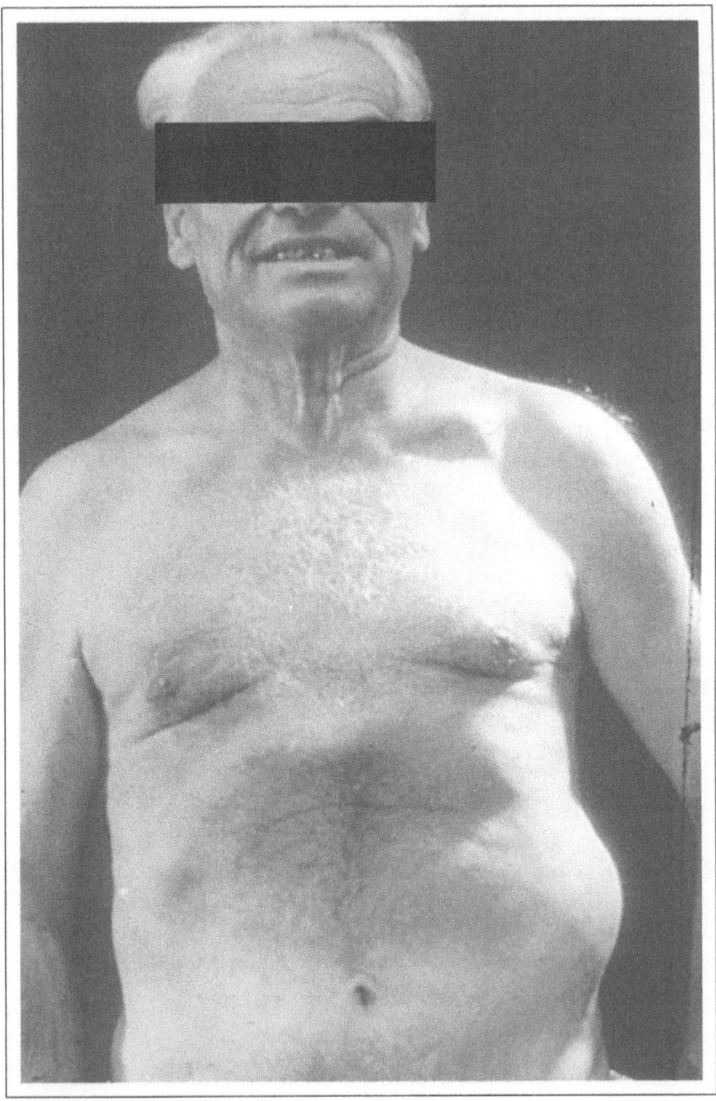

Abb. 12.8. Diabetische Radikolopathie mit linksseitiger Lähmung des M. obliqu-
us abdominis bei einem 61jährigen Mann, bei dem erst nach Parese der Bauch-
muskulatur die diabetische Stoffwechsellage festgestellt wurde

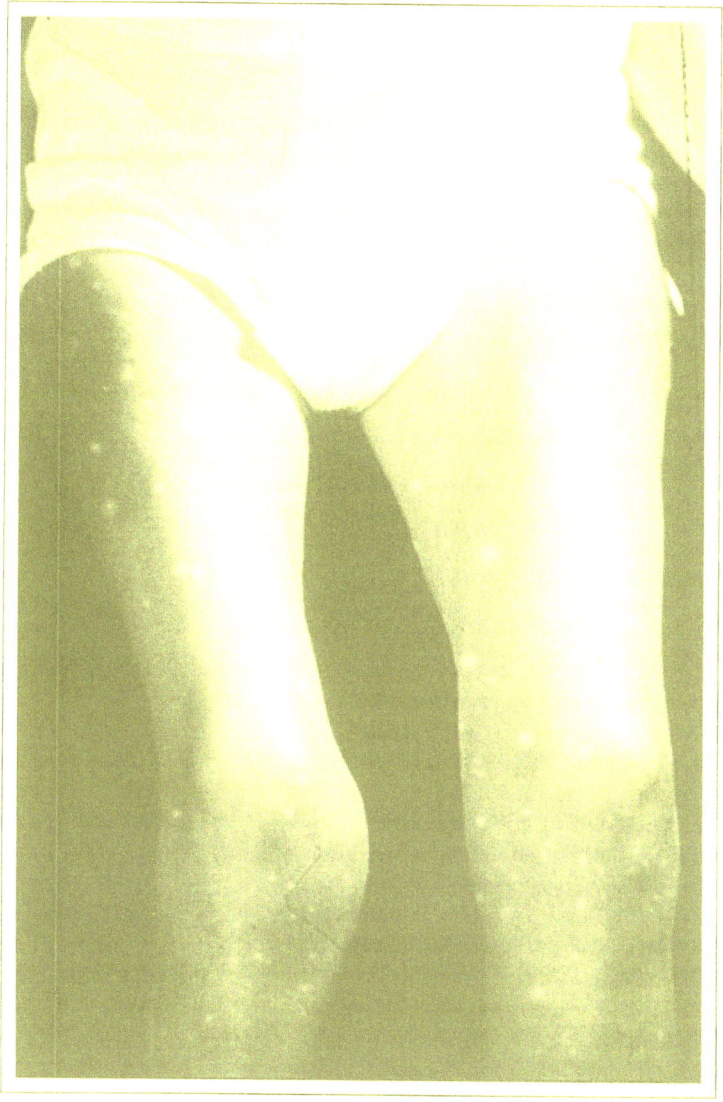

Abb. 12.9. Diabetische Amyotrophie mit Atrophie des M. quadriceps rechts, verbunden mit deutlicher Schwäche bei Treppensteigen und Aufstehen. Zusätzlich noch rechtsseitige Parese des M. Iliopsoas sowie PSR und ASR rechts fehlend

Tabelle 12.1. Formen der Neuropathie

Mononeuropathia multiplex	Schwerpunktneuropathie (kombinierte sensomotorische Ausfälle)		
	Hirnnervenaus-fälle (N. III, IV, VI, VII)	Diabetische Radikolopathie (Th 6-T11)	Diabetische Amyo-trophie (L1-S1)
N. ulnaris	Orbitaschmerzen	Gürtelförmige, thorakoabdomi-nale Schmerzen	Schmerzen (Rücken/ Oberschenkel)
N. medianus	Doppelbilder		
N. radialis	Facialisparese		Paresen der Becken- und Oberschenkel-muskulatur, PSR ver-mindert
N. femoralis		Parästhesien und Paresen im Dermatom	
N. cutaneus femo-ris lateralis			
N. peroneus			

Symptome der autonomen Neuropathie

Diese Form der Neuropathie wird oft wegen ihrer Schmerzlosigkeit, Symptomarmut und auch Symptomvielfalt zu spät erkannt bzw. beachtet. Es können alle Organe betroffen sein (Abb. 12.10) und zu einem starken Verlust der Lebensqualität und zur Lebensgefährdung führen (s. Übersicht).

Lebensgefährdung durch autonome Neuropathie
- Myokardischämie (stummer Infarkt) wegen fehlender klinischer Symptomatik zu spät eingeleitete kardiologische Diagnostik und Therapie,
- Zwischenfälle bei der Narkoseeinleitung bei nicht beachteter ver-längerter Magenentleerungszeit bei Gastroparese.

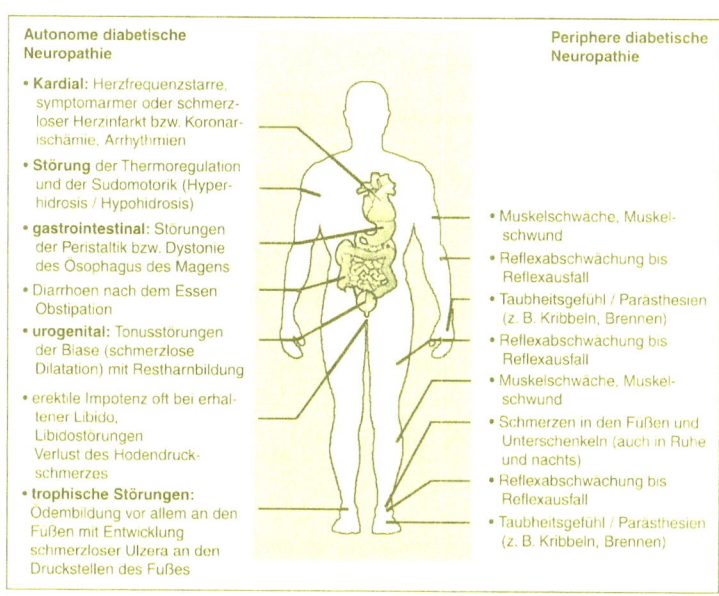

Autonome diabetische Neuropathie

• **Kardial:** Herzfrequenzstarre, symptomarmer oder schmerzloser Herzinfarkt bzw. Koronarischämie, Arrhythmien

• **Störung** der Thermoregulation und der Sudomotorik (Hyperhidrosis / Hypohidrosis)

• **gastrointestinal:** Störungen der Peristaltik bzw. Dystonie des Ösophagus des Magens

• Diarrhoen nach dem Essen Obstipation

• **urogenital:** Tonusstörungen der Blase (schmerzlose Dilatation) mit Restharnbildung

• erektile Impotenz oft bei erhaltener Libido, Libidostörungen Verlust des Hodendruckschmerzes

• **trophische Störungen:** Ödembildung vor allem an den Füßen mit Entwicklung schmerzloser Ulzera an den Druckstellen des Fußes

Periphere diabetische Neuropathie

• Muskelschwäche, Muskelschwund

• Reflexabschwächung bis Reflexausfall

• Taubheitsgefühl / Parästhesien (z. B. Kribbeln, Brennen)

• Reflexabschwächung bis Reflexausfall

• Muskelschwäche, Muskelschwund

• Schmerzen in den Füßen und Unterschenkeln (auch in Ruhe und nachts)

• Reflexabschwächung bis Reflexausfall

• Taubheitsgefühl / Parästhesien (z. B. Kribbeln, Brennen)

Abb. 12.10. Organmanifestation der diabetischen Neuropathie

Autonome diabetische Neuropathie des Gastrointestinaltraktes

Diabetiker geben häufig gastrointestinale Symptome wie Völlegefühl, Übelkeit, Sodbrennen, Obstipation und Diarrhoe an. Diese Beschwerden weisen auf eine diabetische Neuropathie hin, sind jedoch nicht spezifisch und werden auch häufig von Nichtdiabetikern geklagt (Abb. 12.11).

Autonome diabetische Neuropathie des Urogenitaltraktes

Blasenentleerungsstörungen sind häufig asymptomatisch, so fanden sich bei 40–80% der nichtsymptomatischen Patienten pathologische urodynamische Befunde. Neben Blasenentleerungsstörungen finden sich rezidivierende, oftmals auch komplizierte (d. h. mit Beteiligung des oberen Harntraktes) Urogenitalinfekte (s. unten).

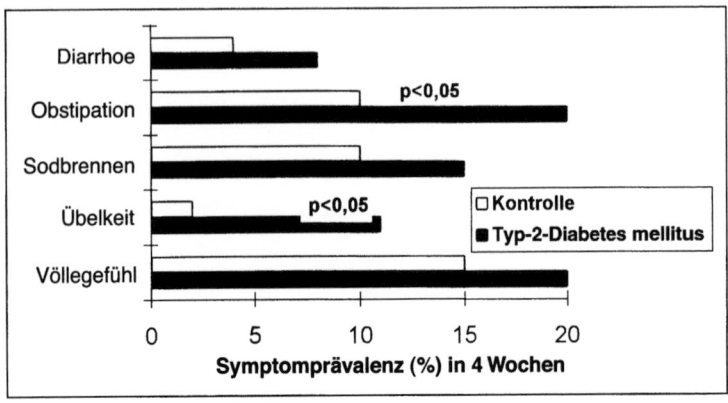

Abb. 12.11. Prävalenz gastrointestinaler Symptome bei Typ-2-Diabetikern (n 143) und gesunden Kontrollen (n 143) (Mod. nach Friedrich et al. 1996)

Symptome der autonomen Neuropathie des Urogenitaltraktes
- Blasenentleerungsstörungen:
    - Restharngefühl,
    - abgeschwächter Harnstrahl,
    - Harninkontinenz;
- Harnwegsinfekte:
    - Dysurie, Pollakisurie;
- erektile Dysfunktion,
- retrograde Ejakulation.

Autonome diabetische kardiovaskuläre Neuropathie

Die Symptome (s. unten) führen kaum zur wesentlichen Beeinträchtigung der Lebensqualität und werden deshalb nur selten von den Patienten geschildert. Aufgrund der durch stumme Myokardischämie, maligne Herzrhythmusstörung und plötzlichen Herztod schlechten Prognose der kardiovaskulären Neuropathie ist eine frühzeitige Diagnostik notwendig. Ein Ausfall der sympathischen Vasomotoren führt zunächst zu einer Hyperreaktivität auf Katecholamine und damit zur Engstellung der kutanen Arteriolen (blasses Hautkolorit, kalte Füße). Nach Denervierung tritt eine Weitstellung der Gefäße ein, Folge ist dann die typische Wärme und Rubeosis plantarum des diabetischen Fußes. Durch Ausfall der sympathischen Vasomotoren können orthostatische Beschwerden auftreten, die insbesondere bei der medikamentösen Blutdruckeinstellung zu Problemen führen.

Da sympathische Nervenfasern früher als die parasympathischen Fasern betroffen sind, findet sich z. B. nicht selten eine Pupillenstörung (Anisokorie) als Symptom einer autonomen Neuropathie.

Symptome der autonomen kardiovaskulären Neuropathie

Kardiale Symptome	Gestörte Vasomotorenregulation
Ruhetachykardie	Orthostatische Beschwerden
Abnahme der Herzfrequenzvariation	Blasses Hautkolorit
Arrhythmien	Rubeosis
QT-Zeitverlängerung	

12.3
Diagnose

12.3.1
Indikation zur Diagnostik

Bei jedem Patienten sollte bei Erstdiagnose des Diabetes mellitus und später zumindest jährlich das Vorliegen einer Neuropathie angeschlossen werden. Wichtig ist auch der präoperative Ausschluß einen autonomen Neuropathie, sowie der fehlenden Angina pectoris Symptomatik.

12.3.2
Anamnese

In den meisten Fällen kann durch eine gezielte Anamnese mit Erfassung der gesamten Beschwerdesymptomatik (s. Übersichten oben und Tabelle 12.1) die Diagnose einer diabetischen PNP gestellt werden. Die frühen Zeichen der diabetischen PNP (in diesem Stadium sind die besten Behandlungserfolge zu erwarten) sind meist im Arzt-Patienten-Gespräch schon erkennbar, so daß die neurologische Basisdiagnostik erst an zweiter Stelle steht.

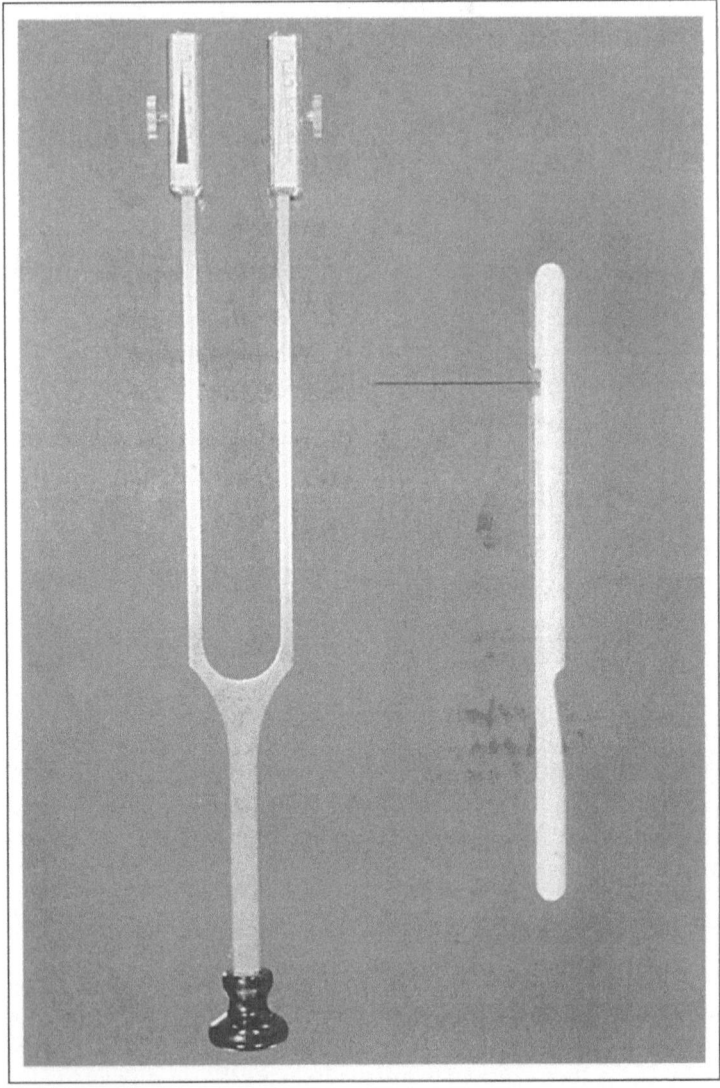

Abb. 12.12. Stimmgabel (Vibrationsempfinden) und Monofilament (Sensibili-tät) zur einfachen klinisch-neurologischen Untersuchung

12.3.3
Untersuchung

Eine einfache klinische Untersuchungsmethode steht mit dem *Stimmgabeltest* zur Verfügung (s. unten). Dieser Test zur Überprüfung der Tiefensensibilität sollte bei jedem Diabetiker 1mal pro Jahr durchgeführt werden. Seit kürzerem werden sog. *Monofilamente* (Abb. 12.12) zur Graduierung des Druckempfindens eingesetzt. Bei diesem Test gibt der Patient an, ob er den Druck von unterschiedlich dicken Kunststoff-Filamenten (1–20 g/mm²) an der Fußsohle spürt. Die ausführliche Anamnese, die klinische neurologische Basisdiagnostik, sowie ein Ruhe- und Belastungs-EKG sind für ein Screening ausreichend, so daß weiterführende apparative Diagnostik einer speziellen Indikation bedarf (Abb. 12.13). Auf eine routinemäßige Messung der Nervenleitgeschwingigkeit kann verzichtet werden.

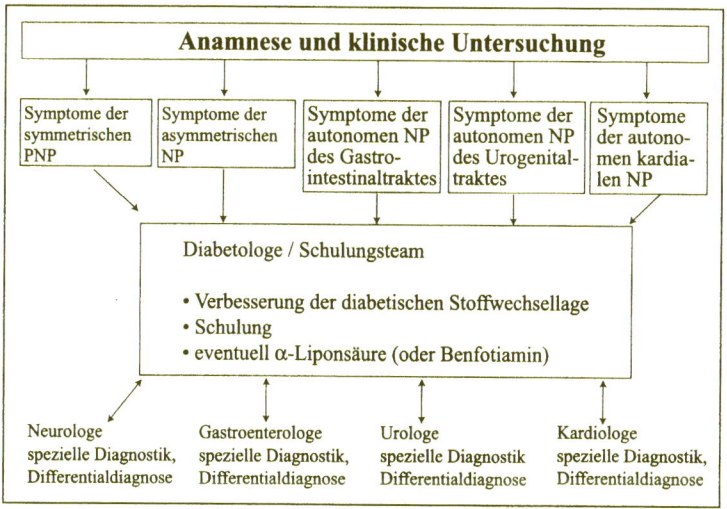

Abb. 12.13. Interdisziplinäre Diagnostik bei Verdacht auf diabetische Neuropathie

Stimmgabeltest

Der entspannt liegende Patient gibt Beginn und Ende des Vibrierens
einer angeschlagenen Stimmgabel an. Prüfung: Großzehengrundge-
lenk, Malleus medialis, Malleus lateralis, Patella.

Graduierung: 7/8 bis 8/8 normal, 3/8 bis 6/8 eingeschränkt, 1/8 bis
2/8 deutlich eingeschränkt, 0/8 aufgehoben.

Gastrointestinal

Untersuchungsmöglichkeiten zur spezifischen Erfassung einer autonomen gastrointestinalen Neuropathie stehen bisher nur in Ansät-
zen zur Verfügung, ebenso ist eine spezifische Therapie bislang nicht
etabliert. Das diagnostische Vorgehen entspricht dem bei Nichtdiabetikern (s. Übersicht). Spezifische Nachweismethoden für eine autonome Neuropathie des Intestinaltraktes sind derzeit nicht klinische Routine. Wichtig ist der Ausschluß nichtdiabetischer Ursachen
durch gezielten Einsatz von Anamnese, Endoskopie, Manometrie
und bildgebenden Verfahren.

Diagnostik bei Verdacht auf autonome Neuropathie des Gastrointestinaltraktes

Symptom	Apparative Diagnostik
Dysphagie, Odoynophagie	Ösophogogastroskopie, Bariumkontrast-Breischluck, Manometrie
Sodbrennen	Therapie mit Protonenpumpeninhibitor, bei Persistenz: s. oben und pH-Metrie
Völlegefühl, Erbrechen	Gastroskopie, Bariumkontrast-Breischluck, Magenszintigraphie
Obstipation	Koloskopie
Diarrhoe	H_2-Atemtest mit Glukose

Bei der Diagnostik von Patienten mit therapiebedürftiger Diarrhoe steht der Ausschluß diabetesunabhängiger Ursachen im Vordergrund. Es wird unterschieden in:

– Diarrhoe ohne ursächlichen Zusammenhang zur diabetischen Neuropathie (z. B. chronische Pankreatitis, glutensensitive Enteropathie) und
– Diarrhoe in ursächlichem Zusammenhang mit diabetischer Neuropathie (Dünndarmmotilitätsstörung mit Transportstörung, bakterielle Fehlbesiedlung, veränderte intestinale Permeabilität, Flüssigkeitsretention durch adrenerge Fehlregulation).

Urogenital

Da Blasenentleerungsstörungen häufig asymptomatisch verlaufen und eine Schädigung des oberen Harntraktes damit verbunden sein kann, sollte gezielt nach Symptomen einer Blasenentleerungsstörung gefragt werden (s. unten).

Stufendiagnostik bei Blasenentleerungsstörung

Anamnese	Miktionsfrequenz (evtl. Tagebuch!)?
	Einsatz der Bauchpresse bei der Miktion?
	Restharngefühl?
	Inkontinenz?
	Harnstrahlabschwächung?
	Dysurie, Pollakisurie?
	Dysurie und Pollakisurie mit Fieber →*Cave* Urosepsis
Labor	Urinstatus (Bakterien, Leukozyten, Nitrit)
Apparative Diagnostik	Sonographische Restharnbestimmung
	Uroflow
	Zystomanometrie
	Radiologische und endoskopische Untersuchung des oberen Harntrakts

Die diagnostische Abklärung des Diabetikers mit erektiler Dysfunktion erfolgt nach denselben Regeln wie beim Nichtdiabetiker. (s. Kap. 15)

Stufendiagnostik bei erektiler Dysfunktion

1. Basisdiagnostik	Anamnese und Sexualanamnese
2. Urologe	Corpus cavernosum EMG
	Doppler/ Duplex
	SKAT-Testung
3. Urologe (spezifische Indikation)	Kavernosometrie und -graphie
	Angiographie

Kardiovaskuläres System

Indikation zur kardiovaskulären Diagnostik sind Patienten mit klinischen Zeichen einer autonomen kardialen Neuropathie als auch alle Diabetiker mit einer langen Diabetesdauer und/oder klinischen Zeichen einer diabetischen Neuropathie.

Jährliche Untersuchung bei Patienten mit einer Diabetesdauer über 10 Jahren und bei allen Diabetikern mit klinisch manifester Neuropathie
- Belastungs-EKG
- 24-h-Blutdruckmessung (Abb. 12.14):
    - Je nach Armumfang auf Manschettenbreite achten: Umfang 26–31 cm →12 cm, Umfang 32–42 cm →17 cm.
    Normal: RR systolisch <140 mmHg, RR diastolisch <90 mm Hg, nächtlicher Blutdruckabfall um 20%.
    Pathologisch: arterielle Hypertonie, Fehlen des nächtlichen Blutdruckabfalls.
- Herzfrequenzvariation bei forcierter Atmung (Abb. 12.15):
    Normal: maximale Herzfrequenz bei Inspiration – minimale Herzfrequenz bei Expiration >15.
    Pathologisch: maximale Herzfrequenz bei Inspiration – minimale Herzfrequenz bei Expiration <10.
- Orthostase-Test (Abb. 12.16):
    - Mindestens 5 min liegen, Puls und Blutdruck unmittelbar vor dem Aufstehen und nach raschem Aufstehen messen.
    Normal: geringer Blutdruckabfall (<10 mm Hg), Pulsanstieg um ca. 20 Schläge.
    Pathologisch: Blutdruckabfall >20 mmHg, fehlender Pulsanstieg.

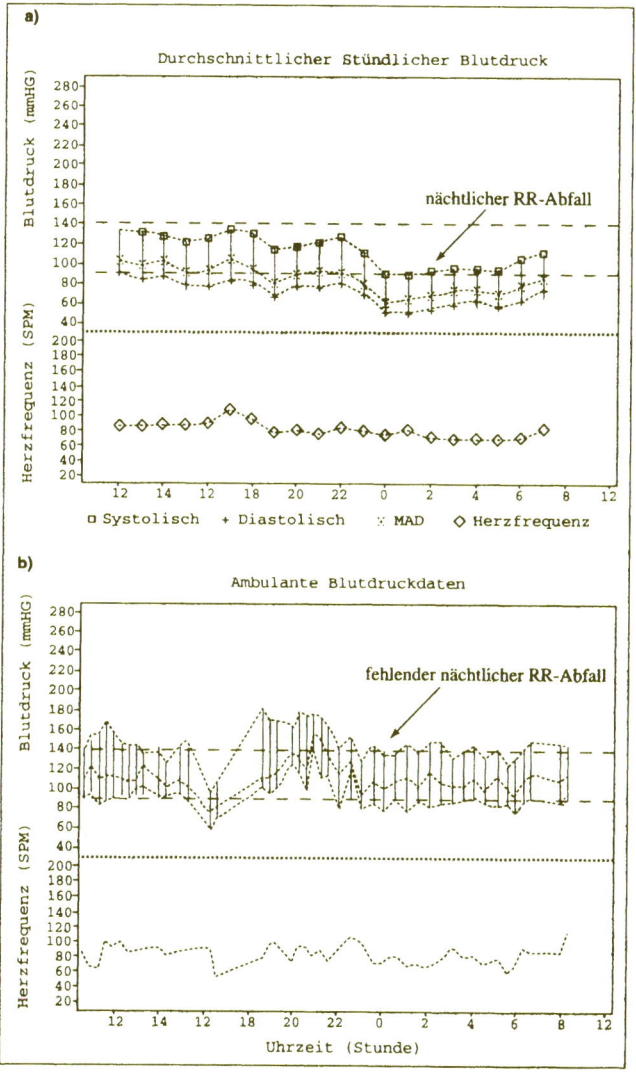

Abb. 12.14a,b. Normale 24-h-RR-Messung **a** und pathologische 24 h RR-Messung mit fehlendem nächtlichem Blutdruckabfall **b**

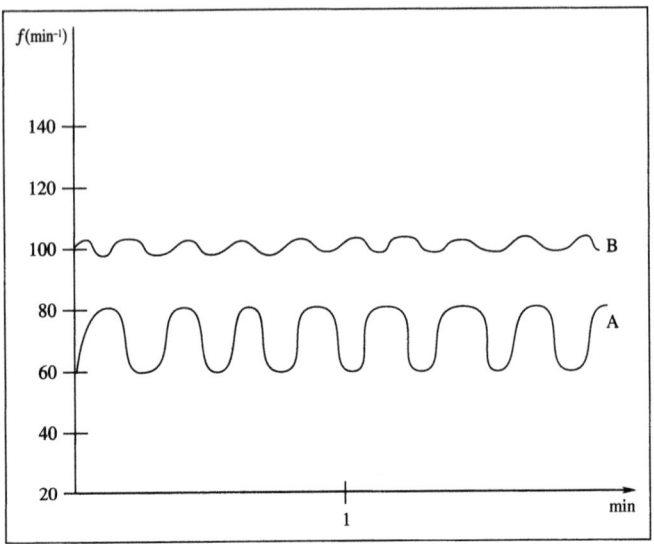

Abb. 12.15. Normale Pulsfrequenzvariabilität im EKG *(A)* und Frequenzstarre *(B)* bei kardialer autonomer Neuropathie

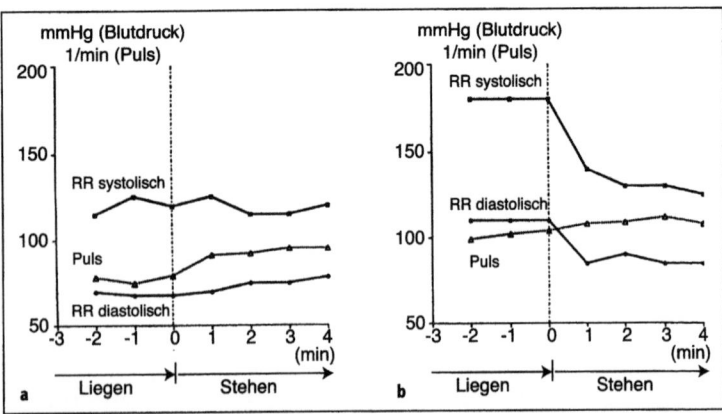

Abb. 12.16. Normaler **a** und pathologischer **b** Verlauf von Blutdruck und Puls während des Schellong-Tests (Mod. nach Nusser et al. 1990)

12.3.4
Differentialdiagnose

Verschiedene Erkrankungen (s. Übersicht) können zu einer Neuropathie führen und sollten vor allem bei Patienten bedacht werden mit:
– unklarem klinischem Bild,
– kurzer Diabetesdauer,
– nachweislich guter Stoffwechsellage in den letzten Jahren,
– bei Patienten ohne Hinweise auf diabetische mikro-und makrovaskuläre Komplikationen.

Differentialdiagnose der diabetischen Neuropathie

Distal-symmetrische PNP	Mononeuropathia multiplex
1. Metabolische Erkrankungen	Vasculitis
Diabetes mellitus	Amyloidose
Urämie	Hypothyreose
Hypothyreose	Akromegalie
Akut intermittierende Porphyrie	Carotisaneurysma
Vitamin-B6-/ Vitamin-B12-Mangel	Hirntumor, Hirndruck
2. Vergiftung	
Alkohol	*Schwerpunktneuropathie*
Schwermetalle (Blei, Quecksilber, Arsen)	M. Paget
Medikamente	Läsionen des spinalen NS
3. Infiltration des Nerven (diagnostische Biopsie)	
Amyloidose	*Autonome Neuropathie*
Sarkoidose	Shy-Drager-Syndrom
4. Andere Erkrankungen	Idiopathische orthostatische Hypotension
Periarteriitis nodosa	*Motorische Neuropathie/ Myopathien*
Systemischer Lupus erythematosus	Guillain-Barré-Syndrom
Lymphome	Myasthenia gravis
Paraneoplastische Erkrankungen	Primäre Myopathien

12.4
Therapie

Die optimale Diabeteseinstellung gilt als kausal begründete Therapie und sollte die Grundlage jeglicher Prophylaxe sowie Therapie der diabetischen Neuropathie sein.

Grundpfeiler der Prophylaxe und Behandlung der diabetischen Neuropathie
1. Optimale Stoffwechselkontrolle,
2. Schulung des Patienten,
3. medikamentöse Therapie.

12.4.1
Medikamentöse Therapie

Die entscheidende kausale Therapie der Blutzuckerkontrolle ist in Kap. 3 und 4 beschrieben. Erst in zweiter Linie werden Medikamente, die in die Pathogenese der diabetischen Neuropathie eingreifen, eingesetzt (Tabelle 12.2). Die meisten klinischen Erfahrungen und Plazebo-kontrollierten Studien liegen in der Therapie mit α-Liponsäure vor.

Tabelle 12.2. Pathogenetisch begründete medikamentöse Therapie der diabetischen Neuropathie

Störung	Substanz	Therapieziel	Tagesdosis
Oxidativer Streß ↑	α-Liponsäure	Freie Sauerstoffradikale ↓	1 mal 600 mg
Axon- und Myelindegeneration	Benfotiamine + Vit. B6 + Vitamin B12	Regeneration ↑	40 mg Benfotiamine + 90 mg Vitamin B6 + 0.25 mg Vitamin B12
Polyolstoffwechsel ↑	Aldose-Reduktase-Hemmer (Tolrestat)	Produkte des Polyolstoffwechsel ↓	Studienmedikation
Glykierung ↑	Aminoguanidin	Bildung von AGEs ↓	Studienmedikation
Hypoxie	Vasodilatoren	Nervendurchblutung ↑	Studienmedikation
Neurotrope Defizite	Nerve Growth Factor (NGF)	Regeneration ↑	Studienmedikation

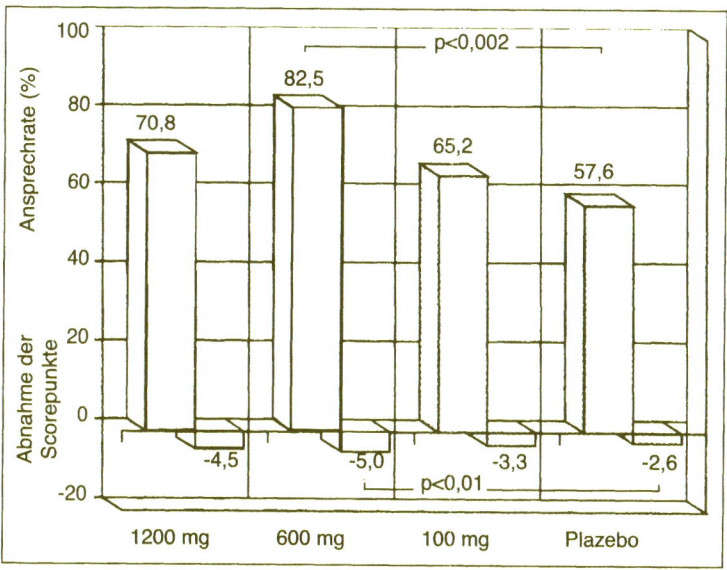

Abb. 12.17. Wirksamkeit von α-Liponsäure bei diabetischer Neuropathie mit Verbesserung der einzelnen Scores für Schmerzen, Brennen, Parästhesien und Taubheitsgefühl (Mod. nach Ziegler et al. 1995)

α-Liponsäure

Die Therapie mit Thioctsäure war lange Zeit umstritten und besitzt auch nach Beweis der klinischen Wirksamkeit durch die doppelblinde-placebokontrollierte ALADIN-Studie (= „alpha lipoic acid in diabetic neuropathy") nur adjuvanten Charakter in der Therapie der diabetischen Neuropathie (Abb. 12.17).

In der DEKAN-Studie konnte die Wirksamkeit der α-Liponsäure auch bei kardialer Neuropathie gezeigt werden. Die Hauptwirkung der Thioctsäure ist ihre antioxidative Eigenschaft: Das physiologische Redoxsystem Liponsäure/Dihydroliponsäure nimmt am Recycling anderer antioxidativer Schutzmechanismen (Gluthation, Vitamin C, Vitamin E) teil (Abb. 12.18) und kann so die durch oxidativen Streß vermittelte Zellaktivierung inhibieren.

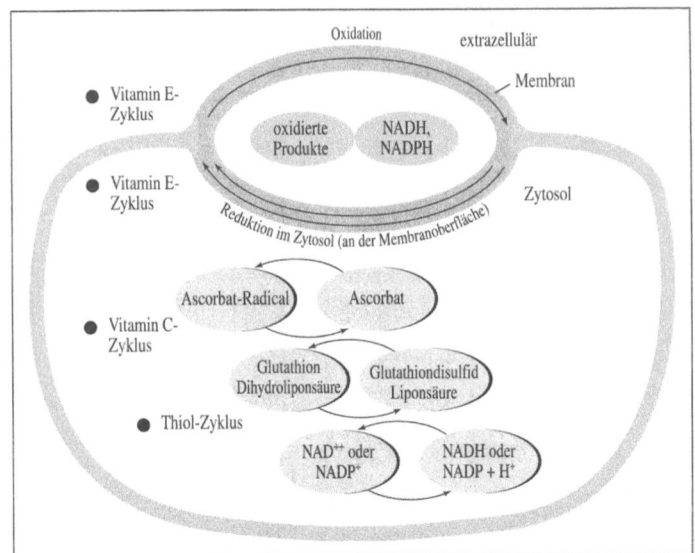

Abb. 12.18. Antioxidatives Netzwerk

Da die Bioverfügbarkeit und Akkumulation im Nervengewebe bei oraler Gabe ausreichend ist, bietet die häufig empfohlene i.v.-Gabe lediglich den Vorteil der schnelleren Aufsättigung bei z. B. schmerzhafter PNP. Ansonsten ist die orale Einmalgabe von 600 mg/Tag die Standarddosierung, welche auch bei autonomer Neuropathie des Gastrointestinaltraktes ausreichend resorbiert wird (s. unten, Preiß et al. 1996).

Eigenschaften der α–Liponsäure

Schnelle Aufsättigung	600 mg/Tag i.v
Langsame Aufsättigung (1 Woche)	600 mg/Tag oral
Bioverfügbarkeit	oral: 20–30% i.v. 100%
Halbwertszeit im Plasma	30 min
Wirkung	1. antioxidativ 2. verringerte Proteinglykierung 3. verbesserte Glukoseaufnahme und -utilisation

Benfotiamin

Benfotiamin ist ein lipidlösliches Derivat aus der Gruppe der Thiamin-(B1)-Vitamine, welches sich durch eine besonders hohe Bioverfügbarkeit von dem bisherigen hydrophilen Vitamin B1 unterscheidet. Die Derivate der B-Vitamine (Thiamin, Pyridoxin, Cobalamin) sind an der Myelin- und Axonregeneration beteiligt, unter anderem durch Synthese von Sphingosin. Eine doppelblinde, placebokontrollierte randomisierte Studie konnte zeigen, daß es nach 3monatiger Therapie mit einer Kombination aus Benfotiaminen, Vitamin B6 und Vitamin B12 zu einer signifikanten Verbesserung sowohl der Neuropathiesymptome als auch der objektiven Parameter wie der Nervenleitfähigkeit kommt (Stracke et al. 1996).

Unspezifische medikamentöse Therapie

Besonders bei schmerzhafter Polyneuropathie sind Analgetika und sog. schmerzdistanzierende Psychopharmaka wie Amytriptilin in bis zu 80% der Fälle wirksam, jedoch ist mit einer hohen Nebenwirkungsrate zu rechnen. Besonders bei der Therapie mit Carbamazepin kann es zu lebensgefährlichen Agranulozytosen kommen. In der Therapie der symptomatischen autonomen Neuropathie des Gastrointestinaltraktes zeigte Erythromycin, welches u.a. an den Motilinrezeptor bindet, verglichen mit Cisapride und Tetrazyklin die beste Wirksamkeit (s. unten).

Unspezifische Therapie der diabetischen Neuropathie

Indikation	Medikament
Schmerzhafte PNP	Amytriptilin 25–150 mg/Tag Phenytoin 200–400 mg/Tag Carbamazepin 200–600 mg/Tag
Wadenkrämpfe	Magnesium Chininsulfat 300 mg/Tag
Gastroparese/Diarrhoe	Erythromycin 750 mg/Tag Cisapride 4x10 mg Metoclopramid 30 mg/Tag Tetracyclin 200–500 mg/Tag
Orthostatische Dysregulation	Vermehrte Aufnahme von NaCl Fludrokortisone
Erektile Disfunktion	Sildenafil 50 mg (Price et al)

Literatur

Anand P, Terenghi G, Warner G, Kopelman P, Williams-Chestnut RE, Sinicropi DV (1996) The role of endogenous nerve growth factor in human diabetic neuropathy. Nature Medicine 6: 703–707

Clark CM, Lee DA (1995) Prevention and treatment of the complications of diabetes mellitus. N Engl J Med 332: 1210–1217

Erckenbrecht JF, Flesch S, Frieling T, Ziegler D, Wienbeck M, Caspary W (1996) Die autonome diabetische Neuropathie des Gastrointestinaltraktes. Dtsch Ärzteblatt 93:1436–1440

Flynn MD, O'Brien IA, Corrall RJM (1995) The prevalence of autonomic and peripheral neuropathy in insulin treated diabetic subjects. Diabetic Medicine 12: 310–313

Frolich l, Blum-Degen D, Bernstein HG, Engelsberger S, Humrich J, Laufer S, Muschner D, Thalheimer A, Turk A, Hoyer S, Zochlich R, Boissel KW, Jellinger K, Riederer P (1998). Brain insulin and insulin receptors in aging and sporadic Alzheimer´s disease. J Neural Transm. 105 (4-5):423-38.

Heitner J und Dickson D (1997). Diabetics do not have increased Alzheimer-type pathology compared with age matched control subjects. A retrospective postmortem immuncytochemical and histoflurescent study. Neurology 49 (5):1306-11.

Itagaki T, Itoh Y, Sugai Y, Suematsu N, Ohtomo E, Yamada M (1996) Glucose metabolism and Alzheimer's dementia. Nippon-Ronen-Igakkai-Zasshi 8: 569–72

Leibson CL, Rocca WA, Hanson VA, Cha R, Kokmen E, O´Brien PC, Palumbo PJ (1997). Risk of dementia Among persons with diabetes mellitus: a population- based cohort study. Am J Epidemiol 145 (4): 301-8

Nagamatsu H, Nickander K, Schmelzer J, Raya A, Wittrock D, Tritschler H, Low P (1995) Lipoic acid improves nerve blood flow, reduces oxidative stress, and improves distal nerve conduction in experimental diabetic neuropathy. Diabetes Care 18: 1160–1167

Nusser J, Landgraf R (1990) Autonome Neuropathie bei Diabetes mellitus: Bedeutung in Klinik und Praxis. Internist 31:198–207

O'Brien IA, McFadden JP, Corall RJM (1991) The influence of autonomic neuropathy on mortality in insulin-dependent diabetics. Quarterly Journal of Medicine 290: 495–502

Ott A, Stolk RP, Hofmann A, van Harskamp F, Grobbee DE, Breteler MM (1996). Association of diabetes mellitus and dementia: Rotterdam Study. Diabetologia 39 (11): 1392-7.

Preiß R , Teicher J, Preiß C, Kern J, Tritschler HJ, Ulrich H (1996) Untersuchungen zur Pharmakokinetik von alpha Liponsäure (Thioctsäure) an Patienten mit diabetischer Polyneuropathie. Diabetes und Stoffwechsel Supplement 5: 17–22

Price DE, Gingell JC, Gepi-Attee S, Wareham K, Jates P, Boolell M (1998). Sildenafil: Study of a novel oral treatment for erectile dysfunction in diabetic men. Diabet. Med. 15(10): 821–5

Sasaki N, Fukatsu R, Tsuzuki K, Hayashi Y, Yoshida T, Fujii N, Koike T, Wakaya-
    ma I, Yanagihara R, Garruto R, Amano N, Makita Z (1998). Advanced glyca-
    tion end products in alzheimer´s disease and other neurodegenerative dis-
    eases. Am J Pathol. 153 (4): 1149-55.
Schmidt AM (1995) The dark side of glucose. Nature Medicine 1: 1002–1004
Stracke H, Lindemann A, Federlin K (1996) Benfotiamine-vitamin B combina-
    tion in treatment of diabetic polyneuropathy. Endocrinology & Diabetes
    104: 311–316
The Diabetes Control and Complication Trial Research Group (1993) The effect
    of intensive treatment on the development and progression of long-term
    complications in insulin dependent diabetes mellitus. N Engl J Med 329:
    977–986
Yan SD, Chen X, Fu C, Chen M, Zhu H, Roher A, Slattery T, Nagashima M, Mors-
    er J, Migheli A, Nawroth P, Godman G, Stern D, Schmidt AM (1996). RAGE
    and amyloid~ß peptide neurotoxicity in Alzheimers disease. Nature
    382:685-691.
Ziegler D, Hanefeld M, Ruhnau KJ, Meißner HP, Lobisch M, Schütte K, Gries FA
    und die ALADIN-Studiengruppe (1995) Diabetologia 388: 1425–33

KAPITEL 13

Diabetisches Fußsyndrom

M. Hofmann, P. P. Nawroth

13.1   Fallpräsentation   580

13.1.1 Diagnose   580
13.1.2 Befunde   580
13.1.3 Therapie   580
13.1.4 Verlauf   581

13.2   Klinik   581

13.2.1 Epidemiologie   581
13.2.2 Entstehung   583
13.2.3 Symptome und Beschwerden   589

13.3   Diagnose   590

13.3.1 Anamnese   592
13.3.2 Körperliche Untersuchung   592
13.3.3 Technische Verfahren   595
13.3.4 Differentialdiagnose des Fußulks   596

13.4   Therapie   597

13.4.1 Ulkusbehandlung   597
13.4.2 Sekundärprophylaxe   602
13.4.3 Notfall   603

Literatur   603

13.1
Fallpräsentation

13.1.1
Diagnose

Ein 68jähriger Mann mit einem seit 10 Jahren bekannten Typ-2b-Diabetes mellitus stellte sich erstmals in der Diabetiker-Ambulanz wegen einer „kleinen Rötung am Fuß" vor.

13.1.2
Befunde

Der *Lokalbefund* zeigte am rechten Fuß ein 3 cm großes paraunguinales Ulkus mit Rötung, Überwärmung und ödematöser Schwellung bis zum Sprunggelenk (Abb. 13.1). Das Ulkus entstand nach Schneiden der Zehennägel. Die Schmerzwahrnehmung zeigte sich eingeschränkt und das Vibrationsempfinden im Stimmgabeltest aufgehoben. Die Fußpulse waren gut tastbar. Temperatur 38,2°. Bestehende Medikation: Glibenclamid 2-0-1, Metformin 850 1-0-0.

Im Labor zeigte sich eine Leukozytose (14.000) sowie Erhöhung von CRP 12 mg/dl, Blutsenkung 28 nW, HbA1c 9,8%, Glukose 350 mg/dl. Antibiogramm: Mischinfektion Staphylokokken und Enterokokken. Die Röntgenuntersuchung des Fußes ergab einen Normalbefund ohne Hinweis auf Osteomyelitis. Dopplersonographisch zeigte sich eine pAVK Stadium I.

13.1.3
Therapie

Der Patient wurde umgehend stationär aufgenommen und es erfolgte eine systemische Antibiose mit Ofloxacin und Staphylex. Metformin und Glibenclamid wurden abgesetzt, Diabetestherapie mit Depot-H-Insulin 24 E morgens und 12 E abends. Tägliche Wundversorgung mit mechanischem Wunddebridement, niedrig dosierte Heparinttherapie. Nach 10 Tagen Bettruhe und rückläufiger lokaler Entzündung erfolgte Mobilisierung mit einem Vorfußentlastungsschuh und ambulante Weiterbehandlung in der Diabetiker-Ambulanz.

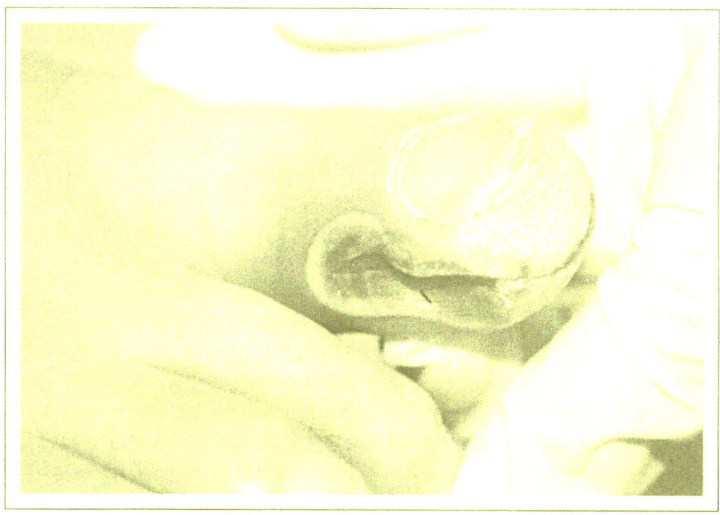

Abb. 13.1. Paraunguinales Ulkus bei diabetischer Polyneuropathie, ausgelöst durch inadäquate Fußpflege

13.1.4
Verlauf

Nach 1/2 Jahr intensiver Betreuung und Schulung vollständige Ab-heilung des Ulkus und verbesserte diabetische Stoffwechsellage (HbA1c-Wert 7,2%). Die Insulindosis konnte in Kombination mit Glibenclamid 1-0-0 auf 12 E morgens und 8 E abends reduziert wer-den. Eine augenärztliche Kontrolle zeigte eine nichtproliferative dia-betische Retinopathie, die regelmäßig kontrolliert wird.

13.2
Klinik

13.2.1
Epidemiologie

Unter dem diabetischem Fußsyndrom werden Fußläsionen infolge des Diabetes mellitus verstanden, deren primäre Ursache eine durch ungenügende Stoffwechselkontrolle entstandende Polyneuropathie ist. Ca 30% aller Patienten mit Diabetes mellitus müssen als Risikoträger für ein diabetisches Fußsyndrom gelten, weil sie an einer PNP und/oder pAVK erkrankt sind.

Prävalenz des diabetischen Fußsyndroms in Deutschland
- 5 Mio. Diabetiker in Deutschland,
- davon 1,5 Mio. „Hochrisiko-Patienten":
  - 70% haben eine Polyneuropathie,
  - 30% haben zusätzlich eine Makroangiopathie,
  - 320.000 Patienten mit diabetischem Fußsyndrom (etwa 7%).

Das diabetische Fußsyndrom beginnt bei entsprechender Prädisposition oft mit Bagatellverletzungen (z. B. bei der Pediküre, Fremdkörper, ungeeignetes Schuhwerk) und ist wegen der verminderten Schmerzwahrnehmung und Wundheilungstörungen sehr schnell progredient. Sogenannte Bagatellverletzungen können via Osteomyelitis, Phlegmone und Sepsis zur Amputation der Extremität führen. Die in der 1989 verabschiedeten St.-Vincent-Deklaration geforderte Reduzierung diabetesbedingter Fußamputationen um 50% bis 1994 wurde nicht erfüllt und der Diabetes mellitus ist noch immer die häufigste Ursache für Amputationen im Bereich der unteren Extremität (Abb. 13.2).

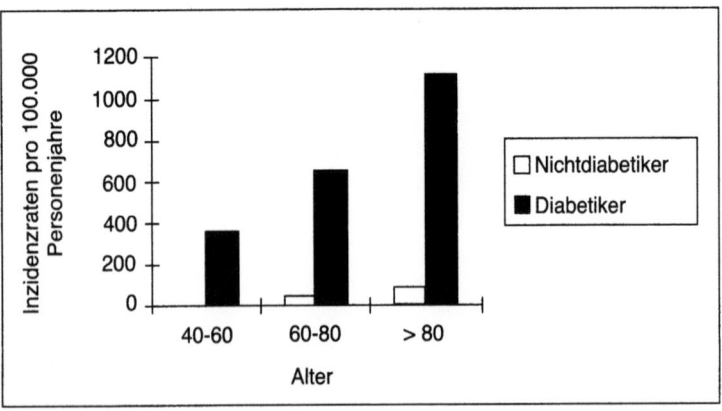

Abb. 13.2. Inzidenzraten von Amputationen bei Männern. (Mod. nach Traunter)

13.2.2
Entstehung

Der Begriff „diabetischer Fuß" umschreibt ein Syndrom verschiedener Krankheitsbilder, die durch unterschiedliche diabetesassoziierte Pathomechanismen gekennzeichnet sind (s. unten)

Ätiologie des diabetischen Fußsyndroms
- Neuropathie mit Fehlbelastung und Traumatisierung,
- Mikroangiopathie (evtl. zusätzlich Makroangiopathie):
  - Wundheilungs-und Angiogenesestörung,
  - Störung der lokalen Infektabwehr.

Eine Untersuchung von 42 Patienten (55% Typ-1- und 45% Typ-2-Diabetes mellitus) mit diabetischem Fußsyndrom zeigte, daß ca. die Hälfte der Patienten ein rein neuropathisches, circa 1/3 ein überwiegend makroangiopathisches und etwa 1/3 ein neuropathisch-makroangiopathisches Fußulkus hatten (Abb. 13.3).

Neuropathie
Die neuropathisch bedingte Fehlbelastung des Fußes in Kombination mit einem verminderten Schmerzempfinden sind in der Genese

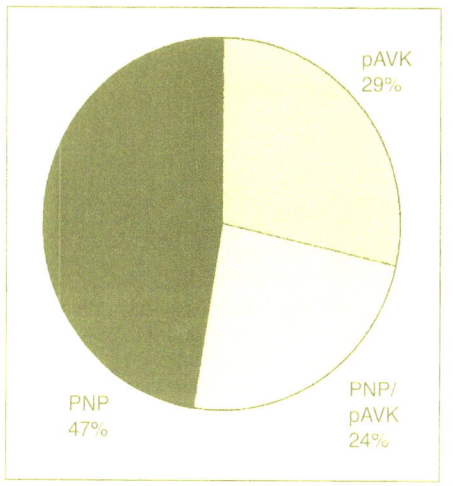

Abb. 13.3. Verteilung der Grundkrankheiten pAVK und Neuropathie bei Patienten mit diabetischem Fußsyndrom (Krankengut der Städtischen Kliniken Düsseldorf; mod. nach Reike)

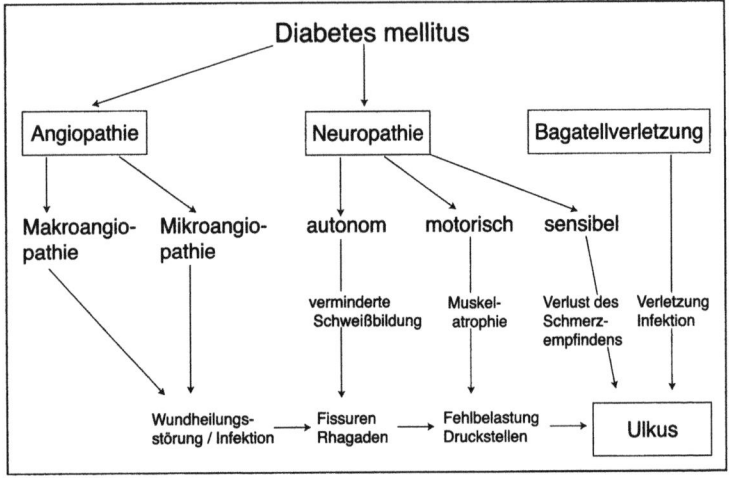

Abb. 13.4. Synopsis für Entstehung des Fußsyndroms

des diabetischen Fußsyndroms von zentraler Bedeutung, jedoch sind als auslösende Faktoren auch weitere Faktoren zu berücksichtigen (Abb. 13.4). Die Störung des motorischen, sensiblen und vegetativen Nervensystems und ihr Beitrag zur Pathogenese des diabetischen Fußsyndroms ist in der folgenden Übersicht dargestellt (zur Genese s. Kap. 12).

Rolle der Neuropathie in der Pathogenese des diabetischen Fußes

Motorisch	Sensorisch	Vegetativ
Innervationsstörung der kleinen Fußmuskeln, Gestörter Bewegungsablauf und Subluxation Druckstellen	Gestörtes Schmerz-, Temperatur- und Tiefenempfinden, Druckstellen und Verletzungen bleiben unbemerkt	Gestörte Schweißsekretion Atrophische und trockene Haut, Verminderte Hautelastizität mit Bildung subepithelialer Hämatome, Rhagaden, Fissuren, Hyperkeratosen

Bedingt durch die Neuropathie, wird der Fuß nicht mehr gleichmäßig belastet und im Vorfußbereich kommt es zu maximaler Druckbelastung, an diesen Stellen bilden sich bevorzugt Ulzera

(Ab. 13.5). Durch die Druckbelastung und begünstigt durch eine verminderte Hautelastizität bilden sich Hyperkeratosen, Rhagaden und Fissuren (Abb. 13.5b). Fissuren sind Eintrittspforte für Infektionen, welche die Nekrotisierung und Ulzerierung des Gewebes fortschreiten lassen (Abb. 13.5c, d).

Für das Fortschreiten der Erkrankung ist entscheidend, daß der Patient weder die Druckstellen und Rhagaden, noch Infektion oder Verletzungen selbst spürt und somit wegen des fehlenden Leidensdrucks häufig zu spät zum Arzt geht.

Bagatellverletzungen, die zum diabetischen Fußsyndrom führen können
- Mechanische Verletzungen:
    - Verletzungen durch Pediküre,
    - Verletzungen durch enges Schuhwerk,
    - Verletzungen durch Fremdkörper im Schuh,
    - Verletzung durch eingetretene Fremdkörper.
- Physikalische Verletzungen:
    - Verbrennungen (z. B. Sonnenbrand),
    - Verbrühungen (z. B. Wärmflasche).
- Chemische Verletzungen:
    - Keratolytika (z. B. Hühneraugenpflaster).

Mikroangiopathie
Eine Störung der Mikrozirkulation hat neben ihrer Bedeutung in der Pathogenese der diabetischen Neuropathie auch einen direkten hypoxischen und nutritiven Gewebeschaden zur Folge. Die Hypoxie des Gewebes ensteht z.B durch eine vermehrte Sauerstoffaffinität des glykierten Hämoglobins und veränderte Fließeigenschaften.

Gestörte Wundheilung
Alle Phasen der normalen Wundheilung sind bei Hyperglykämie gestört (Tabelle 13.1) und betreffen eine erhöhte Infektneigung sowie eine Störung der Angiogenese und Kollagenbiosynthese.

Lysozyme und Laktoferrin sind wichtige antibakterielle Schutzproteine und finden sich in Sekreten, Plasma und Lysosomen von Granulozyten und Makrophagen. Es wurde gezeigt, daß die bei Hyperglykämie entstehenden „Advanced Glycation Endproducts" (s. Kap. 2) an diese beiden Proteine binden können und zu einer Inaktivierung dieser lokalen Abwehrmechanismen führen (Li et al. 1995).

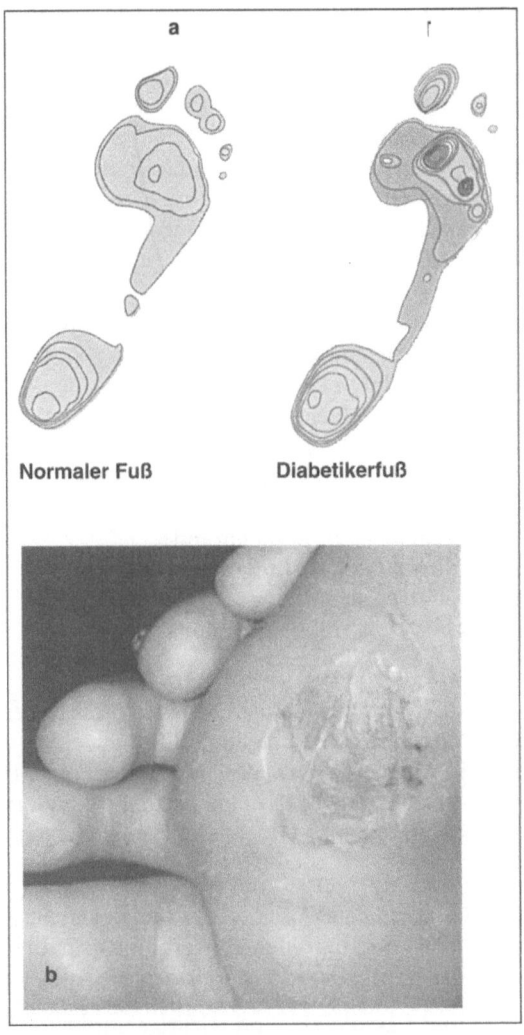

Abb. 13.5 a Pedographie **b** Hyperkeratose

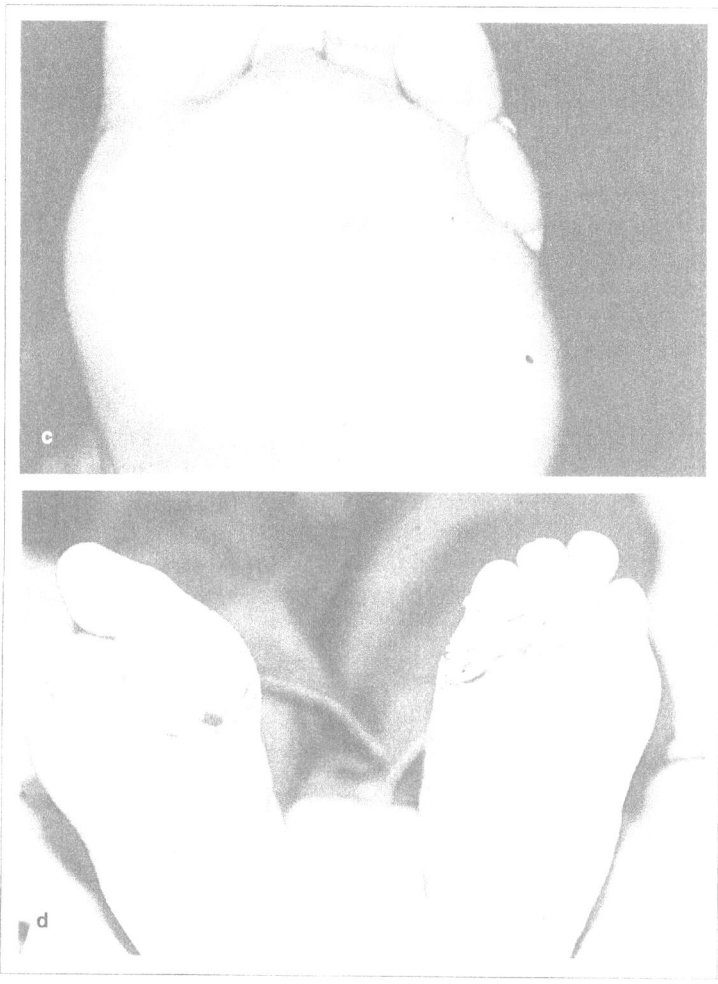

Abb. 13.5 c Neuropathisches Ulkus bei Diabetes mellitus **d** Infiziertes neuropathisches Ulkus

Dies scheint ein wesentlicher Mediator für bakterielle Infektionen und gestörte Wundheilung zu sein. Nichtenzymatische Glykierung von Wachstumsfaktoren ist eine weitere Ursache für die verminderte Wundheilung: Im diabetischen Mausmodell konnte gezeigt werden, daß die deutlich verzögerte Wundheilung bei diabetischen Tieren verglichen mit nichtdiabetischen Tieren (Abb. 13.6) durch lokale Applikation von rekombinanten Wachstumsfaktoren PDGF und FGF zur Zunahme von Fibroblasten- und Kapillarproliferation und damit zu einem schnelleren Wundschluß führt. Die tierexperimentellen und in-vitro-Daten sollten Anlaß sein, eine Normoglykämie nicht nur zur Prophylaxe, sondern auch zur Therapie der diabetischen Wundheilungsstörung zu nutzen.

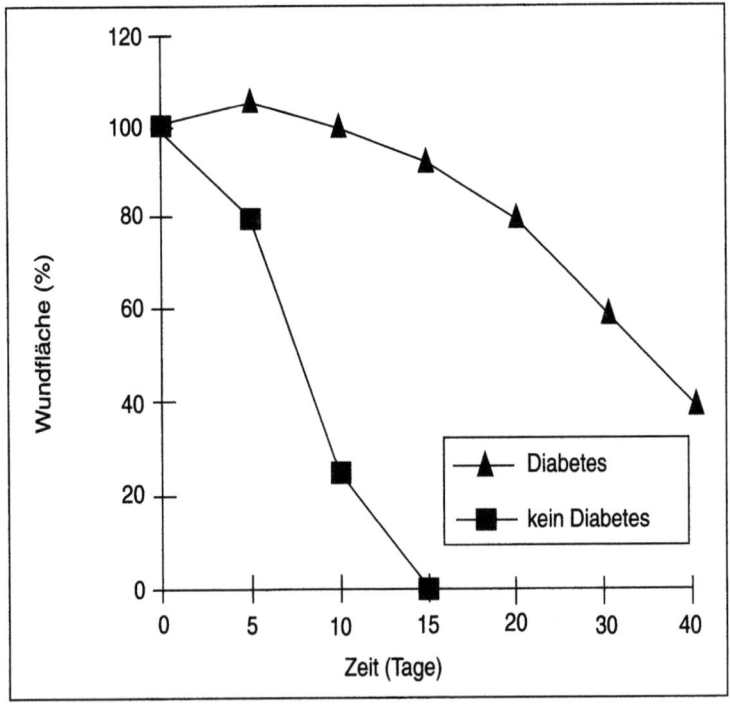

Abb. 13.6. Wundheilung in diabetischen und nichtdiabetischen Mäusen. (Mod. nach Greenhalgh)

Tabelle 13.1. Gestörte Wundheilung bei Hyperglykämie

Phase	Normoglykämie	Hyperglykämie
1. Phase: Entzündung/ Wundreinigung	Infiltration von Granulo-zyten, Makrophagen Wundreinigung durch Lyso-zyme, Phagozytose	Gestörte Chemotaxis, Migra-tion und Phagozytose Inaktivierung von Lactoferrin und Lysozym durch AGEs Erhöhte Adhärenz gramnega-tiver Bakterien
2. Phase: Neo-vaskularisation	Endothelzellproliferation Kapillareinsprossung	Glykierung von Angiogenese-faktoren mit verminderter En-dothelzellproliferation Nutritiv-toxische Endothelzell-schädigung durch Hypoxie
3. Phase: Epithe-lialisierung	Fibroblastenproliferation Kollagensynthese Wundretraktion	Glykierung von Fibroblast Growth Factor (FGF) und Epi-dermal Growth Factor (EGF) Verminderte Kollagensynthese

Makroangiopathie

Eine periphere Verschlußkrankheit der Unterschenkelarterien findet sich sowohl als alleinige Ursache für Ulzera an den Füßen (pAVK Stadium 4), als auch in Kombination mit der Polyneuropathie (s. Abb. 13.3). Eine Untersuchung an Diabetikern mit autonomer kardialer Neuropathie (gestörte Sudomotorik, verminderte Herzfre-quenzvariabilität) zeigte, daß diese viel häufiger eine Mediasklerose der Beinarterien zeigten als Diabetiker ohne Neuropathie. Inwieweit diese C-Faser-Neuropathie eine direkte Ursache der Kalzifizierung der Tunica media ist, ist noch unklar (Forst et al. 1995). Durchblu-tungsstörungen führen zur Gewebehypoxie und begünstigen die schnelle Ausbreitung von Nekrosen und Infektionen. Da sich die Therapie des „neuropathischen Fußes" wesentlich von der des „an-giopathischen Fußes" unterscheidet, ist eine differenzierte Diagno-stik des Gefäßstatus bei allen Patienten mit diabetischem Fußsyn-drom erforderlich.

13.2.3
Symptome und Beschwerden

Typisch ist für das diabetische Fußsyndrom, daß die Patienten in der frühen Phase keine oder nur geringe Beschwerden haben und deshalb nur eine regelmäßige Selbst- und ärztliche Kontrolle geeignet ist, die (zu Beginn meist schmerzlosen) Symptome des diabetischen Fuß zu erfassen (s. unten).

Symptome des diabetischen Fußsyndroms
- Blasen und Ulzerationen bei bestehenden Hautveränderungen:
  - trockene, warme, atrophische Haut,
  - Interdigitalmykosen und Onychokeratomykosen,
  - Druckstellen mit Hyperkeratosen.
- Infektion: Rötung, Überwärmung, Phlegmone,
- Fehlstellung der Zehen, Frakturen, ausgeprägte Fußdeformierung bei Osteoarthropathie,
- Fieber bis hin zur Sepsis.

13.3
Diagnose

Die Diagnose ist durch Anamnese und klinische Untersuchung der Füße zu stellen. Eine zusätzliche apparative Diagnostik (Abb. 13.7) wird zur Beurteilung des Schweregrades und zur Therapieplanung benötigt.

Stadieneinteilung des diabetischen Fußsyndroms

Stadium	Läsion
0	Keine offenen Läsionen, Risikopatient, Diabetiker mit PNP und (oder pAVK; Zustand nach abgeheilten Ulkus)
1	Oberflächliche Läsionen
2	Ulzera der Weichteile ohne Befall der Gelenkkapsel, Sehnen oder Knochen
3	Läsion mit Abszendierung, Osteomyelitis, Infektion der Gelenkkapsel
4	Begrenzte Vorfuß- oder Fersennekrose
5	Nekrose des gesamten Fußes

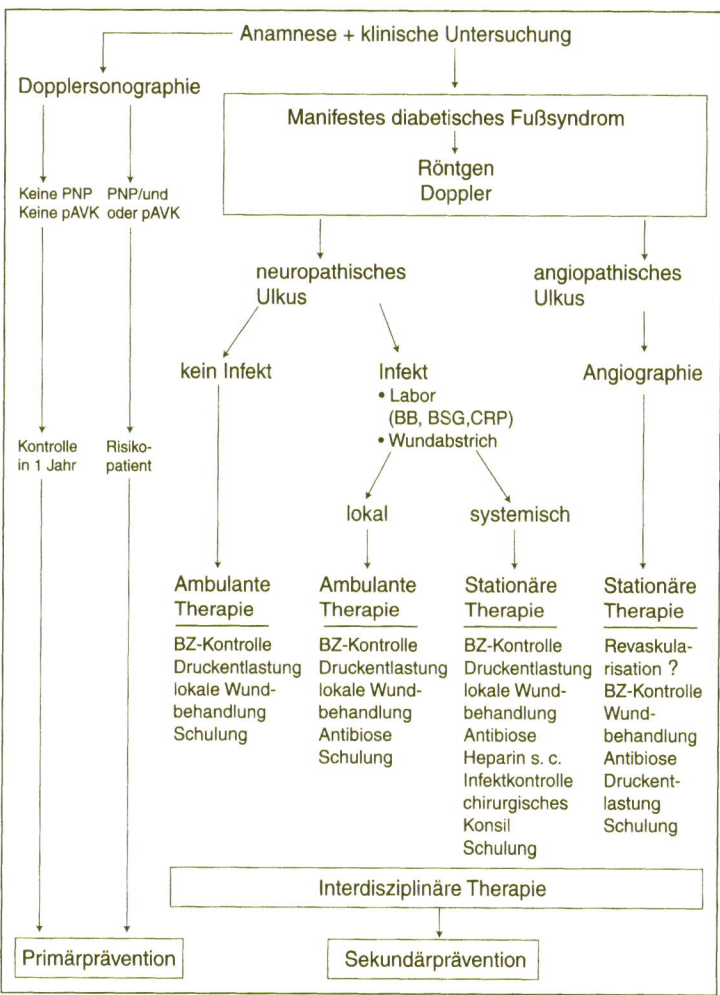

Abb. 13.7. Algorithmus der Diagnostik

13.3.1
Anamnese

Die Anamnese ist der Eckpfeiler sowohl für die frühzeitige Erkennung von Risikopatienten als auch für eine frühzeitige Erkennung des manifesten diabetischen Fußsyndroms.

Anamnese
- Spüren Sie Schmerzen?
- Haben Sie oft kalte Füße?
- Haben Sie Schmerzen beim Gehen?
- Wie pflegen Sie IhreFüße?
- Leiden Sie öfters an Fußpilz?
- Was tragen Sie für Schuhwerk?
- Fühlen Sie sich ausreichend geschult?
- Hatten Sie schon einmal ein Fußgeschwür?
- Nikotinabusus?

13.3.2
Körperliche Untersuchung

Die Untersuchung der Füße, sog. „Fußvisite" muß bei Patienten ohne Neuropathie mindestens 1mal jährlich und bei Patienten mit Neuropathie 1/4jährlich erfolgen, um trophische Veränderungen rechtzeitig zu erfassen.

Fußvisite
- *Inspektion* der Füße und besonders von Zehenzwischenraum und Fußnägeln:
    - Suche nach Hautveränderungen, Hautläsionen, Druckstellen,
    - Beurteilung der Qualität der Hautpflege.
- *Prüfen* von Sensibilität, Vibrations- und Schmerzempfinden,
- *Prüfen* von Achillessehnenreflex, Patellarsehnenreflex,
- Fotodokumentation von Läsionen,
- *Palpieren* der Fußpulse,
- Überprüfen der Schuhe.

Bei Patienten mit manifestem diabetischem Fußsyndrom ist bei ambulanter Behandlung eine ärztliche Kontrolle im Abstand von 2–3 Tagen ratsam.

Erheben des Defektstatus bei diabetischem Fußsyndrom

1. Sondieren von Wundhöhlen und -taschen:
   - Fistelgänge? Kapsel-, Sehnen-, Gelenkbeteiligung?
   - Knochenbeteiligung?
2. Entzündungsstatus:
   - Erysipel, Phlegmone, Gangrän, Ödem,
   - generalisierte Entzündung (Fieber, Leukozytose, CRP, BSG).
3. Sicherung des Keimspektrums (tiefer Abstrich, Blutkultur).
4. Röntgen:
   - Osteomyelitis, Fremdkörper, Gasbildung?
5. Fotodokumentation.

Die für die Therapie entscheidende Differenzierung in ein rein neuropathisches, rein makroangiopathisches oder ein sog. Misch-ulkus gelingt überwiegend mit klinischen Methoden (Tabelle 13.2). Das Fußulkus neuropathischer Genese tritt typischerweise an den plantaren Stellen hoher Druckbelastung auf; überwiegend makrovaskulär bedingte Ulzera sind an den Akren lokalisiert. Besonders bei älteren Diabetikern handelt es sich bei gleichzeitig vorliegender

Tabelle 13.2. Klinische Unterscheidungsmerkmale von makroangiopathischem und neuropathischem Fußulkus

	Makroangiopathisches Ulkus (Abb. 13.8 a)	Neuropathisches Ulkus (Abb. 13.8b und 13.5 d,e)
Schmerzen	Claudicatio intermittens	Keine
Hauttemperatur	Kühl	Warm und trocken
Hautfarbe	Blaß-livide	Normal bis rosig
Fußpulse	Abgeschwächt bis fehlend	Gut tastbar
Manifestationsort der Ulzera	Akren	Fußsohle und Ferse
Neurologischer Befund	Muskeleigenreflexe normal Sensibilität normal Vibrationsempfinden normal	Muskeleigenreflexe vermindert Sensibilität vermindert Vibrationsempfinden aufgehoben
Doppleruntersuchung	Dopplerindex <0,9	Dopplerindex >0,9

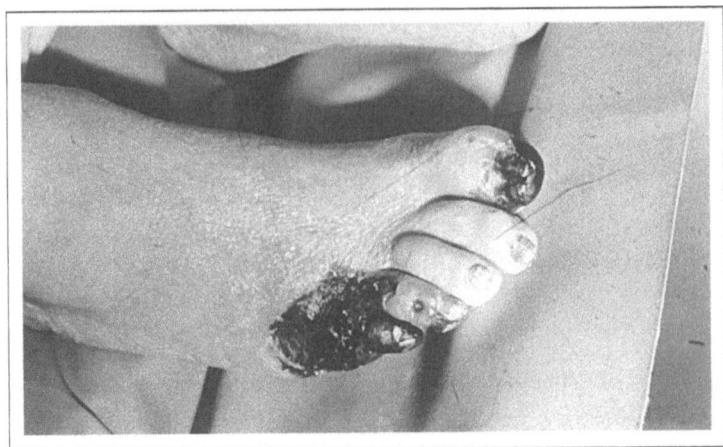

Abb. 13.8 a. Makroangiopathisches Ulkus

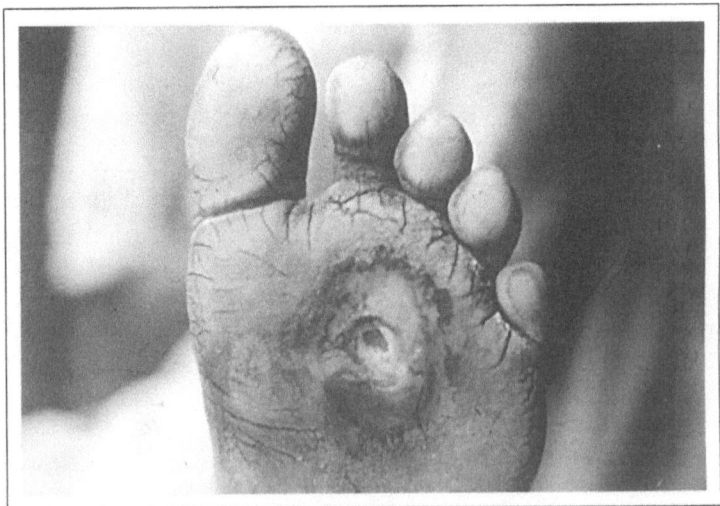

Abb. 13.8 b. Neuropathisches Ulkus bei Lepra

peripherer arterieller Verschlußkrankheit häufig um ein „Misch-ulkus".

13.3.3
Technische Verfahren

Röntgen
Röntgenuntersuchungen sind notwendig bei neu manifestem Ulkus, bei klinischer Verschlechterung, sowie zur Verlaufsbeurteilung des diabetischen Fußsyndroms, um Veränderungen wie Fremdkörper, Frakturen (Charcot-Osteoarthropathie), Osteomyelitis oder Gasbildung zu erkennen. Häufig findet sich nebenbefundlich eine Mediasklerose. Zur Differentialdiagnose Osteomyelitis/Osteoarthropathie ist ein MRT und evtl. auch ein Knochenszintigramm notwendig.

Labor
Bei klinischen Zeichen einer lokalen Infektion muß ein *tiefer Wundabstrich*, einschließlich Untersuchung auf Anaerobier (spezielles Entnahmeset) zur Erreger- und Resistenzbestimmung erfolgen (Tabelle 13.3). Zusätzlich sind mehrere Blutkulturen sowie Untersuchung des Blutbildes, klinische Chemie (einschließlich CRP und Blutsenkung) zur Beurteilung einer systemischen Infektion notwendig. Bei reizfreien, nichtentzündeten Läsionen ist eine bakteriologische Untersuchung sowie prophylaktische Antibiose ohne Vorteil.

Tabelle 13.3. Häufigkeit der nachgewiesenen Bakterien bei infiziertem diabetischem Fußsyndrom

Gramnegativ			
Aerobier	%	Anaerobier	%
Proteus mirabilis	28	B. fragilus	19
E. coli	16	B. ovatus	9
Pseudomonas aeruginosa	16	B. ureoluticus	9
Grampositiv			
Aerobier	%	Anaerobier	%
Enterococcus sp.	41	P. magnus	28
Staph. aureus	25	P. anerobius	19
Streptokokken der Gruppe B16			

Doppler-/Duplexsonographie
Doppler- und Duplexsonographie zur Beurteilung des Gefäßstatus
ist bei allen Diabetikern mit manifestem Ulkus notwendig und bei
gesicherter pAVK Stadium III-IV ist die Angiographie zur Operati-
onsplanung (Ziel der Revaskularisation) notwendig.

Differentialdiagnose
Bei bekanntem Diabetes mellitus ist die Differentialdiagnose einfach
und eine Unterscheidung von neuropathischem zu makroangiopathischem Ulkus meist möglich. Besonders bei Patienten mit bisher nicht
bekanntem Diabetes mellitus sind weitere Differentialdiagnosen zu
berücksichtigen (s. Übersicht); so können auch andere Neuropathien
z. B. bei Lepra zu sehr ähnlichen Fußulzera führen (Abb. 13.8 b).

13.3.4
Differentialdiagnose des Fußulkus

- Diabetes mellitus,
- Lepra, Tabes dorsalis, Syringomyelie,
- Polyneuropathie anderer Ursache,
- Lagerungsschäden,
- arterielle Verschlußkrankheit,
- Vaskulitis,
- chronisch venöse Insuffizienz.

Eine seltene Manifestation im Rahmen eines diabetischen Fußsyndroms ist die *Osteoarthropathie Charcot*. Diese Osteoarthropathie ist
ätiologisch ungeklärt. Es kommt zur Zerstörung der Knochenstruk-
tur und Gelenke. Ein nur kleines Trauma, wie z. B. Stolpern, kann die
auslösende Ursache für die zu beobachtenden Veränderungen wie
Überwärmung, Rötung und Schwellung des Fußes (Abb 13.9) sein.
Im Knochenszintigramm zeigt sich eine hohe Aktivitätsanreiche-
rung. Oft wird die Fehldiagnose Phlegmone, Gicht oder tiefe Beinve-
nenthrombose gestellt. Im Verlauf kommt es häufig zur knöchernen
Destruktion des Fußskelettes und zur Bildung von Ulzera an druck-
belasteten Stellen.

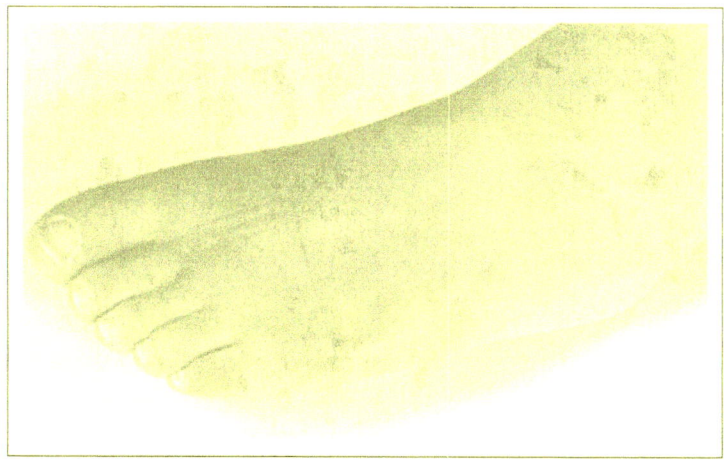

Abb. 13.9. Charcot Osteoarthropie

13.4
Therapie

Die Therapie des diabetischen Fußsyndroms umfaßt die Primärprävention, eigentliche Behandlung des Ulkus und die Sekundärprävention nach abgeheilten Läsionen (s. Übersicht unten).

Primärprävention	Therapie des Ulkus	Sekundärprävention
Diabetiker mit dia- betischem PNP und/ oder pAVK	Diabetiker mit Läsionen	Diabetiker nach Läsionen
Stoffwechselkontrolle Schulung	Stoffwechselkontrolle interdisziplinäreTherapie Schulung	Stoffwechselkontrolle Schulung

13.4.1
Ulkusbehandlung

Die Primärprävention mit Kontrolle der diabetischen Stoffwechsellage und Schulung des Patienten mit Neuropathie sind wichtige und

sehr wirkungsvolle Maßnahmen. Bei diabetischem Fußulkus ist die enge Zusammenarbeit von Diabetologen, Schulungsteam, Hausarzt, Chirurgen, Orthopäden und Schuhmacher wichtig, um die Versorgung des Patienten mit diabetischem Fuß zu gewährleisten. Erfahrungen von spezialisierten Zentren (Diabetes-Fußambulanz) konnten zeigen, daß durch die interdisziplinierte Betreuung die Anzahl der Amputationen rückläufig ist. Die Sekundärprophylaxe ist integraler Bestandteil in der Therapie.

Die Behandlung des neuropathischen Fußulkus erfolgt primär internistisch, und operative Eingriffe erfolgen, abgesehen von lebensbedrohlichen Zuständen, erst in zweiter Linie, im Gegensatz zu makroangiopathischen Ulzera, bei denen eine Revaskularisation Therapie der ersten Wahl darstellt.

Grundzüge der Therapie des diabetischen Fußsyndroms
- Absolute Druckentlastung,
- optimierte Stoffwechselkontrolle,
- systemische Antibiose,
- lokale Wundbehandlung.

Druckentlastung
Intensive Schulung (s. unten) soll den Patienten zur Mitbehandlung motivieren. Die Behandlung einzelner Läsionen, als auch die lebenslange Prädisposition für neue Läsionen nach abgeheiltem diabetischem Fußulkus, erfordern eine hohe Motivation auf seiten des Patienten und des Therapeutenteams. Die Druckentlastung erfolgt in der Klinik zunächst durch Bettruhe und kontinuierliche Hochlagerung des Beines (Verhinderung von Ödemen), an die sich eine Mobilisierung mittels Rollstuhl, Unterarmgehstützen und spezielle Schuhe zur Entlastung (Abb. 13.10) anschließen.

Motivation und Compliance in der Therapie des diabetischen Fußsyndroms
- Absolute Druckentlastung:
  - Bettruhe, Vorfußentlastungsschuh, evtl. Orthodesen.
- Optimale diabetische Stoffwechselkontrolle:
  - selbständige Blutzuckerkontrolle, ernährungsmedizinische Beratung,
  - eventuell intensivierte Insulintherapie.
- Anleitung zur täglichen Fußinspektion und Fußpflege:
  - tägliches Waschen,

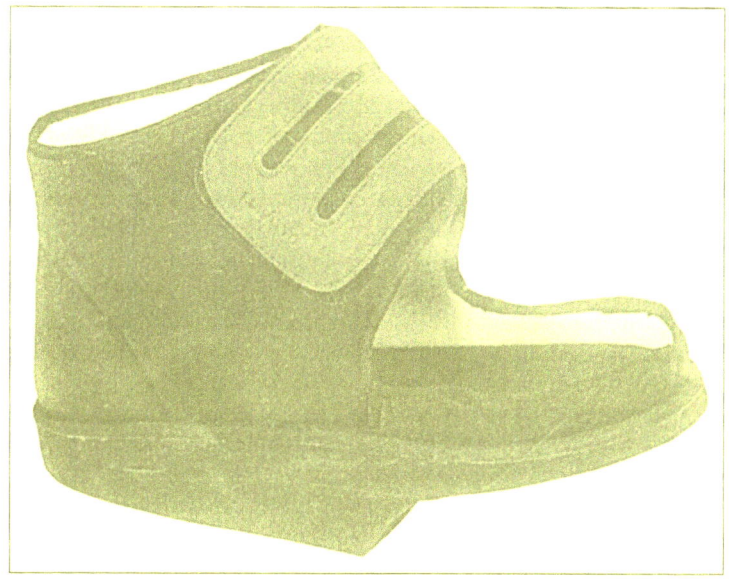

Abb. 13.10. Vorfußentlastungsschuh

- täglisches Eincremen mit einer Fettsalbe unter Aussparen der Zehenzwischenräume,
- Abschleifen der Hornhaut (nicht schneiden!)
- Feilen der Nägel.
- Wundversorgung nach Anleitung, keine „Bathroom surgery".

Stoffwechselkontrolle

Die mit dem Ulkus verbundene Infektion führt sowohl bei Typ-1- als auch bei Typ-2-Diabetes mellitus zu einer Insulinresistenz und damit zu einer Verschlechterung der meist ohnehin ungenügenden Blutzuckerkontrolle. Eine Erhöhung der Insulindosis oder Beginn einer Insulintherapie bei bisher nur mit oralen Antidiabetika behandelten Patienten ist bis zum Abheilen der Läsion notwendig. Bei Patienten mit infiziertem Ulkus ist die Therapie mit Metformin wegen der Gefahr der Laktatazidose kontraindiziert.

Systemische Antibiose

Die antibiotische Behandlung sollte gezielt nach der Erreger- und Resistenz-Austestung des tief entnommenen Fußabstriches erfolgen. Die initiale Behandlung sollte zunächst mit einem Breitspektrumantibiotikum, welches die häufigsten Erreger (s. Tabelle 13.3) erfaßt, erfolgen. Eigene Erfahrungen mit Ofloxacin, welches bei guter Weichteilpenetration grampositive (außer Enterokokken) und gramnegative Bakterien erfaßt, in Kombination mit Clindamycin (enterokokkensensibel, knochengängig) zeigen eine hohe Wirksamkeit in der initialen Behandlung. Die weitere antibiotische Behandlung sollte sich nach dem klinischen Verlauf und Antibiogramm richten. Da die Antibiose meist länger dauert, ist die Therapie den wiederholt zu entnehmenden Abstrichen anzupassen. Die systemische Antibiose (oral, i.v.) ist der lokalen Antibiotikagabe in jedem Fall vorzuziehen. Bei kleinen Läsionen, die klinisch keinen Hinweis auf eine bakterielle Infektion zeigen, ist eine Antibiotika*prophylaxe* umstritten und nach einer Untersuchung von Chantelau et al. (1996) ohne Vorteil.

Tetanusprophylaxe nicht vergessen!

Lokale Wundbehandlung

Das Therapieziel besteht in der Unterstützung der biologischen Vorgänge der Wundheilung und umfaßt folgende Ziele:
- stadienorientierte Unterstützung der biologischen Wundheilung,
- Infektionsbekämpfung und -prophylaxe,
- Entfernung von Nekrosen und Hyperkeratosen.

Ein stadienorientierter Wechsel der Behandlungsmethoden (Tabelle 13.4) ist bei der Versorgung chronischer Wunden erforderlich.

Während der *Entzündungsphase* wird nekrotisches und infiziertes Gewebe mit dem Skalpell, scharfen Löffel, Schere und Pinzette vorsichtig entfernt. Ein tägliches mechanisches Wunddebridement und zusätzliches enzymatisches Debridement ist einer ausgedehnten chirurgischen Nekrosektomie zu bevorzugen. Die beste Prophylaxe gegen eine Wundinfektion ist die subtile Entfernung der für Bakterien günstigen Lebensbedingungen, d. h. Drainage von Exsudat und mechanisches Debridement. Lokale Antiseptika wirken unspezifisch bakteristatisch und hemmen die Zellproliferation und damit die Wundheilung. Eine individuelle Schaden-Nutzen-Abwägung ist deshalb erforderlich.

Tabelle 13.4. Stadiengerechte lokale Wundbehandlung

Wundheil-ungsphase	Therapieziel	Therapie	Zusätzlich
Entzünd-ung	Entfernung von nekro-tischem und infiziertem Gewebe Ableitung von Sekret und Eiter	Mechanisches Wunddebridement Operative Nekrosektomie Enzymatische Wunddebridement Lokale Antiseptika	Druckentlastung Hochlagerung Systemische Antibiose nach Antibiogramm Tetanusprophylaxe Low-dose-Heparin s.c.
Granula-tion	Fibroblastenprolifera-tion Kollagensynthese Angiogenese	Feuchte Wundbe-handlung Entfernung von Hyperkeratosen	(Lokal Insulin, Heparin)
Epithelia-lisierung	Proliferation und Mi-gration von Epithelzel-len	Fettgaze	

Nach Reinigung der Wunde gilt es, optimale Wachstumsbedingungen für das *prolifererende Granulationsgewebe* zu schaffen. Die Fibroblastenproliferation wird durch feuchtes Wundmilieu (z. B. konventionelle sterile Wundauflagen mit Ringer-Lösung) unterstützt. Gute Erfolge durch eine lokale Anwendung von Insulin oder Heparin als Wachstumsfaktoren sind in Einzelfällen dokumentiert. Polymer-Verbände (Okklusiv-Verbände) sollten wegen des Risikos einer progredienten Infektionsausbreitung nur bei klinisch nicht infizierten Wunden und mit einer maximalen Verweildauer von 2 Tagen benutzt werden.

Bei zunehmender *Epithelialisierung* der Wunde ist ein nichtverklebender Wundverband (z. B. Fettgaze) angezeigt.

Chirurgische Intervention

Sind Sehnen, Knochen oder Gelenke in den entzündlichen Prozeß einbezogen, ist eine operative Revision und häufig eine Knochenentfernung unumgänglich. Zunächst wird versucht, mit einer Strahl- oder Vorfußamputation auszukommen, bei nicht beherrschbarer Infektion ist eine Unterschenkel- oder Oberschenkelamputation erforderlich. Wenn eine pAVK, mit oder ohne begleitende Neuropathie, die Hauptursache des Ulkus ist, sind revaskularisierende Maßnahmen vor einer Amputation zu versuchen. Weitere Indikation für chirurgische Maßnahmen sind rezidivierende Ulzera durch Druck von

Knochenvorsprüngen, z. B. bei Deformierung des Fußskelettes bei der Osteoarthropathie Charcot. Nur durch eine enge Zusammenarbeit von Chirurgen und Internisten ist die in der St.-Vincent-Deklaration geforderte Verringerung der Amputationszahlen zu erreichen.

St.-Vincent-Deklaration zur Verringerung diabetesassoziierter Amputation: Grundzüge der interdisziplinären Zusammenarbeit
- Vor diabetesassoziierten Amputationen sollten ein gefäßchirurgisch und ein diabetologisch erfahrener Arzt konsultiert werden.
- Bei pAVK ist eine Revaskularisation vor einer Amputation in Betracht zu ziehen.
- Bei fehlenden Hinweisen auf eine pAVK ist eine Amputation als primäre Behandlungsmaßnahme nicht indiziert.

13.4.2
Sekundärprophylaxe

Patienten mit abgeheiltem Ulkus sind Hochrisikopatienten bezüglich eines erneuten Ulkus und sollten deshalb in spezialisierten Zentren an einer strukturierten Diabetesschulung teilnehmen. Schulungsinhalte umfassen neben den Grundlagen zur Pathophysiologie des Diabetes mellitus und Stoffwechselkontrolle auch Informationen zur Pathogenese von diabetischen Folgeerkrankungen mit den Besonderheiten der Wahrnehmungsstörung bei Neuropathie (s. Übersicht).

Schulungsinhalte zur Vermeidung von Verletzungen

Fußpflege	Schuhwerk
Füße täglich waschen	Neue Schuhe vorsichtig einlaufen
Keine längeren Fußbäder	Schuhe passend kaufen (wenn die Größe wegen der Neuropathie nicht beurteilt werden kann, dann Fußumriß auf Papier aufzeichnen)
Wassertemperatur messen	
Füße mit Fettsalbe eincremen	
(Zwischenzehenräume	Optimal bequeme Schuhe (z. B. Jogging-Schuhe) ohne hohe Absätze
aussparen)	
Hornhaut abschleifen	Geräumiges weiches Oberleder ohne harte Vorderkappen
Nägel feilen	
Keine Scheren oder andere spitze Gegenstände verwenden	Maßgefertigte elastische Weichschaumbettung Orthopädische Maßschuhe bei Fußdeformierung
Keine Hornhautpflaster	
Nicht barfuß laufen	Schuhe mit der Hand innen nach Fremdkörpern absuchen

13.4.3
Notfall

Bei klinischen Zeichen einer fortgeschrittenen lokalen Entzündung (Phlegmone, Abszeß, Gangrän) oder bei einem Patienten mit einem Fußulkus und systemischer Infektion (Fieber, Schüttelfrost) ist eine sofortige *stationäre Aufnahme* erforderlich (s. Übersicht).

Notfall diabetischer Fuß

Diagnostik	Therapie
Klinische Untersuchung (Drohende Sepsis? Neuropathisches Ulkus? Makrovaskuläres Ulkus?)	Entlastung (Abszeßspaltung/ Drainage, Ruhigstellung, evtl. Amputation)
Tiefe Wundabstriche sowie Blutkulturen für Erreger-Resistenzbestimmung	i.v.-Breitspektrumantibiose Low-dose-Heparinisierung
Röntgen (Osteomyelitis? Frakturen? Fremd- körper? Gasbildung?)	Tetanusprophylaxe Revaskularisierung bei pAVK
Labor (Blutbild, klinische Chemie, Urinsta- tus)	Stadium 4 möglich ? Chirurgisches Konsil bei chro- nischer Osteomyelitis, konserva- tiv nicht beherrschbarer Infek- tion oder bei Sepsis

Literatur

Chantelau E, Tanudjaja T, Altenhöfer F, Ersanli Z, Lacigova S, Metzger C (1996) Antibiotic treatment for uncomplicated neuropathic forefoot ulcers in dia- betes: a controlled trial. Diabet Med 13:156–159

Forst T, Pfützner A, Kann P, Lobmann R, Schäfer H, Beyer J (1995) Association between diabetic -autonomic c-fibre neuropathy and medial wall calcifica- tion and the significance in the outcome of trophic foot lesions exp. Clin End Diab 103: 94–8

Greenhalgh DG, Sprugel KH, Murray MJ, Ross R. (1990) PDGF and FGF stimu- late wound healing in the genetically diabetic mouse. Am J Path 136:1235– 1245

Li YM, Tan AX, Vlassara H (1995) Antibacterial activity of lysozyme and lacto- ferrin is inhibited by binding of advanced glycation-modified proteins to a conserved motif. Nature Medicine 10: 1057–1061

Reike H (1995) Das diabetische Fußsyndrom. Edition Materia Medica S 52–53

Sapico FL, Witte JL, Canawati HN et al. (1980) Quantitative aerobic and anaer- obic biology of infected diabetic feet. J Clin Microbiol 12: 413

Schmidt AM, Yan SD, Stern D (1995) The dark side of glucose. Nature Medicine
    10: 1002–1004
Trautner C, Haastert B, Giani G, Berger M (1996) Incidence of lower limb am-
    putations and diabetes. Diabetes Care 19 (9):1006-9.

KAPITEL 14

„Hypoglycemia unawareness"

M. S. Klevesath, B. Isermann, P. P. Nawroth

14.1 Fallpräsentation 606

14.1.1 Anamnese 606
14.1.2 Untersuchungsbefund 606
14.1.3 Laborbefunde 606
14.1.4 Therapie und Verlauf 607

14.2 Klinik 607

14.2.1 Epidemiologie 607
14.2.2 Entstehung 610
14.2.3 Symptome und Beschwerden 615

14.3 Diagnose 616

14.3.1 Anamnese 616
14.3.2 Körperliche Untersuchung 617
14.3.3 Technische Verfahren 617

14.4 Therapie 618

14.4.1 Vermeidung von Hypoglykämien 618
14.4.2 Höhere Blutglukoseeinstellung 619
14.4.3 Schulung des Patienten 620

Literatur 622

14.1
Fallpräsentation

14.1.1
Anamnese

Ein 42jähriger Patient mit einem seit dem 19. Lebensjahr bekannten Diabetes mellitus stellte sich in der Sprechstunde vor. Vorstellungsgrund war die Erstmanifestation einer Hypoglykämie ohne Symptome. Hypoglykämisch war er mit seinem Auto gegen ein parkendes Fahrzeug gefahren. Er berichtet, daß in letzter Zeit gehäuft leichtere Hypoglykämien aufgetreten seien, die allerdings bisher symptomatisch gewesen waren. Aber es fiel ihm auf, daß neuerdings eine Hypoglykämiesymptomatik zunehmend erst bei relativ niedrigen Blutglukosewerten, oder wie jetzt zum ersten Mal nicht mehr aufgetreten sei.

Der Diabetes mellitus war seit einigen Monaten mit Hilfe einer intensivierten Insulintherapie eingestellt. Eine strukturierte Schulung wurde nicht durchgeführt. Der Patient spritzt sich jeweils morgens und spätabends 12 IE Verzögerungsinsulin und zu den Mahlzeiten schnellwirksames Altinsulin nach Bedarf. Er gibt an, seine Blutzukkerwerte nicht vor jeder Mahlzeit zu bestimmen und dokumentiert seine Werte auch nur unregelmäßig. Zu Beginn der intensivierten Insulintherapie habe er regelmäßiger Blutglukoseselbstkontrollen und Dokumentation der Werte durchgeführt, dies aber in letzter Zeit vernachlässigt.

14.1.2
Untersuchungsbefund

180 cm großer, 75 kg schwerer Patient, Cor und Pulmo auskultatorisch unauffällig, Blutdruck beidseits 130/70 mmHg, Puls 64/min und regelmäßig. Fußpulse beidseits gut tastbar. Der letzte Augenarztbefund beschreibt eine beginnende diabetische Retinopathie. Das Vibrationsempfinden beträgt an den unteren Extremitäten 7/8.

14.1.3
Laborbefunde

Der postprandiale Blutglukosewert lag bei 76 mg/dl. Der HbA1c-Wert betrug 7,2% (Norm bis 6,1%).

14.1.4
Therapie und Verlauf

Die Insulintherapie wurde so geändert, daß die mittlere Blutglukosekonzentration vorübergehend auf einen durchschnittlichen Wert
von ca. 160 mg/dl angehoben wurde. Der HbA1c-Wert stieg dann auf
8,4%. Außerdem wurde der Patient angeleitet, durch engmaschige
Blutglukosekontrollen eine Hypoglykämie absolut zu vermeiden. Er
wurde zum ersten Mal ausführlich geschult und auf seine spezifischen Hypoglykämiesymptome sensibilisiert. Außerdem wurde ihm
eine Glukagoneinmalspritze ausgehändigt und sowohl ihm als auch
den Angehörigen der Gebrauch erklärt. Der Patient wurde zunächst
angehalten, nicht Auto zu fahren. Unter dieser Therapie entwickelte
der Patient schon bei Blutglukosewerten unter 90 mg/dl wieder ein
deutlicheres Wahrnehmen von Symptomen einer Hypoglykämie.
Nach einigen Wochen konnten die Blutglukosewerte wieder in einen
normnahen Bereich gesenkt werden, ohne daß die Hypoglykämiewahrnehmung eingeschränkt war. Danach konnte der Patient auch
wieder gefahrlos Auto fahren.

14.2
Klinik

14.2.1
Epidemiologie

Bis zu 50% aller Patienten mit langjährigem, insulinpflichtigem Diabetes mellitus (>30 Jahre) (Pramming et al. 1991) und durchschnitt-
lich 25% aller Diabetiker (Hepburn et al. 1990) entwickeln klinisch
eine „hypoglycemia unawareness" (Abb. 14.1).

Unter „hypoglycemia unawareness" versteht man eine Hypoglykämie, die ohne vorangehende, warnende Hypoglykämiesymptomatik auftritt. Dabei unterscheidet man die vegetativen Hypoglykämiesymptome und die neuroglukopenischen Hypoglykämiesymptome.

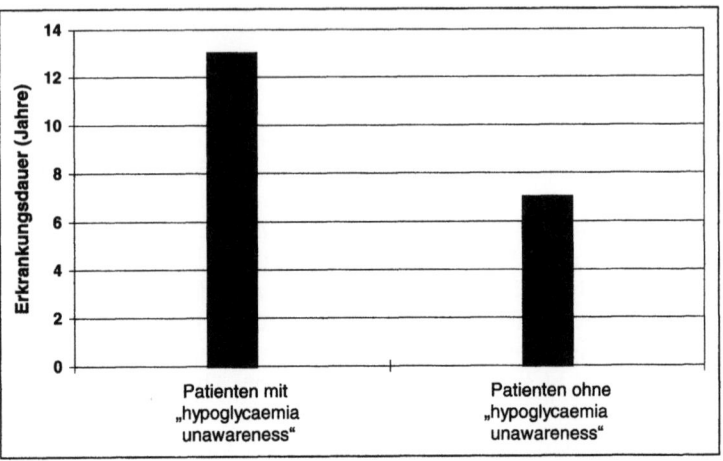

Abb. 14.1. Erkrankungsdauer bei Patienten mit „hypoglycemia unawareness" im Gegensatz zu Patienten ohne „hypoglycemia unawareness". (Mod. nach Mokan et al. 1994)

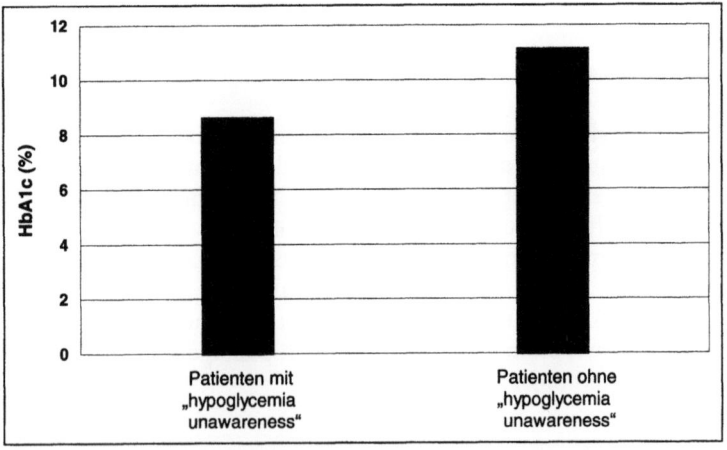

Abb. 14.2. HbA1c-Werte bei Patienten *mit* vs. Patienten *ohne* „hypoglycaemia unawareness". (Mod. nach Mokan et al. 1994)

Vegetative Hypoglykämiesymptome

Sympathisches Nervensystem	Parasympathisches Nervensystem
Unruhe	Heißhunger
Tachykardie	Schwindel
Schwitzen	Übelkeit
Hypertonie	Schwächegefühl
Hyperventilation	Speichelfluß
Nervosität	Erbrechen
Reizbarkeit	Adynamie
Zittern	
Blässe	
Mydriasis	

Neuroglukopenische Hypoglykämiesymptome

Kopfschmerz
Endokrines Psychosyndrom (Verstimmung, Konzentrations- und Merk-
schwäche u. a.)
Verwirrtheit
Schwindel
Kopfschmerz
Sprachstörungen
Sehstörungen
Müdigkeit
Motorische und sensible Ausfälle
Automatismen (Grimassieren, Schmatzen)
Krampfanfälle
Hypothermie
Atem- und Kreislaufinsuffizienz

In großen Studien konnte gezeigt werden, daß Patienten mit „hypoglycemia unawareness" eine signifikant längere Erkrankungsdauer haben, signifikant niedrigere HbA1c-Werte haben und eine Anamnese mit häufigen schweren Hypoglykämien aufweisen(Mokan et
al. 1994; Abb. 14.1,2,3).

Die „hypoglycemia unawareness" wird unter intensivierter Insulintherapie gehäuft beobachtet, vermutlich aufgrund der erhöhten Hypoglykämiehäufigkeit unter intensivierter Insulintherapie im Gegensatz
zur konventionellen Insulintherapie. Hypoglykämien treten häufig
nachts auf (mehr als 50%) (Clarke et al. 1980; The DCCT Research

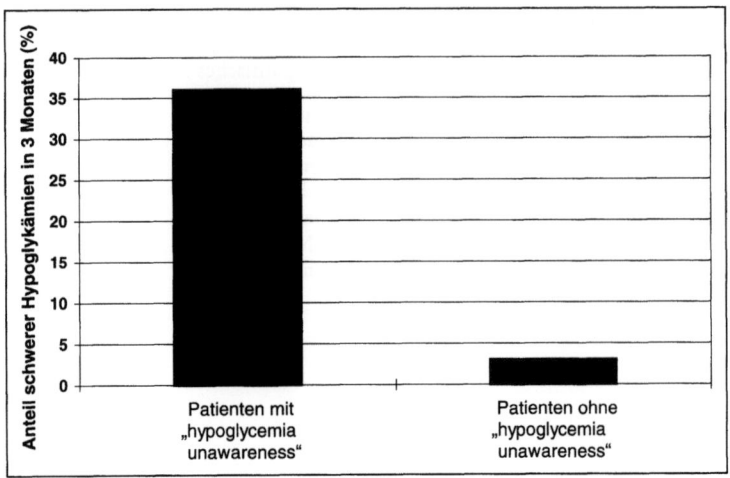

Abb. 14.3. Häufigkeit schwerer Hypoglykämien in den vorangegangenen 3 Monaten bei Patienten *mit* vs. Patienten *ohne* „hypoglycemia unawareness". (Mod. nach Mokan et al. 1994)

Group 1993). Dies liegt daran, daß z. B. eine inadäquate Insulintherapie oder Insulinmischung durch fehlende Wahrnehmung der Hypoglykämiesymptome während des Schlafes lange unerkannt bleiben können. Dadurch ist die Anamnese der Hypoglykämie häufig erschwert. Indirekte Hinweise auf eine nächtliche Hypoglykämie wie naßgeschwitzte, durchwühlte Bettwäsche oder morgendliche Kopfschmerzen müssen erfragt werden. Oft ist es der Partner, dem der unruhige Schlaf auffällt. Der schlafende Patient selbst nimmt dies häufig nicht wahr und mancher unerklärt gebliebene nächtliche Tod ist möglicherweise Folge einer nächtlichen Hypoglykämie (Tattersall et al. 1991). Bei insulinpflichtigen Diabetikern unter 45 Jahren sind Hypoglykämien in 2–4% ursächlich für den Tod verantwortlich (Cryer 1997).

14.2.2
Entstehung

Beim Stoffwechselgesunden hält die fein abgestimmte Wechselwirkung zwischen Insulin und kontrainsulinären Hormonen die Glukosehomöostase aufrecht (Service 1995). Zur Vermeidung, bzw. zur

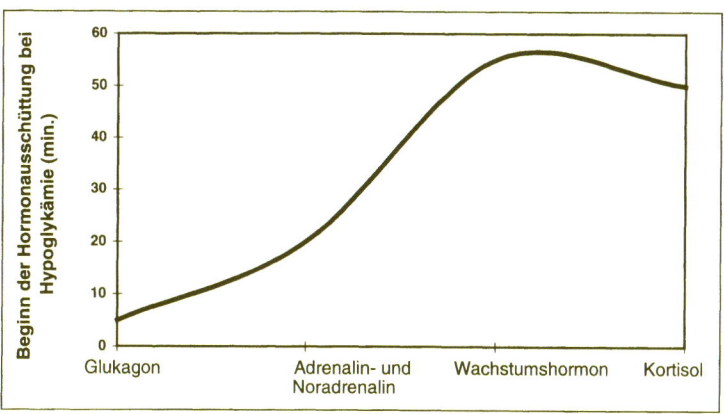

Abb. 14.4. Zeitliche Abfolge der hormonellen Gegenregulation bei Hypogly-kämie. (Mod. nach Cryer et al. 1997)

Korrektur einer schweren Hypoglykämie mit ihren Folgen für das glukoseabhängige Zentralnervensystem dient das hierarchische System der hormonellen Gegenregulation. Als wichtigste Hormone sind hier zu nennen: Glukagon, Adrenalin und Noradrenalin, die zu unterschiedlichen Zeitpunkten (zuerst Glukagon, danach Adrenalin und Noradrenalin etc.) ausgeschüttet werden (Abb. 14.4).

Bei Patienten mit „hypoglycemia unawareness" läßt sich eine defekte hormonelle Hypoglykämiegegenregulation nachweisen. Vor allem die Hormone Glukagon und Adrenalin sind, in Abhängigkeit von der Diabetesdauer, betroffen (s. auch Kap. 7).

Gestörte hormonelle Hypoglykämie-Gegenregulation in Abhängigkeit von der Diabetesdauer
- Glukagondefizit nach ca. 5 Jahren,
- gestörte Adrenalinfreisetzung nach ca. 10 Jahren.

Es kommt beim insulinpflichtigen Diabetes mellitus schon nach wenigen Jahren zu einer gestörten Glukagonausschüttung. Dieser Ausfall ist selektiv, d. h. die Glukagonantwort auf andere Stimuli bleibt intakt. Man kann somit nicht von einer strukturellen Abnormalität der A-Zellen per se ausgehen, sondern von einem Defekt der Über-

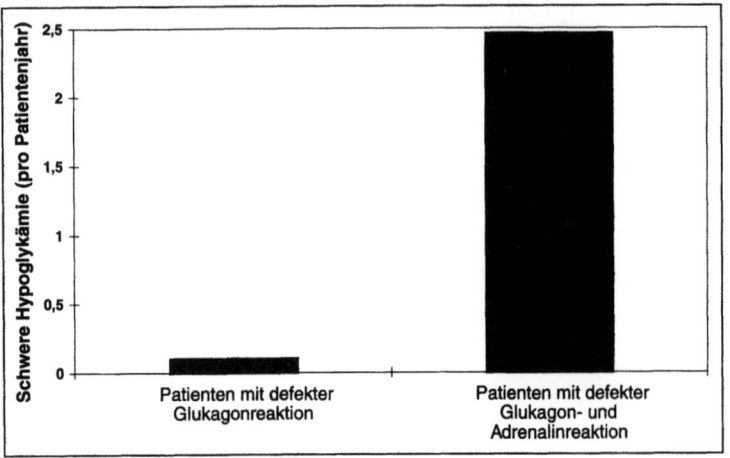

Abb. 14.5. Häufigkeit schwerer Hypoglykämien bei Patienten mit defekter Glukagonreaktion vs. Patienten mit defekter Glukagon- und Adrenalinreaktion. (Mod. nach Cryer 1993)

leitung des Hypoglykämiesignals. Der Mechanismus dieses Defektes ist noch nicht geklärt. Es besteht aber eine enge Verbindung zum absoluten Insulinmangel (Fukuda et al. 1988). Die fehlende Glukagonreaktion scheint, wenn vorhanden, absolut zu sein, d. h. auch eine schwere Hypoglykämie vermag dann keine Glukagonantwort mehr zu bewirken (Dagogo-Jack et al. 1993). Die Glukagonausschüttung als primäre Gegenreaktion einer Hypoglykämie ist gerade bei insulinpflichtigem Diabetes mellitus häufig eingeschränkt. Wenn trotz eingeschränkter Glukagonantwort eine adäquate Gegenregulation stattfindet, liegt dies daran, daß Adrenalin zumindest teilweise die Glukagonwirkung ersetzen kann. Die Adrenalinausschüttung wird erst Jahre später beeinflußt (s. oben) (Bolli et al. 1983). Dieser Defekt ist ähnlich wie die fehlende Glukagonausschüttung selektiv, d. h. auf andere Stimuli ist die Reaktion nicht eingeschränkt, so daß auch hier nicht von einer strukturellen Läsion des Nebennierenmarks ausgegangen werden kann. Die Adrenalinreaktion kann jedoch, im Gegensatz zum völligen Fehlen der Glukagonreaktion, durch besonders niedrige Glukosespiegel noch hervorgerufen werden (Dagogo-Jack et al. 1993). Es kommt zur „hypoglycemia unawareness", wenn nicht

Tabelle 14.1. Eingeschränkte hormonelle Gegenregulation bei insulinpflichtigem Diabetes mellitus. Vergleich zwischen konventioneller und intensivierter Insulintherapie. (Mod. nach Veneman u. Van Haeften 1994)

Hormonelle Gegenregulation	Konventionelle Insulintherapie (HbA1c 11,1%)	Intensivierte Insulintherapie (HbA1c 8,6%)
Glukagon	Ø	Ø
Adrenalin	Ø	↓↓
Noradrenalin	Ø	Ø
Wachstumshormon	Normal	Normal oder ↓
Kortisol	Normal	Normal oder ↓

nur die Glukagongegenreaktion, sondern auch die Adrenalinreaktion eingeschränkt ist und somit gehäuft zu schweren Hypoglykämien (Abb. 14.5; White et al. 1983).

Andere Hormone der Gegenregulation sind das Wachstumshormon und Kortisol. Sie tragen nur unwesentlich zum Ausgleich einer akuten Hypoglykämie bei. Diese Hormone spielen nur eine Rolle bei der prolongierten Hypoglykämie nach mehreren Stunden.

Nur eine Minderheit der insulinpflichtigen Patienten weist eine völlig intakte hormonelle Gegenregulation auf, und dies auch nur bei einem sehr kurzen Krankheitsverlauf. Die meisten insulinpflichtigen Patienten haben eine deutliche Einschränkung der hormonellen Gegenreaktion. Wobei Patienten unter intensivierter Insulintherapie deutlich häufiger betroffen sind (Veneman u. Van Haeften 1994; Cryer 1993; Tabelle 14.1).

Es gibt Daten, die dafür sprechen, daß Insulin per se auch die neuroendokrine Hypoglykämiegegenreaktion beeinflussen kann (Lingenfelser et al. 1996). So fanden sich bei Patienten mit höheren Insulinspiegeln sowohl verstärkte hormonelle Gegenregulationen als auch verstärkte Hypoglykämiesymptome als bei niedrigeren Insulinspiegeln, obwohl beide Gruppen die gleichen Blutglukosewerte aufwiesen. Dieser Effekt beinhaltete sowohl eine verstärkte neuroendokrine Antwort (Adrenalin, Noradrenalin, 3b-Endorphine, ACTH und Kortisol), als auch verstärkte vegetative und neuroglukopenische Symptome, wie: Schwitzen, Zittern, Konzentrationsmangel etc. Daher wird ein intrinsischer Effekt von Insulin auf das zentrale Nervensystem diskutiert.

Die Entstehung der „hypoglycemia unawareness" ist letztlich
nicht sicher geklärt. Es scheinen jedoch verschiedene Faktoren eine
Rolle zu spielen (s. unten). So beeinflußt die Häufigkeit von Hypoglykämien (Cryer 1992b) und auch das Vorliegen einer diabetischen
Neuropathie (Hepburn et al. 1990; Bottini et al. 1997) die Entstehung
einer „hypoglycemia unawareness". Das Vorliegen einer diabetischen Neuropathie ist jedoch keine notwendige Voraussetzung zur
Entstehung einer „hypoglycemia unawareness". Aber die diabetische
Neuropathie kann durch Verminderung der Katecholaminreaktion
zur Entwicklung einer „hypoglycemia unawareness" beitragen (Bottini et al. 1997).

Risikofaktoren für die Entstehung einer „hypoglycemia unawareness" bei insulin-
pflichtigem Diabetes mellitus
- Langjährige Diabetesdauer,
- diabetische Neuropathie,
- häufige Hypoglykämien,
- niedriger HbA1c,
- abgeschwächte β-adrenerge Sensitivität,
- intensivierte Insulintherapie.

Zahlreiche Organsysteme können durch Hypoglykämien geschädigt
werden (s. Übersicht unten). Diese Gefährdung ergibt sich zum einen aus der Neuroglukopenie, zum anderen aus der sympathoadre-
nergen Aktivierung mit ihren jeweiligen Konsequenzen. Hypoglykämien sind die Ursache für zahlreiche physiologische Änderungen.
Zu nennen sind hier beispielsweise die Katecholaminausschüttung
zusammen mit der Vasopressin- und Angiotensin-II-Ausschüttung
und Veränderung des Plasmakaliums. Dieser metabolische Streß
kann den folgend genannten Erkrankungen zu Grunde liegen.

Morbidität durch Hypoglykämien (Mod. nach Cryer et al. 1997)

Gehirn	Psychologische Veränderungen:
	Kognitive Dysfunktion
	Automatismen
	Persönlichkeits- und Verhaltens-
änderungen
	Psychosen
	Neurologische Veränderungen:
	Koma

Morbidität durch Hypoglykämien (Forts.)

Gehirn	Konvulsionen, Fokale motorische und sensorische Ausfälle, Hemiplegie, TIAs, Ataxie, Dekortikation
Herz	Myokardischämie, Infarkt, Arrhythmien
Augen	Hämorrhagien (Glaskörper)
Verschiedenes	Unfälle (z. B. beim Autofahren), Hypothermie u. a.

14.2.3
Symptome und Beschwerden

Patienten mit „hypoglycemia unawareness" verspüren nicht mehr die warnenden, vegetativ ausgelösten Hypoglykämiesymptome (s. oben) und können somit nicht mehr rechtzeitig geeignete Gegen-maßnahmen (Nahrungszufuhr) ergreifen, um eine schwere Hypo-

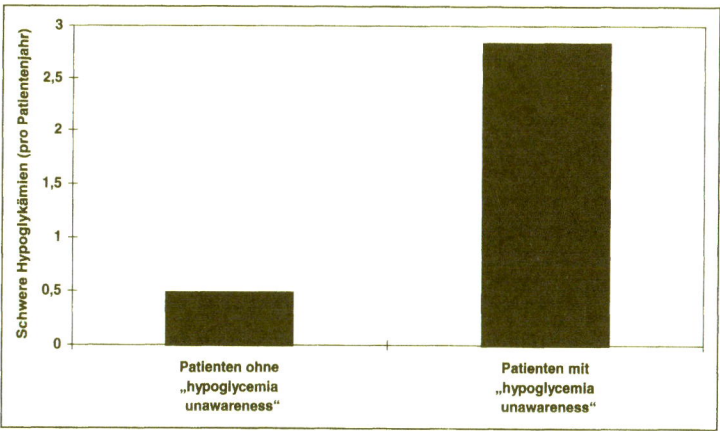

Abb. 14.6. Häufigkeit schwerer Hypoglykämien bei Patienten *mit* und *ohne* „hypoglycemia unawareness" (Mod. nach Gold et al. 1994)

glykämie zu vermeiden. Die Hypoglykämie wird erst im Stadium der Neuroglukopenie mit den daraus resultierenden Symptomen (s. oben) wahrgenommen. Besteht die Neuroglukopenie zu lange, so resultiert u. U. ein irreversibles Defektsyndrom (z. B. posthypoglykämisches Koma oder Demenz) (Kalimo et al. 1980).

Die auf die Neuroglukopenie folgende kognitive Dysfunktion verhindert oftmals die Möglichkeit, die Hypoglykämie noch selbst adäquat zu therapieren. Das heißt, der Betroffene ist auf Fremdhilfe angewiesen. Die daraus folgenden häufigeren Hypoglykämien führen ihrerseits wieder zur „hypoglycemia unawareness", so daß hier ein Circulus vitiosus vorliegt. Aus diesem Grund findet sich bei Patienten mit „hypoglycemia unawareness" in der Anamnese ein 6fach erhöhtes Risiko von schweren Hypoglykämien (Abb. 14.6; Gold et al. 1994).

14.3
Diagnose

14.3.1
Anamnese

Ob bei einem Patienten eine „hypoglycemia unawareness" vorliegt, kann durch genaues Befragen des Patienten, bzw. der Angehörigen festgestellt werden. Nächtliche Hypoglykämien müssen erfragt werden. Dies ist oftmals nur möglich anhand indirekter Hinweise wie: verwühlte und durchgeschwitzte Bettwäsche, Alpträume, morgendliche Gereiztheit und Kopfschmerzen oder stark erhöhte morgendliche Blutglukosewerte. Auch der Partner kann wichtige Hinweise zum Schlafverhalten (unruhiger Schlaf) geben, die auf eine nächtliche Hypoglykämie schließen lassen.

Daß Patienten sehr genau beurteilen können, ob sie an einer „hypoglycemia unawareness" leiden oder nicht, ist durch Studien belegt (Clarke et al. 1995). Patienten mit „hypoglycemia unawareness" berichten über signifikant weniger Hypoglykämiesymptome als Patienten ohne eingeschränkte Hypoglykämiewahrnehmung (Abb. 14.7) und wiesen gleichzeitig signifikant häufiger leichte und schwere Hypoglykämien auf. Bei dieser Patientengruppe waren sowohl die vegetativen, als auch die neuroglukopenischen Symptome eingeschränkt.

Auch die Häufigkeit der Hypoglykämien, die Diabetesdauer und auch das Vorliegen einer diabetischen Neuropathie muß festgestellt

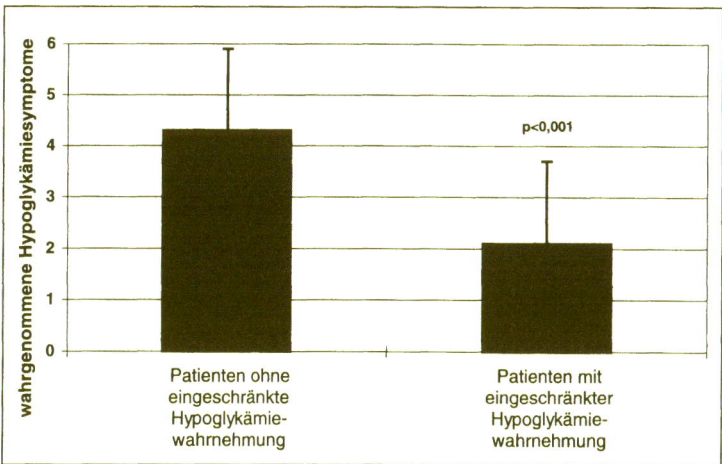

Abb. 14.7. Unterschiedliche Wahrnehmung von Hypoglykämiesymptomen bei Patienten ohne eingeschränkte Hypoglykämiewahrnehmung und Patienten mit eingeschränkter Hypoglykämiewahrnehmung. (Nach Clarke et al. 1995)

werden, da sowohl häufige Hypoglykämien als auch eine lange Diabetesdauer und das Vorliegen einer diabetischen Neuropathie mit einer „hypoglycemia unawareness" assoziiert sind (s. oben). Nicht selten sind die Patienten völlig überrascht und verunsichert über ihr aufgetretenes Unvermögen, Hypoglykämien noch wahrzunehmen.

14.3.2
Körperliche Untersuchung

Die körperliche Untersuchung dient vor allem zum Aufdecken einer evtl. vorhandenen diabetischen Neuropathie (s. Kap. 12).

14.3.3
Technische Verfahren

Mit der Clamp-Technik kann mittels Glukose und Insulinzufuhr ein Gleichgewicht geschaffen werden. Durch vermehrte Insulinzufuhr können auch iatrogen Hypoglykämien induziert werden, um die darauffolgende Symptomatik des Patienten oder Probanden zu überprüfen bzw. zu erfragen. Dieser Test wird im Rahmen vieler Studien angewandt, hat aber für die klinische Routine praktisch keine Bedeutung, da belegt ist, daß, basierend auf einer kenntnisreich durchgeführten Anamnese, Patienten sicher angeben können, ob sie an einer „hypoglycemia unawareness" leiden (Clarke et al. 1995).

14.4
Therapie

Die Therapie der „hypoglycemia unawareness" ruht auf 3 Säulen:
- Vermeidung von Hypoglykämien,
- höhere Blutglukoseeinstellung,
- Schulung des Patienten.

14.4.1
Vermeidung von Hypoglykämien

Es konnte gezeigt werden, daß die sichere Verhinderung von Hypoglykämien bei Patienten mit Diabetes mellitus Typ 1 die „hypoglycemia unawareness" verbessern kann. Bei Patienten mit nur kurzer Diabetesdauer kann es bei adäquater Behandlung, d. h. peinlich genauer Hypoglykämievermeidung, sogar zu einer kompletten Remission innerhalb von 3 Monaten kommen. Dabei konnte nicht nur die neuroendokrine Reaktion wieder hergestellt werden, sondern auch teilweise die Glukagonreaktion (Fanelli et al. 1993). Hingegen kann bei Patienten mit langer Erkrankungsdauer nur noch ein partieller Therapieerfolg erreicht werden (Fanelli et al. 1994, Bottini et al. 1997).

Andere Studien zeigen schon eine Verbesserung der Hypoglykämiesymptome nach 3 Tagen strikter Vermeidung einer Hypoglyk-

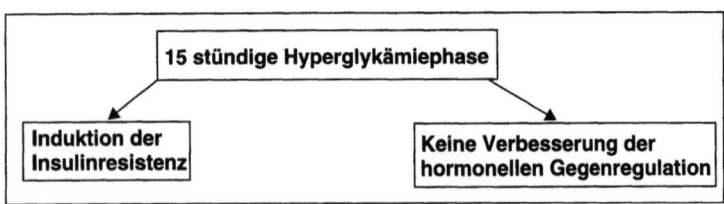

Abb. 14.8. Einfluß einer 15stündigen Hyperglykämiephase mit nachfolgender Hypoglykämie auf die Insulinresistenz und die hormonelle Gegenregulation. (Mod. nach Fanelli et al. 1995)

ämie. Diese Verbesserung der Hypoglykämiesymptome durch strikte Vermeidung von Hypoglykämien setzt sich über die folgenden 1–3 Monate fort (Dagogo-Jack et al. 1994). Aber auch schon eine kurzfristige Hyperglykämiephase von nur wenigen Stunden kann eine Insulinresistenz induzieren und somit die Glukosegegenreaktion beeinflussen (Fanelli et al. 1995). Es fand sich hierbei jedoch kein Einfluß auf die hormonelle Gegenregulation während einer Hypoglykämie oder auf die kognitiven Funktionen (Abb. 14.8).

14.4.2
Höhere Blutglukoseeinstellung

Ein anderer Therapieansatz besteht darin, die Blutglukose weniger „scharf" einzustellen. Es konnte in Studien gezeigt werden, daß eine Anhebung des HbA1c von 6,9% (+/- 0,3%) auf 8,0% (+/- 0,3%) für 3 Monate eine signifikante Verbesserung der hormonellen Gegenregulation bewirkt, zumindest bezüglich der Adrenalinreaktion und der Wachstumshormonausschüttung und (Abb. 14.9 u. 10; Liu et al. 1996).

Aber nicht nur ein Anstieg der hormonellen Gegenregulation stellte sich ein, sondern auch Hypoglykämiesymptome wie Schwit-

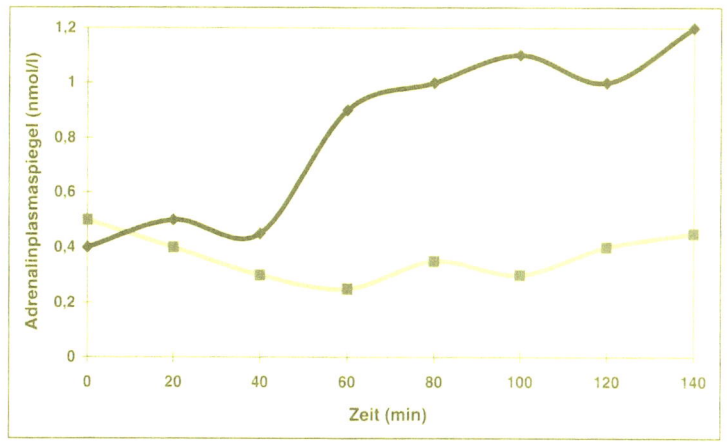

Abb. 14.9. Hypoglykämievermittelter (Clamp-Test) Anstieg des Adrenalinspiegels im Plasma unter strenger Blutglukoseeinstellung (*graue Linie*) und nach 3monatiger erhöhter Blutglukoseeinstellung (*schwarze Linie*). (Mod. nach Liu et al. 1996)

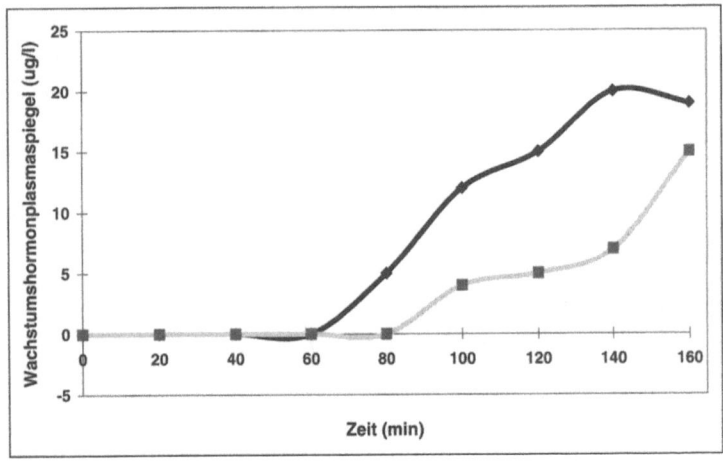

Abb. 14.10. Hypoglykämievermittelter Anstieg des Wachstumshormonspiegels (Clamp-Test) unter strenger Blutglukoseeinstellung (*graue Linie*) und nach 3monatiger erhöhter Blutglukoseeinstellung (*schwarze Linie*). (Mod. nach Liu et al. 1996)

zen und Konzentrationsschwäche konnten nach 3monatiger leicht erhöhter Blutglukoseeinstellung signifikant vermehrt wahrgenommen werden. Während der induzierten Hypoglykämie gaben die Probanden anhand einer Skala von 1–10 an, wie stark sie die Symptome empfanden (Abb. 14.11).

14.4.3
Schulung des Patienten

Der Patient muß auf Behandlungsmöglichkeiten und auf die Notwendigkeit eines „Blutzuckertagebuches" hingewiesen werden, d. h. regelmäßige Dokumentation der ermittelten Werte durch den Patienten. Wichtig ist es, den Patienten auf mögliche Gefahren der „hypoglycemia unawareness" aufmerksam zu machen (z. B. durch eine Hypoglykämie beim Autofahren).

Ein weiterer Therapieansatz besteht darin, die Patienten dafür zu sensibilisieren, noch evtl. vorhandene, potentielle frühe Hypoglykämiesymptome zu erkennen. In multizentrischen Studien konnte

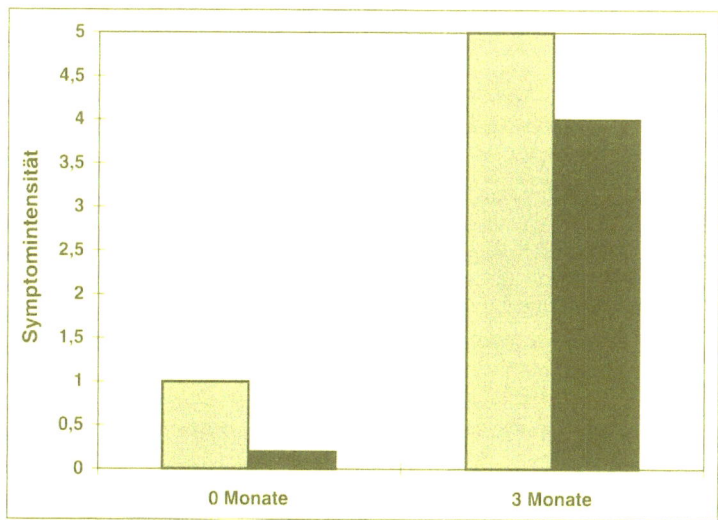

Abb. 14.11. Zunahme der Hypoglykämiesymptome Schwitzen (*graue Säulen*) und Konzentrationsschwäche (*schwarze Säulen*) nach 3monatiger erhöhter Blutglukoseeinstellung. (Mod. nach Liu et al. 1996)

mit Hilfe einer 10stündigen Schulung anhand eines umfangreichen Handbuchs zum „Blutglukosewahrnehmungstraining" eine deutliche Verbesserung der Blutglukosewahrnehmung erzielt werden, auch bei Patienten mit reduzierter Hypoglykämiewahrnehmung (Cox et al. 1995). Dieses Schulungsprogramm legt seinen Schwerpunkt auf Hypoglykämiesymptome (s. unten).

Form und Inhalt des „Blutglukosewahrnehmungstrainings". (Mod. nach Cox et al. 1995)

Einwöchiges Patiententraining (täglich 1,5stündige Schulungseinheiten) anhand eines standardisierten Programms
  Themenwahl:
- Vegetative und neuroglukopenische Hypoglykämiesymptome,
- Insulininjektionen (Zeitpunkt, Insulinmenge etc.),
- Ernährung, Energieverbrauch,
- praktische Übungen.

Literatur

Bolli G, De Feo P, Compagnucci P, Cartechini MG, Angeletti G, Santeusanio F (1983) Abnormal glucose counter-regulation in insulin-dependent diabetes mellitus: interaction of anti-insulin antibodies and impaired glucagon and epinephrine secretion. Diabetes 32: 134–141

Bottini P, Boschetti E, Pampanelli S, Ciofetta M, Del Sindaco P, Scionti L, Brunetti P, Bolli GB (1997) Contribution of autonomic neuropathy to reduced plasma adrenaline responses to hypoglycemia in IDDM: evidence for a nonselective defect. Diabetes 46: 814–823

Clarke WL, Cox DJ, Gonder-Frederick LA, Julian D, Schlundt D, Polonsky W (1995) Reduced awareness of hypoglycemia in adults with IDDM. A prospective study of hypoglycemic frequency and associated symptoms. Diabetes Care 18: 517–522

Clarke WL, Haymond MW, Santiago JV (1980) Overnight basal insulin requirements in fasting insulin-dependent diabetics Diabetes 29: 78–80

Cox D, Gonder-Frederick L, Polonsky W, Schlundt D, Julian D, Clarke W (1995) A multicenter evaluation of blood glucose awareness training-II. Diabetes Care 18: 523–528

Cryer PE (1992a) Glucose homeostasis and hypoglycemia. In: Wilson JD, Foster DW (eds) Williams textbook of endocrinology, 8th ed. Philadelphia, Saunders, pp 1223–1253

Cryer PE (1992b). Iatrogenic hypoglycemia as a cause of hypoglycemia-associated autonomic failure in IDDM: a vicious circle. Diabetes 41: 255–260

Cryer PE (1993). Hypoglycemia unawareness in IDDM. Diabetes Care 16: 40–47

Cryer PE, Frier BM (1997) Hypoglycaemia. In: Alberti KGMM, Zimmet P, DeFronzo RA, Keen H (eds) International textbook of diabetes mellitus. 2nd ed. Wiley, pp 1193–1213

Dagogo-Jack SE, Craft S, Cryer PE (1993) Hypoglycemia-associated autonomic failure in insulin dependent diabetes mellitus. J Clin Invest 91: 819–828

Dagogo-Jack S, Rattarasarn C, Cryer PE (1994) Reversal of hypoglycemia unawareness, but not defective glucose counterregulation, in IDDM. Diabetes 43: 1426–1434

Fanelli CG, Epifano L, Rambotti AM, Pampanelli S, Di Vincenzo A, Modarelli F, Lepore M, Annibale B, Ciofetta M, Bottini P, Porcellati F, Scionti L, Santeusanio F, Brunetti P, Bolli GB (1993) Meticulous prevention of hypoglycemia normalizes the glycemic thresholds and magnitude of most of neuroendocrine responses to, symptoms of, and cognitive function during hypoglycemia in intesively treated patients with short-term IDDM. Diabetes 42: 1683–1689

Fanelli C, Pampanelli S, Epifano L, Rambotti AM, Di Vincenzo A, Modarelli F, Ciofetta M, Lepore M, Annibale B, Torlone E, Perriello G, De Feo P, Santeusanio F, Brunetti P, Bolli GB (1994) Long-term recovery from unawareness, deficient counterregulation and lack of cognitive dysfunction during hypoglycemia, following institution of a rationale, intensive insulin therapy in IDDM. Diabetologia 37: 1265–1276

Fanelli C, Pampanelli S, Calderone S, Lepore M, Annibale B, Compagnucci P, Brunetti P, Bolli GB (1995) Effects of recent, short-term hyperglycemia on responses to hypoglycemia in humans. Relevance to the pathogenesis of hypoglycemia unawareness and hyperglycemia-induced insulin resistance. Diabetes 44:513–519

Fukuda M, Tanaka A, Tahara Y, Ikegami H, Yamamoto Y, Kumahara Y, Shima K (1988) Correlation between minimal secretory capacity of pancreatic β-cells and stability of diabetic control. Diabetes 37: 81–88

Gold AE, MacLeod KM, Frier BM (1994) Frequency of severe hypoglycemia in patients with type 1 diabetes with impaired awareness of hypoglycemia. Diabetes Care 17: 697–703

Pramming S, Thorsteinsson B, Bendtson I, Binder C (1991) Symptomatic hypoglycemia in 411 type 1 diabetic patients. Diabet Med 8: 217–222

Hepburn DA, Patrick AW, Eadington DW, Ewing DJ, Frier BM (1990) Unawareness of hypoglycemia in insulin-treated diabetic patients: prevalence and relationship to autonomic neuropathy. Diabet Med 7: 711–717

Kalimo H, Olsson Y (1980) Effects of severe hypoglycemia on the human brain. Acta Neurol Scand 62: 345–348

Lingenfelser T, Overkamp D, Renn W, Buettner U, Kimmerle K, Schmalfuss A, Jakober B (1996) Insulin-associated modulation of neuroendocrine counter-regulation, hypoglycemia perception, and cerebral function in insulin-dependent diabetes mellitus: evidence for an intrinsic effect of insulin on the central nervous system. J Clin Endocrinol Metab 81: 1197–1205

Liu D, McManus RM, Ryan EA (1996) Improved counter-regulatory hormonal and symptomatic responses to hypoglycemia in patients with insulin-dependent diabetes mellitus after 3 months of less strict glycemic control. Clin Invest Med 19: 71–82

Mokan M, Mitrakou A, Veneman T, Ryan C, Korytowski M, Cryer P, Gerich J (1994) Hypoglycemia unawareness in IDDM. Diabetes Care 17: 1397–1403

Service FJ (1995) Hypoglycemic disorders. N Engl J Med 332: 1144–1152

Tattersall RB, Gill GV (1991) Unexplained deaths of type 1 diabetic patients. Diabet Med 8: 49–58

The Diabetes Control and Complications Trial Research Group (1993) The effect of intensive treatment of diabetes on the development and progression of long-term complications in insulin-dependent diabetes mellitus. N Engl J Med 329: 977–986

Turnbridge WMG (1981) Factors contributing to deaths of diabetics under fifty years of age. Lancet 569–572

Veneman TF, Van Haeften TW (1994) Hypoglycemia unawareness in insulin-dependent diabetes mellitus. Europ J Clin Invest 24: 785–793

White NH, Skor DA, Cryer PE, Levandoski L, Bier DM, Santiago JV (1983) Identification of type 1 diabetic patients at increased risk for hypoglycemia during intensive therapy. New Engl J Med 308: 485–491

KAPITEL 15

Erektile Dysfunktionen bei Diabetikern

S. Schiekofer, R. Riedasch, B. Isermann, P. P. Nawroth

15.1 **Fallpräsentation** 625

15.2 **Klinik** 627

15.2.1 Epidemiologie 627
15.2.2 Entstehung der erektilen Dysfunktion bei Diabetikern . 630
15.2.3 Symptome und Beschwerden 639

15.3 **Diagnose** 639

15.3.1 Indikation zur Diagnostik 639
15.3.2 Anamnese 640
15.3.3 Körperliche Untersuchung 640
15.3.4 Technische Verfahren 640
15.3.5 Differentialdiagnose 643

15.4 **Therapie** 645

15.4.1 Internistische Therapie 645
15.4.2 Operative Verfahren 654

Literatur 658

15.1 Fallpräsentation

Ein 58jähriger Typ-1-Diabetiker, der seit 1959 an Diabetes erkrankt ist, stellte sich im Verlauf der letzten 15 Jahre regelmäßig in der Diabetikerambulanz vor. Innerhalb dieser Zeit konnte er HbA1c-Werte zwischen 7,2% und 8,5% erreichen. Erfreulicherweise zeigten sich keine Anzeichen für eine diabetische Nephropathie (die Albuminurie betrug kontinuierlich >2 mg/l) oder diabetische Retinopathie (regelmäßige halbjährliche Kontrollen waren unauffällig).

Eine arterielle Hypertonie konnte mit einem ACE-Hemmer in niedriger Dosierung normgerecht eingestellt werden. Wegen einer asymptomatischen peripheren arteriellen Verschlußkrankheit (pAVK Grad I) erhielt er Azetylsalizylsäure 100 mg/Tag.

Nach 30jährigem Krankheitsverlauf äußerte der Patient erstmals Beschwerden, die auf eine diabetische Polyneuropathie hinwiesen. Der Stimmgabeltest ergab ein eingeschränktes Vibrationsempfinden von 4/8 an beiden Füßen.

Klagen über beginnende erektile Dysfunktion (E. D.), die sich in mangelnder Rigidität der Erektion bzw. dem Unvermögen äußerten, Erektionen aufrechtzuerhalten, verschwieg er. Nach 36jährigem Krankheitsverlauf kam es zu einem völligen Ausbleiben von Erektionen. Dies belastete ihn psychisch so sehr, daß er sich seinem Diabetologen anvertraute.

Dieser veranlaßte nach dem zuvor erfolglosen Versuch einer verbesserten Blutzuckereinstellung bzw. einer Minimierung von Risikofaktoren (Einstellen des Nikotinabusus und Senkung der Triglyzeride bzw. des Cholesterins) eine weitergehende Diagnostik in Form eines intrakavernösen Injektionstestes nach Applikation von 10 µg Prostaglandin E1 in Kombination mit einer Doppler-Duplex-Untersuchung der zuführenden Penisarterien. Hierbei wurden Stenosen der beiden zuführenden Penisarterien von über 60% und eine verminderte Blutzuflußgeschwindigkeit unter 15 cm/s festgestellt. Dies erlaubte die Diagnose einer arteriellen Ätiologie als Ursache für die erektile Dysfunktion bei dem Patienten.

Als Therapie der Wahl wurde dem Patienten die Verwendung eines Vakuumapparates vorgeschlagen, den er bereitwillig akzeptierte. Nach anfänglichen, kleineren Problemen in der Handhabung des Vakuumapparats konnte der Patient in bis zu 90% der Anwendungen des Vakuumapparates rigide Erektionen erreichen.

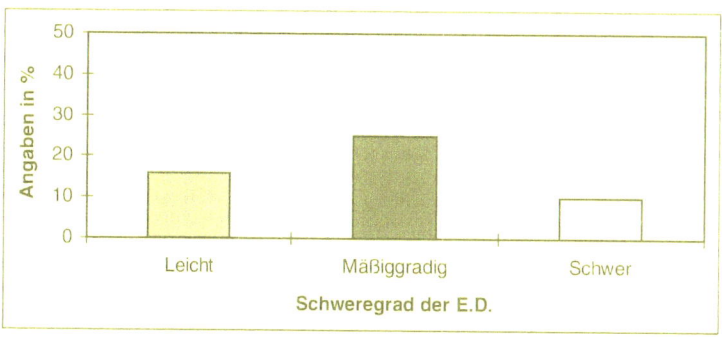

Abb. 15.1. Ergebnisse einer offenen Feldstudie hinsichtlich erektiler Dysfunktion bei Männern in Boston/USA ($n=1709$)

15.2
Klinik

15.2.1
Epidemiologie

In einer Bostoner Feldstudie von 1994 klagten 51% der zufällig befragten Männer über erektile Dysfunktion (Abb. 15.1).

Andere Arbeiten kommen zu dem Ergebnis, daß mindestens 35% der über 60jährigen Männer an erektiler Dysfunktion leiden.

Bei Diabetikern sind erektile Dysfunktionen verbreiterter als in der Allgemeinbevölkerung. Deren Prävalenz variiert je nach Studie von 35% bis zu 59% im Diabetikerkollektiv, wobei die Zahlen im Alter und bei längerer Dauer des Diabetes mellitus ansteigen (Abb. 15.2 u. 15.3).

In der nicht an Diabetes mellitus erkrankten männlichen Allgemeinbevölkerung überwiegt die rein organogen bzw. rein psychogen bedingte erektile Dysfunktion. Die Kombination aus psychogen bzw. organogen bedingten erektilen Dysfunktionen und kongenitalbedingten erektilen Dysfunktionen spielen eine geringere Rolle (Abb. 15.4).

Die Ursachen der erektilen Dysfunktion bei Diabetikern sind im Vergleich zur männlichen Allgemeinbevölkerung prozentual unter-

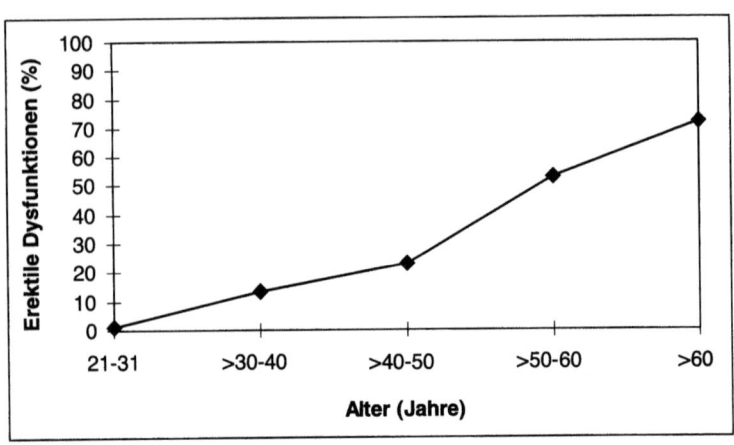

Abb. 15.2. Prävalenz erektiler Dysfunktionen in Abhängigkeit vom Alter bei Diabetikern

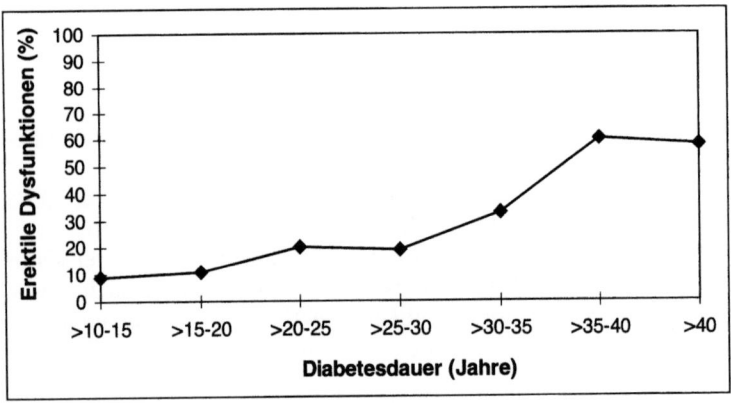

Abb. 15.3. Erektile Dysfunktionen in Abhängigkeit zur Diabetesdauer

schiedlich anzusetzen. Die organogen bedingten erektilen Dysfunktionen überwiegen mit insgesamt ca. 84% die psychogen bedingten mit ca. 16% bei weitem (Abb. 15.5).

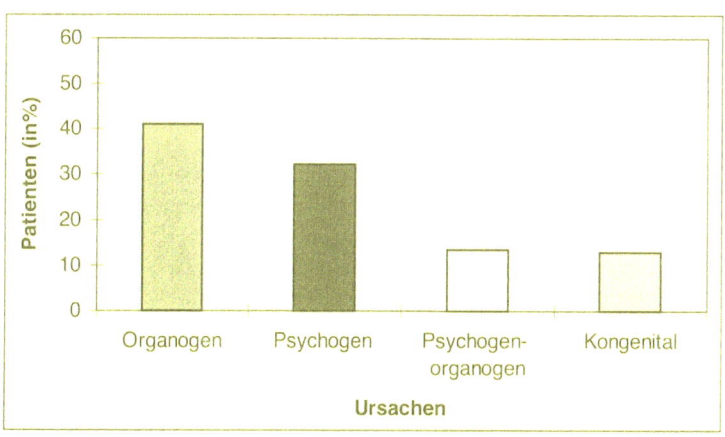

Abb. 15.4. Ätiologie der erektilen Dysfunktion in der Allgemeinbevölkerung

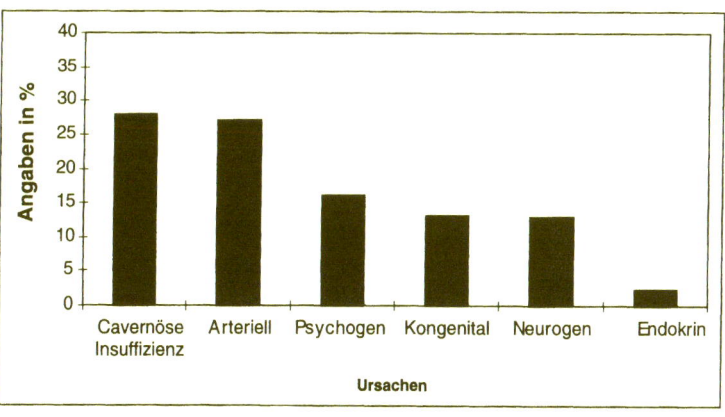

Abb. 15.5. Ursachen der erektilen Dysfunktion bei Diabetikern

15.2.2
Entstehung der erektilen Dysfunktion bei Diabetikern

Anatomie des männlichen Penis

Der männliche Penis besteht aus zwei, paarig angeordneten Corpora cavernosa und einem Corpus spongiosum, welches die Urethra umgibt und weiter distal in die Glans penis übergeht. Die Tunica albuginea begrenzt beide Corpora cavernosa. Diese bestehen aus zahlreichen Blutlakunen und sinusoidalen Speicherräumen, die, untereinander verbunden, durch Gefäßendothel begrenzt werden. Die Wände der Lakunen bestehen aus dicken Bündeln glatter Muskulatur und einem Gerüst aus Fibroblasten und Kollagenfasern.

Die rechte bzw. die linke A. cavernosa versorgen die paarig angelegten Corpora cavernosa über zahlreiche a. helicae,welche in die sinusoidalen Speicherräume münden, mit Blut.

Die venöse Drainage erfolgt über unter der Tunica albuginea gelegene Venolen. Diese bilden Venen, die die Tunica albuginea durchdringen und den Blutabfluß aus dem Penis gewährleisten (Abb. 15.6).

Physiologie des Erektionsablaufes

Die autonome Innervation des erektilen Gewebes des Penis erfolgt über parasympathische Fasern der Nn. cavernosi sowie über sympathische Nervenfasern, die im Plexus hypogastricus umgeschaltet werden. Diese parasympathischen und sympathischen Nervengeflechte münden intracrural in die Corpora cavernosa und umgeben zuführende Penisarterien. Sie gewährleisten eine direkte neurale Modulation der glatten Muskulatur der zuführenden Penisarterien und der sinusoidalen Speicherräume der Corpora cavernosa (Abb. 15.7a,b).

Die sympathischen Fasern entspringen dem thorakolumbal lokalisierten, sympathikotonen psychogenen Erektionszentrum (Th11/12-L2/3), die parasympathischen Fasern verlassen das im Sakralbereich lokalisierte, parasympathikotone reflexogene Erektionszentrum in Höhe von L3/4. Über die Nn. dorsales penis (aus N. pudendus) werden afferente Reize von der Glans penis und vom Penisschaft zum sakralen reflexogenen Erektionszentrum weitergeleitet. Die zerebrale Repräsentation der Sexualzentren liegt im limbischen System.

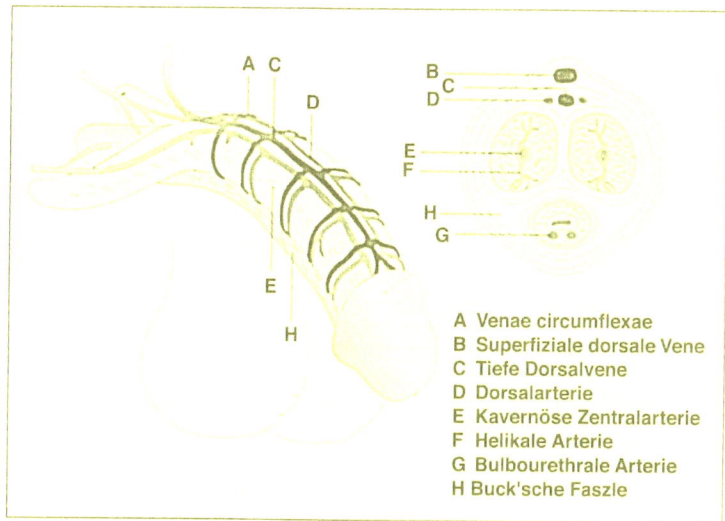

A Venae circumflexae
B Superfiziale dorsale Vene
C Tiefe Dorsalvene
D Dorsalarterie
E Kavernöse Zentralarterie
F Helikale Arterie
G Bulbourethrale Arterie
H Buck'sche Faszie

Abb. 15.6. Anatomie des Penis

Als parasympathischer Neurotransmitter fördert Azetylcholin die Freisetzung von Relaxationssubstanzen aus dem Gefäßendothel des Penis. Stickstoffmonoxid (NO) spielt die wichtigste Rolle. NO wird aus L-Arginin mittels des Enzyms NO-Synthase produziert, verwandelt GTP in c-GMP durch Stimulation einer Guanylatzyklase und führt zu einer Erniedrigung der intrazellulären Kalziumkonzentration, welche die Relaxation der glatten Muskulatur der zuführenden Gefäße und der sinusoidalen Speicherräume bewirkt.

Darüber hinaus scheinen cholinerge Nervenfasern die Produktion endogener, eine Erektion fördernder, vasoaktiver Substanzen wie Piostaglandine (PGE-1 / PGE-2) oder Prostazykline (PGI2), zu stimulieren. Der genaue Wirkungsmechanismus bzw. Stellenwert dieser Substanzen ist derzeit noch ungeklärt.

VIP (vasoaktives intestinales Peptid), ein weiterer potentieller Neurotransmitter im Corpus cavernosum, initiiert die Freisetzung von Prostaglandin E1. PGE1 stimuliert eine Adenylatzyklase, welche ATP in c-AMP verwandelt. Auch c-AMP führt zu einer Erniedrigung

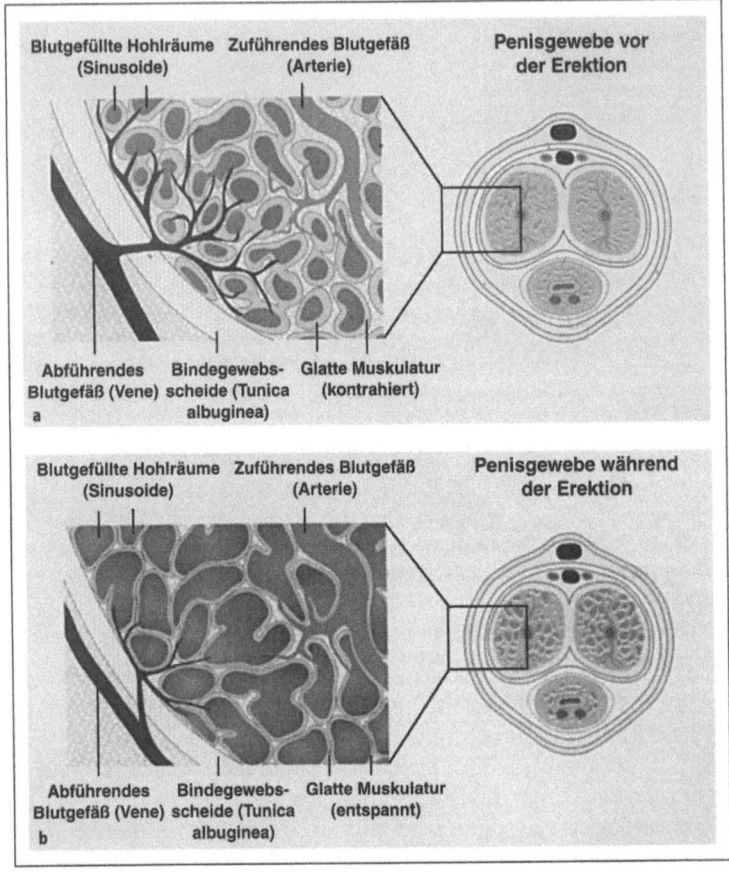

Abb. 15.7a,b. Erektionsablauf. Gewebezustand **a** vor, **b** während Erektion

der intrazellulären Kalziumkonzentration, die die Relaxation der glatten Muskulatur der zuführenden Penisgefäße und der sinusoidalen Speicherräume bewirkt. Als zweite Wirkkomponente von PGE1 wird ein stark antiadrenerger, cholinerger Effekt beschrieben, der die präsynaptische Noradrenalinfreisetzung hemmt (Abb. 15.9).

Die aktive Relaxation der glatten Muskulatur der zuführenden Penisarterien, der A. helices, und der sinusoidalen Speicherräume der Corpora cavernosa führt zu einer Überfüllung der Corpora cavernosa und somit zu einer passiven Kompression von Venolen gegen die starre Wand der Tunica albuginea, welche die venöse Drainage verhindert und zu einer Erektion führt.

Tumeszenz (=Anschwellen der Corpora cavernosa)
– Relaxation der glatten Muskulatur der zuführenden Penisarterien und der sinusoidalen Speicherräume:
  – cholinerge, parasympathische Nervenfasern (Azetylcholin)

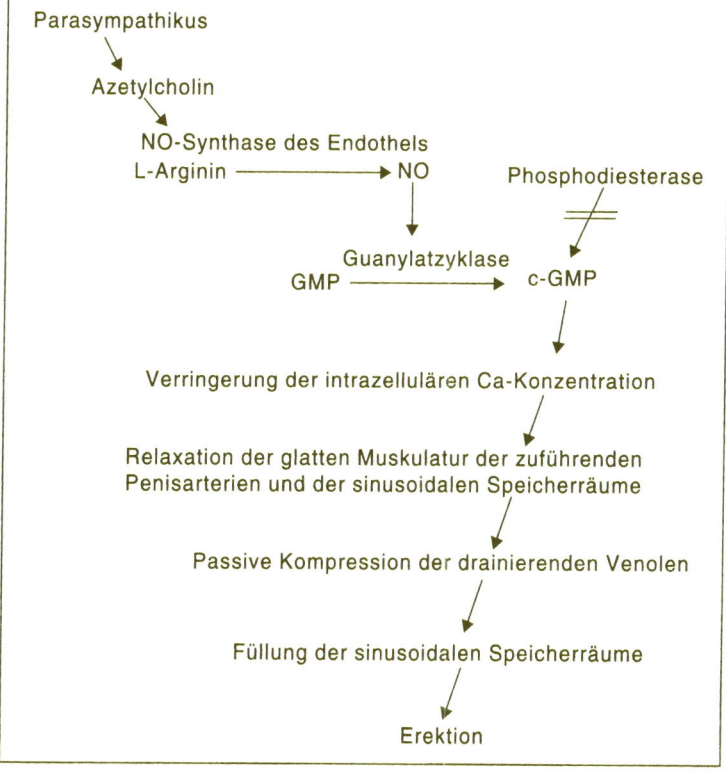

Abb. 15.8. Bedeutung des Neurotransmitters Azetylcholin bei der Erektion

- Stickstoffmonoxid (NO),
- vasoaktives intestinales Peptid (VIP),
- Prostaglandine (PGE-1 / PGE-2),
- Prostazykline (PGI2).

Das Abschwellen der Corpora cavernosa (= Kontraktion der glatten Muskulatur der a. helicae und der sinusoidalen Speicherräume) steht unter dem Einfluß adrenerger, sympathischer Aktivität. c-GMP und c-AMP, die eine Verringerung der intrazellulären Kalziumkonzentrationen induzieren, werden durch eine sympathikogen stimulierte Phosphodiesterase abgebaut. Spezifische, pharmakologische Hemmstoffe dieser Phosphodiesterase sind Milrinon, Quazinon, Rolopram, Zaprinast und Dipyridamol. Unspezifische Hemmstoffe sind Papaverin und Theophyllin.

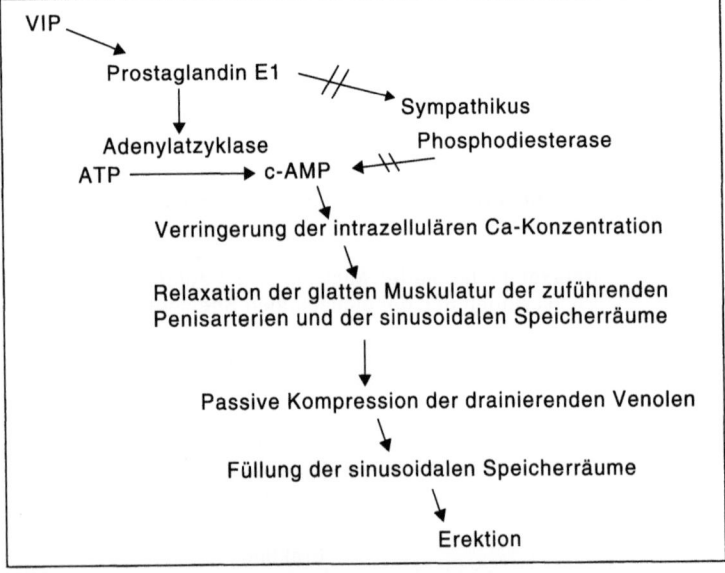

Abb. 15.9. Bedeutung von VIP (vasoaktives intestinales Peptid) bei der Erektion

Spezifische Phosphodiesterasehemmstoffe
- Milrinon,
- Quazinon,
- Rolopram,
- Zaprinast,
- Dipyridamol.

Unspezifische Phosphodiesterasehemmstoffe
- Papaverin,
- Theophyllin.

Andere Vasokonstriktoren, die vermutlich eine Rolle bei der Detumeszenz spielen, sind Prostaglandin F-2, Thromboxan A2 und Neuropeptid Y. Sie scheinen eine Kontraktion der glatten Muskulatur mitzuinduzieren. Der genaue Wirkungsmechanismus bzw. Stellenwert dieser Substanzen ist derzeit noch ungeklärt.

Detumeszenz (= Abschwellen der Corpora cavernosa)
- Konstriktion glatter Muskulatur der zuführenden Penisarterien und der sinusoidalen Speicherräume:
    - adrenerge, sympathische Nervenfasern,
    - Phosphodiesterase,
    - Prostaglandin F-2,
    - Thromboxan A2,
    - Neuropeptid Y.

Bedeutung der Neuropathie

Ergebnisse neuerer Studien beweisen, daß der Abfall der Gesamtzahl cholinerger Nerven im Gewebe der Schwellkörper im Rahmen der autonomen Neuropathie als eine wichtige Ursache erektiler Dysfunktionen bei Diabetikern anzusehen ist. Diese Studien zeigen auch, daß die Dauer der Erkrankung in negativer Weise mit der Fähigkeit cholinerger Nervenfasern korreliert ist, Azetylcholin zu synthetisieren (Abb. 15.10).

In vergleichbaren Kollektiven von Männern mit Diabetes mellitus klagen nur 12% der Diabetiker ohne eine autonome Neuropathie über erektile Dysfunktion, hingegen 82% der Männer mit Diabetes mellitus mit neuropathischen Spätschäden (Abb. 15.11).

Vaskulär bedingte erektile Dysfunktion

Pathogenese vaskulärbedingter erektiler Dysfunktion bei Diabetikern
- Arteriosklerose: Stenosen und Verschlüsse,
- kavernöse Insuffizienz: pathologisch erhöhter venöser Abfluß aus den Corpora cavernosa,
- Veränderungen der sinusoidalen Speicherräume in den Corpora cavernosa: Schwellkörperfibrosen.

Arteriosklerose
Erektile Dysfunktionen können sich entwickeln, wenn mehr als 70% des arteriellen Blutzuflusses beider Hauptversorgungsarterien des Penis von einer arteriellen Verschlußkrankheit betroffen sind. Diese durch Arteriosklerose verursachten Gefäßveränderungen (Stenosen und Verschlüsse) führen zu einem verminderten arteriellen Perfusionsdruck und verhindern somit eine ausreichende Füllung der sinusoidalen Speicherräume der Corpora cavernosa mit Blut.

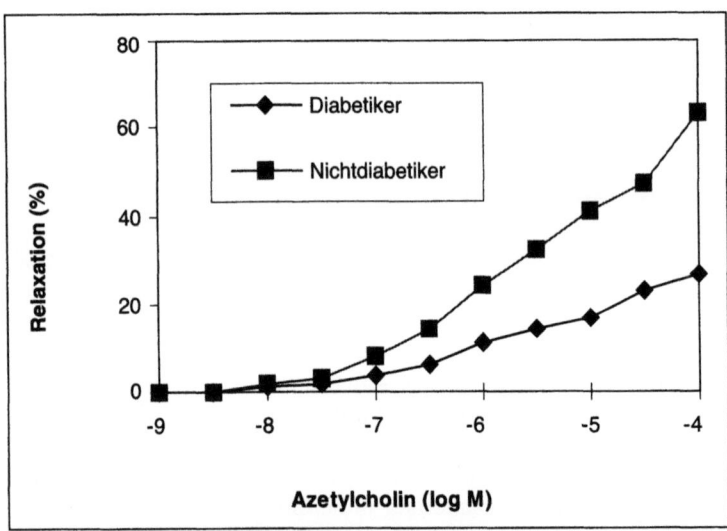

Abb. 15.10. Relaxation glatter Muskulatur der Corpora cavernosa bei Diabetikern und Nichtdiabetikern nach Azetylcholinzugabe

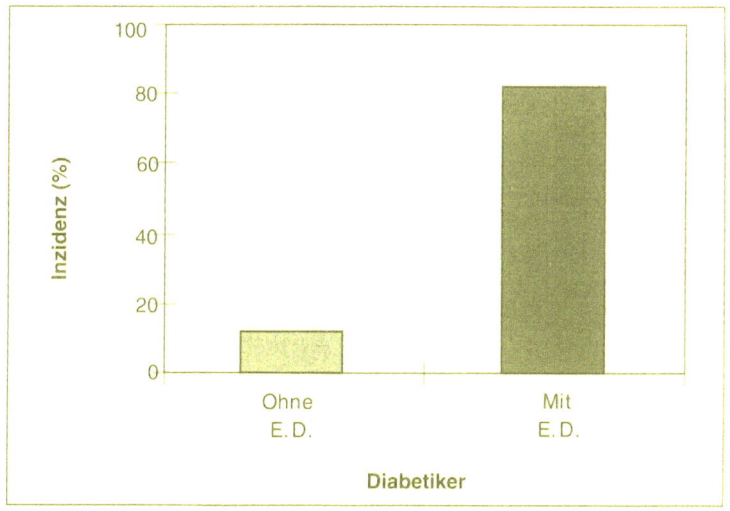

Abb. 15.11. Inzidenz peripherer und autonomer Neuropathie bei Diabetikern mit und ohne erektile Dysfunktion

Kavernöse Insuffizienz

Bezüglich eines pathologisch erhöhten venösen Abflusses aus den Corpora cavernosa sind als Leakagelokalisationen die tiefe und oberflächliche V. dorsalis penis, die interkruralen V. profundae, welche aus den divergierenden Schwellkörperschenkeln entspringen, und pathologische Shuntverbindungen zwischen Corpus cavernosum und Glans penis bzw. Corpus spongiosum, die meist im Bulbusbereich zu finden sind, aufzuführen.

Schwellkörperfibrosen

Im Rahmen des Diabetes mellitus kann es zu fibrösen Veränderungen der Rahmenbaubestandteile der sinusoidalen Speicherräume, resultierend aus einer durch den Diabetes mellitus veränderten Synthese von Kollagen und glatten Muskelzellen, kommen. Diese Schwellkörperfibrosen beeinträchtigen vor allem das venöse Verschlußsystem des Penis. Die Schwellkörper sind nicht mehr in der Lage, sich gegen die Tunica albuginea pressend zu erweitern und die venöse Drainage über die Venolen zu unterbinden.

Medikamentös bedingte erektile Dysfunktion

Viele Medikamente, die Diabetiker einnehmen, können erektile Dysfunktion mitverursachen.

- Antihypertensiva: β-Blocker, Thiazide, Diuretika, α-Methyldopa, α-Blocker, Reserpin, Clonidin, Guanethidin, Dihydralazin
- Antiandrogene: H2-Blocker (z. B. Cimetidin), Spironolacton, Ketoconazol,
- Psychopharmaka: Neuroleptika, Barbiturate, Benzodiazepine, Trizyklische Antidepressiva, Lithiumsalze, MAO-Hemmer,
- Antiepileptika: Phenytoin,
- Opiate: Methadon, Heroin, Schmerzmittel,
- Antiphlogistika: Indometazin, Naproxen, Azetylsalizylsäure,
- Migränemittel: Dihydroergotamin, Methysergid,
- Anticholinergika, Parkinsonmittel,
- Antimykotika,
- Alkohol, Tabak.

Hormonell bedingte erektile Dysfunktion

Studien, die die Bedeutung von Testosteron, Prolaktin und Wachstumshormonen bei Diabetikern untersuchten, ist es nicht gelungen, Zusammenhänge mit erektiler Dysfunktion bei Diabetikern herzustellen.

Bei Diabetikern mit erektiler Dysfunktion sind die Testosteron-, Prolaktin- und Wachstumshormonspiegel nicht signifikant erniedrigt und spielen somit keine Rolle bei der Pathogenese erektiler Dysfunktion im Rahmen einer diabetischen Grunderkrankung.

Psychogen bedingte erektile Dysfunktion

Das Ursachenspektrum der erektilen Dysfunktion hat sich in den letzten Jahren grundlegend geändert, da in diesem Zeitraum bei Diagnostik, Therapie und Grundlagenforschung der erektilen Dysfunktion richtungsweisende Fortschritte erzielt worden sind. Während in der Vergangenheit die Psychotherapie von Erektionsstörungen im Vordergrund stand, bestimmen heute zunehmend neue Erkenntnisse von der Physiologie und Pathophysiologie der Erektion die Therapie, auch wenn durch einen molekular begründbaren Therapieansatz keineswegs psychogene Aspekte vergessen werden dürfen. Manche Sexualmediziner behaupten immer noch, daß 90% der erektilen Dysfunktion auch bei Diabetikern psychogener Natur sind. Hierbei kann man nicht leugnen, daß bei längerfristigen erektilen Dysfunktionen psychogene Aspekte (wie z. B. Partnerschaftsprobleme oder fehlendes Glücksempfinden) eine gewichtige Rolle spielen. Das in seiner Sexualität gestörte Individuum empfindet sich in seinen Lebenswerten eingeschränkt. Es ist weniger belastungsfähig und psychisch und somatisch leichter anfällig. Diese Beschwerden sind dann aber oft nicht ausschließlich psychogen, sondern häufig sekundärer Natur und entstehen auf dem Boden vorher bestehender organogen bedingter erektiler Dysfunktion.

15.2.3
Symptome und Beschwerden

Meistens entwickeln sich erektile Dysfunktionen bei Diabetikern über einen Zeitraum von Monaten bis Jahren. Die Patienten klagen zuallererst über eine erniedrigte Fähigkeit, Erektionen aufrechtzuerhalten bzw. eine mangelnde Rigidität des Penis. Häufig gipfeln diese Beschwerden in dem völligen Unvermögen, den Beischlaf auszuüben.

Bei bis zu 10% der Diabetiker sind erektile Dysfunktionen sogar das erste klinische Symptom eines bisher nicht diagnostizierten Diabetes mellitus, was die Bedeutung einer engen Zusammenarbeit zwischen dem Diabetologen und dem Urologen unterstreicht.

15.3
Diagnose

15.3.1
Indikation zur Diagnostik

Eine klare Abgrenzung der ausschließlich organisch von der hauptsächlich psychisch bedingten erektilen Dysfunktion ist das erste diagnostische Ziel im Rahmen der erektilen Dysfunktionen bei Diabetikern. Erschwert wird dies dadurch, daß organisch bedingte erektile Dysfunktion sekundär oft auch zu psychischen Beeinträchtigungen führen.

Die zweite diagnostische Aufgabe besteht darin, Art und Ort der Störung, die bei Diabetikern zu erektiler Dysfunktion führt, herauszufinden, um diese gezielt therapieren zu können.

15.3.2
Anamnese

Die Anamneseerhebung hat die drei Säulen Sexualanamnese, Risikofaktoren und Medikamentenanamnese.
- Sexualanamnese:
  - Fragen zu sexueller Aktivität, Libido, Erektionen, psychosexueller Entwicklung in der Kindheit und Jugend (soweit möglich), Pubertätsentwicklung, Beginn der erektilen Dysfunktion, Partnerschaftsproblemen.
- Risikofaktoren:
  - Fragen nach Diabetes mellitus, Hyperlipidämie, Hypertonie, Alkohol-, Nikotin- und Drogenabusus, chronischer Niereninsuffizienz.
- Medikamentenanamnese:
  - Fragen nach Antihypertensiva, Lipidsenkern, Neuroleptika, Antidepressiva oder Hormonen wie Antiandrogenen oder Östrogenen.

15.3.3
Körperliche Untersuchung

Im Rahmen einer umfassenden internistischen Untersuchung ist besonderes Augenmerk zu richten auf:
- Hodengröße und -konsistenz,
- abnormale Penisverkrümmungen,
- palpable Fibrose der Schwellkörper.

15.3.4
Technische Verfahren

Laboruntersuchungen
- Routine: Nüchternblutglukose, HbA1c, Triglyzeride, Cholesterin, Blutbild,
- Hormone: Testosteron und Serumprolaktin (fakultativ).

Pathologische Testosteronwerte begründen eine weitere Bestimmung von FSH, LH und evtl. Östradiol und freiem Testosteron, ggf. auch die Durchführung eines GnRH-Stimulationstests zur weiteren differentialdiagnostischen Differenzierung. Erhöhte Prolaktinwerte bedürfen einer ausführlichen Anamnese und weitergehenden Diagnostik, evtl. einschließlich NMR.

Neurophysiologische Untersuchungen
– Messung der Bulbocavernosus-Reflex-Latenzzeit (BCR) mit Ableitung der kortikalen somatosensorisch-evozierten Potentiale (SSEP),
– Elektromyographie der Schwellkörpermuskulatur.

Bei der Messung der BCR mit Ableitung der SSEP mittels am Penisschaft angelegter Elektroden wird der N. dorsalis gereizt und die Latenzzeit des Reflexbogens durch in den M. bulbocavernosus applizierte Nadelelektroden ermittelt. Diese Meßmethodik ist zur Erfassung von Läsionen des somatischen penilen Nervensystems geeignet. Zusätzlich können über in der Kopfhaut plazierte Nadelelektroden evozierte Potentiale abgeleitet und dadurch eine Differenzierung zwischen peripheren und zentralen Störungen vorgenommen werden.

Der Nachweis von Aktionspotentialen der glatten Schwellkörpermuskulatur im Rahmen einer Elektromyographie mittels Nadelelektroden dient in Kombination mit urodynamischen Untersuchungen zur Diagnostik einer autonomen Innervationsstörung der glatten Schwellkörpermuskulatur. Diese Methodik befindet sich allerdings noch im klinisch-experimentellen Versuchsstadium und kann noch nicht zur Routinediagnostik herangezogen werden.

Bestimmung des Gefäßstatus
– Duplex- bzw. (Farb)dopplersonographie der Penisarterien,
– intrakavernöser Injektionstest,
– Pharmakonkavernosographie,
– Angiographie der A. pudenda, Penisarteriographie in Kombination mit SKAT-Test.

Die Duplex- bzw. (Farb)dopplersonographie der Penisarterien ist die wichtigste Untersuchung für die klinische Diagnostik bei einer arteriellen Durchblutungsstörung. Sie erlaubt einerseits die Darstellung der Dorsal- und Schwellkörperarterien, andererseits eine Messung der Blutflußgeschwindigkeit in den Penisarterien. Die Normwerte liegen für die Dorsalarterien bei 35–40 cm/s, für die Schwellkörperarterien bei 25–30 cm/s. Zu niedrig liegende Meßwerte führen zur Diagnose einer arteriellen Durchblutungsstörung als Ursache für die erektile Dysfunktion.

Die Schwellkörpertestung mit vasoaktiven Substanzen (=intrakavernöse Injektion) führt binnen zwanzig Minuten zu einer rigiden Erektion oder zum Ausbleiben einer solchen Reaktion in Abhängigkeit der zugrundeliegenden Ätiologie der erektilen Dysfunktion. Erektionen nach Gabe von kleinen bis mittleren Dosen vasoaktiver Substanzen sprechen für eine arterielle Ursache der erektile Dysfunktion. Erektionen nach Gabe von Höchstdosen vasoaktiver Substanzen bzw. das völlige Ausbleiben von Erektionen trotz Gabe vasoaktiver Substanzen führen zur Diagnose einer venösen Abflußstörung des Penis.

Die am häufigsten verwendete Substanz ist Prostaglandin-E1, die neben einem antiadrenergen Effekt eine direkte relaxierende Wirkung auf die glatte Schwellkörper- und Gefäßwandmuskulatur ausübt. Verabreicht werden 10 µg bis 20 µg, in Ausnahmefällen bis zu 40 µg Prostaglandin-E1. Die Responderrate liegt bei über 80%.

Eine Kombinationslösung aus Papaverin (Papaverin sollte aufgrund seines hohen priapismogenen Potentials und möglicher Schwellkörperfibrosen als Monosubstanz nicht mehr zum Einsatz kommen) und Phentolamin, eines α-Blockers, kommt in einer Dosierung zwischen 12,5 mg bis 60 mg bei Papaverin und zwischen 0,5 mg bis 3 mg bei Phentolamin zur Anwendung. Diese Kombinationstherapie bewirkt eine höhere Responderrate (bis zu 80%) als eine Monotherapie.

Bei einer Kombinationslösung aus PGE1, Papaverin und Phentolamin sind sogar Effizienzraten von bis zu 90% erzielbar.

Die Pharmakonkavernosographie ist nach Gabe von Höchstdosen vasoaktiver Substanzen und gleichzeitigem Ausbleiben von Erektionen bzw. fehlendem Nachweis schwerer arterieller Durchblutungsstörungen Mittel der Wahl zur Diagnostik einer kavernösen Insuffizienz. Nach Applikation von Prostaglandin E1 werden die Schwellkörper hochsteril mit zwei Kautelen punktiert. Mit der ersten Kautele wird zuerst NaCl injiziert, was zu einer Erektion führt. Mit der zweiten Kautele werden die Schwellkörperdrucke gemessen. Im Stadium der Erektion wird über die erste Kautele wasserlösliches Kontrastmittel injiziert und der Abfluß des Kontrastmittels über die Penis-Beckenvenen mit bis zu 5 Röntgenbildern festgehalten. Wichtigstes Beurteilungskriterium für das Vorliegen einer kavernösen Insuffizienz ist der Maintenance-Flow. Dieser beschreibt den Blutfluß/Minute, der zur Aufrechterhaltung einer Erektion (Schwellkörperdrucke >90 mmHg) notwendig ist und nicht über 20–30 ml/min liegen sollte.

Die Angiographie der A. pudenda bzw. Penisarteriographie ist heute weitgehend durch die Doppler-und Duplexsonographie ersetzt worden. Sie ist nur noch vor einer geplanten arteriellen Revaskularisation in Kombination mit einem SKAT-Test indiziert. Es handelt es sich um eine sehr invasive, teure und strahlungsintensive Untersuchung.

Messung nächtlicher peniler Tumeszenzen (NPT-Messungen)

– Erektiometer: Meßband, das sich je nach Erektionsgrad gegen einen definierten Schubwiderstand verändert, aber keine Aussage über Dauer und Anzahl der Erektionen ermöglicht,
– Rigiscan: mittels zweier um Penisbasis und Sulcus coronarius gelegter Meßringe werden die Nacht hindurch die Penisveränderungen erfaßt und gespeichert.

15.3.5
Differentialdiagnose

Die NPT-Messungen zur Differenzierung von organischen und psychischen erektilen Dysfunktionen haben nach Einführung der Schwellkörperpharmakontestung (s. oben!) an Bedeutung verloren (Abb. 15.12).

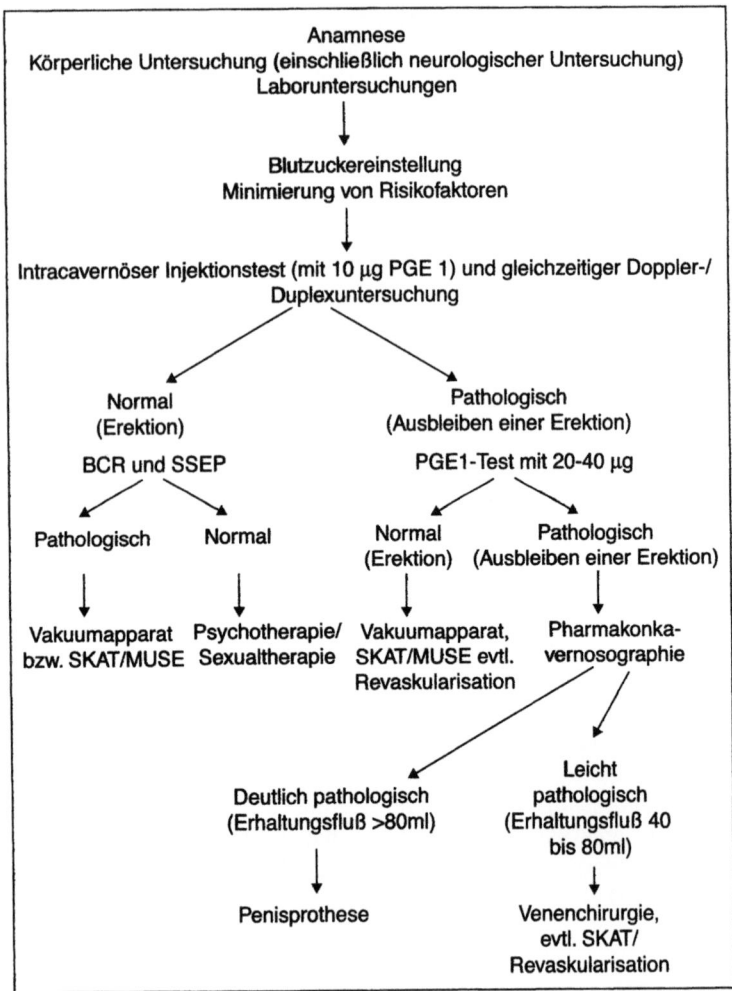

Abb. 15.12. Diagnostisches und therapeutisches Vorgehen bei Diabetikern mit erektiler Dysfunktion

15.4
Therapie

15.4.1
Internistische Therapie

Blutzuckereinstellung

Die Grundlage jeder Therapie erektiler Dysfunktion bei Diabetes mellitus stellt eine weitestgehende Anpassung des diabetischen Stoffwechsels an normale Stoffwechselverhältnisse dar (s. Kap. 3 u. 4).

Minimierung von Risikofaktoren

Neben einer optimalen Blutzuckereinstellung bei der Behandlung von erektiler Dysfunktion ist die Therapie einer arteriellen Hypertonie und einer Hyperlipoproteinämie von Bedeutung. Für beide Erkrankungen sollten Werte im unteren Normbereich angestrebt werden.

Patienten mit Alkohol- und Nikotinabusus, die an erektiler Dysfunktion leiden, müssen diesen beenden bzw. weitestgehend einschränken.

Orale, medikamentöse Therapie

Yohimbin-Hydrochlorid ist das am meisten bei erektiler Dysfunktion verwendete Medikament. Es handelt sich um ein Hauptalkaloid aus der Rinde der zentralafrikanischen Coryanthe Yohimbe. Es soll eine zentrales α-2-Rezeptoren-blockierendes und somit antiadrenerges Wirkungsprofil haben. Statistisch auswertbare Differenzen bei der Behandlung von erektiler Dysfunktion im Vergleich zu Placebokontrollen zeigen Yohimbinpräparate aber nicht.

Neben Yohimbin kommen vor allem noch Pentoxifyllin, ein Xanthinderivat, welches die Blutviskosität reduziert, Isoxsuprin, ein β-Sympathomimetikum, das mittels Aktivierung von β-Rezeptoren der glatten Muskulatur eine Vasodilatation bewirken soll, Trazodon, ein Serotoninantagonist, Naltrexon, ein Opiat-Antagonist und Phentolamin, ein α-Blocker zum Einsatz. Keines dieser Medikamente führte jedoch zu eindeutigen Verbesserungen bei der Therapie der erektilen Dysfunktion bei Diabetikern.

Medikamente, die zur oralen Therapie von erektiler Dysfunktion bei Diabetikern verordnet werden
-   Yohimbin-Hydrochlorid, (s. Abb. 15.13a)
-   Pentoxifyllin (s. Abb.15.13b),
-   Isoxsuprin (s. Abb.15.13a),
-   Trazodon,
-   Naltrexon,
-   Phentolamin.

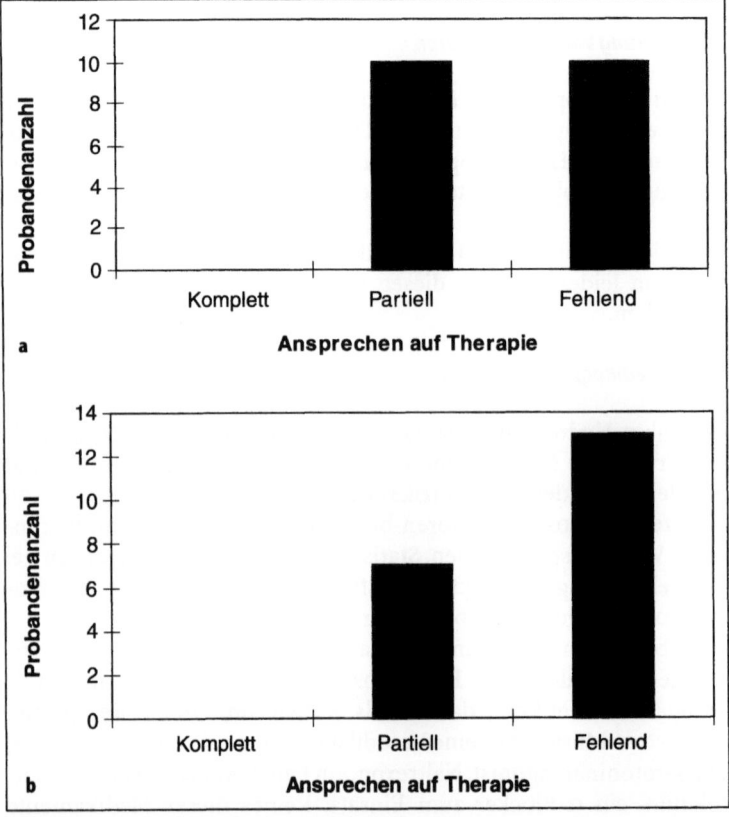

Abb. 15.13a,b. Studienergebnisse einer Therapie von erektiler Dysfunktion **a** mit Yohimbin und Isoxsuprin **b** mit Pentoxifyllin

Hormonsubstitution

Nur bei 1–5% aller Patienten mit erektiler Dysfunktion liegt eine hormonelle Störung vor. Die heute immer noch weit verbreitete Testosteronmedikation bei Diabetikern mit erektiler Dysfunktion kann deshalb lediglich einen Placebo-Effekt haben.

Vakuumapparate

Vakuumapparate werden mittlerweile von verschiedenen Herstellern produziert und sind seit 1989 auch in Deutschland erhältlich. Der Einsatz von Vakuumapparaten stellt die Therapie der Wahl dar. Sie werden bei Erektionsstörungen unterschiedlichster Ätiologie, also auch bei diabetogen bedingten, eingesetzt. Ursachenunabhängig ist es nahezu bei jedem Patienten möglich, eine rigide Erektion zu erzeugen. Besondere Indikationen der Vakuumtherapie sind die Kombination mit einer Schwellkörperautoinjektionstherapie (SKAT: siehe unten!) bei mangelhaftem Ansprechen auf vasoaktive Substanzen sowie der Einsatz bei Zustand nach Explantation von Penisprothesen, um die Kohabitationsfähigkeit wiederherzustellen.

Spezialindikationen zum Einsatz von Vakuumapparaten
- Kombination mit Autoinjektionstherapie,
- Zustand nach Explantation einer Penisprothese.

Die Mehrzahl der angebotenen Vakuumapparate besteht aus drei Komponenten, einem Vakuumzylinder, einer Vakuumpumpe, die den negativen Druck in der Kammer erzeugt und einem Schnürring, der die durch Vakuum erzeugte Erektion aufrechterhält (Abb. 15.14).

Vorteile der Anwendung von Vakuumapparaten bestehen in ihrer universellen Anwendbarkeit und in ihrer Komplikationsarmut. Leichtere Komplikationen dieser Methode sind Schmerzen, petechiale Hautblutungen bzw. Ecchymosen. Schwerere Komplikationen wie z. B. Hautnekrosen stellen eine Rarität dar.

Komplikationen
- Schmerzen bei Anwendung,
- petechiale Hautblutungen bzw. Ecchymosen,
- Hautnekrosen.

Nachteile resultieren aus der Mechanisierung des Koitus, aus Anwendungsproblemen und einer möglichen Beeinträchtigung der Ejakulation durch Anlegen des Schnürrings.

Kontraindikationen
- Gerinnungsstörungen,
- Penisdeviationen (Induratio penis plastica).

Die Wirksamkeit und die Akzeptanz dieser Methode der Behandlung von erektiler Dysfunktion liegen bei bis zu 100%.

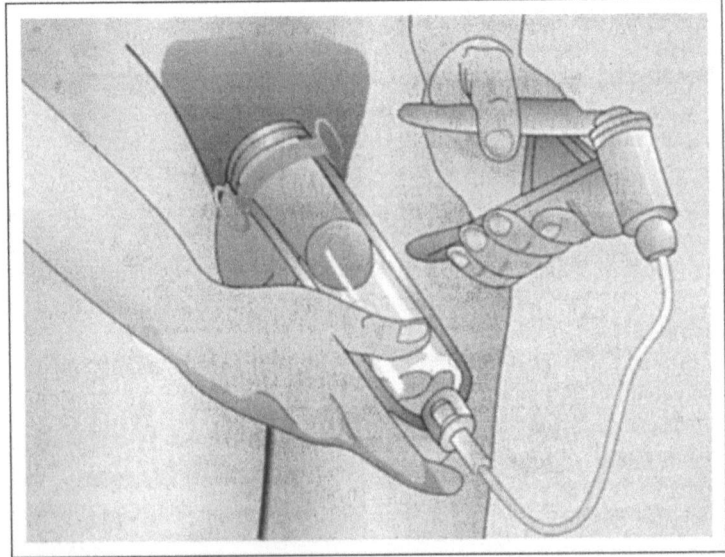

Abb. 15.14. Schematische Zeichnung eines Vakuumapparates (z. B. Erec Aid)

Intrakavernöse Autoinjektionstherapie (SKAT)

Indikationen einer Schwellkörper-Injektionstherapie mit vasoaktiven Substanzen (Abb. 15.15a u. b)
- Neurogene Läsionen,
- arterielle Störungen und leichte kavernöse Insuffizienzen,
- psychogene Störungen (nur zeitlich befristet oder bei Fehlschlagen einer Sexualtherapie).

Zur Injektionstherapie geeignete Medikamente
- Prostaglandin E1 (1),
- Papaverin (2),
- Phentolamin (3),
- Kombinationstherapien aus 1–3.

Die Wirkungsweise von Prostaglandin E1 (PGE1), der einzigen offiziell zugelassenen vasoaktiven Substanz zur Behandlung von erektiler Dysfunktion, beruht auf einer Relaxation glatter Muskulatur, welche einerseits den arteriellen Zufluß in die Corpora cavernosa erhöht, die venöse Drainage aber weitgehend unterbindet. Zusätzlich zeichnet sich PGE1 durch einen antiadrenergen Effekt im Sinne einer Hemmung der Noradrenalinfreisetzung aus. Injiziert werden 10–20 µg PGE1, in Ausnahmefällen bis zu 40 µg.

Vor- und Nachteile von Prostaglandin E1

Vorteile	Nachteile
Hohe Effizienz der Behandlung (bis zu 80%)	Schmerzhafte Erektionen in ca. 10%
Geringe Priapismogenität (unter 1%)	Hoher Preis
Geringe lokale Komplikationen (Plaques- und Fibrosenbildung unter 5%)	

Eine Kombinationslösung aus Phentolamin, einem α-Blocker, und Papaverin (Papaverin sollte aufgrund seines hohen priapismogenen Potentials und möglicher Schwellkörperfibrosen als Monosubstanz nicht mehr zum Einsatz kommen) kommt in einer Dosierung zwischen 12,5 bis 60 mg bei Papaverin und zwischen 0,5 bis 3 mg bei Phentolamin zur Anwendung.

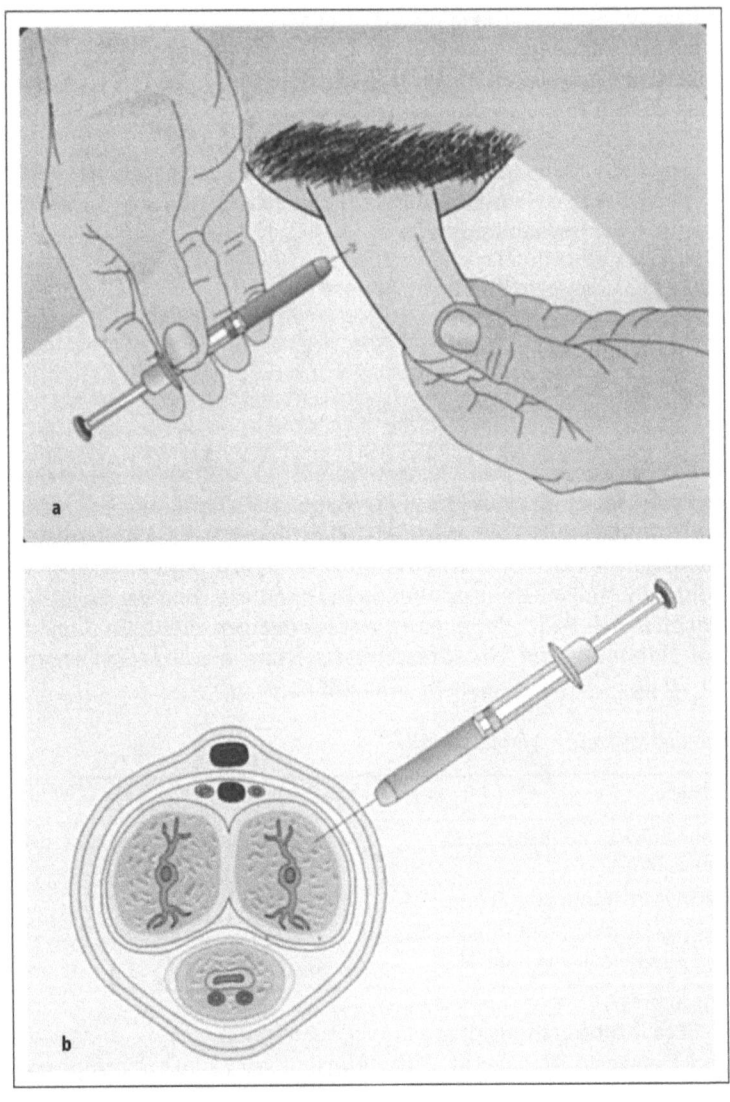

Abb. 15.15 a,b Intrakavernöse Autoinjektionstherapie. **a** Injektion **b** Querschnitt

Vorteile der Kombinationstherapie aus Phentolamin und Papaverin

Vorteile	Nachteile
Responderraten zwischen 60% und 80%	Behandlungsbedürftige Priapismen bis über 10%
Geringer Preis	Bei längerer Anwendung Plaquesbildungen und Fibrosierungen in bis zu 50% der Fälle

Bei einer Kombinationslösung aus PGE1, Papaverin und Phentolamin sind sogar Effizienzraten von bis zu 90% erzielbar.

Kombinationslösungen sind jedoch nur über internationale Apotheken zu beziehen.

Alle vasoaktiven Substanzen, die zur Behandlung der erektilen Dysfunktion geeignet sind, sollten nicht häufiger als dreimal pro Woche zum Einsatz kommen, da sonst die Komplikationsrate ansteigt.

Komplikationen einer intrakavernösen Injektionstherapie
- Verlängerte Erektionen,
- Priapismus,
- Schwellkörperfibrose,
- Plaquesbildungen,
- Hämatome,
- stechender Schmerz nach Injektion,
- Verletzungen der Urethra,
- Infektionen,
- Penisverkrümmungen durch narbige Fibrosen,
- vasovagale Synkopen, insbesondere bei arterieller Hypotonie.

Die wichtigsten Komplikationen einer intrakavernösen Injektion sind verlängerte Erektionen, Priapismus und fibrotische Veränderungen der Corpora cavernosa.

Erstere treten in bis zu 15% aller behandelten Patienten auf und müssen, wenn sie länger als 4 h andauern, unbedingt einer Behandlung durch den betreuenden Arzt zugeführt werden, da sonst Nekrosen drohen. Hierfür eignen sich α-Agonisten, wie Epinephrin (z. B. 0,03 mg), Phenylephrin (z. B. 5 mg bis 20 mg) oder Metaraminol (z. B. 2 mg). Bis eine Detumeszenz erreicht ist, können beispielsweise wiederholt Dosen von 200 mg Phenylephrin intrakavernös verabreicht werden.

Über Fibrosierungen der Corpora cavernosa wird in Studien in bis zu 60% der behandelten Patienten berichtet. Diese sind proportional der Behandlungsdauer und -frequenz und können durch Kompression der Injektionsstelle und Minimierung der zu applizierenden Medikamentenmenge auf unter 0,5 ml pro Anwendung reduziert werden. Dies ist durch eine Medikamentenmischung aus Prostaglandin E1, Phentolamin oder Papaverin erzielbar.

Akzeptanz und Wirksamkeit dieser Methode (Ablauf s. unten) liegen bei bis zu 80%.

Therapeutisches Vorgehen bei Autoinjektionstherapie
1) Dosisfindungsphase:
   - langsames Anheben der Injektionsdosis, bis die verwendete vasoaktive Substanz so eingestellt ist, daß die Erektionsdauer 2 Stunden nicht überschreitet;
2) Erlernen der Autoinjektion durch den Patienten:
   - Desinfektion, Erlernen der Injektionstechnik in die Corpora cavernosa während mehrerer Sitzungen.

Kontraindikationen einer intrakavernösen Injektionstherapie
- Zustand nach Herzinfarkt,
- schwere Myokardiopathien,
- dekompensierte Hepatopathien,
- Marcumartherapie,
- mangelnde manuelle Geschicklichkeit,
- Gefahr eines Mißbrauchs der Therapie,
- Adipositas permagna,
- eingeschränkte Sehfähigkeit,
- psychiatrische Erkrankungen.

Urethrale Applikation vasoaktiver Substanzen (MUSE)

Die urethrale Applikation vasoaktiver Substanzen ist derzeit die modernste Therapiemethode bei Patienten mit erektiler Dysfunktion. Hierbei werden vasoaktive Substanzen mittels eines Einmalapplikators aus Polypropylen in die Harnröhre verabreicht. Nachdem der Patient seine Blase entleert hat, wird der Applikator vorsichtig ca. 3 cm in die Urethra vorgeschoben. Resturin in der Urethra dient als Schmiermittel für den Applikator und als Lösungsmittel für die Me-

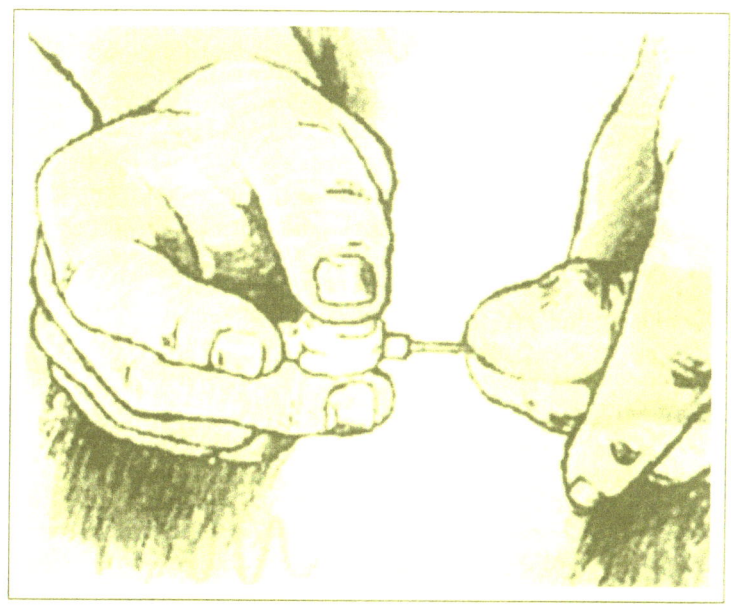

Abb. 15.16. Urethrale Applikation vasoaktiver Substanzen (MUSE)

dikation, welche nach Drücken eines Knopfes am Applikator als halbfestes Pellet in die Harnröhre injiziert wird. Nach Entfernen des Applikators massiert der Patient den Penis, um das Auflösen des Pellets zu unterstützen. Die vasoaktiven Substanzen werden nun vom Epithel der Harnröhre absorbiert, gelangen über Kollateralgefäße aus dem Corpus spongiosum, das die Urethra umgibt, in die Schwellkörper und führen dort zu einer Erektion (Abb. 15.16).

Verabreicht werden neben Prostaglandin E1-Derivaten auch α-Blocker, wie Prazosin. Die Therapieindikationen entsprechen der SKAT-Therapie. Im Vergleich zur SKAT-Therapie werden allerdings weitaus höhere Medikamentendosen verabreicht, bei Prostaglandin E1-Derivaten bis zu 1000 μg und bei α-Blockern bis zu 2000 μg als Einzeldosis oder als Kombinationspräparat. Die Komplikationen gleichen der SKAT-Therapie, wobei Schmerzen während der Erektion in bis zu 30% der Patienten und, in einem weit geringerem Prozentsatz, Verletzungen der Urethra bzw. Hypotonie hervorzuheben sind.

Hervorzuhebende Komplikationen bei der MUSE-Therapie
- Schmerzen während der Erektion bei bis zu 30% der Applikationen,
- Verletzungen der Urethra,
- Hypotonie.

Bei bis zu 80% der Patienten mit erektiler Dysfunktion können im Rahmen der MUSE-Therapie rigide Erektionen erzielt werden.

15.4.2
Operative Verfahren

Gefäßchirurgie

Arterielle Revaskularisationsoperationen
Das Ziel der arteriellen Revaskularisations-Operationen bei erektilen Dysfunktionen ist eine Erhöhung des arteriellen Zuflusses in die Schwellkörper des Penis unter Umgehung okklusiver Gefäßveränderungen. Hierfür wird gewöhnlich die A. epigastrica inferior an die A. dorsalis penis bzw. V. dorsalis profunda (AV-Fistel) anastomisiert. Aufgrund des technisch sehr aufwendigen Eingriffs, enorm langen Operationszeiten von bis zu 6 Stunden und einer Komplikationsrate von über 20% sollten solche Operationen nur jüngeren Männern (maximal 50 Jahre) mit kongenitalen oder posttraumatischen Gefäßläsionen angeboten werden. Diabetiker werden deshalb selten als geeignet für diese Vorgehensweise betrachtet.

Penile Venenchirurgie
Findet sich nach ausgedehnter hämodynamischer Routinediagnostik ein venöses Leck der Corpora cavernosa, kann dem Patienten eine Ligatur der V. dorsalis penis angeboten werden. Dies ist ein relativ einfach durchzuführendes Verfahren, wobei die Indikation sehr streng gehalten werden sollte. Nur Patienten, die weder neurogene Läsionen noch arterielle Defizite aufweisen und auf vasoaktive Substanzen ungenügend ansprechen, dürfen einer solchen Operation zugeführt werden, deren wichtigste Komplikation die Verletzung der eng benachbarten Dorsalnerven mit nachfolgender neurogener Impotenz darstellt.

Die Langzeitergebnisse aller gefäßchirurgischen Eingriffe zur Behebung erektiler Dysfunktionen sind im großen und ganzen eher enttäuschend.

Die anfänglichen Erfolgsraten einer arteriellen Revaskularisation über einen Zeitraum von 1–2 Jahren werden mit 30% bis 80% angegeben.

Eine anfängliche Euphorie der Penisvenenchirurgie in den 70er Jahren ist einer ernüchternden Langzeitbilanz gewichen. Selbst nach durch Spezialisten durchgeführten Operationen erreichen nicht einmal 50% der Patienten auf Dauer eine deutliche Verbesserung der Erektionsfähigkeit. Nach 12 Monaten berichten noch knapp 45% der Patienten über Spontanerektionen. Bei ca. 20% können durch eine zusätzliche Schwellkörperautoinjektionstherapie Erektionen ausgelöst werden (Abb. 15.17).

Penisprothesen

Intrakorporale Penisprothesen wurden in den frühen 70er Jahren eingeführt. Es handelt sich um das am längsten etablierte Verfahren bei der Behandlung der erektilen Dysfunktion.

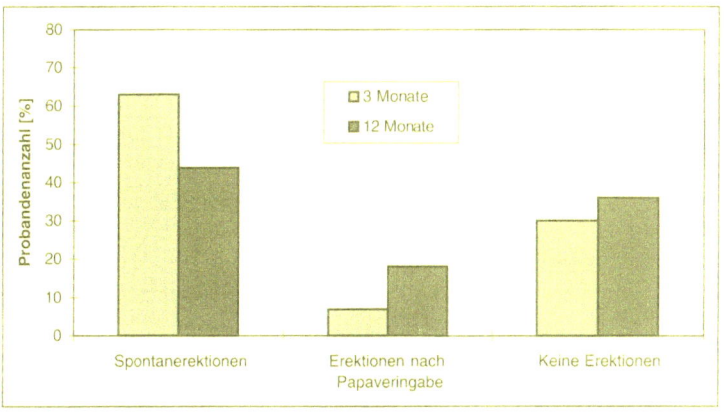

Abb. 15.17. Langzeitergebnisse der Penisvenenchirurgie

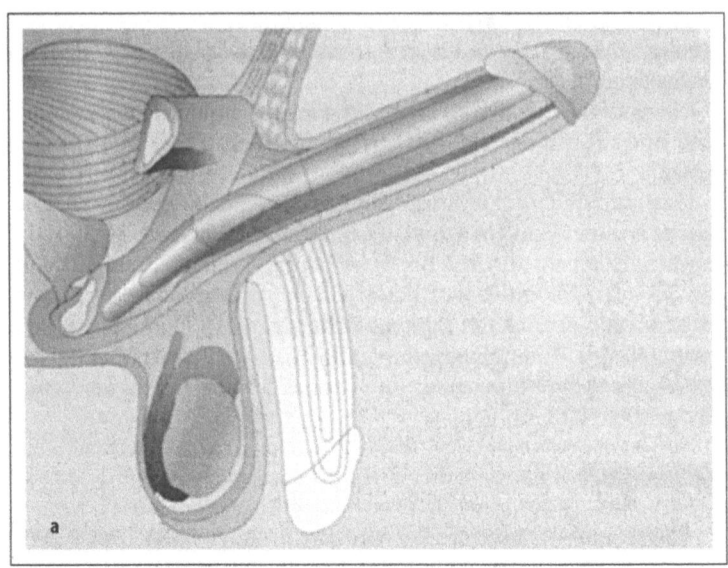

Abb. 15.18a. Penisprothese – halbstarre, biegsame Prothese

Grundsätzlich lassen sich halbstarre, biegsame Prothesenmodelle von den aufblasbaren hydraulischen Penis-Prothesen unterscheiden (Abb.18a u. b).

Halbstarre, biegsame Penisprothesen

Vorteile	Nachteile
Einfache Implantierbarkeit	Ständige Erektion des Penis
Einfache Handhabung	
Geringer Preis	

Aufblasbare hydraulische Penisprothesen

Vorteile	Nachteile
Erektionsablauf wird am natürlichsten nachgeahmt	Aufwendige Implantationstechnik
Erektion nur bei Wunsch	Hohe Defektanfälligkeit
	Hoher Preis

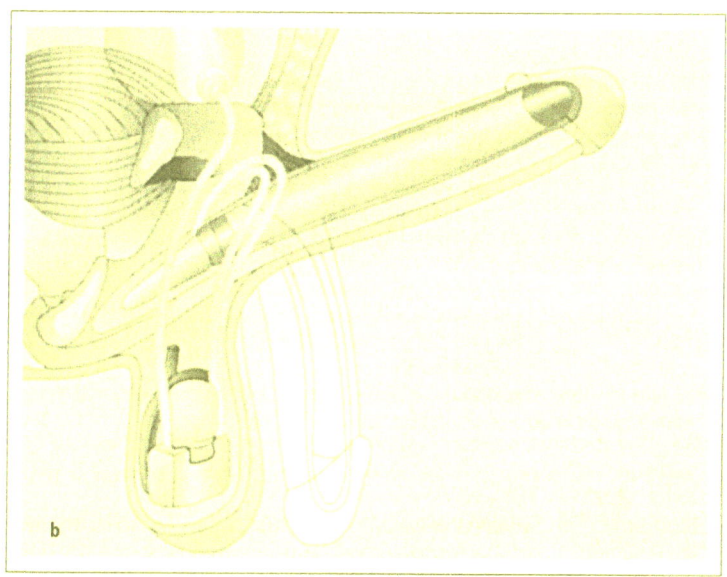

Abb. 15.18b. Penisprothese – aufblasbar-hydraulische Prothese

Neben Abnützung, Versagen einzelner Bauteile der Prothese, reduziertem Ejakulatvolumen und temporärer Desensibilisierung der Glans penis steht die Infektion des Operationsgebietes als wichtigste Komplikation im Vordergrund. Bestmögliche präoperative Desinfektion und antibiotische Abdeckung dienen als wichtige prophylaktische Maßnahmen. Dennoch liegt die Reoperationsrate aufgrund Infektionen zwischen 3% und 8%. Bei Diabetikern kann es zu einer Verdopplung dieser Komplikationsrate kommen.

Bei Patienten mit erektiler Dysfunktion, die erfolgreich keiner anderen Therapie zuzuführen waren (andere Methoden haben sich als wirkungslos erwiesen bzw. sind vom Patienten oder seiner Partnerin nicht akzeptiert worden), dürfte diese Methode die letzte Option sein, da durch das Einsetzen der Prothese das ganze verbliebene erektile Restgewebe entfernt wird. Das Vermögen zu ejakulieren bzw. das Verspüren eines Orgasmus wird durch die Operation nicht beeinträchtigt.

Unter Berücksichtigung dieser Voraussetzungen können Wirksamkeit und Akzeptanz bei bis zu 90% liegen.

Literatur

Aydin S (1996) Efficacy of testosterone, trazodone and hypnotic suggestion in the treatment of non-organic male sexual dysfunction. Br J Urol 77: 256–260

Buvat J et al. (1985) Comparative investigations in 26 impotent and 26 nonimpotent diabetic patients. J. Urol. 133: 34–38

Chen RN et al. (1996) Penile scarring with intracavernous injection therapy using prostaglandin E1: a risk factor analysis. J Urol 155: 138–140

Hirshkowitz et al. (1990) Diabetes, erectile dysfunction, and sleep-related erections. Sleep 13(1): 53–68

Jensen SB (1986) Sexual dysfunction in insulin-treated diabetics: a six-year follow-up study of 101 patients. Archives of Sexual Behavior 15: 271–283

Kerfoot WW et al. (1994) Investigation of vascular changes following penile vein ligation. J Urol 152: 884–887

Klein R et al. (1995) Prevalence of self-reported erectile dysfunction in people with long-term IDDM. Diabetes Care 19: 135–141

Knoll LD et al. (1996) A randomized crossover study using yohimbine and isoxsuprine versus pentoxifylline in the management of vasculogenic impotence. J Urol 155, 144–146

Korenman LG, Lue TF (1994) Erectile Dysfunction. Current concepts. Pharmacia & Upjohn

Lincoln J et al (1987) Changes in the vipergic, cholinergic and adrenergic innervation of human penile tissue in diabetic and non-diabetic impotent males. J Urol 137: 1053–1059

Linet O et al. (1996) Efficacy and safety of intracavernosal alprostadil in men with erectile dysfunction. The N Engl J Med 334: 873–877

McCulloch et al. (1980) The prevalence of diabetic impotence. Diabetologia 18:279–283

Melman A, Henry D (1979) The possible role of the catecholamines of the corpora in penile erection. J Urol 121: 419–421

Robinson AM, Ryder REJ (1991) Impotence in diabetes. Trends Endocrinol Metab 8: 98–101

Ryder REJ et al. (1992) Impotence in diabetes: aetiology, implications for treatment and preferred vacuum device. Diabet Med 9: 893–898

Saenz de Tejada et al. (1989) Impaired neurogenic and endothelium-mediated relaxation of penile smooth muscle from diabetic men with impotence. N Engl J Med 320: 1025–1030

Treiber U, Gilbert P (1989) Venous surgery in erectile dysfunction: a critical report on 116 patients. Urology 34: 22–27

Turner LA et al. (1990) Treating erectile dysfunction with external vacuum devices: impact upon sexual, psychological and marital functions. J Urol 144: 79–82

Vale JA et al. (1995) Venous leak surgery: long-term follow-up of patients undergoing excision and ligation of the deep dorsal vein of the penis. Br J Urol 76: 192–195

Sachverzeichnis

24-h-Blutdruckmessung 520
24-h-Blutdruckmessung 568
2-Oxoaldehyd-Reduktase 60
3'-,5'-AMP, zyklische 15

A
α4β7-Integrin 107
α-Fetoprotein 280
α-Liponsäure 572
α-Rezeptoren 13
Abciximab 404
Abort 275
Acarbose 231
ACE-Hemmer 247, 323, 400, 478, 531
Adipositas 170, 208
Adrenalin 312, 611
Advanced Glycation Endproducts
    35, 49, 254, 358, 467, 496, 553
AGE 358, 509
–, Bildung 467
–, Proteine 496
Albuminurie 509
Aldosereduktase 65, 360, 494
–, Inhibitoren 70
Alkohol 325
Aminoguanidin 61, 498
Amputation 456
Anämie, perniziöse 120
Angina pectoris 381
Angiographie 440
Angioplastie, perkutane translumi-
    nale 452
Angiotensin II 495, 505

Angiotensin-Converting-Enzyme 507
Angiotensinrezeptor 505
Antibiose 600
Antidiabetika, orale 301
antihypertensive Therapie 525
Antikoagulanzien 450
Antioxidantien 64, 405
antioxidative Mechanismen 36
Antithrombin-III 366
Arabinose 51
Arrhythmien 411
arterielle Hypertonie 212, 225, 247,
    494
Arteriosklerose 357, 636
asymmetrische Neuropathie 557
ATP-abhängige Kaliumkanäle 14
Autoantikörper 115
Autoimmunhypoglykämie 332
Autoimmunthyreopathie 119
Autoinjektionstherapie, intrakaver-
    nöse 649
autonome diabetische kardiovasku-
    läre Neuropathie 562
autonome Neuropathie 560
Autophosphorylierung 18
A-Zellen 12
Azetylcholin 13
Azetylsalizylsäure 403, 444
Azidose, metabolische 113

B
β-Blocker 250, 401, 411, 532
β-Rezeptoren 13

β-Thromboglobulin 368
β-Zellen 90
Balanitis 86
Basalmembranverdickung 487
Benfotiamin 575
Biguanide 232
Biliverdin 40
Blasenentleerungsstörungen 567
Blutdruck 506
Blutungen, intraretinale 451
Blutzucker
–, Eigenbestimmung 150
–, Einstellung 521
BMI 212
Body-Mass-Index 220
Buflomedil 447
Bypass 454
Bypass-Operation 407
B-Zelle 12

C
Ca^{2+}-Antagonisten 400
Candidiasis 120
CARE-Studie 250
CAPRIE-Studie 404
CD44 107
Charcot-Osteoarthropathie 595
Cholesterin 249
Cholesterin-Synthese-Hemmer 251
Clopidogrel 404
Corpora cavernosa 630
Coxsackie 98
Crosslink-breaker 64

D
Dawn-Phänomen 134, 139
DCCT-Studie 307
Debridement 600
Dehydratation 113f.
Demenz, senile 556
Deoxyglucoson 51
Diabetes and Compliance Trial
    (DCCT) 141
Diabetes renalis 127

Diabetesberater 129
Diabetesteam 129, 145
diabetische Nephropathie 372, 485,
    547
diabetische Spätschäden 34
diabetischer Fuß 440
diabetisches Fußsyndrom 579
Diacylglycerol 494
Dicarbonyl-Zwischenprodukt 51
Diurese, osmotische 114
Diuretika 400
DNA, mitochondriale 205
Dopplerdrucke 433
Duplexsonographie 437
Dysfunktion, erektile 625
Dyslipidämie 534
D-Zellen 12

E
eiweißreduzierte Kost 533
Endotheldysfunktion 370
Endothelzelldysfunktion 80
Endprothesen 453
Energiebedarf 148
Energiespeicherung 4
Energiestoffwechsel 4
Erblindung 463
erektile Dysfunktion 625
Ernährung 100, 148, 288
Ernährungstherapie 231, 301
Ersteinstellung 133
Erythropoetin 486

F
Fanconi-Syndrom 127
Faserstoffe 149
Fasten 7
Fenton-Reaktion 37
Fetopathia diabetica 277
Fette 148
Fettsäuren 52
–, freie 191
–, Synthese 28
Fettzelle 20

Fibrate 250
Fibrinolyse 34
Fluoreszenzangiographie 477
Fontaine 428
Framingham-Studie 350
freie Fettsäuren 191
freie Radikale 36
Frühgeburtlichkeit 273
Fundus hypertonicus 171
Fundusphotographie 460
Fußsyndrom, diabetisches 579
Fußvisite 592
F-Zellen 12

G
Galanin 16
Gangrän 420
gastrointestinale Neuropathie 566
Gastroparese 322, 336
Gegenregulation, hormonelle 309
Gehirn 4
genetische Prädisposition 91, 507
Gentherapie 152
Gestationsdiabetes 281, 295
Gestose 297
Gewebsplasminaktivator 453
Gewichtsreduktion 186
Gewichtsverlust 117
Glomerulosklerose Kimmstiel-
    Wilson 489, 512
Glucagen-Like Peptide I 257
Glukagon 22, 312, 339, 611
Glukagon-Rezeptor 26
Glukogenolyse 311
Glukokinase 11
Glukoneogenese 174, 311
Glukose-6-Phosphatase 6
Glukosebelastungstest 279
Glukose-Sensor 203
Glukosetoleranztest, oraler (oGTT)
    123
Glukosetransporter 6
Glukosurie 113, 217, 299
GLUT1 315

Glut4 20, 180
Glutamatsäure-decarboxylase 226
Glykierung, nicht enzymatische
    551 (siehe auch Advanced Glyca-
    tion Endproducts)
Glykogen 4
Glykogenspeicherkrankheiten 333
Glykogensynthase 6
Glykogensynthese 21
Glykolyse 26
Glykoxidation 44
Glyoxal 51
Glyzerolphosphatdehydrogenase
    196

H
Hämostase 34
Hämoxygenase 40
Harnwegsinfekte 297, 534
HbA1c 123
HDL-Cholesterin 213
Heißhunger 86
Heparansulfat 487, 494, 503
Heparin 504
hepatische Insulinresistenz 174f.
Herpesviren 100
Herzfrequenzvariation 568
Herzinsuffizienz 170
Herzkrankheit, koronare 250, 345,
    518
Hexokinase II 181, 202
Hexosamin-Stoffwechselweg 183
Histocompartibilitätskomplex 91
HLA-(MHC)-Klasse-II-Molekül 98
HNF 204
hormonelle Gegenregulation 309
humanes plazentares Laktogen 280
Hydramnion 275, 297f.
Hyperglykämie 113
hyperglykämische Pseudohypoxie
    35, 66
Hyperinsulinämie 374
Hyperkoaguabilität 368
Hyperlipidämie 362

hyperosmolares Koma 262
Hypertonie 152, 299, 362, 399, 519
-, arterielle 212, 225, 247
Hypertriglyzeridämie 213
Hypoglycaemia
- factitia 332
- unawareness 605
Hypoglykämie 289, 305, 610
-, Gegenregulation 611
Hypoglykämierate 142
hypoglykämisches Koma 158
Hypogonadismus 120
Hypoparathyreodismus 119

I
IκB 40
ICAM-1 107
IIb/IIIa-Integrine 402
immunmodulatorische Therapie
    153
Infektionen 217
Inkretine 5
Inositoltriphosphat 15
Inselzellantikörper 226
Inselzellautoantikörper (ICA) 102
Inselzelltransplantation 143
Insulin Receptor Substrate-I 179
Insulin 5, 8, 237, 311
Insulinanaloga 334
Insulinbedarf 133
Insulingen 9, 93
Insulinom 332
Insulinopathien 12
Insulinpumpentherapie 139
Insulinresistenz 77, 141, 174, 374
-, hepatische 174 f.
-, periphere 174, 177
Insulinrezeptor 17, 178
Insulinrezeptorsubstrat 19, 179
Insulinsekretion 5, 174
Insulintherapie
-, intensivierte 136
-, konventionelle 134
Insulitis 107, 109

intensivierte Insulintherapie 136
Intimahyperplasie 406
intrakavernöse Autoinjektionsthe-
    rapie 649
intraretinale Blutungen 471

K
Kaliumkanäle, ATP-abhängige 14
Kalziumantagonisten 532
Kardiotokographie 280
Katarakt 70
Katheterlyse 453
kavernöse Insuffizienz 637
ketoazidotisches Koma 158, 262
Ketogenese 28
Ketonkörper 7, 113
Ketonurie 288
Kochsalzbeschränkung 533
Kohlenhydrate 148
Kohlenmonoxid 40
Kollagen-Protein, src-homologe
    (shc) 19
Koma
-, hyperosmolares 262
-, hypoglykämisches 158
-, ketoazidotisches 158, 262
-, posthypoglykämisches 616
Kombinationstherapie 239
kongenitale Malformation 273
konventionelle Insulintherapie 134
koronare Herzkrankheit 250, 345,
    518
Koronaroangiographie 393
körperliche Aktivität 148
Kreuzreaktion 101
Kuhmilch 100

L
Laktoferrin 75
Laktogen, humanes plazentares 280
Langerhans-Inseln 13
Lasertherapie 479
late onset 125
Laufbandergometrie 433

LDL 39
LDL-Cholesterin 214
Lebensqualität 130, 146
Leber 4
Leistungsabnahme 117
Leptin 81, 187
Leukozytenadhäsionsmoleküle 359
LFA-1 107
Lipidperoxidation 43
Lipidsenker 401
Lipoproteinlipase 181
Lispro-Insulin 131
Lymphozyten 105
Lyse 453

M
MAdCAM-1 106
Magenentleerungsstörungen 333
Maillard-Reaktion 50
Makroangiopathie 589
Makrosomie 271, 298
Makulaödem 473
Malondialdehyd 43
MalonylCoA 28
Manifestationsgeschwindigkeit 116
Mechanismen, antioxidative 36
Melliturie 127
metabolische Azidose 113
metabolisches Syndrom 172, 211
Metformin 599
Methylglyoxal 51
Mikroalbuminurie 252, 357, 512
Mikroaneurysmen 464
Mikrosatellitenmarker 95
Mimikrin, molekulares 102
mitochondriale DNA 205
MODY 14, 194, 204
Mönckeberg-Sklerose 434
Mononeuropathia multiplex 557
Monozyten 359
Morbus Addison 119
Morbus Alzheimer 556
Multiple Risk Factor Intervention
    Trial (MRFIT) 244, 353

MUSE 652
Mutterpaß 279
Myasthenia gravis 120
Mykosen 590
Myokardinfarkt 346

N
Na^+/Li^+-Gegentransport 507
Naftidrofuryl 447
Nephropathie 283
–, diabetische 372, 485
Nesidioblastose 332
Neuralrohrfehlbildungen 277
Neuropathie 171, 376, 440
–, asymmetrische 557
–, autonome 560
–, autonome diabetische kardiovas-
    kuläre 562
–, diabetische 547
–, gastrointestinale 566
NF-κB 40, 45, 554
NF-Il6 75
Nierenbiopsie 513
Niereninsuffizienz 321
Nierensonographie 513
Nikotinabusus 246
Nikotinamid 153
NO 177, 360, 631
NOD Maus 105
Noradrenalin 611
Normoglykämie 5
NO-Synthase (NOS) 40, 630

O
oGTT 222
Ophthalmoskopie 476
orale Antidiabetika 301
oraler Glukosetoleranztest (oGTT)
    123
Orthostase 568
Orthostase-Test 568
Osmolarität 264
osmotische Diurese 114
Osteoarthropathie Charcot 596

Osteomyelitis 595
Oszillographie 436
oxidativer Streß 34, 507, 551

P

Pankreastransplantation 143
pankreatisches Polypeptid 313
Papaverin 642
Penis 630
Penisprothesen 655
Pentoxifyllin 447, 645
periphere arterielle Verschluß-
krankheit 283, 419
periphere Insulinresistenz 174, 177
Perizyten 482
perkutane transluminale Angiopla-
stie 452
perniziöse Anämie 120
Peroxidasen 36
Peroxisome Proliferator-Activated
Receptor γ 255
Peroxynitrit 42
Phentolamin 645
Phosphofruktokinase 27
Phosphotidylinositol-3'-kinase 19
PKC 495
Plasminogen Activator Inhibitor
366
platelet derived growth factor 451
Platelet Factor 4, 368
Plazentahypertrophie 273
PNAd 107
Polidypsie 86, 117, 217
Polyneuropathie 582
–, sensomotorische 550
–, symmetrisch sensible 550, 556
symmetrisch-motorische 557
Polyolstoffwechsel 551
Polyol-Weg 65, 467
Polypeptid, pankreatisches 313
Polyurie 86, 117, 262
posthypoglykämisches Koma 616
Prädisposition, genetische 91
Präproinsulin 8

Priapismus 651
Prostaglandine 448, 631
Prostaglandin-E1 642
Prostavasin 487
Prostazyklin 370, 630
Proteinbiosynthese 22
Proteine 148
Proteinkinase C 70, 358, 468, 494
Pseudohypoxie, hyperglykämische
35, 66
PTCA 403
Pumpentherapie 335
Pyruvatdehydrogenase 6, 181

Q

QT-Intervall 518

R

rad 190
Radikale, freie 36
Radikalfänger 37
RAGE 46, 57, 503, 553
RANTES 105, 505
Ratschow-Test 432
Rauchen 53, 210, 366
reaktive Sauerstoffverbindungen 36
Relaxation 42
Remission 115
Restenose 406
Retinaphotographie 476
Retinopathie 276, 283, 459
Rubeosis plantarum 562
Ruhe-EKG 387

S

Sauerstoffverbindungen, reaktive
36
Scavenger-Rezeptoren 44
Schichtarbeit 139
Schulung 145, 230, 251, 282, 334,
620
Schwangerschaft 118, 139, 269
Schwellkörperfibrosen 637
Schwerpunktneuropathie 557

senile Demenz 556
sensomotorische Polyneuropathie 550
Sjögren-Syndrom 120
SKAT 649
Somatostatin 16
Sorbitol 65
Spätgestosen 275
Src Homology 2 179
src-homologe Kollagen-Protein 19
Stent-Implantation 406
Stents 453
Stickoxid 39, 41, 370
Stickstoffmonoxid 630
Stiff-Man-Syndrom (SMS) 120
Streptokinase 453
Streptozotozin 100
Streß, oxidativer 34, 507, 551
Sulfonylharnstoffe 236
Superantigen 98
Superoxiddismutasen 36
symmetrisch sensible Polyneuropa-
    thie 550, 556
symmetrisch-motorische PNP 557
Sympathektomie 455
Symptome 117
Syndrom, metabolisches 172, 211

T
TH1-Zellen 105
TH2-Zellen 105
T-Helferzelle 99
Therapie
–, antihypertensive 525
–, immunmodulatorische 153
Therapiekontrollen 149
Thiazolidindione 254
Thrombenarteriektomie 454
Thrombomodulin 374
Thromboxan 444
– A$_2$ 368
Thrombozytenfunktion 368
Tissue-Faktor 554
toxic middle molecules 503

Trazodon 645
Triglyzeridsynthese 113
Tumeszenz 633
Tumorhypoglykämien 334
Tumor-Nekrose-Faktor α 79, 187
Typ-1-Diabetes 87, 125
Typ-2-Diabetes 172
Tyrosinkinase 17
Tyrosin-Proteinkinase 179

U
Übergangsmetalle 36
Übergewicht 152
UKPDS 240, 350, 397
UKPDS-Studie 440
Umweltfaktoren 95
urethrale Applikation vasoaktiver
    Substanzen 652
Urokinase 453

V
Vakuumapparate 647
Vas afferens 506
Vas efferens 506
Vasa nervorum 551
vasoaktives intestinales Peptid 631
VCAM-1 107
VEGF 495
Verschlußkrankheit, periphere arte-
    rielle 283, 417
Vibrationsempfinden 252
Viren 97
Vitiligo 120
Vitrektomie 480
VLA-4 107

W
Wachstumsfaktoren 588
Wachstumshormon 313, 619
Whipplesche Trias 310
Wundheilung 451

X
Xenografts 152

Zytokine 105
Zytomegalievirus 98

Y
Yohimbin 645
Z
zyklische 3'-,5'-AMP 15